W0399299

Musikergesundheit in der Praxis

Claudia Spahn

Musikergesundheit in der Praxis

Grundlagen
Prävention
Übungen

unter Mitarbeit von
Bernhard Richter und
Alexandra Türk-Espitalier

HENSCHEL

www.henschel-verlag.de
www.seemann-henschel.de

Bibliografische Information der Deutschen Nationalbibliothek:
Die Deutsche Nationalbibliothek verzeichnet diese
Publikation in der Deutschen Nationalbibliografie;
detaillierte bibliografische Daten sind im Internet über
http://dnb.dnb.de abrufbar.

ISBN 978-3-89487-761-3

© 2015 Henschel Verlag in der Seemann Henschel GmbH & Co. KG, Leipzig

Die Verwertung der Texte und Bilder, auch auszugsweise,
ist ohne Zustimmung des Verlags urheberrechtswidrig und strafbar. Dies gilt auch für Vervielfältigungen, Übersetzungen, Mikroverfilmungen und für die Verarbeitung mit elektronischen Systemen.

Umschlaggestaltung: Carolin Scheffler, Berlin
Titelbild: Valentin Radutiu, Berlin 2014. © Felix Broede
Lektorat: Dr. Sabine Bayerl, Heidelberg, Paula Eisler, Leipzig
Gestaltung und Satz: Grafikstudio Scheffler, Berlin
Druck und Bindung: BELTZ, Bad Langensalza
Printed in Germany

Gedruckt auf alterungsbeständigem Papier mit chlorfrei gebleichtem Zellstoff

Inhalt

Vorwort

Dieses Buch ist dem Thema der Gesundheit von Musikern gewidmet. Mein Anliegen in der Konzeption war es von Anfang an, Grundlagenwissen mit praktischen Empfehlungen und Übungen zur Gesundheitsförderung und Prävention zu verknüpfen. Hieraus ist dieses Buch mit umfangreichem Material entstanden, von dem ich hoffe, dass es Musikern* interessante Anregungen und Hilfestellungen für die musikalische Praxis geben kann.

In *Kapitel I* werden die Grundlagen der körperlichen und psychologischen Vorgänge des Musizierens, ihre Veränderungen im Laufe des Lebens und die sozialen Rahmenbedingungen des Musizierens dargestellt. Dieses Wissen bildet die Voraussetzung für Ansatzpunkte der Prävention im Hauptteil des Buches und soll Musiker in die Lage versetzen, die dort vorgestellten Empfehlungen selbst nachzuvollziehen.

Kapitel II enthält Themen, Vorgehensweisen und praktische Vorschläge für Prävention und Gesundheitsförderung bei Musikern. Dabei werden zunächst aktuelle Erkenntnisse aus den Gesundheitswissenschaften berichtet, die für Musiker besonders relevant sind. Die musikerspezifischen Inhalte der Prävention und Gesundheitsförderung werden hinsichtlich der verschiedenen Lebensalter, der Berufsfelder und des jeweiligen Instruments – einschließlich konkreter Übungen – differenziert dargestellt. Gesundheitsförderliche Einstellungen und Maßnahmen für den einzelnen Musiker sind in einem eigenen Kapitel zusammengefasst.

Kapitel III enthält Basisübungen und Übungen für spezifische Situationen im Musikeralltag. Diese bilden inhaltlich eine Einheit mit den instrumentenspezifischen Übungen in Kapitel II.

* Immer, wenn im Text aus Gründen der besseren Lesbarkeit sprachlich nur die männliche Form verwendet wird, ist selbstverständlich auch die weibliche Form mit gemeint.

Die Konzeption des Buches legt es nahe, die Querverweise zwischen den Kapiteln intensiv zu nutzen und sich als Leser – sowohl hinsichtlich der inhaltlichen Zusammenhänge als auch der praktischen Maßnahmen – ein eigenes Bild zu machen. In diesem Sinne wäre es wünschenswert, wenn das Buch nicht ausschließlich als Übungsrepetitorium wahrgenommen würde. Vielmehr bietet es darüber hinaus die Möglichkeit, Einstellungen und Herangehensweisen an das Musizieren und an den Beruf des Musikers zu hinterfragen und neu zu überdenken.

Beim Schreiben habe ich an viele Begegnungen mit Musikern und an die Erfahrungen aus unterschiedlichen Bereichen – im Unterricht, in der Sprechstunde, in Forschungszusammenhängen, in Fortbildungsveranstaltungen und auf Tagungen, in Zusammenarbeit mit Institutionen und Verbänden, in Gesprächen mit politischen Entscheidungsträgern und nicht zuletzt im Austausch mit Kollegen und Freunden – gedacht, die ich in den letzten zehn Jahren seit Bestehen des Freiburger Instituts für Musikermedizin erleben konnte. Aus der Fülle dieser Wahrnehmungen ist der Eindruck entstanden, dass sich im Thema Musikergesundheit Positives bewegt hat. So werden Musikstudierende heute im Fach Musikphysiologie und Musikermedizin vermehrt ausgebildet und sind selbst sowie für ihre Schüler besser als frühere Musikergenerationen auf das Berufsleben vorbereitet. Aber auch die im Beruf bereits Tätigen frequentieren die Musikermedizin nicht nur als Patienten, sondern viele von ihnen denken und verhalten sich zunehmend gesundheitsbewusst. Die unter Orchestermusikern früher herrschende Meinung, dass chronische Schmerzen zum Beruf dazugehören, ist glücklicherweise weitgehend revidiert. Auch Lampenfieber scheint weniger tabuisiert, wenn auch noch immer zu viele Musiker deswegen in Eigenregie

Medikamente einnehmen. In der musikermedizinischen Sprechstunde bringen viele Patienten zum Ausdruck, wie froh sie sind, dass es heute spezifische Behandlungsmöglichkeiten für Musiker gibt. Diese positiven Entwicklungen sollten weiter differenziert und stabilisiert werden.

Das zentrale Thema der nächsten Jahre liegt aus meiner Sicht jedoch darin, die Kommunikation unter Musikern zu verbessern und zu professionalisieren. In der Entwicklung einer gesundheitsförderlichen Kommunikationskultur liegen große Chancen für die Gesundheit des einzelnen Musikers und insgesamt für die Vermittlung der klassischen Musikkultur. Dies betrifft insbesondere die Orchester, in gleicher Weise jedoch auch die Musikpädagogik, die sich zunehmend die Frage stellt, welche Art von Musiker sie eigentlich ausbilden möchte. Besonders im Orchester jedoch sind Musiker für die berufliche Aufgabe, mit Kollegen auf engstem Raum zusammenzuarbeiten und untereinander und mit dem Dirigenten zu kommunizieren, nicht entsprechend vorbereitet. Auch wenn es viele positive Beispiele gibt, in denen Kommunikation gelingt, so fehlt doch gerade in diesem Bereich eine Professionalisierung, die dem künstlerischen Niveau gleichgestellt ist. Hier sind auch wir als Musikermedizinerinnen und Musikermediziner gefragt und sollten uns in unterstützender Weise des Themas bereits in der Ausbildung annehmen.

An der Entstehung des Buches waren viele Personen beteiligt, denen ich danken möchte. Mein erster Dank gilt meinen beiden Mitautoren. Herr Prof. Dr. Bernhard Richter, mit dem ich das Freiburger Institut für Musikermedizin seit zehn Jahren mit Freude und Erfolg gemeinsam leite, hat durch die Erstellung der Kapitel zu den Themen Atmung, Gehörschutz und Sängerstimme und die Durchsicht des gesamten Textes wesentlich zum Gelingen des Buches beigetragen. Ganz besonders danken möchte ich ebenfalls Frau Alexandra Türk-Espitalier MSc, mit der mich seit Jahren eine hervorragende Zusammenarbeit im Bereich der Fortbildung und in der Vorstandstätigkeit der Deutschen Gesellschaft für Musikphysiologie und Musikermedizin (DGfMM) verbindet. Sie hat den allergrößten Teil der Übungen in diesem Buch konzipiert und ist an den inhaltlichen Grundlagen der Texte in den Kapiteln I.1 und II.6 maßgeblich beteiligt. Auch bei der Erstellung der Fotos in einer gemeinsamen umfangreichen Fotosession hat sie entscheidend mitgewirkt.

Das wunderbare Fotomaterial wäre ohne die gekonnte und geduldige Kameraführung von Herrn Gocke nicht entstanden; hier gilt mein Dank auch Aischa Ibrahim, die als Modell für die Übungen mit viel Bewegungstalent bereitstand. Besonders danken möchte ich auch den einzelnen Musikern, die sich sehr spontan und motiviert für die Fotoaufnahmen zur Verfügung gestellt haben.

Von Frau Korina Kaisershot sind die vielen illustrativen und schönen Zeichnungen in diesem Buch, von denen sie einige neu angefertigt hat. Für die Möglichkeit, bereits vorhandene Zeichnungen aus dem Buch Tanzmedizin verwenden zu können, danke ich der Autorenkollegin Liane Simmel sehr herzlich.

Zuletzt gilt mein Dank Frau Dr. Bayerl und Frau Eisler, den Lektorinnnen, für die kompetente und gute Zusammenarbeit sowie Herrn Scheffler dafür, Text und Bildmaterial optisch gekonnt »in Szene« gesetzt zu haben. Auch dem Verleger des Henschel Verlags, Herrn Dr. Bach, und seinen Mitarbeitern gilt mein Dank für die Realisierung des Buches.

Ohne die finanziellen Zuschüsse der Hochschule für Musik Freiburg – vertreten durch das Rektorat mit den Herren Rektor Dr. Nolte, Prorektor Prof. Dr. Holtmeier und Kanzler Probst – und der Deutschen Orchestervereinigung – vertreten durch ihren Geschäftsführer Herrn Mertens – wäre dieses Buch nicht realisierbar gewesen. Auch Ihnen herzlichen Dank.

Zuletzt danke ich allen Musikerinnen und Musikern für die gute Zusammenarbeit der vergangenen Jahre und wünsche nun allen Leserinnen und Lesern gute Anregungen und viel Spaß bei der Umsetzung!

Claudia Spahn im Juli 2015

I. Grundlagen

Einführung

Musizieren besteht immer aus einem komplexen Zusammenspiel mehrerer Dimensionen, die untrennbar miteinander verbunden sind (Doerne 2010). Körper, Gefühl und Geist spielen gleichermaßen eine wichtige Rolle. Zudem findet Musizieren nicht im luftleeren Raum statt, sondern steht in einem kommunikativen und sozialen Kontext. So ist ein Musiker zuallererst Künstler, aber auch (Kunst-)Handwerker, Memotechniker, Kommunikator und Leistungssportler in einem. Angesichts dieser Vielseitigkeit erscheint jede isolierte Betrachtung lediglich einer Dimension des Musizierens als unzulässige Reduktion. Wenn im Folgenden trotzdem Teilaspekte des Musizierens getrennt betrachtet werden, so geschieht dies aus rein didaktischen Gründen.

In diesem Kapitel werden die körperlichen, psychologischen und sozialen Grundlagen erklärt, die für das Verständnis der Vorgänge beim Singen und Musizieren als Musiker wichtig sind. Dieses Wissen bildet den Ausgangspunkt für die Überlegungen im zweiten Teil des Buches, wie Prävention und Gesundheitsförderung in der jeweiligen Tätigkeit als Musiker sinnvoll zu gestalten sind.

Mit Blick auf die *körperlichen Grundlagen* des Musizierens stellt sich die Frage, welche Elemente des menschlichen Körpers an den Spielbewegungen beteiligt sind und wie sie funktionell zusammenwirken. Um die Funktionszusammenhänge besser verstehen zu können, ist es sinnvoll, den Bau des menschlichen Körpers mit seinen Strukturen – wie Knochen, Gelenken, Muskeln und Nerven – in Grundzügen zu kennen. Bei Bläsern und Sängern ist die Atmung einer der Funktionskreise, die im Mittelpunkt des Interesses stehen. Für alle Musiker und Sänger sind Steuerung und Lernen von Bewegungen weitere zentrale Bestandteile des Musizierens, an denen die Sinneswahrnehmung – besonders Hören, Bewegungssinn, Tasten und Sehen – zusammen mit den Gedächtnis- und Konzentrationsleistungen beteiligt sind. Zum besseren Verständnis dieser Vorgänge werden die anatomischen und physiologischen Grundlagen der jeweiligen Organsysteme anschaulich und in Bezug auf die Musikausübung beschrieben.

Psychologische Vorgänge spielen beim Musizieren in verschiedener Hinsicht eine ebenso wichtige Rolle. Gerade Körper und Psyche gehen hierbei eine sehr enge Verbindung ein. Kommunikation ist für die Verständigung von Musikern untereinander, insbesondere im professionellen Bereich, ein wichtiges Thema. Die Persönlichkeit und das Selbstkonzept eines Musikers wirken sich ebenfalls auf das Musizieren aus. Darüber hinaus ist das Lampenfieber in Auftrittssituationen ein spezifisches Thema für Musiker.

Hinsichtlich der körperlichen und psychischen Vorgänge muss bedacht werden, dass sie bei jedem Menschen im Laufe des Lebens Wandlungen unterworfen sind. Für die musikalische Entwicklung in Kindheit und Adoleszenz, für die Berufsspanne von Musikern und für das Musizieren im höheren Lebensalter stellt die Kenntnis dieser natürlichen Veränderungen eine wichtige Voraussetzung dar.

Im letzten Abschnitt dieses Kapitels werden die soziokulturellen Rahmenbedingungen beleuchtet, unter denen Musizieren im professionellen Bereich und im Bereich der Freizeitmusik heute stattfindet.

1. Körperliche Grundlagen des Musizierens*

1.1 Aufbau und Funktionsweise des Bewegungssystems

Knochen

Das Skelett gibt die Form des menschlichen Körpers vor. Mit über 200 Knochen ist es sein inneres Gerüst, verleiht ihm Stabilität, schützt die Organe und ist die Ansatzstelle für Sehnen und Muskeln. Je nach Funktion weisen die einzelnen Knochen deutliche Unterschiede in ihrer Form auf. Die Extremitäten bestehen beispielsweise aus langen Röhrenknochen, während in der Wirbelsäule und in den Fuß- und Handwurzeln kompakte, eher würfelförmige Knochen vorherrschen. Die Formen der Knochen korrespondieren mit der Belastung, welcher sie ausgesetzt sind. Druck- und Zugkräfte wirken durch Schwerkraft und Zug der Muskeln auf die Knochen ein, so dass diese an Stellen höherer Belastung vermehrt Substanz aufbauen. Röhrenknochen z. B. sind in der Mitte dünner und werden an den Enden dicker, da dort durch den Ansatz der Sehnen mehr Knochenmasse benötigt wird (Abb. I.1). Die Verteilung der Knochensubstanz ist ökonomisch gestaltet, um das Eigengewicht aller Knochen so gering wie möglich zu halten. Auf diese Weise spart der Organismus Energie, da kein unnötiges Gewicht getragen und zusätzliches Gewebe versorgt werden muss. Das gesamte Skelett macht so nur etwa 15–20% des Körpergewichts aus.

Die Leichtbauweise unserer Knochen ist jedoch nicht nur ökonomisch, sondern sie ermöglicht auch die besonderen Eigenschaften wie Druck-, Zug- und Bruchfestigkeit sowie Elastizität als Reaktion auf äußere Reize. Der Knochen besteht an seinen beiden Enden aus einem Gerüst feiner Knochenbälkchen, die sich entlang der Belastungslinien ausrichten. Sie bilden die sog. Spongiosa mit ihrem Trabekelsystem, das an eine stabile und gleichzeitig elastische Brückenkonstruktion erinnert. Zwischen den beiden Knochenenden – den Epiphysen – befindet sich der lange Schaft. Er besitzt einen röhrenförmigen Knochenmantel (sog. Kortikalis) aus dichtem Knochenmaterial. In ihrem Inneren – der Markhöhle – und in den Zwischenräumen der Spongiosa befindet sich das Knochenmark, in dem die Blutzellen gebildet werden. Von außen wird der Knochen von der Knochenhaut umkleidet, die mit ihren Blutgefäßen für seine Ernährung sorgt. Sie ist von einem sensiblen Nervengeflecht durchzogen, so dass eine Verletzung dieser Knochenhaut äußerst schmerzhaft ist.

Der Knochen ist ein lebendiges und dynamisches System. Etwa ein Zwanzigstel unserer Knochen-

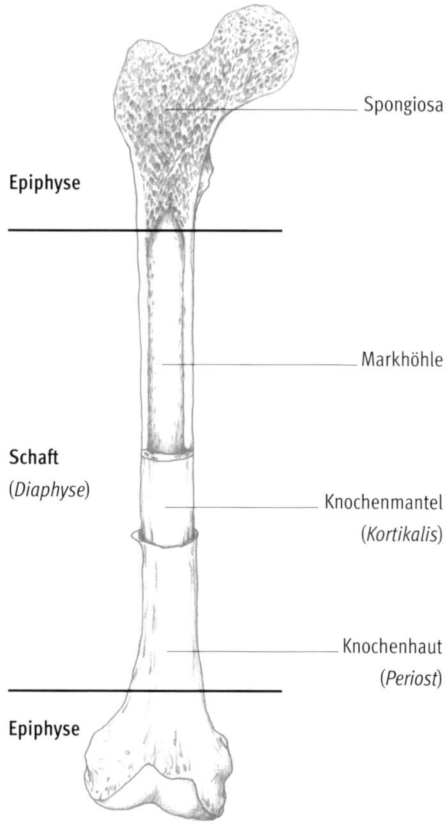

Abb. I.1: Aufbau eines Röhrenknochens

* Als Grundlage für die anatomischen Beschreibungen in diesem Kapitel wurde das Lehrbuch Anatomie von Zilles und Tillmann (2010) verwendet. Der interessierte Leser findet hier weiterführende detaillierte Angaben.

masse wird innerhalb einer Woche durch ständigen Auf- und Abbau erneuert. Der Knochen reagiert dabei darauf, wie wir ihn belasten. Anpassungsprozesse führen dazu, dass der Knochen sich je nach Funktion in seiner Form verändert.

Gelenke

Ein Gelenk (Abb. I.2) entsteht dort, wo sich zwei Knochenenden treffen. Durch die Gelenke werden die Bewegungen des Skeletts ermöglicht. Sie bestehen aus den Gelenkpartnern, häufig auch Gelenkpfanne und Gelenkkopf genannt, der Gelenkhöhle und der Gelenkkapsel. Gelenke weisen vielfältige Formen auf – es gibt Kugelgelenke (z. B. Schultergelenk), Scharniergelenke (z. B. Fingergelenke), Radgelenke (z. B. Verbindung zwischen Elle und Speiche im Ellenbogengelenk), Eigelenke (z. B. Kopfgelenk zwischen Atlas und Schädel), Sattelgelenke (z. B. Daumensattelgelenk) oder plane Gelenke (Wirbelgelenke der Wirbelsäule). Die Gelenkform richtet sich danach, welche Bewegungsfreiheit für das jeweilige Gelenk sinnvoll ist.

Die Knochenenden der Gelenkpartner, die Gelenkflächen, sind mit *Knorpel* überzogen, der für eine geschmeidige Beweglichkeit und für die Verringerung von Stoßkräften sorgt. Man unterscheidet drei Arten von Knorpel: den hyalinen Knorpel,

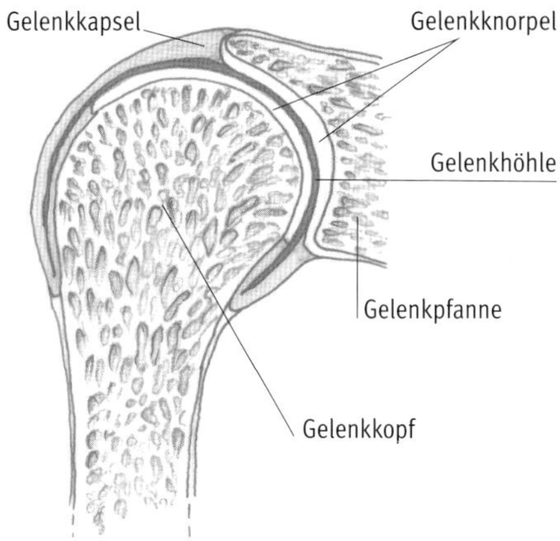

Abb. I.2: Aufbau eines Gelenks

den Faserknorpel und den elastischen Knorpel. Hyaliner Knorpel bedeckt die Gelenkflächen, Faserknorpel findet sich u. a. in den Bandscheiben der Wirbelsäule und den Menisken der Kniegelenke, elastischer Knorpel kommt beispielsweise im äußeren Gehörgang, im Kehldeckel, in der Nasenscheidewand oder in den Bronchien der Lunge vor. Die einzelnen Knorpelarten weisen unterschiedliche Faserzusammensetzungen auf. Ihre Gemeinsamkeiten liegen darin, dass sie hohe Druck-, Scher- und Zugkräfte aushalten können und die Fähigkeit zur Stoßdämpfung besitzen. Knorpelgewebe ist nicht mit eigenen Blutgefäßen versorgt, sondern wird durch Diffusion von Flüssigkeit aus der angrenzenden Knorpelhaut bzw. sonstigen umgebenden Geweben ernährt. Wie ein Schwamm saugt der Knorpel Flüssigkeit auf, die bei Belastung wieder ausgepresst wird. Dies erklärt, warum Bewegung und wechselnde Belastung zur Erhaltung der Elastizität des Knorpels wichtig sind und warum Knorpel bei Ruhigstellung von Gelenken oder mangelnder Bewegung seine Elastizität verliert.

Die *Gelenkkapsel* umschließt das Gelenk und bildet die Gelenkhöhle mit dem Gelenkspalt. In der Gelenkhöhle befindet sich die *Gelenkschmiere* (Synovia, von griech. *sýn*, »zusammen«, und lat. *ovum*, »Ei«, von Paracelsus wegen der Ähnlichkeit zum Eiklar so benannt), welche zusätzlich die Reibung im Gelenk verringert und die Gleitfähigkeit verbessert. Sie wird von der inneren Schicht der Gelenkkapsel gebildet und enthält neben dem Hauptbestandteil Wasser (>90%) auch Proteine, Hyaluronsäure, Glukosaminoglykane, Fetttröpfchen und Mucine. Bei Kälte und wenig Bewegung bleibt die Gelenkschmiere zähflüssig und Bewegungen verlaufen mit einem höheren Widerstand im Gelenk. Dieser nimmt ab durch Bewegung und Wärme, beispielsweise durch das Aufwärmen vor dem Spielen (vgl. Kap. III.2).

Bänder sind faserartige Bindegewebsstränge, die Knochen miteinander verbinden und die Beweglichkeit von Gelenken führen oder funktionell begrenzen.

Entsprechend den verschiedenen Kapseltypen im Gelenk setzen die Bänder an unterschiedlichen Stellen an. Ist ein Gelenk auf Stabilität ausgerichtet, ist seine Kapsel eher fest und eng und die Bänder strahlen in die Kapsel hinein, um sie weiter zu verstärken. Wenn die Bänder Teil der äußeren, straffen Bindegewebsschicht der Gelenkkapsel sind, spricht man vom Kapsel-Band-Apparat. Bänder können auch vollständig innerhalb des Gelenks verlaufen. Bei einem auf große Beweglichkeit ausgerichteten Gelenk ist die Kapsel eher weit und schlaff und die Bänder ziehen außen über die Kapsel hinweg. Wie bei den Knochen richten sich auch bei den Bändern die Fasern der Zugrichtung nach aus.

Die Bänder erfüllen neben ihren mechanischen auch propriozeptive Aufgaben. Sie sind als Teil des Kapsel-Band-Apparats dicht mit Messfühlern (sog. Rezeptoren) besetzt, welche Informationen über die Stellung des Gelenks an das Gehirn leiten (vgl. S. 72 f.). Dies ermöglicht die Anpassung des Spannungszustands an die jeweilige Bewegung und dient auch dem Schutz des Gelenks.

Gelenkstrukturen und Beweglichkeit

Am Beispiel des Schultergelenks lassen sich die verschiedenen Strukturen, die an der Bildung eines Gelenks beteiligt sind, also Knochen, Bänder, Sehnen, Muskelansätze und Schleimbeutel, in ihrem komplexen Zusammenwirken veranschaulichen. In Abb. I.3 sind als Knochen die angeschnittenen Rippenbögen, das Schlüsselbein und der obere Teil des Oberarmknochens zu erkennen. Der Oberarmknochen wird mit dem Rabenschnabelfortsatz des Schulterblatts durch ein Band, das Ligamentum coracohumerale, verbunden. Sehnen und Ansätze verschiedener Muskeln sind mit Schlüsselbein, Oberarmknochen und Schulterblatt (im Hintergrund, hier nicht zu sehen) verwachsen. Die Sehne des langen Bizepsmuskelkopfes ist zum Schutz mit einer Sehnenscheide umgeben, in der sie gut gleiten kann. Zwei Schleimbeutel polstern den Rollhügel des Oberarmknochens gegen das Schulterdach ab, damit bei der Seithebung des Armes beide Knochen nicht aneinanderschlagen. Der Blick ins Schultergelenk verdeutlicht, wie komplex und differenziert die verschiedenen Strukturen angeordnet und aufeinander bezogen sind.

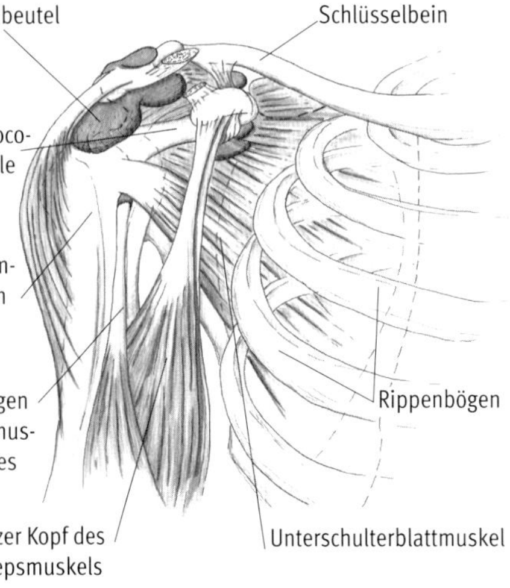

Abb. I.3: Blick ins Schultergelenk

Die *Beweglichkeit* eines Gelenks wird hauptsächlich durch die Gelenkform und darüber hinaus durch die Festigkeit und Art des Kapsel-Band-Apparates sowie die Dehnfähigkeit der Muskulatur bestimmt. Das Bewegungsausmaß von Gelenken ist größtenteils genetisch festgelegt. Durch Übungen kann eine Begrenzung im Gelenk nicht wesentlich verbessert werden. Dehnübungen vergrößern die Elastizität der Weichteile, nicht jedoch die Beweglichkeit des Gelenks selbst.

Allgemein unterscheidet man zwischen dem aktiven und passiven Bewegungsausmaß. Das aktive Bewegungsausmaß ist der Winkelgrad in einem Gelenk, den eine Person aus eigener Kraft erreichen kann. Wenn eine andere Person das Gelenk bewegt – beispielsweise bei einer ärztlichen Untersuchung oder einer physiotherapeutischen Behandlung –, so ergibt sich hieraus das passive Bewegungsausmaß. Es ist im Allgemeinen ca. 10° größer als das aktive.

Eine gute Beweglichkeit der Gelenke ist für Musiker positiv, eine Überbeweglichkeit (Hypermobilität) stellt jedoch einen Risikofaktor dar. Die fehlende Stabilität im Gelenk muss dann von der dynamisch arbeitenden Muskulatur ausgeglichen werden, wodurch das Risiko zur Entwicklung eines Überlastungssyndroms ansteigt.

Muskeln

Die Muskeln führen die Bewegungen des Körpers aus. Die Impulse zur Kontraktion erhalten sie aus dem Nervensystem. Nach Aufbau und Funktion werden drei Arten von Muskeln unterschieden: die glatte Muskulatur, die Skelettmuskulatur und die Herzmuskulatur. Im Folgenden wird näher auf die Skelettmuskulatur eingegangen, da sie für die willkürlichen Bewegungen beim Musizieren zuständig ist.

Im menschlichen Körper gibt es mehr als 400 Skelettmuskeln. Sie setzen über Sehnen an den Knochen an, ziehen über Gelenke hinweg und bewegen sie, indem sie sich zusammenziehen. Dieser grundlegende Vorgang ist am Beispiel des bekannten Bizepsmuskels am Oberarm gut nachvollziehbar (Abb. I.4). Zieht sich der Bizepsmuskel zusammen und wird kürzer, so wird der Unterarmknochen im Ellenbogengelenk näher zum Oberarmknochen bewegt und der Unterarm wird gebeugt. Jeder Muskel setzt an seinen beiden Enden an einem Knochen an. Definitionsgemäß wird derjenige Ansatzpunkt, der bei Muskelkontraktion in Ruhe bleibt, als Ursprung und der andere Punkt als Ansatz bezeichnet (Abb. I.4). Der Bizeps ist ein zweiköpfiger Muskel, dessen langer und kurzer Kopf an zwei verschiedenen Stellen des Schulterblatts entspringen. So ist der Bizepsmuskel in der Lage, unterschiedliche Bewegungen (Beugung und Innendrehung des Unterarms, Innendrehung, Anheben und Heranziehen des Oberarms) auszuführen. Auch andere Muskeln haben mehrere Köpfe (z. B. der dreiköpfige Trizepsmuskel am Oberarm oder der vierköpfige Quadrizepsmuskel am Oberschenkel).

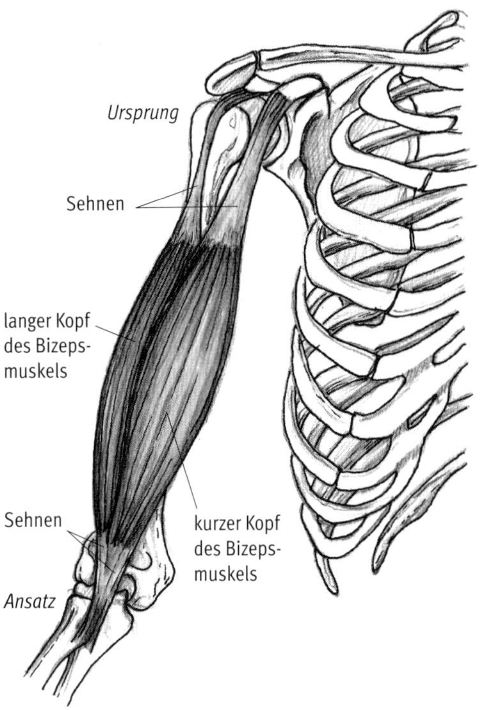

Abb. I.4: Muskelursprung und -ansatz am Beispiel des Bizepsmuskels

Aufbau des Muskels

Skelettmuskeln bestehen aus Muskelfasern, die zu Muskelfaserbündeln zusammengefasst sind (Abb. I.5). Die Muskelfaserbündel wiederum bilden den Muskelbauch. An den Enden geht der Muskel in den Muskel-Sehnen-Übergang über und die Sehne setzt am Knochen an. Im Innern der Muskelfaser befinden sich kontraktile Elemente aus Eiweiß, sog. Myofibrillen, mit ihren Untereinheiten, den sog. Sarkomeren (Abb. I.6a). In einer Muskelfaser liegen mehrere Tausend solcher Sarkomere hintereinander geschaltet. Ein Sarkomer ist auf beiden Seiten durch die sog. Z-Scheiben begrenzt. Zwischen ihnen befinden sich Eiweißketten – die Myofilamente Aktin und Myosin. Bei Betrachtung der Myofibrillen unter dem Mikroskop erscheinen die Myofilamente unterschiedlich hell und dunkel, wodurch sich die typischen Querstreifen der Skelettmuskulatur ergeben, man nennt

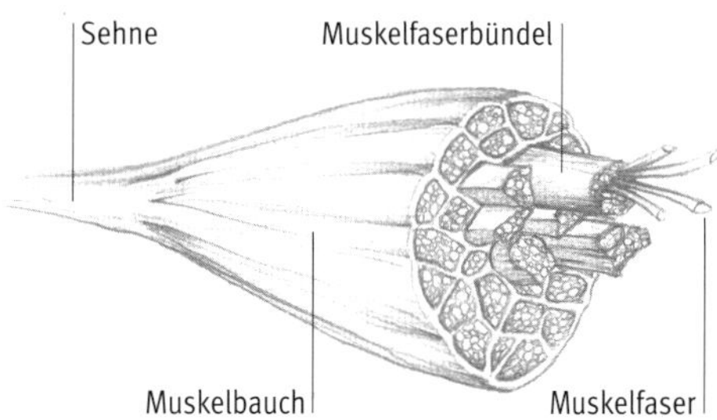

Abb. I.5: Aufbau eines Muskels

a
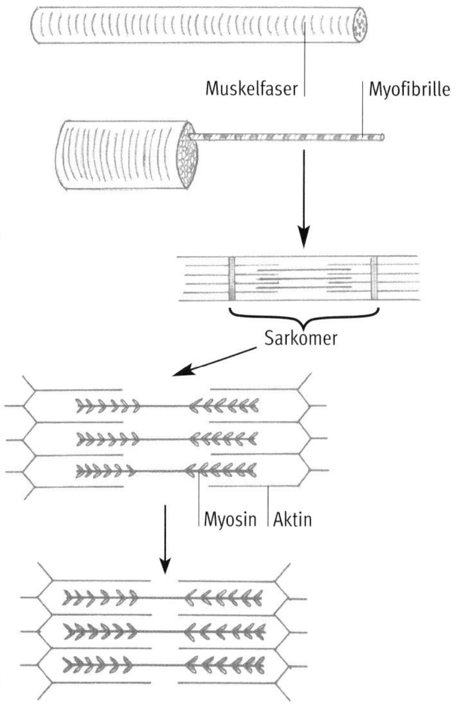

b

Abb. I.6a und b: a) Muskelfaser, Sarkomer, Aktin und Myosin, b) Ineinandergleiten von Aktin- und Myosinfilamenten

diese Muskulatur deswegen auch quergestreifte Muskulatur.

Bekommt der Muskel über die Nerven den Befehl zur Kontraktion, schieben sich die einzelnen Aktin- und Myosinfilamente in einem Sarkomer übereinander (Abb. I.6 b). Die Längenabnahme von Tausenden hintereinanderliegenden Sarkomeren ergibt eine Verkürzung des gesamten Muskels. Ein Muskel kann sich – bis die Aktin- und Myosinfilamente komplett ineinandergeschoben sind – etwa auf die Hälfte seiner Ruhelage verkürzen.

Die Steuerung der Bewegung durch Innervation des Muskels ist in Kap. I.1.6 beschrieben.

Muskelarbeit

Skelettmuskeln sind durch unterschiedliche Arten von Muskelfasern für verschiedene Bewegungsanforderungen ausgestattet. Typ-I-Fasern sind dünne Fasern, die sich langsam (»slow twitch« [ST], Kontraktionszeiten über 60 ms) verkürzen, eine niedrige Spannung aufweisen und nur langsam ermüden. Sie arbeiten hocheffizient, erlauben eine gute Kontrolle der Bewegung und verbessern die Feinmotorik. Zusätzlich ermöglichen sie durch ihre hohe Stoffwechselkapazität Ausdauerleistungen (»Marathontyp«). Typ-II-Fasern sind dicke Fasern, die schnell kontrahieren (»fast twitch« [FT], Kontraktionszeit 25–50 ms), mit hoher Kraft arbeiten und schnell ermüden. Sie sind weniger effizient und weniger gut in der feinen Koordination (»Sprintertyp«). Die Verteilung der Fasertypen pro Muskel spiegelt die Funktion des jeweiligen Muskels wider, je nachdem ob dieser eher Halte- und Ausdaueraufgaben zu leisten hat oder eher dazu dient, schnell zu reagieren. Die Verteilungsmuster prägen sich bereits in der frühkindlichen Entwicklung aus und sind weitgehend genetisch und geschlechtsunabhängig determiniert. Hauptsächlich im Sport sind gewisse Trainingseffekte als Transformation der schnellen Typ-II-Fasern in die langsamen Typ-I-Fasern durch Ausdauertraining zu beobachten. In Trainingspausen sind allerdings auch diese Effekte rasch rückläufig. Musiker, die Muskelkrafttraining in langsamem Tempo durchführen, trainieren damit vor allem die langsam kontrahierenden Muskelfasern. Wenn dagegen Schnelligkeit und Muskelkraft verbessert werden sollen, sollten die Bewegungen in ausreichender Schnelligkeit unter Anpassung und gegebenenfalls Reduzierung der Belastung durchgeführt werden.

Muskeln können sich grundsätzlich dynamisch oder statisch kontrahieren. Bei der *dynamischen Kontraktion* (sog. isotonische Kontraktion) verändert sich die Länge des Muskels, er wird länger (exzentrisch) oder kürzer (konzentrisch). Dies lässt sich wiederum am Beispiel des Bizepsmuskels veranschaulichen: Wie bereits oben beschrieben, nähert der Bizepsmuskel bei einer Beugung im Ellenbogengelenk seinen Ansatz dem Ursprung an (Abb. I.4), er verkürzt sich und führt damit eine konzentrische Kontraktion aus. Wird die Bewegung zurückgeführt und der Oberarm im Ellenbogengelenk gestreckt, verlängert sich der Bizepsmuskel wieder. Hierbei muss er gleichzeitig dafür sorgen, der Schwerkraft des Armgewichts entgegenzuwirken und die Bewegung abzubremsen. Dieser Vorgang wird als exzentrische Kontraktion bezeichnet.

Bei einer *statischen Kontraktion* (sog. isometrische Kontraktion) spannt sich der Muskel an, ohne seine Länge zu verändern. Ein Beispiel hierfür ist die Anspannung der Brustmuskulatur, wenn man beide Handflächen vor dem Körper gegeneinander drückt.

Muskelschlingen

Die geschilderten Vorgänge der Kontraktion finden bei einer Bewegung niemals in einem einzelnen Muskel allein statt. Vielmehr resultieren Bewegungen grundsätzlich aus einer funktionellen Verbindung mehrerer Muskeln. Diese Muskelgruppen werden auch als Muskelschlingen bezeichnet und umfassen den gesamten Körper (Abb. I.7). So übt ein Muskel nicht nur die Bewegungen aus, die sich aus Ursprung und Ansatz und den von ihm überzogenen Gelenken ableiten, sondern kann darüber hinaus in der jeweiligen Muskelgruppenverbindung weitere Funktionen übernehmen. Das Zusammenspiel verschiedener Muskelgruppen ist insbesondere für die Koordination von Bewegungen entscheidend. Eine gute Koordinationsfähigkeit ermöglicht eine zweckmäßige, ökonomische, präzise und schnelle Adaptation an wechselnde Situationen und Bedingungen, erhöht den Ausnutzungsgrad der Muskelenergie und garantiert die Ästhetik von Bewegungen. In diesem Sinne ist sie gerade für Musiker besonders wichtig.

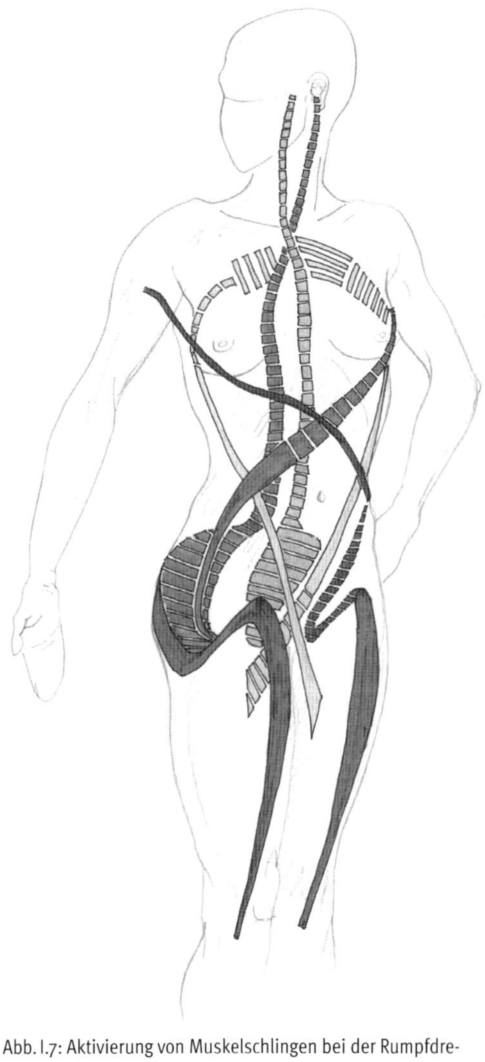

Abb. I.7: Aktivierung von Muskelschlingen bei der Rumpfdrehung nach rechts

Die Zusammenarbeit verschiedener Muskeln erfolgt nach bestimmten Funktionsprinzipien. Eine Muskelgruppe übernimmt die Hauptaufgabe und führt die gewünschte Bewegung aus. Ihre Muskeln werden Agonisten (von griech. *agón*, »Wettkampf«) genannt. Die Muskeln, die sie darin unterstützen, sind die Synergisten. Als Gegenspieler der gewünschten Bewegung fungieren die Antagonisten. Sie wirken der eigentlichen Bewegung entgegen, bremsen sie ab und können sie hierdurch feinregulieren. Stabilisierende Muskelgruppen schließlich sorgen dafür, dass andere Körperteile – meist zentrale Körperteile wie der Rumpf – durch die Bewegung der Agonisten und Antagonisten nicht aus dem Gleichgewicht geraten. Sie arbeiten isometrisch, d. h., die Muskelarbeit vollzieht sich ohne Längenveränderung. Die Verteilung der genannten Muskelfunktionen bei der Haltung der Trompete zeigt Abb. I.8.

Faszien

Faszien (von lat. *fascia*, »Binde«, »Band«; »Streifen«) sind bindegewebige Strukturen, die den gesamten Körper als Netz durchziehen. Sie umhüllen komplette Muskeln und Organe, geben ihnen ihre Form und unterteilen sie in gesonderte Bereiche (sog. Kompartimente). Faszien dienen als Gleitschicht zwischen einzelnen Muskeln, zwischen Muskeln und Organen und zwischen Muskeln und

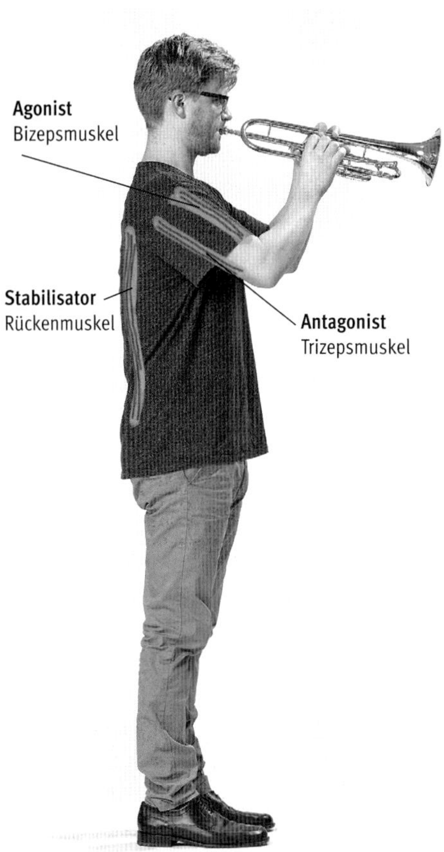

Abb. I.8: Zusammenwirken von Agonist, Antagonist und Stabilisator am Beispiel der Spielposition mit der Trompete

Knochen. Sie bestehen aus kollagenen Fasern verschiedener Typen, die sowohl eine hohe Elastizität als auch eine hohe Spannkraft aufweisen, so dass die Faszien sich je nach Belastung nahezu unbegrenzt in ihrer Funktion anpassen können. Faszien stützen den Körper, geben ihm Stabilität und halten ihn gleichermaßen beweglich und elastisch. Weiterhin besitzen sie ähnlich wie Muskeln kontraktile Elemente; sie sind also keineswegs nur passives Gewebe. Freie Nervenendigungen für das Schmerzempfinden, Blutgefäße und Rezeptoren für den Stellungssinn sind zahlreich in den Faszien zu finden. Dies macht sie zu einem wichtigen Gewebe für den Bewegungsapparat. Da Faszien als Ketten im Körper auch über weite Strecken miteinander verbunden sind, spielen sie für die Bewegungslehre und ihre funktionellen Verbindungen eine entscheidende Rolle.

Sehnen und Sehnenscheiden

Muskeln sind mit *Sehnen* an den Knochen befestigt (Abb. I.4, S. 17). Die Sehnen übertragen die Kraft der kontrahierenden Muskelfasern auf die Knochen. Sie bestehen aus festem Bindegewebe und sind außerordentlich belastbar. Bei Überlastung oder nach längerer Ruhigstellung sind die Ansatzstellen der Sehnen sowie der Muskel-Sehnen-Übergänge jedoch empfindlich und verletzungsanfällig.

Sehnenscheiden umhüllen die Sehnen zum Schutz, insbesondere bei gespanntem Verlauf über Gelenke. Sie besitzen eine äußere Bindegewebsschicht und eine innere Gleitschicht (sog. Synovialschicht). Zwischen den Sehnenscheiden und den Sehnen befindet sich ein Flüssigkeitsfilm (Synovia), welcher das Gleiten der Sehnen nochmals verbessert. Sehnenscheiden sind sehr ausgedehnt im Bereich der Hand vorhanden, da hier

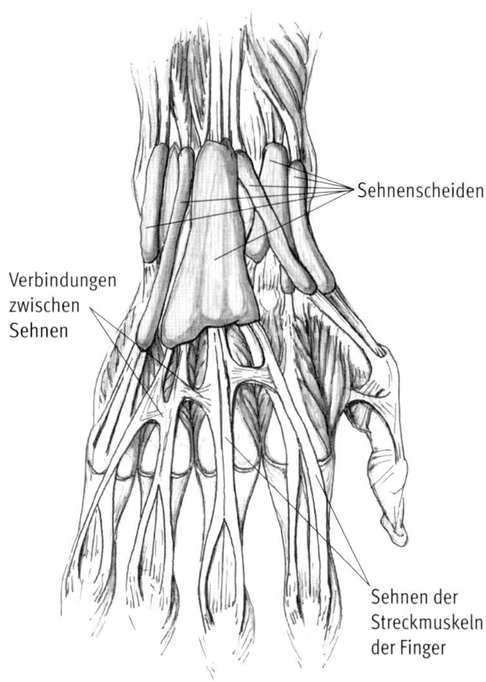

Abb. I.9: Sehnenscheiden am rechten Handrücken

die Sehnen der Streck- und Beugemuskeln des Unterarms in ihrem langen Verlauf geschützt werden müssen. Sehnenscheiden finden sich am Übergang vom Unterarm zum Handrücken (sechs dorsale Sehnenscheiden), wie in Abb. I.9 zu erkennen, und in der Handinnenseite für die langen Sehnen der Fingerbeugemuskeln und des Daumenbeugemuskels. Daumen und kleiner Finger haben meist durchgehende Sehnenscheiden, während die Beugesehnen der Finger II–IV im Bereich der Hohlhand keine Sehnenscheiden besitzen. Im Handgelenksbereich kann es durch mechanische Überbelastung zur Entzündung der Sehnenscheiden kommen, man spricht dann von einer Sehnenscheidenentzündung oder Tendovaginitis.

1.2 Funktionelle Bewegungseinheiten beim Musizieren

Wie bereits oben dargestellt, erfolgen Bewegungen im Zusammenwirken mehrerer Muskeln in Muskelketten und Muskelschlingen. Hierbei kommen verschiedene Funktionseinheiten vor, die sich aus dem anatomischen Aufbau des Bewegungsapparates ableiten. Diese Funktionseinheiten finden sich in einer Vielzahl von Bewegungen wieder – sei es beim Musizieren, bei Alltagsbewegungen oder sportlichen Aktivitäten.

Im Folgenden werden drei für die Musizierbewegungen besonders wichtige Funktionseinheiten beschrieben und ihre Relevanz für optimale und gesunde Bewegungsabläufe verdeutlicht. Den Ausgangspunkt bildet die Bewegungseinheit von *Kopf, Wirbelsäule, Becken und unterer Extremität*, da sie die Basis – Stehen und Sitzen – für jegliche Musizierbewegung darstellt. Hierauf aufbauend wird die Funktionseinheit *Schultergürtel, Schultergelenk, Arm und Hand* als zentrale Bewegungseinheit für das instrumentale Musizieren beschrieben. Als dritte Funktionseinheit werden die an der Ansatzbildung und Stimmproduktion beteiligten – für Bläser und Sänger besonders wichtigen – Strukturen und Organe *Brustraum, Kehlkopf und Vokaltrakt* vorgestellt.

Die hier beschriebenen Grundprinzipien funktioneller Haltung und Bewegung beim Musizieren werden in Kap. II.6 »Instrumenten- und gesangsspezifische Prävention« auf das Spiel der einzelnen Instrumente sowie das Singen und Dirigieren angewandt. Gerade die im Folgenden besprochenen Grundpositionen Stehen und Sitzen, die Schultergürtel-Arm-Kette sowie Ansatzbildung und Atmung sind in ihrer Funktionalität für Instrumentalisten von zentraler Bedeutung für die Gesundheit. Ungünstige Bewegungsmuster stellen bedeutsame Ursachen für das bei Musikern häufigste Beschwerdebild – das Überlastungssyndrom (synonym auch als »Overuse Syndrom« oder »Repetitive Strain Injury« (RSI) bezeichnet) – dar (Kap. II.5).

Systematische Beschreibung von Bewegung

Bewegungen zu erkennen und zu beschreiben ist nicht einfach. Dies trifft gerade auf Musizierbewegungen zu, die grundsätzlich komplexe Abläufe darstellen und sich zudem während des Spielens je nach musikalischer Aufgabe verändern. Die individuellen Eigenschaften des Spielers – sein Körperbau, seine Art sich zu bewegen – und die spezifischen Eigenschaften des jeweiligen Instruments spielen zusätzlich eine große Rolle. Für das Verständnis der eigenen Spielbewegungen als Musiker und für die Beobachtung von Schülern im Instrumentalunterricht bietet die Beschreibung von Bewegungen nach der Einteilung in Körperachsen und Körperebenen eine wichtige Orientierung.

Durch den Körper lassen sich in der Vorstellung drei Achsen legen, die zueinander senkrecht stehen (Abb. I.10): die Vertikalachse, die Horizontalachse und die Sagittalachse. Die *Vertikalachse* verläuft im Stehen von Kopf bis Fuß durch den Körper, d. h. senkrecht von oben nach unten. Die *Horizontalachse* geht von einem Ohr zum anderen, d. h. waagerecht von links nach rechts. Die *Sagittalachse* (lat. *sagitta*, »Pfeil«) bohrt sich wie ein Pfeil durch die Brust, d. h., sie verläuft von vorn nach hinten.

Aus diesen Körperachsen lassen sich nun drei zugehörige Ebenen bilden: die Frontalebene (synonym Koronarebene), die Horizontalebene (synonym Transversalebene) und die Sagittalebene. Auch die drei Ebenen stehen senkrecht zueinander

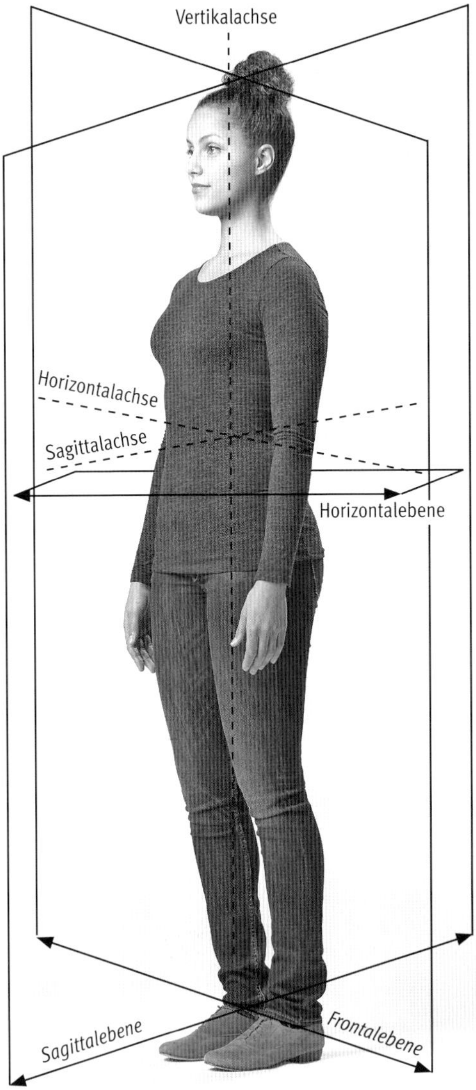

Abb. I.10: Bewegungsachsen und Ebenen des Körpers

(Abb. I.10). Die *Frontalebene* steht wie eine Wandfläche vor dem Körper, die *Horizontalebene* verläuft waagerecht wie eine Tischplatte, die *Sagittalebene* »schneidet« den Körper von vorn nach hinten senkrecht durch.

Körperachsen und Körperebenen beziehen sich immer auf den Körper selbst, d. h., der Körper nimmt die Achsen und Ebenen mit, wenn er sich im Raum bewegt.

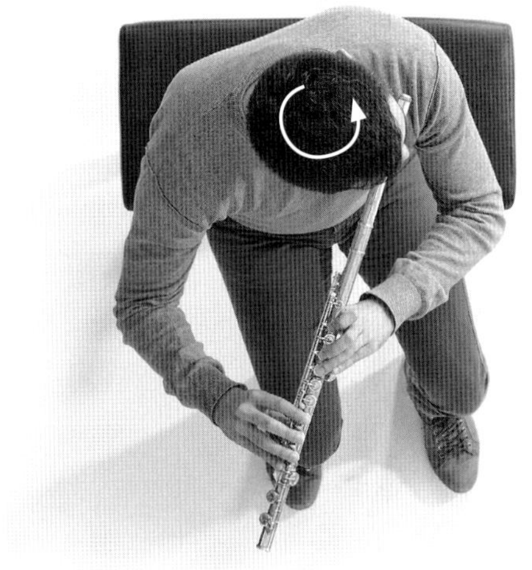

Abb. I.11: Beispiel für Drehung um die Vertikalachse bei einem Querflötisten

Es gibt wenige Bewegungen mit dem Instrument, die nur in *einer* Ebene um ihre dazugehörige Achse stattfinden. Ein Beispiel hierfür ist die Drehung (Rotation) des Oberkörpers nach links bei Flötisten. Sie findet um die Vertikalachse in der Horizontalebene statt (Abb. I.11).

Die meisten Bewegungen sind jedoch kombinierte Bewegungen um mehrere Achsen in verschiedenen Ebenen. Ein Beispiel hierfür ist die Bewegung des Bogenarms beim Geigenspiel auf der E-Saite (Abb. I.12). Die Bewegung lässt sich hauptsächlich als ein Anheben des rechten Oberarms in der Frontalebene um die Sagittalachse beschreiben. Allerdings bewegt sich der Arm dabei auch nach vorn in der Sagittalebene und um die Horizontalachse. Spielt die Geigerin auf der G-Saite, kommt noch eine Drehkomponente in der Horizontalebene hinzu (Abb. I.13). Wie dieses Beispiel zeigt, kann eine Bewegung sehr komplex sein. Hier unterstützt die systematische Beschreibung anhand der Körperachsen und Körperebenen die Wahrnehmung und die Beobachtungsgenauigkeit (vgl. Tab. I.1, S. 28).

In der Unterrichtspraxis empfiehlt es sich, Spielbewegungen bei Schülern zunächst in jeder der drei Ebenen getrennt zu beobachten. Dies ermöglicht auch zu überprüfen, welche Folgen Bewegungsänderungen in einer Ebene auf die Bewegungsabläufe in den anderen Ebenen haben.

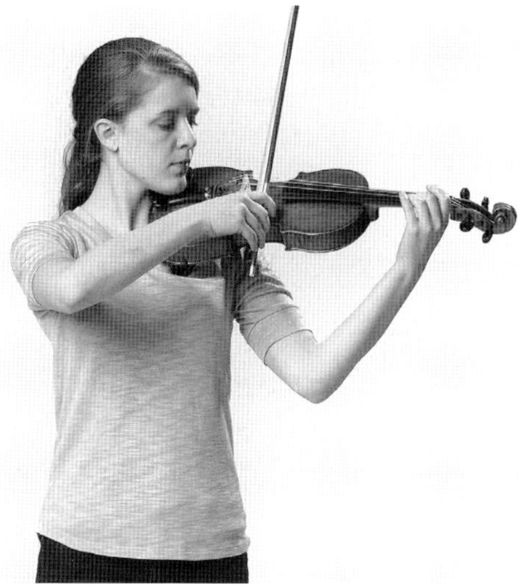

Abb. I.12: Position des Bogenarms beim Spiel auf der E-Saite

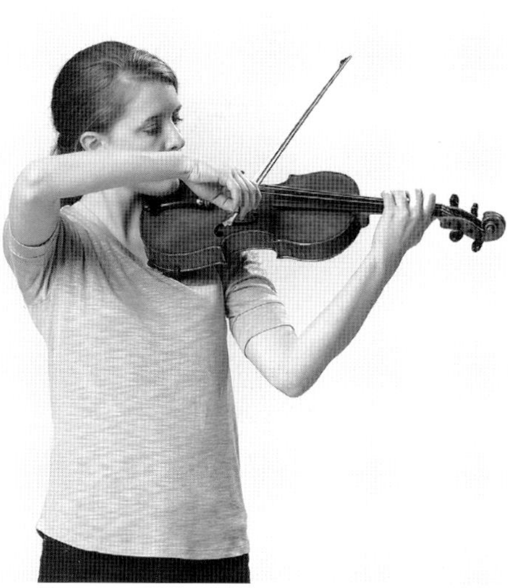

Abb. I.13: Position des Bogenarms beim Spiel auf der G-Saite

Wirbelsäule, Becken und untere Extremität – Stehen und Sitzen

Wirbelsäule

Die Wirbelsäule besteht aus 24 freien Wirbeln mit paarigen Wirbelgelenken (Abb. I.14) und ist mit ihrer doppelten s-förmigen Krümmung ein Meisterwerk an Bewegung, Federung und Stabilität. Bandscheiben zwischen den Wirbeln ermöglichen eine große Flexibilität, gleichen einwirkende Kräfte aus und wirken als Puffer gegen Stoßbelastungen (Abb. I.15).

Von unten nach oben besteht die Wirbelsäule aus den vier zusammengewachsenen Wirbeln des Steißbeins und den fünf verschmolzenen Wirbeln des Kreuzbeins. Die Lendenwirbelsäule mit fünf Wirbeln weist die für sie typische physiologische Krümmung (sog. Lordose) auf. Im Anschluss an die Lendenwirbelsäule folgen zwölf Wirbel der Brustwirbelsäule, welche eine entgegengesetzte (sog. kyphotische) Krümmung zeigen. Daran schließt sich die Halswirbelsäule an, welche aus den sieben Halswirbeln gebildet wird und wiederum eine lordotische Krümmung besitzt (Abb. I.14).

Betrachtet man die Wirbelsäule von hinten, so zeigt sie einen geraden Verlauf. Bei manchen Menschen besteht in einem oder mehreren Wirbelsäulenabschnitten jedoch eine seitliche Abweichung

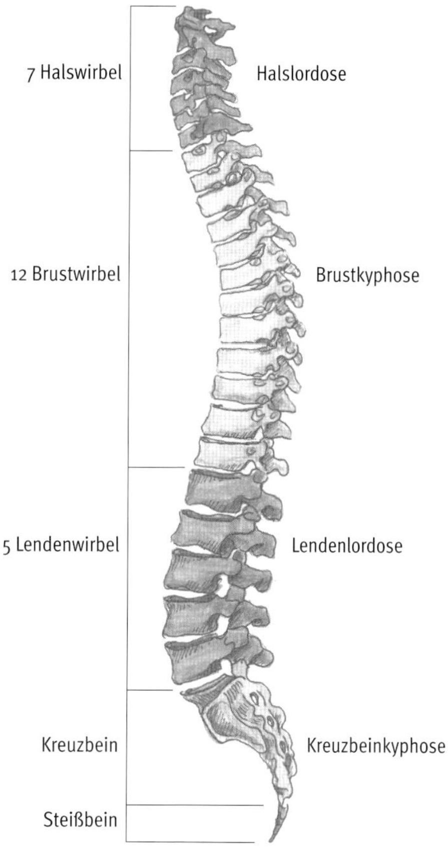

Abb. I.14: Aufbau der Wirbelsäule

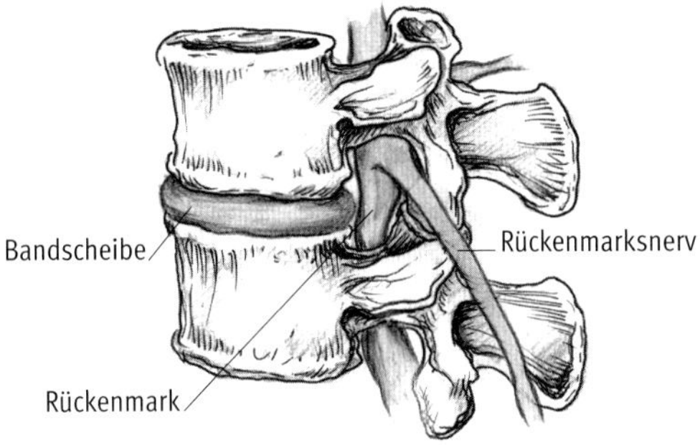

Abb. I.15: Wirbelkörper mit Bandscheibe

(Abb. I.16). Diese wird als Skoliose bezeichnet. Am häufigsten ist eine Skoliose im Bereich der Brustwirbelsäule nach rechts anzutreffen. Unterschiedlich hohe Schultern und das Abstehen eines Schulterblatts auf einer Seite können Hinweise sein auf eine funktionelle Skoliose. Diese Anzeichen sind auch für einen Instrumentalpädagogen beim Schüler leicht erkennbar. In einem solchen Fall sollte eine orthopädische Untersuchung erfolgen, um die Fehlhaltung richtig einzuordnen. Auf keinen Fall sollte der Schüler gezwungen werden, die hoch stehende Schulter nach unten zu drücken, da dies die Skoliose zusätzlich fixieren würde.

Die verschiedenen Wirbelsäulenabschnitte besitzen aufgrund ihrer Krümmung und der Stellung ihrer Gelenke bevorzugte Bewegungsrichtungen. Für Musiker ist es von Vorteil, diese zu kennen, da hierdurch das Risiko herabgesetzt wird, Spielbewegungen entgegen der funktionellen Voraussetzungen der Wirbelsäule zu erzwingen. Auch mögliche ungünstige Ausweichbewegungen können so vermieden werden (vgl. auch unten S. 28 f.).

Die *Lendenwirbelsäule* verfügt über eine sehr gute Streckung, kann sich jedoch nur wenig – bis zur

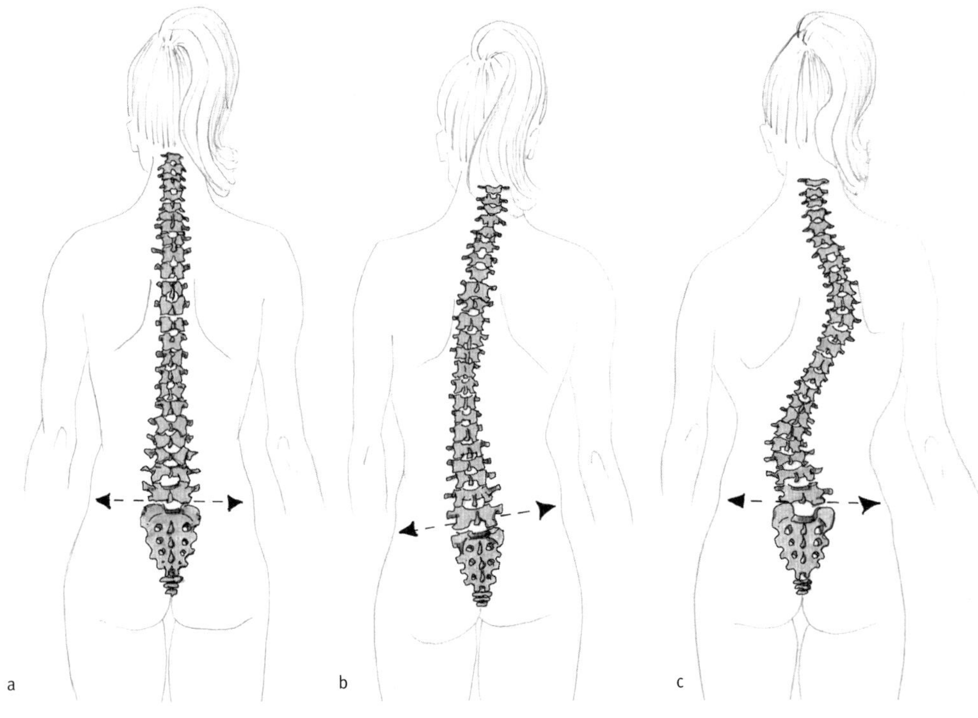

Abb. I.16a–c: Unterschiedliche Formen der Wirbelsäule von hinten:
a) gerade Wirbelsäule, b) Skoliose nach links durch Beckenschiefstand, c) Skoliose der Brustwirbelsäule nach rechts

Geraden – beugen. Seitneigung und Drehung sind in der Lendenwirbelsäule nur sehr eingeschränkt möglich, eine gewisse Beweglichkeit besteht im Übergang zur Brustwirbelsäule.

Im *Brustwirbelsäulenabschnitt* liegt dagegen die Beweglichkeit hauptsächlich in der Drehung, während aufgrund des Brustkorbs und der Rippen die Seitneigung eingeschränkt ist. Die Beugung ist gegenüber der Streckung im Brustwirbelsäulenbereich bei vielen Menschen deutlich stärker ausgeprägt. Dies liegt an der im Alltag überwiegend nach vorn ausgerichteten sitzenden Haltung, welche die Beugung der Brustwirbelsäule stark begünstigt. Hinzu kommt die anatomische Struktur der dachziegelartigen Form der Dornfortsätze an den Brustwirbelkörpern, welche die Streckung im Brustwirbelsäulenabschnitt von vornherein funktionell begrenzt.

Am Übergang von der Brust- zur Halswirbelsäule treffen zwei Wirbelsäulenabschnitte mit unterschiedlicher Beweglichkeit aufeinander. Während der obere Abschnitt der Brustwirbelsäule durch die Verbindung zu den oberen Rippen in seiner Beweglichkeit eingeschränkt ist, stellt die *Halswirbelsäule* den beweglichsten Abschnitt der Wirbelsäule dar. Funktionell kann es zu einer mangelnden Mitbewegung der oberen Brustwirbel kommen, so dass der Hauptteil der Bewegung auf die Halswirbelsäule – insbesondere zwischen 5. und 6. sowie 6. und 7. Halswirbel – entfällt. Diese Situation kann zu Fehlpositionen der Halswirbelsäule führen und kann die Spielbewegungen mit dem Instrument deutlich beeinträchtigen.

Rücken- und Bauchmuskulatur

Die Rückenmuskulatur besteht aus großflächigen, oberflächlich liegenden und aus kleinen, tiefliegenden Muskeln, die als sog. autochthone (von griech. *autos*, »unmittelbar« und *chthon*, »Heimat«) Rückenmuskeln bezeichnet werden, da sie ursprünglich am Rücken entstanden sind. Die wichtigsten oberflächlichen Muskeln sind der große Trapezmuskel und der breite Rückenmuskel. Muskuläre Verspannungen treten häufig im oberen Anteil des Trapezmuskels, im Schulterblattheber und in den Rautenmuskeln zwischen Schulterblatt und Wirbelsäule auf (Abb. I.17).

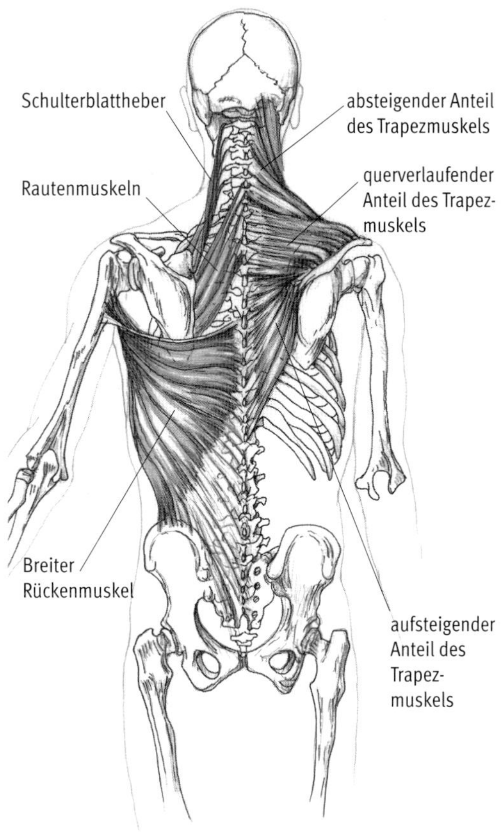

Abb. I.17: Oberflächlich gelegene Rückenmuskulatur

Die tiefen Rückenmuskeln setzen sich aus einem Netzwerk kleiner Muskeln zusammen. Die tiefsten und kürzesten Muskeln verlaufen beidseits entlang der Wirbelsäule von den seitlichen Querfortsätzen zu den mittigen Dornfortsätzen der Wirbelkörper. Damit bilden sie ein schräges Muskelsystem (sog. tiefe Rotatoren), das die Wirbelsäule stabilisiert (Abb. I.18). Ziehen sich die Muskeln einer Seite zusammen, erfolgt eine Drehung des Rumpfes zur gegenüberliegenden Seite. Drehbewegungen des Rumpfes sind deshalb gut geeignet, die tiefliegenden Rückenmuskeln zu trainieren. Oberhalb dieser Muskeln ziehen lange Muskeln vom Becken bis zu den Rippen und Querfortsätzen der einzelnen Wirbel. Diese vertikalen autochthonen Rückenmuskeln richten die Wirbelsäule auf (Abb. I.18).

Die *Bauchmuskulatur* besteht aus großflächigen und breiten Muskelzügen, die ein vertikales und

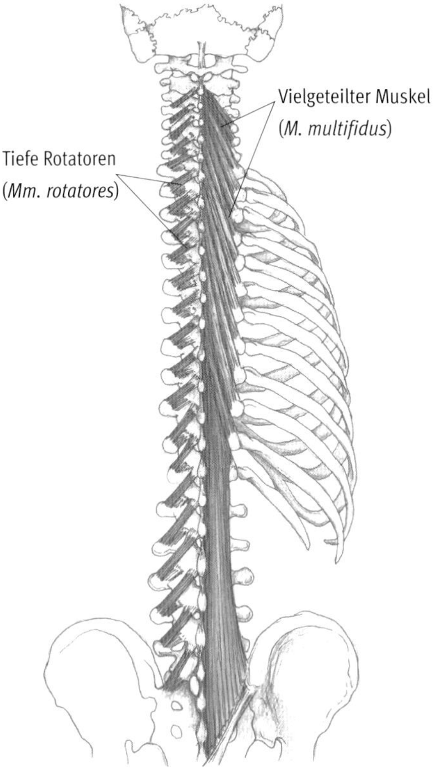

Abb. I.18: Die tiefliegenden Rückenmuskeln

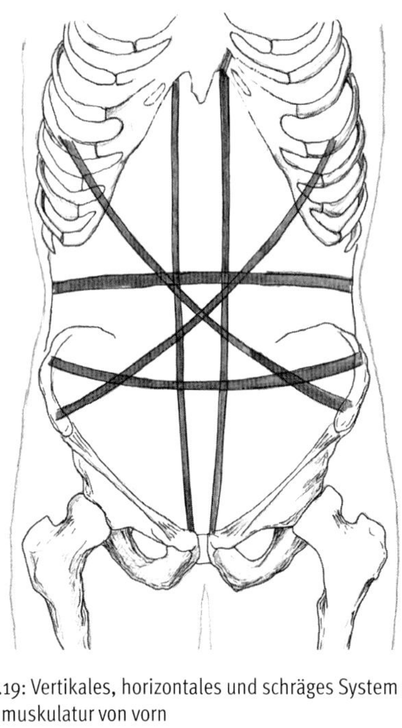

Abb. I.19: Vertikales, horizontales und schräges System der Bauchmuskulatur von vorn

ein horizontales System sowie zwei Schrägsysteme bilden (Abb. I.19). Die Hauptaufgaben der Bauchmuskulatur sind die Beugung und Drehung des Rumpfes, die Aufrichtung des Beckens und die Beteiligung an der Atmung, insbesondere bei der Sänger- und Bläseratmung (vgl. Kap. I.1.3).

Becken

Das Becken verbindet Rumpf und Beine und beeinflusst durch seine Stellung sowohl den Aufbau der Wirbelsäule nach oben bis zum Hals-Kopf-Übergang als auch nach unten über die Hüftgelenke und Beine bis in die Füße. Damit besitzt das Becken eine zentrale Bedeutung für die gesamte Aufrichtung des Körpers und die Körperachse. Abb. I.21 zeigt unterschiedliche Stellungen des Beckens im Zusammenhang mit der Statik der Wirbelsäule.

Das knöcherne Becken besteht aus den drei Knochen Darmbein, Schambein und Sitzbein (Abb. I.20). Über das stabile und belastbare Kreuzdarmbeingelenk (Iliosakralgelenk) ist die Wirbelsäule mit dem Becken verbunden. Der muskuläre Beckenboden ist ein komplexes Funktionssystem, das dem Becken von unten Stabilität verleiht.

Im Stehen wird das Gewicht des Rumpfes über die Hüftgelenke auf beide Beine verteilt.

Die wichtigste muskuläre Verbindung des Beckens zur unteren Extremität bildet der tiefliegende

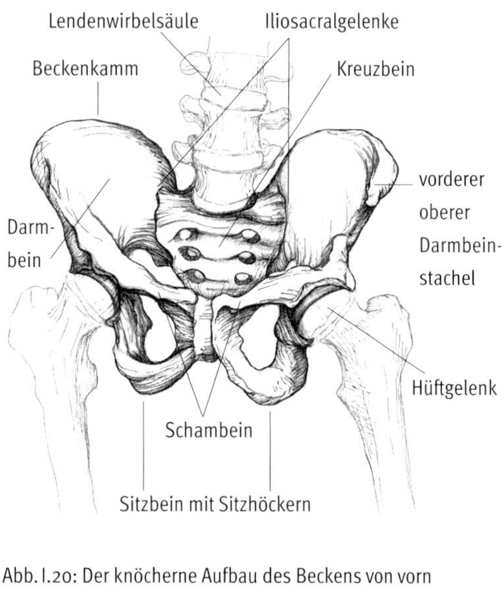

Abb. I.20: Der knöcherne Aufbau des Beckens von vorn

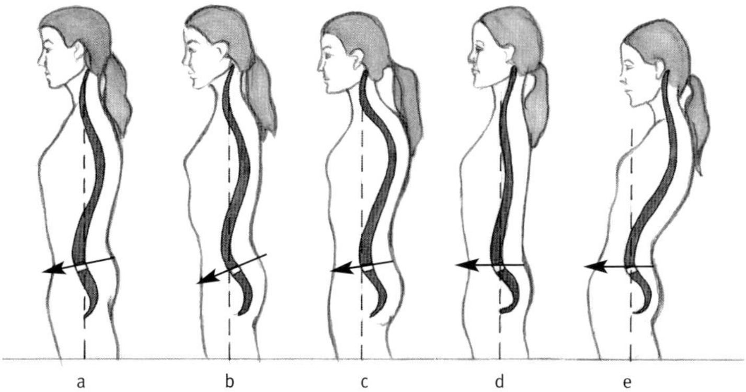

Abb. I.21a–e: Position des Beckens und Aufrichtung der Wirbelsäule: a) ideale Aufrichtung, b) nach vorn gekipptes Becken und Hohlkreuz, c) nach hinten gekipptes Becken und Rundrücken, d) gerade eingestelltes Becken und Flachrücken, e) nach vorn geschobenes Becken und Überhang der Brustwirbelsäule nach hinten. Die Richtung, in die das Becken gekippt wird, orientiert sich am oberen Darmbeinstachel (vgl. Abb. I.20)

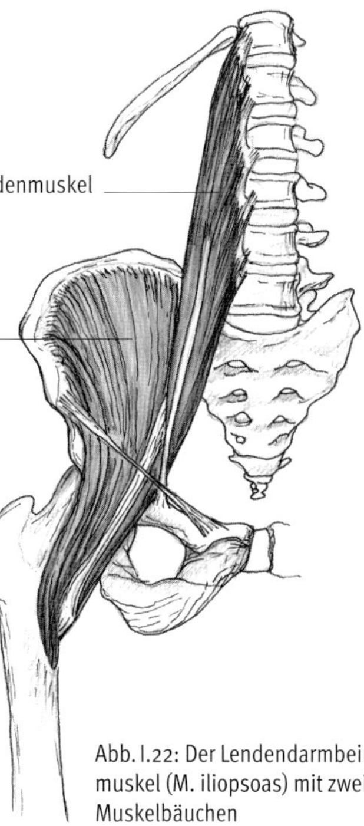

Abb. I.22: Der Lendendarmbeinmuskel (M. iliopsoas) mit zwei Muskelbäuchen

Lendendarmbeinmuskel (M. iliopsoas) (Abb. I.22). Er entsteht aus der Verbindung des großen Lendenmuskels (M. psoas), der von der Vorderseite der gesamten Lendenwirbelsäule bis zum 12. Brustwirbel entspringt, und des Darmbeinmuskels (M. iliacus). Der Lendendarmbeinmuskel setzt über seine Sehne an der hinteren Innenseite des Oberschenkelkopfes an und verbindet anatomisch und funktionell Zwerchfell, Wirbelsäule, Becken und Hüftgelenke miteinander. Der Spannungszustand des Lendendarmbeinmuskels reguliert auch den Grad der Kippung im Becken und hat damit weitreichenden Einfluss auf die Bewegungen der gesamten Wirbelsäule.

An der Aufrichtung und Stabilisation des Oberkörpers beim Stehen und Sitzen sind die tiefe Wirbelsäulenmuskulatur, die tiefe Bauchmuskulatur, der Beckenboden und das Zwerchfell maßgeblich beteiligt. Bei der Aufrichtung des Rumpfes arbeitet die Rückenmuskulatur mit der Bauchmuskulatur, vor allem mit dem tiefliegenden queren Bauchmuskel (M. transversus abdominis), zusammen. Weiterhin sorgt ein adäquater Tonus des Beckenbodens für eine optimale Aufrichtung des Kreuz- und Steißbeins.

Durch die enge Verbindung des Lendendarmbeinmuskels zum Zwerchfell bestehen auch wechselseitige Einflüsse mit der Atembewegung (Kap. I.1.3). Das Zwerchfell ist an den Rippen und der Vorderseite der Lendenwirbelsäule befestigt und unterstützt ebenfalls die Stabilisierung der Wirbelsäule. Gleichzeitig hält die Lendenwirbelsäulenmuskulatur dem Zug des Zwerchfells während der Atmung stand. Die Krafteinwirkungen des M. iliopsoas und des Zwerchfells (Zwerchfellschenkel) treffen im Bereich des dritten Lendenwirbels aufeinander.

Untere Extremität

Aus der Stellung der Hüfte und des Fußes ergeben sich die Beinachse und die Ausrichtung des Kniegelenks. Einseitiges Kippen auf die Außen- oder Innenseite des Fußes belastet das Kniegelenk. Die Knie sollten im Stehen nicht »durchgedrückt« sein. Dies gilt generell, jedoch insbesondere für Musiker, die im Stehen musizieren. Die Kniegelenke

Blickrichtung auf den Musiker	Ebene	Bewegung	Achse
von der Seite	Sagittalebene	beugen und strecken	Horizontalachse
von vorn oder von hinten	Frontalebene	zur Seite vom Körper wegführen und heranziehen	Sagittalachse
von oben	Horizontalebene	nach innen und nach außen drehen	Vertikalachse

Tab. I.1: Blickrichtungen, Ebenen und Achsen zur Beobachtung von Spielposition und Spielbewegungen

sind ausreichend locker, wenn das Knie auf einer gedachten Linie vom Hüftgelenk bis zur Mitte des Sprunggelenks liegt (Abb. I.23b). Ist das Knie hinter dieser Linie positioniert, ist es zu sehr gestreckt. Auf eine ausführliche Darstellung der Anatomie der unteren Extremität wird an dieser Stelle verzichtet.*

Stehen und Sitzen

Eine optimale Aufrichtung im Stehen und Sitzen mit einer ausgewogenen Gewichtsverteilung zwischen beiden Füßen bzw. Sitzbeinhöckern stellt die entscheidende Ausgangsbasis für alle Bewegungsabläufe beim Musizieren dar.

Stehen und Sitzen sind die Grundpositionen, in denen musiziert wird. Hierbei ist zusätzlich von Bedeutung, ob das Instrument vom Spieler gehalten werden muss, welches Gewicht es hat und in welcher Orientierung und Entfernung es zum Körper gespielt wird. Wie bereits oben beschrieben (Abb. I.12 und I.13), sind Spielpositionen und Spielbewegungen in der Regel so komplex, dass sie in mehreren Achsen und Ebenen betrachtet werden müssen. Allerdings kann hierbei leicht der Überblick verloren gehen. Im Folgenden werden deshalb zur besseren Orientierung das Stehen und Sitzen nacheinander in der Sagittalebene, der Frontalebene und der Horizontalebene hinsichtlich wichtiger Prinzipien für das Instrumentalspiel beschrieben. Die Zuordnung der Blickrichtungen, Ebenen, Bewegungen und Achsen verdeutlicht Tab. I.1.

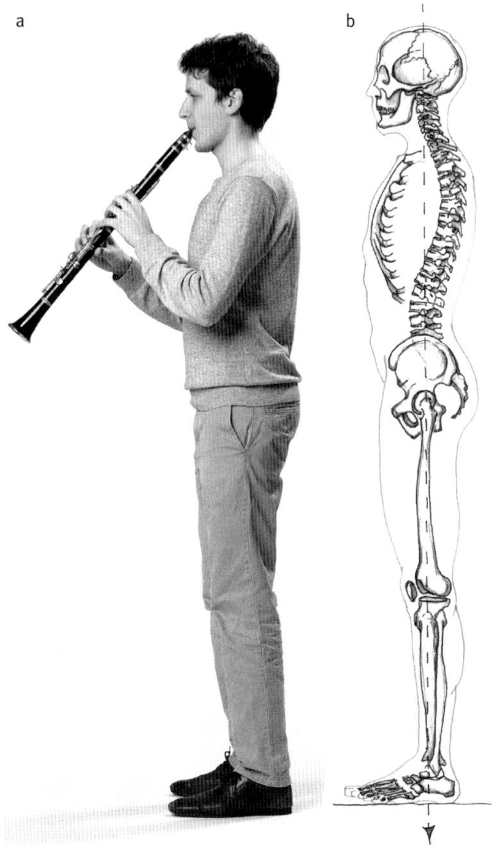

Abb. I.23a und b: a) Klarinettist in idealer Aufrichtung in der Sagittalebene, b) anatomische Darstellung

* Als weiterführende Literatur empfehlen wir: Simmel, L.: Tanzmedizin in der Praxis. Anatomie, Prävention, Trainingstipps, Henschel, Leipzig 2014.

Sagittalebene

Die ideale Position im Stehen ist bei Betrachtung von der Seite an der Lotlinie abzulesen (Abb. I.23a und b). Die Lotlinie zieht vor dem Ohr vorbei durch die Mitte des Schultergelenks, die Mitte des Hüftgelenks, das Kniegelenk und die Mitte des Sprunggelenks. Das Körpergewicht ist in der Mitte des Fußes über dem Längsgewölbe spürbar. In dieser idealen Aufrichtung bleiben die natürlichen Krümmungswinkel der Wirbelsäule erhalten und die Knochen befinden sich so nah an der Mittelachse, wie es die Struktur erlaubt. Die Schwerkraft wirkt auf den Körper so ein, dass die größtmögliche Balance erreicht wird und keine unnötige muskuläre Arbeit geleistet werden muss. Diese Art der Aufrichtung im Stehen und im Sitzen schafft ideale Voraussetzungen für freie und kraftvolle Bewegungen der oberen Extremität, so wie sie beim Musizieren benötigt werden.

Kurzfristige Abweichungen von der idealen Aufrichtung sind unter gesundheitlichen Gesichtspunkten unbedenklich, da es sich tatsächlich um ein Ideal handelt, das nicht in jedem Augenblick erreichbar ist. Hiervon abgesehen kann es jedoch auch zu *permanenten* abweichenden Haltungsmustern kommen, die ungünstige Ausgangsbedingungen für das Musizieren darstellen. Eines dieser Muster ist die Kombination einer starken Hohlkreuzbildung in der Lendenwirbelsäule mit einer starken kyphotischen Krümmung der Brustwirbelsäule (Abb. I.24a und b). In der Folge verschieben sich Halswirbelsäule und Kopf nach vorn und ge-

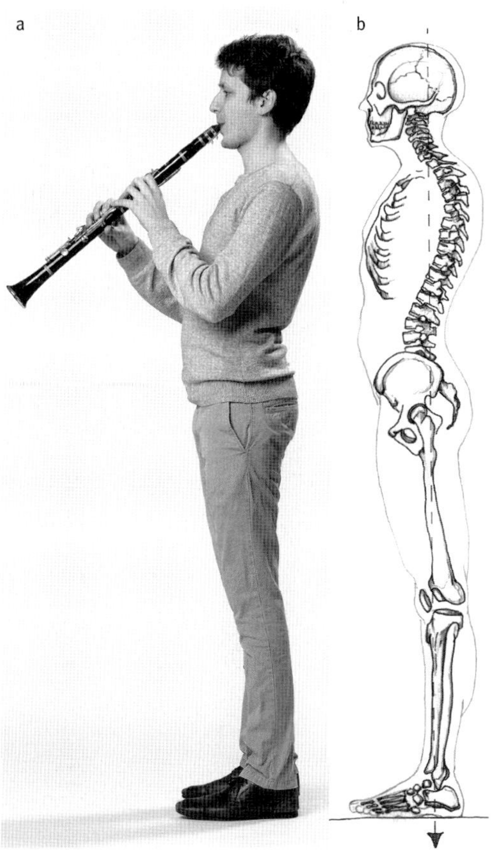

Abb. I.24a und b: a) Klarinettist mit gestreckten Knien, Hohlkreuz und angedeutetem Rundrücken in der Sagittalebene, b) anatomische Darstellung

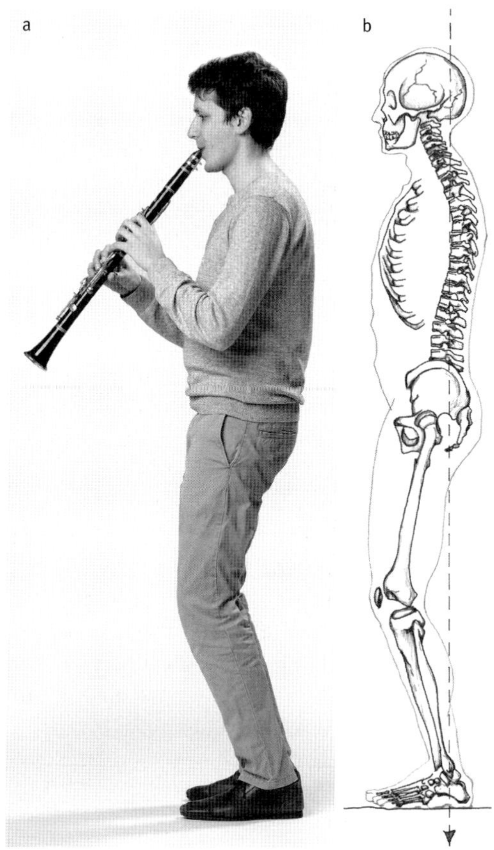

Abb. I.25a und b: a) Klarinettist mit stark gebeugten Knien, nach hinten gekipptem Becken und flachem Rücken in der Sagittalebene, b) anatomische Darstellung

raten außerhalb der Lotlinie. Diese Kopf-Hals-Verbindung ist ungünstig für Sänger und Bläser, da sie sich auf Ebene des Kehlkopfs und der Atmung störend auswirkt (s. u.). Ein häufiger Auslöser für diese Fehlstellung ist das Durchdrücken der Knie. Hierdurch kippt das Becken nach vorn und die Lendenwirbelsäulenlordose verstärkt sich. Ein dynamischer, flexibler Stand ist dann nicht mehr möglich, ökonomische Bewegungen werden weitgehend verhindert.

Versucht nun ein Musiker diese Position zu korrigieren, so kann es zu einer Überkorrektur kommen. Hierbei werden die Knie im Stehen besonders stark gebeugt und das Becken nach hinten gekippt (Abb. I.25a und b).

Eine weitere verbreitete Haltungsvariante – insbesondere unter jugendlichen Instrumentalschülern – besteht außerdem im Vorschieben des Beckens und Rundmachen der Brustwirbelsäule, wobei hier die Lotlinie ganz aus der Körpermitte nach hinten verlagert ist.

Beim Instrumentalspiel im Stehen müssen im Zusammenhang mit der Aufrichtung auch die Hebelkräfte berücksichtigt werden, die bei manchen Instrumenten durch das Halten des Instrumentengewichts und durch die Spielbewegungen auf den Körper einwirken. Diese Kräfte werden umso größer, je weiter entfernt vom Körper der Instrumentalist agiert. Je nach Instrument kann dies sehr unterschiedlich sein, wie der Vergleich eines Trompeters und eines Posaunisten (Abb. I.26a und b) zeigt .

Wie bei einem Kran muss das Gegengewicht umso stärker sein, je länger der Hebel des Auslegers ist. Somit hat ein Posaunist grundsätzlich mehr muskuläre Arbeit zu leisten als ein Trompeter oder Klarinettist, deren Instrumente näher am Körper gehalten und gespielt werden. Je mehr muskuläre Arbeit zu leisten ist, desto wichtiger ist es, dass die

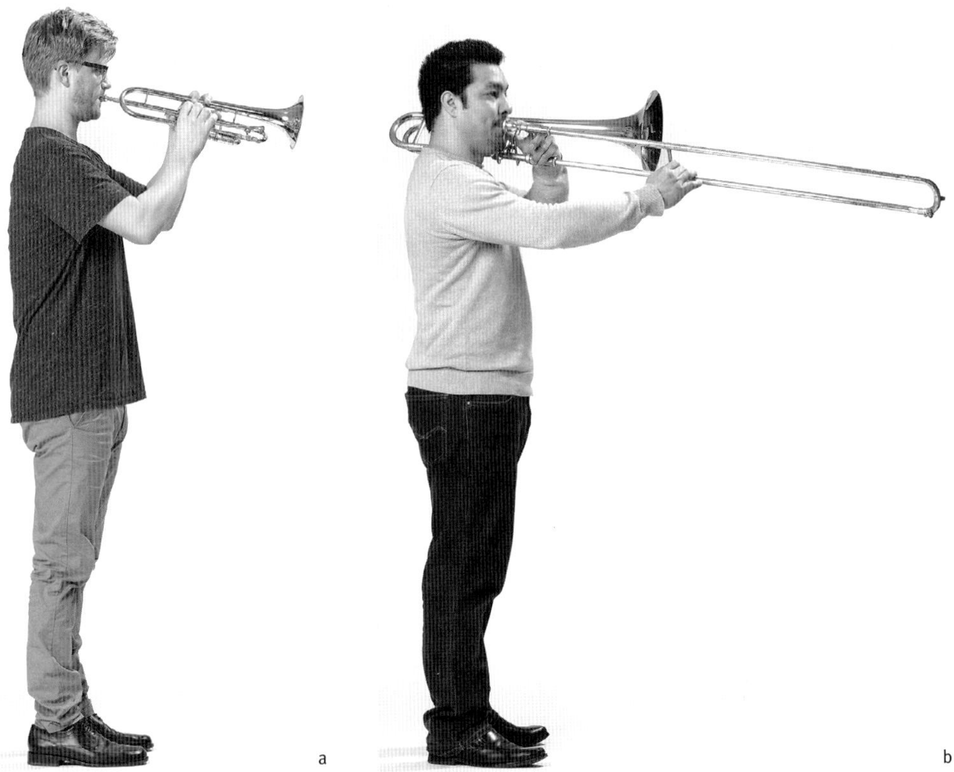

a b

Abb. I.26a und b: Halten des Instruments bei einem Trompeter (a) und einem Posaunisten (b)

Körperwahrnehmung und die Balance- und Stabilisationsfähigkeit der tiefen Rückenmuskeln (s.o.) ausreichend gut entwickelt sind. Ist dies nicht der Fall, kann es zu Ausweichbewegungen kommen. Die häufigste Art der Kompensation besteht darin, dem vorn wirkenden Hebel des Instruments hinten ein Gewicht entgegenzusetzen, indem das Becken in der Horizontalen nach vorn geschoben wird und gleichzeitig der obere Rücken nach hinten ausweicht (Abb. I.27). Die Auswirkungen dieser Spielposition bestehen in einer erhöhten Kompression der Facettengelenke und der Bandscheiben der Wirbelsäule. Weiterhin sind durch die Rücklage des Oberkörpers die Bauchmuskeln und der Lendendarmbeinmuskel (M. iliopsoas) in ständiger Anspannung, während die Rückenmuskulatur an Spannkraft verliert. Hierdurch sind die Atembewegungen behindert und es können sich zusätzlich längerfristig Rückenbeschwerden entwickeln. Dieses Beispiel zeigt anschaulich, zu welchen Druck- und Spannungszuständen in Gelenken, Bandscheiben und Muskeln eine vermeintlich geringfügige Kompensationshaltung führen kann.

Auch beim *Sitzen* mit Instrument hängt die Aufrichtung der Wirbelsäule wesentlich von der Positionierung des Beckens mit den Sitzbeinhöckern ab. Die Wirbel der Wirbelsäule verlaufen aus der Beckenposition nach oben bis zum Kopf wie eine aufgereihte Perlenkette. Befindet sich das Becken in Neutralposition, d. h., sitzt der Spieler *auf* den Sitzbeinhöckern, so nehmen Lenden-, Brust- und Halswirbelsäule ihre physiologischen Krümmungen ein. Dies stellt die ideale Sitzposition beim Spielen dar (Abb. I.28). Ist das Becken dagegen nach vorn gekippt, d. h., sitzt der Spieler *vor* den Sitzbeinhöckern, folgen hieraus eine verstärkte Lordose der Lenden- und Halswirbelsäule und eine verringerte Kyphose der Brustwirbelsäule (Abb. I.29). Ist das

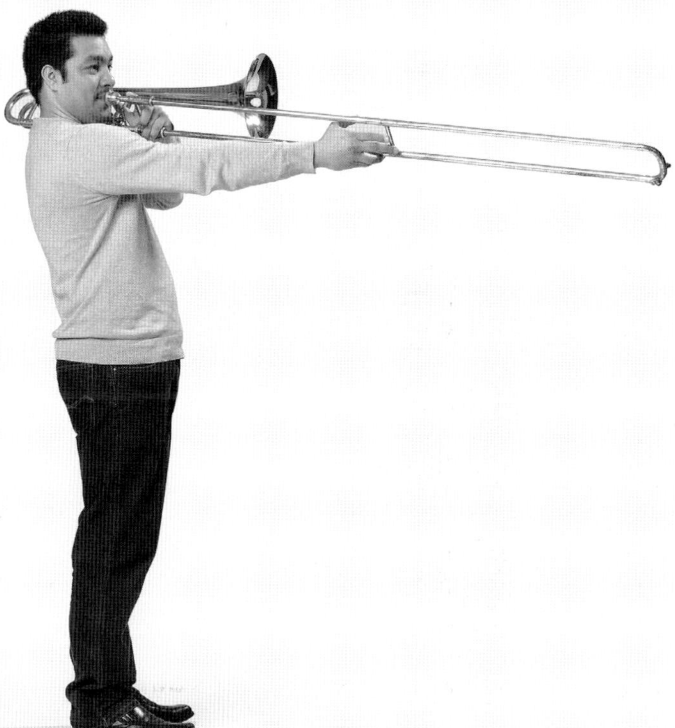

Abb. I.27: Ausweichen nach hinten als Gegengewicht zum Posaunenzug

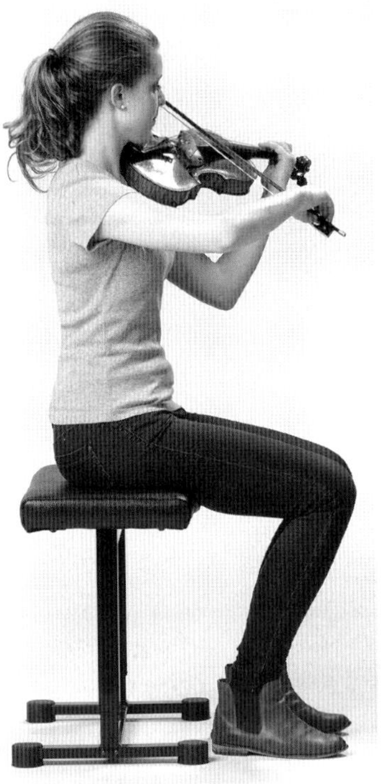

Abb. I.28: Geigerin in idealer Sitzposition

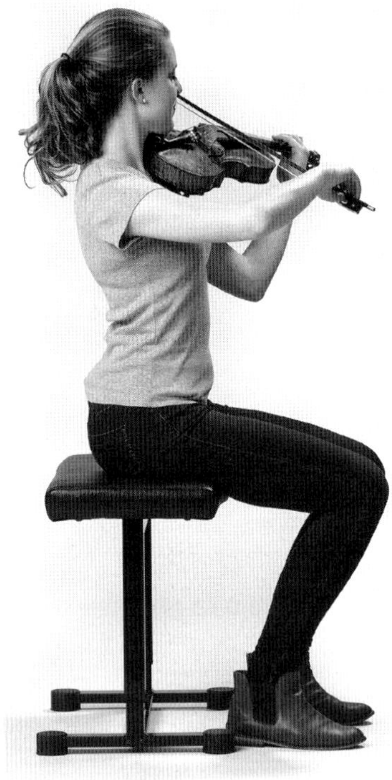

Abb. I.29: Geigerin in Sitzposition »vor den Sitzbeinhöckern«

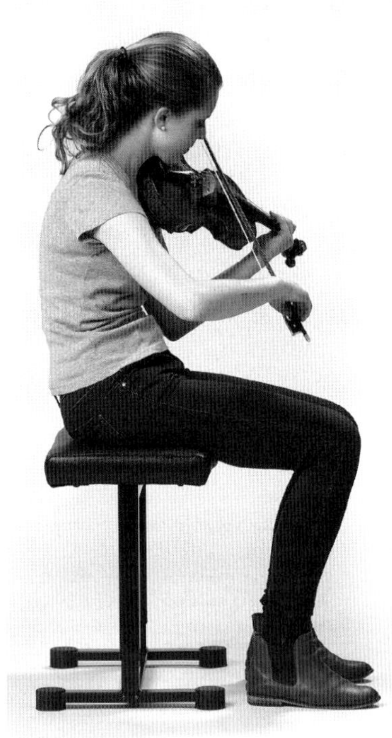

Abb. I.30: Geigerin in Sitzposition »hinter den Sitzbeinhöckern«

Becken nach hinten gekippt, sitzt der Spieler also *hinter* den Sitzbeinhöckern, ist die Lordose der Lendenwirbelsäule aufgehoben, die Kyphose der Brustwirbelsäule wird verstärkt und die Halswirbelsäule stärker gebeugt (Abb. I.30).

Beim Spielen im Sitzen sollte das Becken so eingestellt sein, dass der Spieler *auf* den Sitzbeinhöckern sitzt. Aus dieser Position ist er für die unterschiedlichen Spielbewegungen in alle Richtungen flexibel. Hierfür ist eine Sitzgelegenheit mit einer neutralen, geraden Sitzfläche von Vorteil. Auch vorübergehend vor oder hinter den Sitzbeinhöckern zu sitzen schadet der Wirbelsäule dann nicht, wenn sich hieraus kein überdauerndes Haltungsmuster entwickelt.

Auch wenn die Prinzipien der Aufrichtung im Sitzen und Stehen funktionelle Gemeinsamkeiten aufweisen, die sich hauptsächlich auf die Stellung des Beckens und den daraus folgenden Aufbau der Wirbelsäule beziehen, so gibt es auch Hinweise auf Unterschiede beim Spiel desselben Instruments im Sitzen und Stehen. So war in Untersuchungen bei Geigern zu beobachten (Spahn et al. 2014; Wasmer und Eickhoff 2011), dass im Sitzen die Tendenz besteht, den Lendenwirbelsäulenbereich beim Spielen bewegungslos zu halten, während im Stehen eine durchlässige Bewegung entlang der gesamten Wirbelsäule zu sehen war. Auch die Position am Notenpult spielte eine Rolle. Links am Pult sitzend waren bei Geigern Brustkyphose und Halslordose weniger stark ausgeprägt als rechts am Pult sitzend. Insgesamt zeigte sich links am Pult ein freieres Spielverhalten mit größeren Bewegungen in Hals- und Brustwirbelsäule.

Der Verbindung Kopf-Halswirbelsäule-Brustwirbelsäule kommt für die Aufrichtung beim Instrumentalspiel sowohl im Stehen als auch im Sitzen eine besondere Bedeutung zu.

Die Einstellung der Lotlinie entlang der Brustwirbelsäule, Halswirbelsäule und des Kopfes ist für Musiker, insbesondere für Bläser, von entscheidender Bedeutung. Die Lotlinie zieht in der Verlängerung des Halses vor dem Ohr nach oben. Bläser sollten aus dieser Position heraus das Instrument zum Mund führen (Abb. I.31), nicht umgekehrt den Kopf nach vorn zum Instrument bewegen (Abb. I.32).

Auf die Funktionseinheit Kopf-Halswirbelsäule-Schultergürtel wirken beim Spielen Kräfte ein, die von den Gelenken und der Muskulatur der Halswirbelsäule aufgefangen werden müssen. Wie bereits oben erklärt, ist die Halswirbelsäule aufgrund ihrer hohen Beweglichkeit dem Risiko ausgesetzt, am Übergang zur weniger beweglichen Brustwirbelsäule nach vorn abzuknicken. Verstärkt wird eine solche ungünstige Position durch eine zu stark gebeugte Brustwirbelsäule – einen »Rundrücken« – sowie das Nach-vorn-Schieben des Kopfes – »Kinn vor« (Abb. I.32). Da in dieser Fehlhaltung die tiefe Muskulatur der Halswirbelsäule nicht optimal arbeiten kann, springen zur Stabilisierung die oberflächlichen Muskeln des Schultergürtels ein. Unter diesen ist hauptsächlich der absteigende Anteil des Trapezmuskels (Abb. I.33) betroffen. Eine erhöhte, länger andauernde Anspannung kann zu den bei Musikern häufigen Schulter-Nacken-Verspannungen und in der Folge zu Spannungskopfschmerzen führen.

Nicht nur Bläser, auch Tiefe Streicher können durch den großen Abstand zum Notenständer leicht mit dem Kopf zu weit nach vorn geraten. Bei ihnen ist neben der Wahrnehmung für die richtige

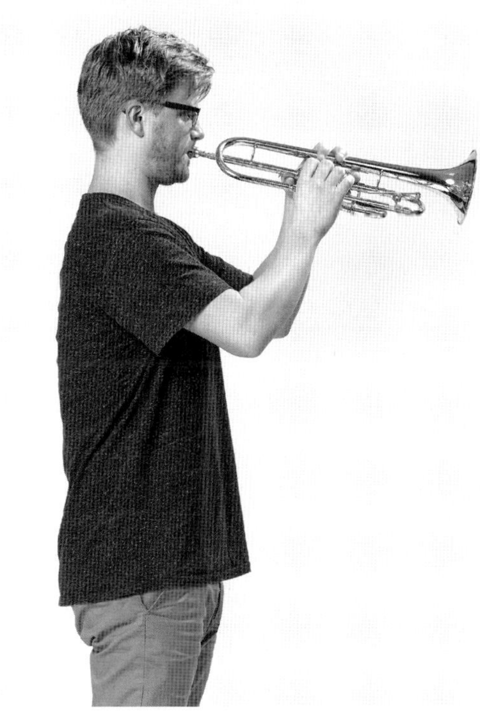

Abb. I.31: Trompeter in physiologischer Kopf-Hals-Verbindung: »Instrument kommt zum Spieler«

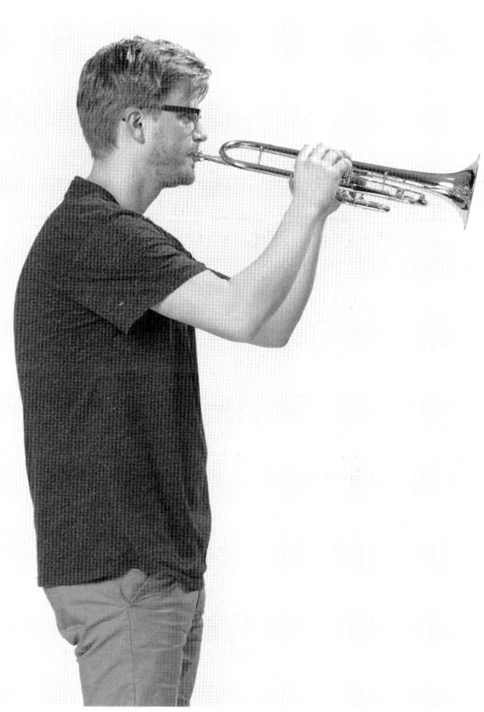

Abb. I.32: Trompeter in nach vorn abweichender Kopf-Hals-Verbindung: »Spieler kommt zum Instrument«

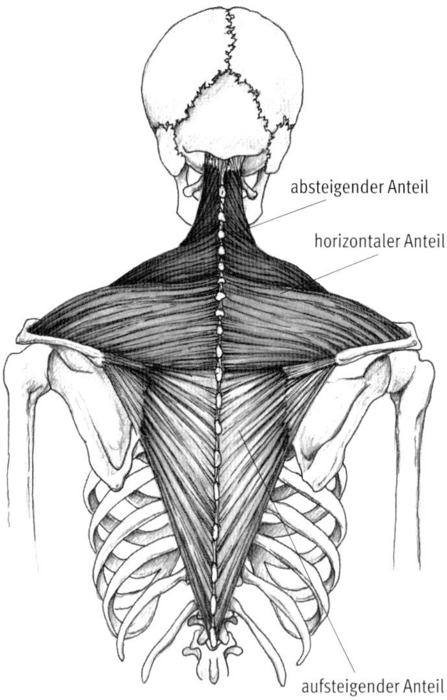

Abb. I.33: Der Trapezmuskel von hinten mit seinen drei Anteilen

Stellung des Kopfes in der Lotlinie ein gutes Sehen wichtig (vgl. Kap. I.5, Abb. I.34). Bei Tiefen Streichern verführen Lagenwechsel, bei denen die Greifhand eine große Distanz auf dem Griffbrett zu überwinden hat und der Spieler die Position auf dem Griffbrett optisch kontrollieren möchte, dazu, einen Rundrücken zu bilden oder die Schultern nach vorn zu ziehen (Abb. I.35a). Diese Haltung kurzfristig einzunehmen ist unproblematisch, allerdings sollte beim Wechsel in die tiefere Lage eine Rückkehr in die optimale Sitzhaltung erfolgen (Abb. I.35b). Das Risiko liegt auch hier darin, unnötigerweise in unphysiologischen Mustern zu verharren.

Frontalebene

Für die Orientierung in der Frontalebene ist eine gute Körperwahrnehmung hinsichtlich der Einstellung des Beckens und Oberkörpers sowie der Gewichtsverteilung über den Fußsohlen und Hüftgelenken wichtig. Instrumentallehrer können bei ihren Schülern aus der Perspektive von vorn beobachten, ob die Belastung flexibel zwischen beiden

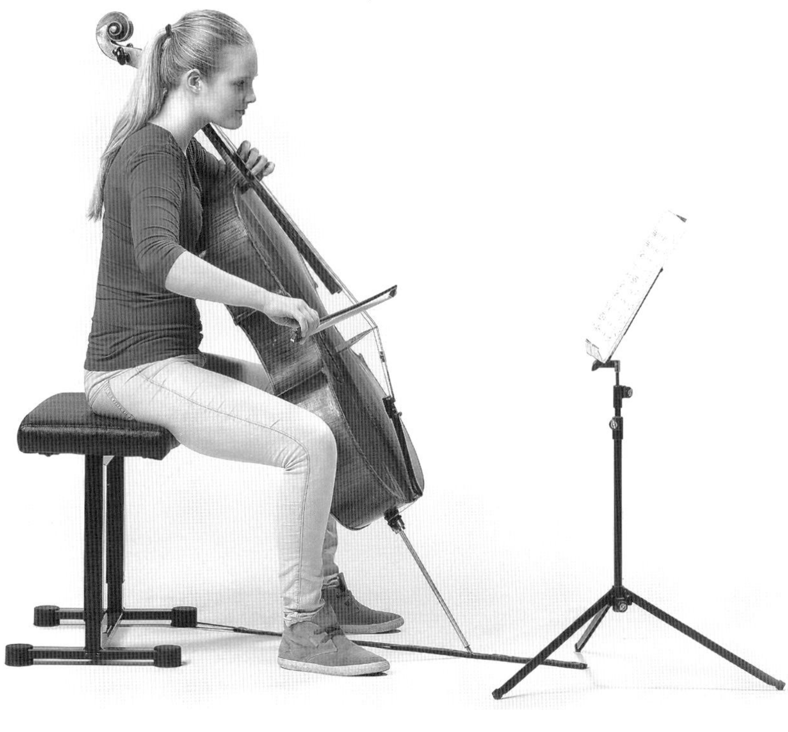

Abb. I.34: Cellistin mit Abweichung der Kopfstellung aus der Lotlinie beim Lesen der Noten

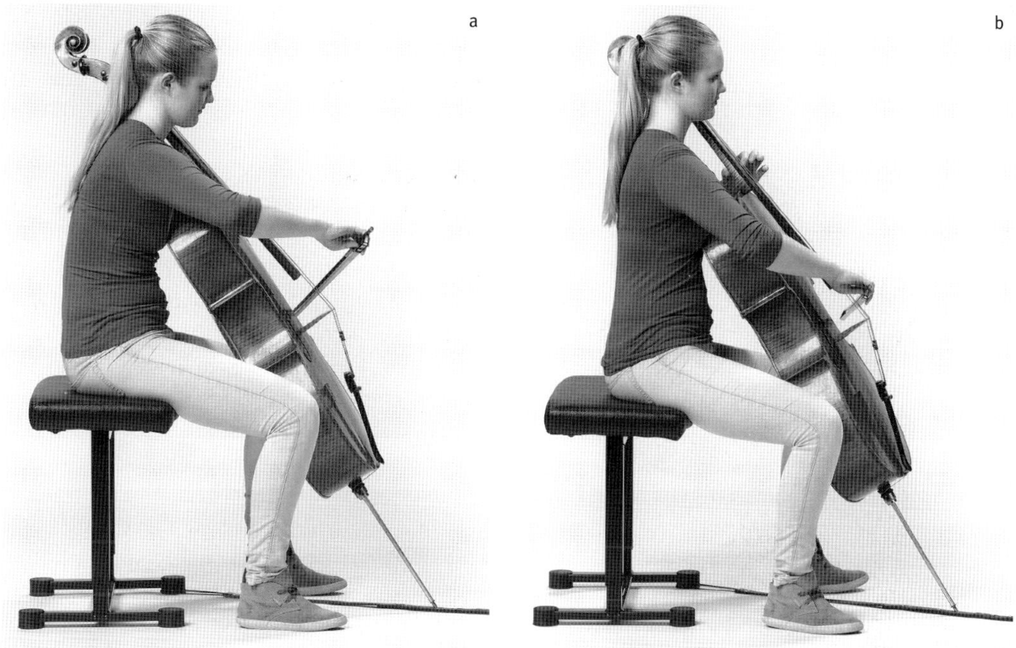

Abb. I.35a und b: Sitzhaltung beim Lagenwechsel auf dem Cello: a) Rundrücken, b) physiologische Aufrichtung

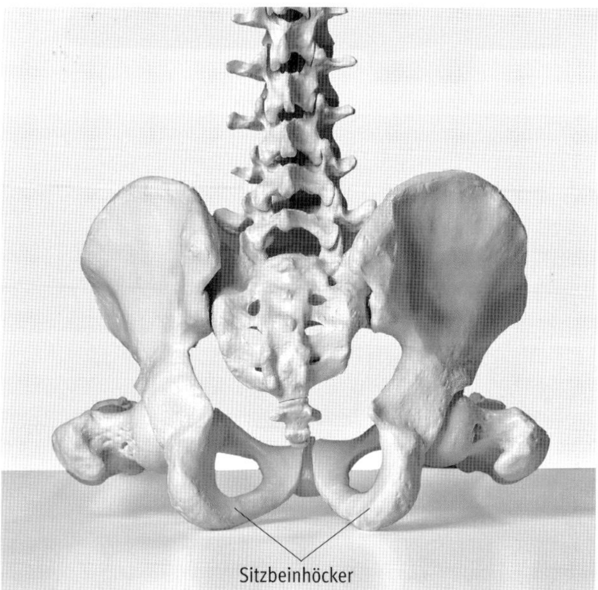

Abb. I.36: Position der Sitzbeinhöcker und des Beckens von hinten im Sitzen

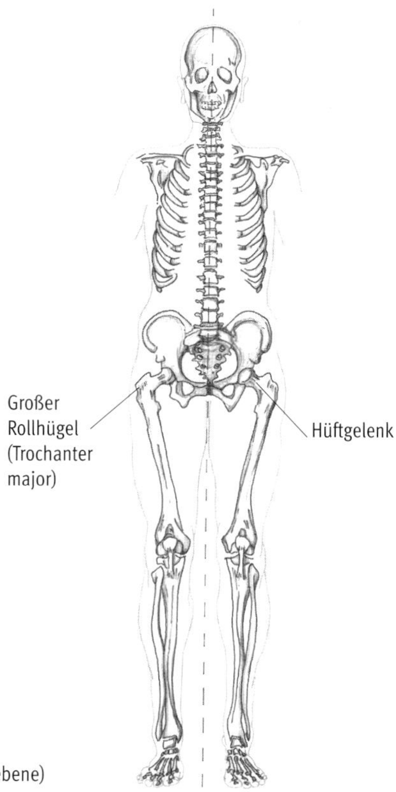

Abb. I.37: Hüftbreiter Stand als Ausgangsposition (Frontalebene)

Füßen liegt und ob eine Balance aus der Mitte heraus erfolgt.

Gewichtsverlagerungen zwischen rechts und links – auf den Füßen beim Spiel im Stehen und auf den Sitzbeinhöckern beim Spiel im Sitzen – sind wichtig, da sie eine ausreichende Flexibilität garantieren. Hierbei sollte die Mittelachse als Orientierung für den Spieler spürbar bleiben.

Bei einem hüftbreiten Stand – wie er Musikern wegen der optimalen Flexibilität in der Gewichtsverteilung unbedingt zu empfehlen ist – entspricht der Abstand zwischen den Füßen dem Abstand zwischen den beiden Punkten etwa in der Mitte der Leiste und ist damit enger, als meistens angenommen wird. Dies kann anhand der Abb. I.37 nachvollzogen werden. Hier ist zu sehen, dass die Hüftgelenke näher Richtung Körpermitte, d. h. in der Tiefe der Leiste, liegen und nicht zu verwechseln sind mit den großen Rollhügeln (Trochanter major) der Oberschenkelknochen, welche seitlich an den Beinen am Übergang zum Becken gut zu tasten sind. Im Sitzen wird das Gewicht des Oberkörpers über die beiden Sitzhöcker an die Sitzfläche des Stuhls abgegeben (Abb. I.36).

In Untersuchungen unserer Arbeitsgruppe bei Violinisten (Spahn et al. 2014; Wasmer und Eickhoff 2011) zeigte sich, dass sich die Gewichtsverteilung beim Geigenspiel im Sitzen und Stehen systematisch unterscheidet. Während im Stehen das Körpergewicht auf dem rechten und linken Fuß gleichmäßig verteilt war, fand im Sitzen eine systematische und signifikant stärkere Verlagerung auf den linken Sitzbeinhöcker statt. Auch in Abhängigkeit von der Position zum Notenpult waren systematische Unterschiede in der Gewichtsverteilung festzustellen. Beim Sitzen rechts am Notenpult war das Gewicht stark auf den rechten Sitzbeinhöcker verlagert, während links am Notenpult eine wesentlich ausgeglichenere Gewichtsverteilung vorherrschte.

Beim Klavierspiel stellt die Gewichtsverlagerung nach rechts und links eine Anforderung dar, um alle Tasten im Diskant und Bass erreichen zu können. Da die Tastatur gerade ist, muss die »fehlende« Krümmung durch gleichzeitige Rotation in der Vertikalachse ausgeglichen werden (Abb. I.38a und b).

Horizontalebene

Instrumente mit asymmetrischer Grundposition wie Querflöte, Violine oder Bratsche erfordern eine Rotation in der Horizontalebene (Abb. I.11 und I.39). Beim Geigen- und Bratschenspiel ist die Einstellung

a

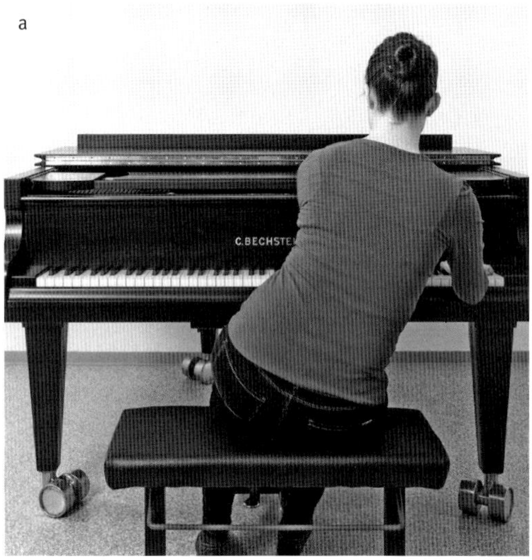

b

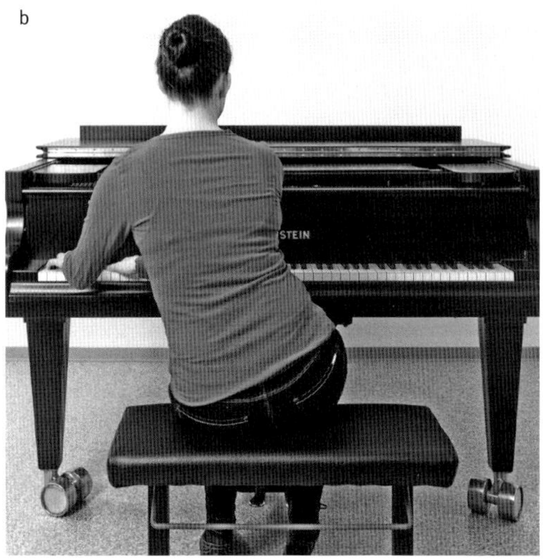

Abb. I.38a und b: Gleichgewichtsverlagerung am Klavier zum Erreichen von: a) Diskantlage nach rechts und b) Basslage nach links

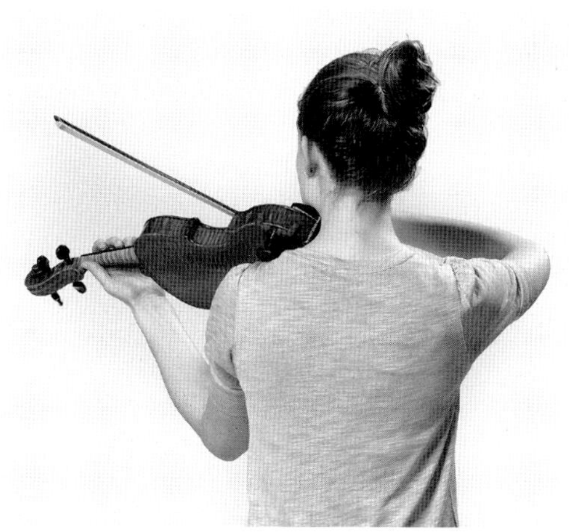

Abb. I.39: Violinistin mit geringer Rotation und Beugung in der Halswirbelsäule

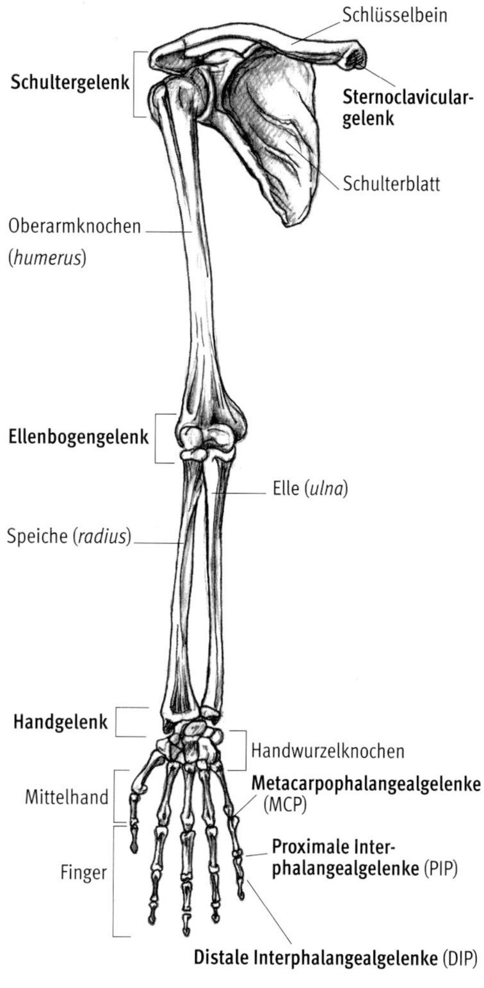

Abb. I.40: Die knöchernen Bestandteile von Schultergürtel, Schultergelenk, Arm und Hand (rechte Seite in Supinationsstellung)

der Verbindung von Kopf, Hals- und Brustwirbelsäule besonders wichtig. Das Ziel hierbei ist, Rotation und Beugung in der Halswirbelsäule möglichst gering zu halten (Abb. I.39). Hierfür müssen ergonomische Hilfsmittel wie Schulterstützen und Kinnhalter individuell optimal angepasst werden. Insbesondere sollte kein Druck auf den Kinnhalter ausgeübt werden, um das linke Kiefergelenk nicht zu belasten. Dies dient insbesondere der Vorbeugung einer Fehlfunktion im Kiefergelenk, der sog. craniomandibulären Dysfunktion (Steinmetz et al. 2009). Hinsichtlich der Position von Geigern am Notenpult fand sich rechts am Pult eine stärkere Kopfneigung als links am Pult (Spahn et al. 2014; Wasmer und Eickhoff 2011).

Schultergürtel, Schultergelenk, Arm und Hand – Spielbewegungen

Schultergürtel, Schultergelenk, Arm und Hand bilden eine weitere Funktionseinheit (Abb. I.40), die für Musiker von zentraler Bedeutung ist, da alle Instrumentalisten mit den Fingern direkten Kontakt mit ihrem Instrument haben und hier die Musizierbewegungen stattfinden. Im vorherigen Abschnitt wurde bereits deutlich, dass bei einer idealen Aufrichtung im Stehen und Sitzen die Stellung des Beckens und der verschiedenen Wirbelsäulenabschnitte eng ineinandergreifen. In vergleichbarer Weise findet dies auch in der Funktionseinheit Schultergürtel-Schulter-Arm-Hand statt (Abb. I.41).

Schultergürtel

Zum Schultergürtel gehören das Brustbein (*sternum*), die beiden Schlüsselbeine (*clavicula*) auf der Vorderseite des Körpers (Abb. I.43) und die beiden Schulterblätter (*scapula*) auf der Rückseite (Abb. I.42). Der gesamte Schultergürtel ist lediglich zwischen *Schlüsselbein* und *Brustbein* im sog. Sternoclaviculargelenk mit dem Rumpfskelett verbunden. Die beiden Sternoclaviculargelenke lassen sich gut selbst ertasten. Sie befinden sich vorn rechts und links neben der Grube, dem sog. Jugulum (auch »Drosselgrube«), die von der Halsmuskulatur und den Enden der Schlüsselbeine gebildet wird. Legt man den linken Finger auf das rechte Gelenk und hebt den rechten Arm nach oben, so kann man die Bewegung im Sternoclaviculargelenk spüren.

Der Schultergürtel hat – ähnlich wie das Becken für die untere Extremität – die Aufgabe, für eine ausreichende Stabilität zu sorgen, damit Arme und Hände frei agieren können. Im Gegensatz zum knöchernen Becken bezieht der Schultergürtel seine Stabilität jedoch hauptsächlich aus dem Zusammenwirken von Muskelschlingen. Diese Muskelschlingen bieten den Bewegungen der Hände und Arme ein stabiles Widerlager.

Das *Schulterblatt* bildet mit dem Ende seiner Schulterblattgräte, dem Acromion, das Schulterdach (Abb. I.44). Im Acromioclaviculargelenk ist das Acromion mit dem Schlüsselbein verbunden. Das Schulterblatt wird auf den Rippen ausschließlich von Muskeln gehalten. Es kann durch ein Schlaufensystem verschiedener Muskeln auf dem Brustkorb nach oben, unten und zur Seite gleiten und auf den Rippen gekippt und gedreht werden (Abb. I.45). Bei Bewegungen des Armes erfolgt eine differenzierte Koordination zwischen Schulterblatt und Schultergelenk, die auch als »scapulo-humeraler Rhythmus« bezeichnet wird. Wird der Arm beispielsweise seitlich gehoben, bewegt sich das Schulterblatt mit, indem es mit seinem unteren äußeren Rand nach oben eine gleitende Drehbewegung auf dem Brustkorb ausführt. Hierdurch wird

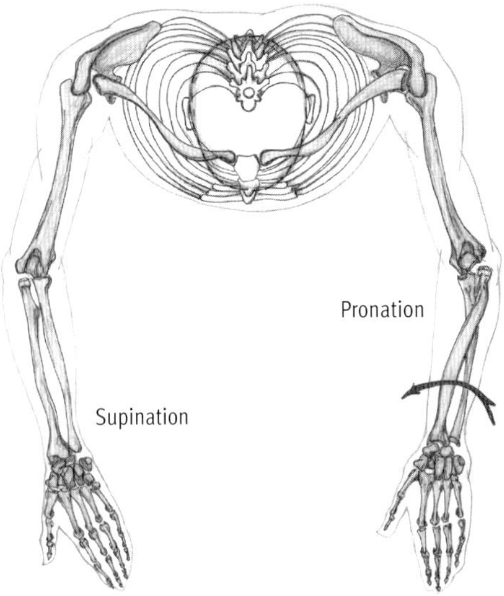

Abb. I.41: Die Funktionskette Schultergürtel, Schultergelenk, Arm und Hand von oben; die linke Seite entspricht der Spielposition am Klavier

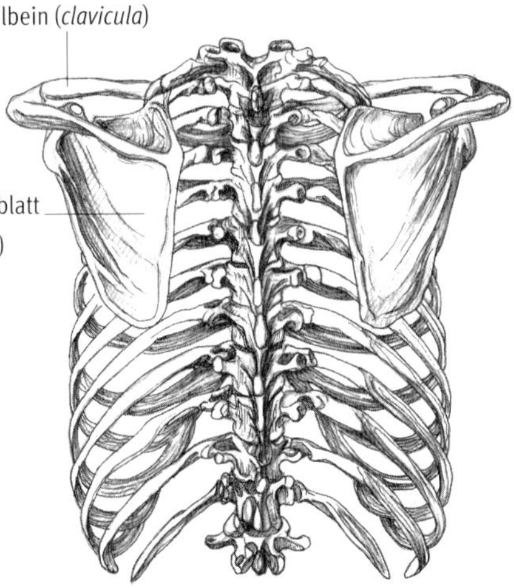

Abb. I.42: Brustwirbelsäule und Brustkorb, Schulterblätter und Schlüsselbeine, Ansicht von hinten

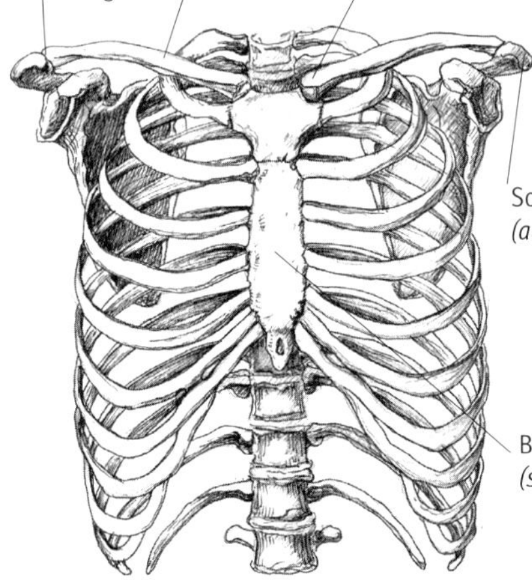

Abb. I.43: Aufbau des Schultergürtels von vorn

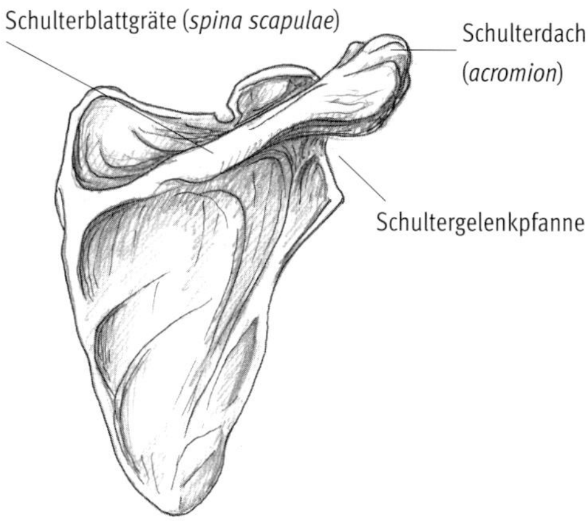

Abb. I.44: Aufbau des Schulterblatts

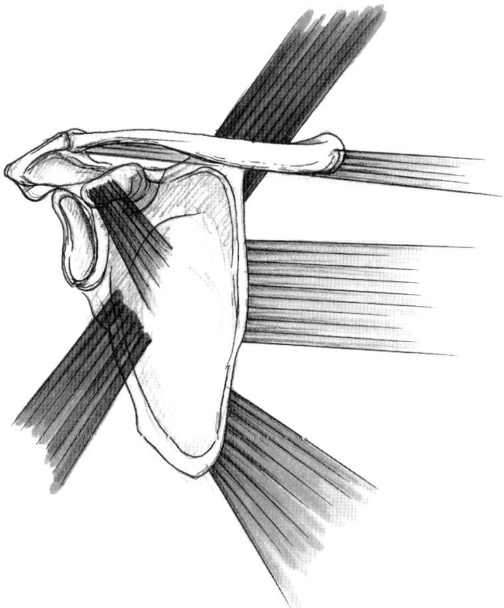

Abb. I.45: Die Muskelschlaufensysteme des Schulterblatts: zwei Schrägsysteme und ein Horizontalsystem

die Gelenkpfanne des Schultergelenks angehoben und die Beweglichkeit im Schultergelenk stark erhöht. Für die Position der Schultergelenke ist außerdem entscheidend, wie flach das Schulterblatt auf dem Brustkorb aufliegt. Ist das Schulterblatt bei einer physiologisch geformten Brustwirbelsäule gut auf dem Brustkorb verankert, so sind die Gelenkpfannen der Schultergelenke seitlich ausgerichtet und es besteht eine hohe Beweglichkeit im Schultergelenk. Ist die Brustwirbelsäule jedoch zu stark kyphotisch gekrümmt – wie beim »Rundrücken« –, so steht das Schulterblatt am Rücken ab und die Schultern »fallen nach vorn«. In diesem Fall ist die Beweglichkeit im Schultergelenk deutlich geringer. Für das Musizieren ist dies ungünstig, da die Arbeit der Schultermuskulatur dadurch gestört wird.

Die *Schlüsselbeine* beeinflussen durch ihre Form ebenfalls die Stellung der Schulterblätter und Schultern. Da das Schlüsselbein mit dem Acromion, dem höchsten Punkt der Schulterblattgräte, ein Gelenk bildet (s. o.), ist das Schulterblatt am Rücken desto besser platziert, je gerader das Schlüsselbein ist.

Schultergelenk

Das Schultergelenk ist das beweglichste Gelenk des menschlichen Körpers. Es ist stärker auf Mobilität als auf Stabilität ausgerichtet, denn im Gegensatz zu anderen Gelenken fehlt ihm eine knöcherne Umfassung durch eine gewölbte Pfanne. Die Pfanne des Schultergelenks – ein Teil des Schulterblatts (s. o.) – ist nahezu plan und dies ermöglicht dem Oberarmkopf große Bewegungsfreiheit. Diese wird durch eine weite, schlaffe Kapsel unterstützt. Für die Stabilität des Gelenks ist – außer dem Kapsel-Band-Apparat (Abb. I.3) – hauptsächlich eine tiefliegende Muskelgruppe aus vier Muskeln, den sog. Rotatoren, zuständig. Sie liegen wie eine Manschette um den Oberarmkopf und werden deshalb als Rotatorenmanschette bezeichnet. Sie sind für die Innen- und Außendrehung des Armes sowie für die Zentrierung des Oberarmkopfs in der Pfanne zuständig. Von den vier Muskeln der Rotatorenmanschette überwiegen zahlen- und kräftemäßig die Innenrotatoren. Die Muskeln der Rotatorenmanschette sind in ihrer Funktionalität von der bereits oben beschriebenen flachen Stellung des Schulterblatts am Brustkorb abhängig. Ist diese nicht gegeben, besteht das Risiko, dass das Schultergelenk an Zentrierung und Stabilität einbüßt. Beim Musizieren bedeutet dies einen höheren Kraftaufwand für die gleiche Tätigkeit, eine schnellere Ermüdung der Arme sowie eine schlechtere Koordination der Hände und Finger.

Die Grundlage einer optimal koordinierten Schulter- und Armbewegung ist die Aufrichtung der Brustwirbelsäule mit einem flach am Rücken liegenden und beweglichen Schulterblatt. Erst auf dieser Basis kann das Schultergelenk sowohl die zentrierte Haltearbeit als auch die erforderliche Mobilität für die Spielbewegungen leisten.

Sowohl bei der eigenen Arbeit mit dem Instrument als auch im Unterricht mit Schülern ist es nicht einfach, die Schulterblätter in diese ideale Position zu bringen. Insbesondere dann, wenn der Versuch unternommen wird, die Schulterblätter hinten zusammenzuziehen, kann dies in eine ungünstige Haltung – nicht selten begleitet von einem Hochsteigen der Schultern – mit schmerzhaften Verspannungen der Schultergürtel- und Nackenmuskulatur münden. Zielführender ist die Aufrichtung der Brustwirbelsäule mit der Vorstellung »nach oben zu wachsen«.

Arm

Die Knochen des Armes umfassen den Oberarmknochen (*humerus*) und die beiden Unterarmknochen Elle (*ulna*) und Speiche (*radius*). Alle drei Knochen sind an der Bildung des Ellenbogengelenks beteiligt. Die Hauptbewegungen im Ellenbogengelenk sind das Beugen, Strecken und Drehen des Unterarms. Die Drehbewegung mit der Handinnenfläche nach oben nennt man Supination, diejenige mit der Handinnenfläche nach unten Pronation (Abb. I.41). Da man beide Begriffe leicht verwechseln kann, eignet sich als »Eselsbrücke« für die Bewegung der *Sup*ination die Position beim Halten eines *Suppen*löffels. Die Pronation ergibt sich dann als gegenläufige Bewegung.

Am Unterarm sind für das Musizieren besonders die Beuge- und Streckmuskeln des Handgelenks und der Finger von Interesse. Sie entspringen am Ellenbogen, haben ihren Muskelbauch an der Ober- und Unterseite des Unterarms und laufen mit ihren langen Sehnen bis an die Endglieder der Finger.

Hand

Die Hand hat für jeden Musiker eine besondere Bedeutung, da sie neben den Lippen der Bläser und dem Kehlkopf der Sänger den direkten Kontakt zum Instrument herstellt. Die Hand spielt für die Evolution des Menschen darüber hinaus eine entscheidende Rolle, da durch die Befreiung der Hände in der Körperaufrichtung erst kulturelle Leistungen wie das Spielen eines Instruments möglich wurden.*

Knöchern besteht die Hand aus den acht Handwurzelknochen des Handgelenks, denen die Mittelhand mit fünf Mittelhandknochen und die Finger folgen (Abb. I.40). Die Finger besitzen Glieder, die sog. Phalangen. Der Daumen weist zwei Glieder auf. Zeige-, Mittel-, Ringfinger und kleiner Finger dagegen besitzen jeweils drei Phalangen und drei Gelenke: das Fingergrundgelenk (MCP: *M*eta*c*ar*p*ophalangealgelenk), das Fingermittelgelenk (PIP: *p*roximales *I*nter*p*halangealgelenk) und das Finger-

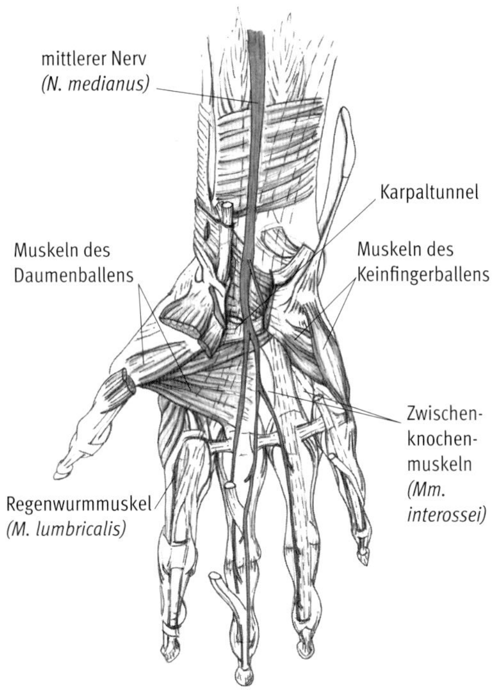

Abb. I.46: Kurze Handmuskeln, mittlerer Nerv und Karpaltunnel der rechten Hand

* Eine interessante Darstellung hierzu findet sich bei Wilson, F. R.: Die Hand – Geniestreich der Evolution, Klett-Cotta, Stuttgart 2000.

endgelenk (DIP: *d*istales *I*nter*p*halangealgelenk). An den Fingern selbst befinden sich keine Muskeln.

Die Muskeln der Hand sind in der Mittelhand angesiedelt und werden funktionell und nach ihrer Lage in drei Gruppen eingeteilt: in die Binnenmuskeln der Hohlhand – sog. intrinsische Muskeln, zu denen die Regenwurmmuskeln (Mm. lumbricales) und die Zwischenknochenmuskeln (Mm. interossei) zählen –, in die Muskeln des Daumenballens und die Muskeln des Kleinfingerballens. (Abb. I.46). Die intrinsischen Muskeln werden vom Ellennerv (*Nervus ulnaris*) und vom mittleren Nerv (*Nervus medianus*) versorgt. Sie sind für die Feinbewegungen von Zeige-, Mittel-, Ringfinger und kleinem Finger – Spreizen und Zusammenziehen, Strecken in den Mittel- und Endgelenken – zuständig. Die Muskeln des Daumen- und Kleinfingerballens ermöglichen die Überkreuzbewegung des Daumens sowie die Griffbildung der Hand.

Die Hand stellt im Zusammenwirken von Muskeln, Sehnen und Bändern die biomechanisch komplizierteste Struktur des Menschen dar.*

Die Sehnen müssen teilweise lange Strecken – von den Muskeln am Unterarm bis zu den Fingern – überwinden. Diese langen Sehnenverläufe in den Sehnenscheiden stellen anfällige Stellen für Überlastung dar. An der Oberseite des Handgelenks laufen die Strecksehnen durch die Sehnenfächer. Hier kann durch Überlastung eine Sehnenscheidenentzündung auftreten. An der Beugeseite befindet sich ein Kanal, der Karpaltunnel, dessen untere und seitliche Begrenzung von den Handwurzelknochen gebildet wird. Zur Beugeseite des Handgelenks hin spannt sich ein breites Band – das sog. Retinaculum flexorum – zwischen den Handwurzelknochen aus. Durch den Karpaltunnel verlaufen die Beugesehnen der Finger sowie der mittlere Nerv (*Nervus medianus*) und Gefäße (Abb.I.46). Wird er durch die umgebenden Strukturen gedrückt, kann es zum sog. Karpaltunnelsyndrom kommen. Bei den Beugesehnen v.a. des Ring- und Kleinfingers existieren anatomische Varianten, die für die Spieltechnik beachtet werden müssen (Kap. II.3.2, S. 138).

* Für weitere Informationen zu Anatomie und Funktion der Hand ist zu empfehlen: Wehr, M., Weinmann, M. (Hg.): Die Hand. Werkzeug des Geistes, Spektrum Akademischer Verlag, Heidelberg 1999.

Spielbewegungen

Koordination innerhalb der Funktionskette

Prinzipiell ist jede Fingerbewegung beim Instrumentalspiel Teil der Funktionseinheit Schultergürtel, Schultergelenk, Arm und Hand und kann nie isoliert gesehen werden. Die differenzierte Koordination der einzelnen Teile innerhalb der Funktionseinheit stellt deshalb eine Grundvoraussetzung dar, um die hohen Präzisionsleistungen beim Musizieren erbringen zu können (Meinel und Schnabel 2015, S. 129).

Abb. I.47 zeigt die Funktionskette bei einer Pianistin seitlich von hinten. Aus dieser Perspektive kann der Instrumentallehrer den Schüler im Unterricht beim Spielen beobachten. Der vordere Teil des Schultergürtels, der ihm aus diesem Blickwinkel entgeht, sollte – wie in Abb.I.41 dargestellt – immer mitbeachtet werden.

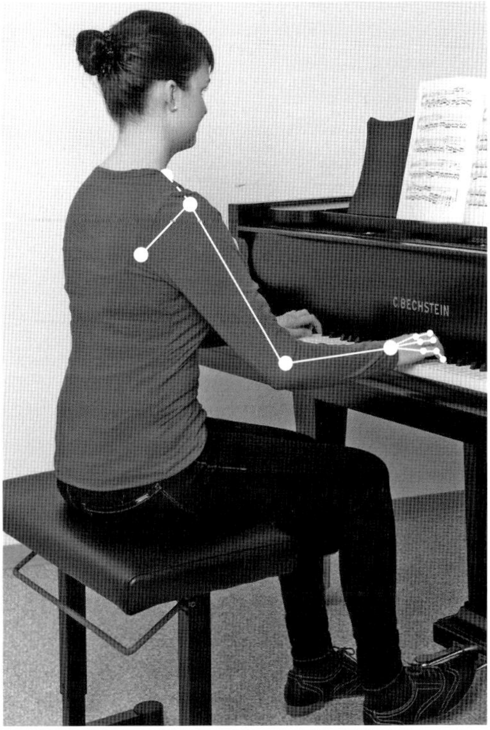

Abb. I.47: Funktionskette Hand-Arm-Schulter-Schulterblatt

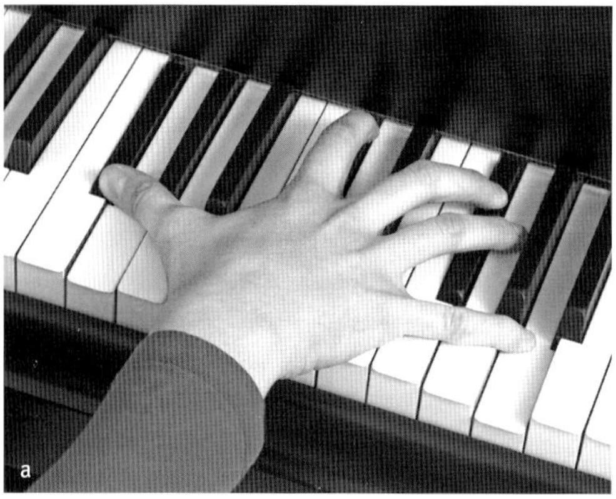

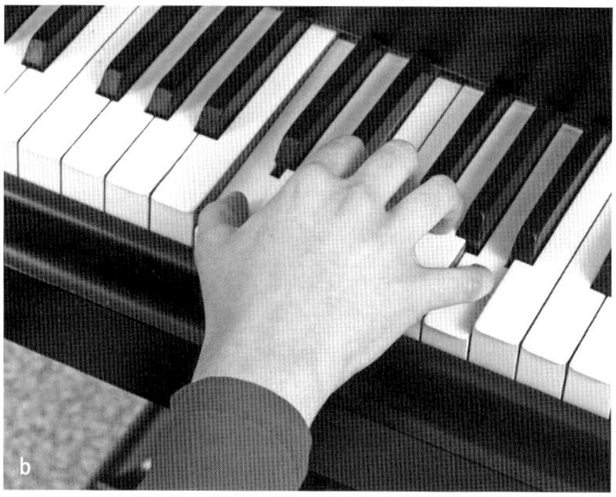

Abb. I.48a und b: Rechte Hand beim Klavierspiel: a) angespannt und b) entspannt

Betrachtet man die Gelenke entlang dieser Funktionskette, so gilt prinzipiell, dass eine Bewegung dann optimal ausgeführt wird, wenn alle Gelenke so bewegt werden, dass sie in ihrem optimalen Bewegungsumfang an der Gesamtbewegung beteiligt sind. Dies sorgt dafür, dass das Gelenk am Ende der Funktionskette nicht in eine belastende Gelenkendstellung gebracht wird. Kommt ein Gelenk nämlich an die Grenzen seiner Beweglichkeit, so können die Bewegungen in dieser Position nicht mehr schnell genug und nur unter höchster Belastung ausgeführt werden. Jedes Gelenk besitzt einen Bereich, in dem Bewegungen schnell und mit geringem Gelenkwiderstand möglich sind. Bei größeren Auslenkungen im Gelenk außerhalb dieses Bereichs beträgt der Gelenkwiderstand bis zu einem Vierfachen des ursprünglichen Widerstands.

Gelenke sollten beim Musizieren nur im mittleren Bereich ihrer Beweglichkeit genutzt werden, da hier der Gelenkwiderstand niedrig ist (Wagner 2005, S. 82).

Beim Instrumentalspiel ergeben sich aus der Grundposition mit dem Instrument und aus spezifischen spieltechnischen Anforderungen nicht selten Situationen, in denen Gelenke in eine Endstellung geraten können.

Ein häufiges Beispiel hierfür sind die Hände von Pianisten beim Spiel entsprechender Literatur. Insbesondere Akkordgriffe mit weit und ungünstig auseinanderliegenden Tastenabständen führen zu einer Spannung in der gesamten Hand und stellen einen Risikofaktor für Überlastungsbeschwerden dar (Abb. I.48a und b). Bei der Auswahl der Spielliteratur sollte deshalb berücksichtigt werden, welchen Anforderungen die Hand des jeweiligen Pianisten genügen kann.

Abb. I.49 zeigt eine Violinistin mit Position der Greifhand beim Spiel in der hohen Lage auf der G-Saite. Diese Bewegung erfordert eine Beugung im Handgelenk und in den Fingergelenken, eine Supination, Beugung und Innenrotation im linken Unterarm sowie zusätzlich eine Innenrotation im Schultergelenk und entsprechende Mitbewegungen von Schulterblatt und Schlüsselbein. Wären beispielsweise Schultergürtel, Schulter- und Ellenbogengelenk an der Bewegung zu wenig beteiligt, würde das Handgelenk unter große Spannung und in eine ungünstige Gelenkendstellung geraten. Dieses Beispiel veranschaulicht, dass bei spieltechnischen oder gesundheitlichen Fragen hinsichtlich der Finger und des Handgelenks die anderen Gelenkabschnitte miteinbezogen werden müssen.

Unter kinematischen Gesichtspunkten bilden Bewegungen beim Musizieren einen sog. *closed loop*, da ihr Endpunkt durch Berührung des Instruments fixiert und die Bewegungskette damit geschlossen ist. Probleme, die sich in einem Funktionsabschnitt der Bewegungskette äußern, können ihren Ursprung deshalb in der nicht optimalen Position und Mitgestaltung eines anderen Funktionsabschnitts haben.

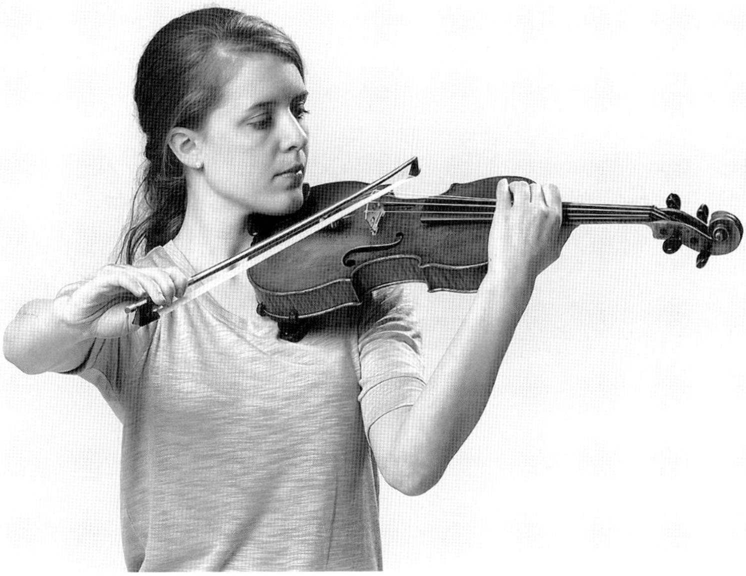

Abb. I.49: Greifhand und -arm beim Spiel auf der G-Saite der Violine

Beim Musizieren – als einer geschlossenen Bewegungskette – hat die Bewegungsveränderung eines Funktionsabschnitts unweigerlich Folgen für jeden anderen Abschnitt der Bewegungskette.

Ein anschauliches Beispiel hierfür sind Handprobleme, die ihren Ursprung in einem ungünstig positionierten Schultergürtel oder einem nach vorn fallenden, dezentrierten Schultergelenk haben. Wenn die Finger am Instrument die Klappen, Tasten oder Saiten drücken, muss dieser Druck bis hinauf in den Schultergürtel aufgefangen werden. Ist dort nicht genügend Stabilität vorhanden, müssen andere Muskeln, die hierfür eigentlich nicht vorgesehen sind, diesen Mangel kompensieren. Oft sind dies die oberflächlichen Schultergürtelmuskeln wie der absteigende Teil des Trapezmuskels oder die langen Strecker und Beuger der Finger und des Handgelenks. Gerade bei Pianisten zeigen diese Muskeln oft zuerst Zeichen der Überlastung – nicht nur wegen der repetitiven Beuge- und Strecktätigkeit der Finger beim Spielen, sondern möglicherweise auch wegen der kompensatorischen Arbeit für einen schwachen und nicht optimal koordinierten Schultergürtel.

Flexibilität in der Bewegungsgestaltung

Ein zusätzliches und wichtiges Kriterium der Bewegungsgestaltung beim Musizieren ist die aufgaben- und situationsspezifische *Flexibilität* in der Koordination der verschiedenen Funktionsabschnitte. Zu starre Vorstellungen eines gleichförmigen Bewegungsablaufs beim Musizieren können ein Risiko für Fehlkoordination darstellen.

Spielbewegungen sind dynamische Vorgänge, die ständige Anpassungsprozesse erfordern. Die Qualität einer Bewegung hinsichtlich klanglicher und gesundheitlicher Kriterien ist dabei jedoch keineswegs beliebig, sondern sie folgt bewegungsökonomischen Prinzipien.

Die flexible Koordination der Anteile von Schulter-, Ellenbogen- und Handgelenk in Abhängigkeit von Tempo und Rhythmus soll am Beispiel der Spiccato-Technik auf dem Cello veranschaulicht werden. Während des Spiels des vorgegebenen Notenbeispiels (Abb. I.50) wurde die Bewegung des Bogenarms in den drei Gelenken gemessen (Winold et al. 1994). Alle Gelenke sind während der gesamten Spielphase an der Bewegung des Bogenarms

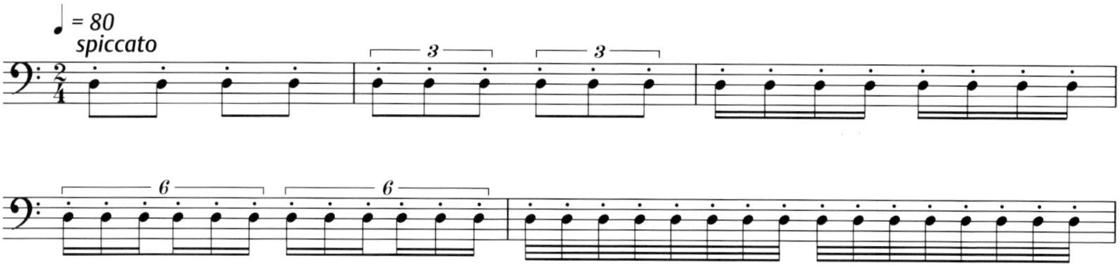

Abb. I.50: Notenbeispiel – auf der D–Saite des Violoncellos im angegebenen Tempo (Viertel = 80) zu spielen (Winold et al. 1994)

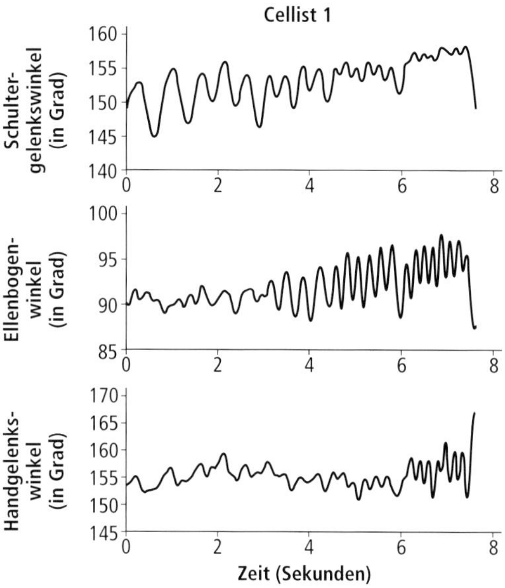

Abb. I.51: Winkelveränderungen in Schulter-, Ellenbogen- und Handgelenk während des Spiccato-Spiels nach dem Notenbeispiel in Abb. I.50 bei einem erfahrenen Cellisten (Winold et al. 1994)

beteiligt (Abb. I.51). Es lässt sich jedoch deutlich erkennen, dass die größte Bewegungsauslenkung mit zunehmendem Tempo wechselt – vom Schulter- zum Ellenbogen- und schließlich zum Handgelenk.

Neben den musikalischen Anforderungen und der Konstitution des Spielers gestalten die Bau- und Spielweise des *Instruments* die Anforderungen an die Musizierbewegungen mit. Da sowohl Spieler als auch Instrument jeweils individuell betrachtet werden müssen, werden hier nur die Grundprinzipien angesprochen.

Der Spieler sollte alle Möglichkeiten, welche die Klangbildung des Instruments nicht beeinträchtigen, nutzen, um die Spielsituation so an seinen Körper anzupassen, dass die Spielbewegungen leicht und angenehm sind.

Als anschauliches Beispiel sei hier die Sitzhöhe am Klavier herausgegriffen. Abb. I.52a–c zeigen den Einfluss der Sitzhöhe auf die Winkel zwischen Handgelenk, Unterarm, Oberarm und Schulter bei einer Pianistin. Feste Ausgangsgrößen stellen hierbei aufseiten der Spielerin die Proportionen von Rumpf, oberer und unterer Extremität und aufseiten des Instruments die Höhe der Klaviertastatur dar. Grundsätzlich soll anhand der verschiedenen Sitzhöhen deutlich gemacht werden, welche unterschiedlichen Voraussetzungen für die Spielbewegungen durch die Positionierung – Sitzhöhe und Abstand zum Instrument – geschaffen werden. Eine normierte Angabe der »richtigen« Höheneinstellung der Klavierbank und des Abstands zum Instrument würde zu kurz greifen, da die individuellen Proportionen beim jeweiligen Spieler immer mit beachtet werden müssen (Kap. II.6, S. 198).

Ganz besonders bei Bratschisten stellt sich die Frage nach der Größe und Mensur des Instruments, da Bratschen diesbezüglich sehr variieren. Große Instrumente führen dazu, dass die Greifhand sehr weit vom Rumpf entfernt agiert und dass Spieler mit kürzeren Armen in ungünstige Gelenkstellungen geraten. Es ist deshalb sinnvoll, bei der Wahl des Instruments auch Fragen der Bewegungsökonomie zu berücksichtigen. Die Entscheidungen sind ebenfalls sehr individuell zu treffen. Bei Spie-

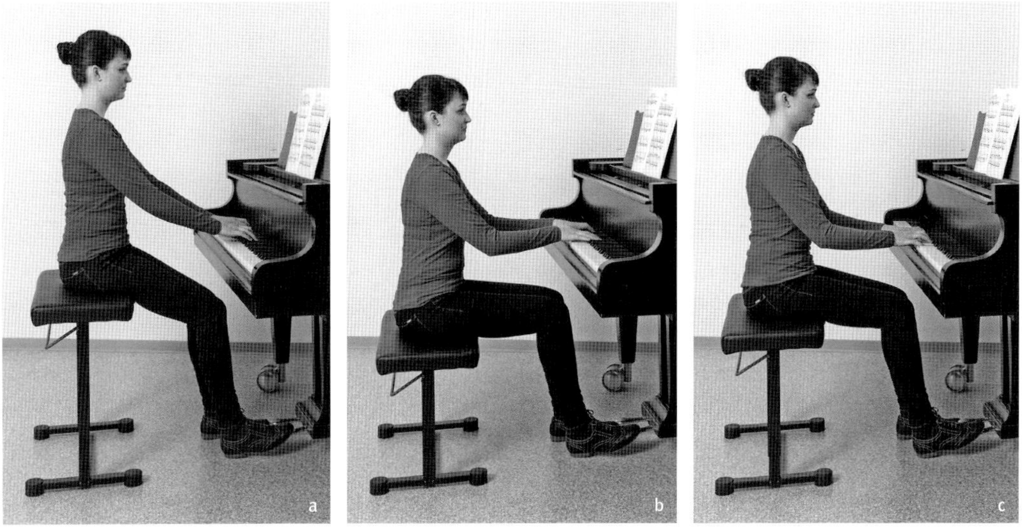

Abb. I.52a–c: Veränderung der Bewegungskette Schultergürtel-Schulter-Arm-Hand durch unterschiedliche Einstellung der Sitzhöhe am Klavier: a) Sitzhöhe hoch, b) Sitzhöhe tief, c) Sitzhöhe mittel

lern mit langen Armen können größere Instrumente sogar günstigere Bewegungsvoraussetzungen liefern (Abb. I.53).

Instrumentalisten müssen mit der rechten und linken oberen Extremität unterschiedliche Aufgaben erfüllen. Die Bewegungsanforderungen unterscheiden sich hierbei entweder stark – wie bei den Hohen Streichern – oder ähneln sich hinsichtlich der Bewegungsrichtungen – wie bei Pianisten. Bei einigen Instrumenten sind Halte- und Bewegungsarbeit gleichzeitig mit derselben Extremität zu leisten – wie mit der rechten Hand beim Spiel von Klarinette, Oboe, Querflöte und Blockflöte – oder sie sind auf beide Seiten verteilt. Bei der Trompete leistet die linke Hand Haltearbeit, während die rechte Hand die Ventile bedient (Abb. I.54).

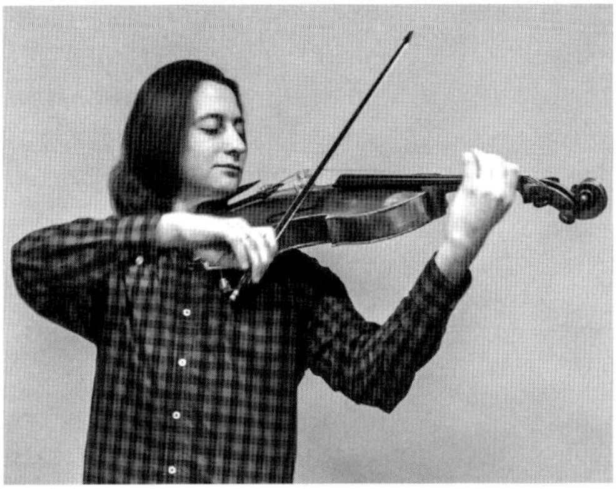

Abb. I.53: Beispiel eines Bratschisten mit langen Armen und großer Bratsche

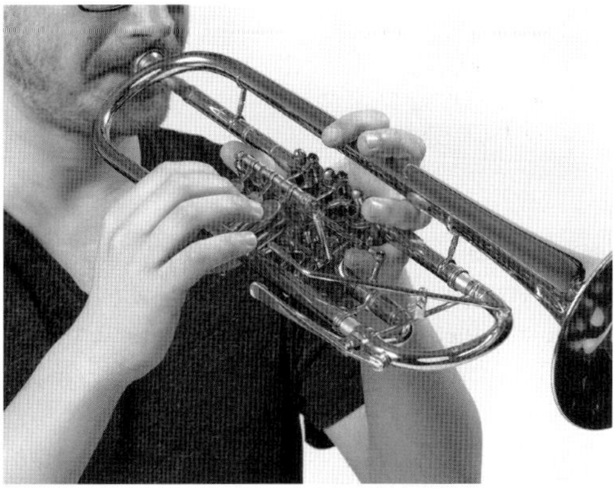

Abb. I.54: Haltearbeit links und Bewegung der Ventile rechts beim Trompetenspiel

Brustkorb, Kehlkopf und Vokaltrakt – Ansatz- und Stimmbildung

Sänger und Bläser arbeiten bei der Klangerzeugung mit den Organen des Atmungssystems, dem Kehlkopf, den Räumen des Vokaltrakts, den Artikulationswerkzeugen Lippen und Zunge sowie mit der Ansatzmuskulatur. Im letzten Abschnitt dieses Kapitels soll deshalb auf einige anatomische Grundlagen der Funktionseinheit Atmung und Tonerzeugung bei Bläsern und Sängern eingegangen werden.*

Da die Atmung ein für alle Musiker – besonders jedoch für Bläser und Sänger – zentraler Gegenstand ist, findet sich darüber hinaus in Kap. I.1.3 eine ausführliche Darstellung der Atmungsvorgänge.

Brustkorb und Atmungsorgane

Der Brustkorb wird im Wesentlichen von den zwölf Rippenpaaren gebildet. Diese sind hinten an den einzelnen Brustwirbeln angeheftet. Vorn sind sie über Knorpelverbindungen, die sog. Sternocostalgelenke, mit dem Brustbein verbunden. Diese kleinen Gelenke sind kaum für Belastung ausgelegt, sondern garantieren durch ihre Beweglichkeit die freie Entfaltung der Rippen bei der Atmung.

Hierfür ist wiederum eine aufrechte Brustwirbelsäule wichtig, denn bei starker Krümmung der Brustwirbelsäule – beim Rundrücken – entsteht eine erhöhte Kompression im Bereich des Brustbeins.

Zwischen den Rippen befinden sich die inneren und äußeren Zwischenrippenmuskeln. Diese haben unterschiedliche Funktionen: Bei der Einatmung heben die äußeren Zwischenrippenmuskeln die Rippen an und vergrößern damit den Brustraum, bei der aktiven Ausatmung verkleinern die inneren Zwischenrippenmuskeln den Zwischenrippenraum und damit auch das Volumen des Brustkorbs. An der unteren Öffnung des Brustkorbs befindet sich das Zwerchfell, welches sich mit zwei »Kuppeln« nach oben wölbt (Abb. I.55). An der Außenseite des Brustkorbs setzen zahlreiche Muskeln an, welche als Atemhilfsmuskeln verwendet werden können. Abb. I.55 zeigt, dass das Zwerchfell mit seinen Zwerchfellschenkeln gemeinsam mit dem *M. psoas*, dem stärksten Hüftbeuger, an den Lendenwirbelkörpern angeheftet ist. Hierdurch besteht eine funktionelle Nähe zwischen Atmung sowie Aufrichtung, Beckenkippung und Hüftbeugung.

Im Brustkorb findet sich als wichtigstes Atemorgan die Lunge.

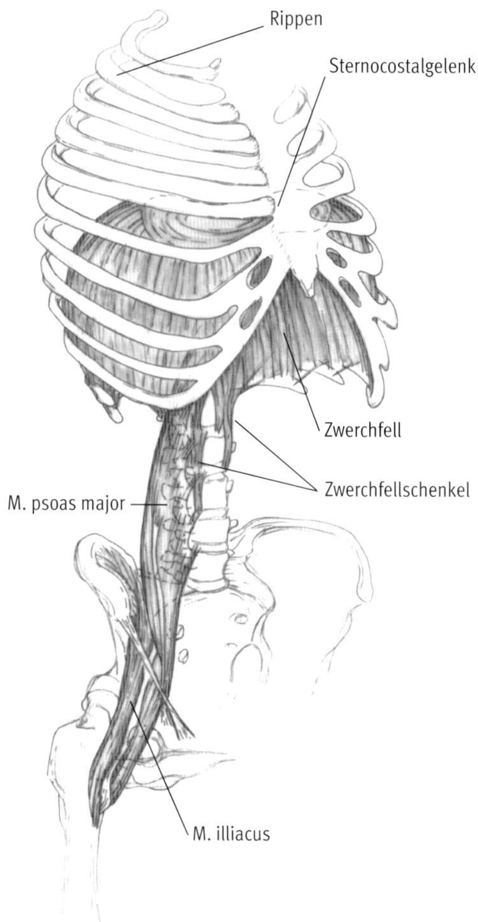

Abb. I.55: Lage des Zwerchfells im Brustkorb sowie anatomische und funktionelle Nähe der Zwerchfellschenkel und des M. psoas

* Lesern, die sich für weiterführende Erläuterungen der Anatomie und Physiologie dieser Funktionseinheit interessieren, sei für einen Überblick das Buch Die Stimme (Richter 2014) empfohlen. Zu den einzelnen Muskeln sei auf die Artikel des Anatomen Bernhard Tillmann im Lexikon der Gesangsstimme (Mecke et al. 2016) hingewiesen

Kehlkopf

Oberhalb der Atmungsorgane, dem Ende der Luftröhre aufsitzend, befindet sich der Kehlkopf (Abb. I.56). Er liegt genau an der Kreuzung von Luft- und Speisewegen. Der Kehlkopf hat einerseits die Aufgabe, bei der Einatmung genügend Luft in die Lungen zu lassen. Hierfür müssen im Inneren des Kehlkopfs bewegliche Elemente vorhanden sein, die sich öffnen können. Anderseits soll er die unteren Atemwege vor dem Eindringen von Flüssigkeit und Fremdkörpern schützen. Dafür benötigt er Elemente, welche die Öffnung verschließen können. Die hauptsächlichen »Öffner« und »Schließer« sind die Stimmlippen. Abb. I.57 zeigt einen Blick von oben in den Kehlkopf hinein: Die Stimmlippen sind zur Einatmung weit geöffnet. Der Raum zwischen den Stimmlippen – der von den Stimmlippen und der hinteren Kehlkopfinnenwand begrenzt wird – wird Glottis genannt. Der Begriff Glottis leitet sich vom altgriechischen Begriff *glottís* ab, der das Mundstück einer Flöte bezeichnet. Die Ebene der Stimmlippen wird auch als Glottisebene bezeichnet. Die Glottis kann zum Schutz vor dem Eindringen von Speise in die Luftröhre, aber auch zum Aufbau der Bauchpresse verschlossen werden. Der Schluss der Stimmlippen kann vollständig oder auch nur teilweise erfolgen. Als »Nebenprodukt« dieses Verschlussmechanismus kann beim Singen der primäre Kehlkopfklang erzeugt werden. Der Vorgang der Stimmerzeugung ist komplex und bedarf einer ausführlichen eigenen Darstellung.*

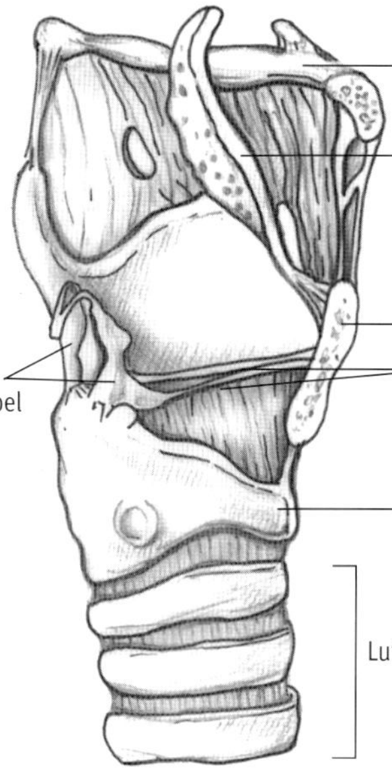

Abb. I.56: Kehlkopf mit Luftröhre

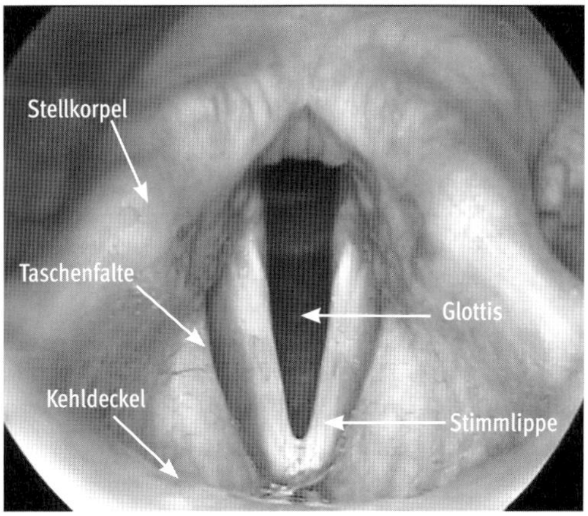

Abb. I.57: Blick von oben in den Kehlkopf

Teilweise Verschlüsse der Stimmlippen können auch regelhaft bei Bläsern während des Spielens beobachtet werden. Eine Beschreibung der bei den verschiedenen Blasinstrumenten im Kehlkopf ablaufenden Vorgänge findet sich in Kap. I.1.3, S. 49 ff.

Vokaltrakt

Als Vokaltrakt werden die Resonanzräume oberhalb der Glottisebene bezeichnet. Die Bezeichnung rührt daher, dass in diesen Räumen bei der Sprachproduktion akustisch die unterschiedlichen Vokale gebildet werden. Anatomisch ist der Vokaltrakt begrenzt durch die Rachenwände, das Gaumensegel, die Zunge und nach vorn hin durch die Zähne und Lippen. Die Zunge ist ein erstaunlich großes Gebilde, welches den Mundraum in seiner Ruhestellung nahezu vollständig ausfüllt (Abb. I.58a und b). Die Zunge und das Gaumensegel sind mit sehr beweglichen Muskeln ausgestattet, die vielfältige und große Bewegungen im Vokaltrakt ermöglichen. Dies ist für die Klangbildung und -formung beim Blasinstrumentenspiel und Singen wichtig. Da

* Eine ausführliche Darstellung findet sich in: Richter 2014 sowie Mecke et al. 2016.

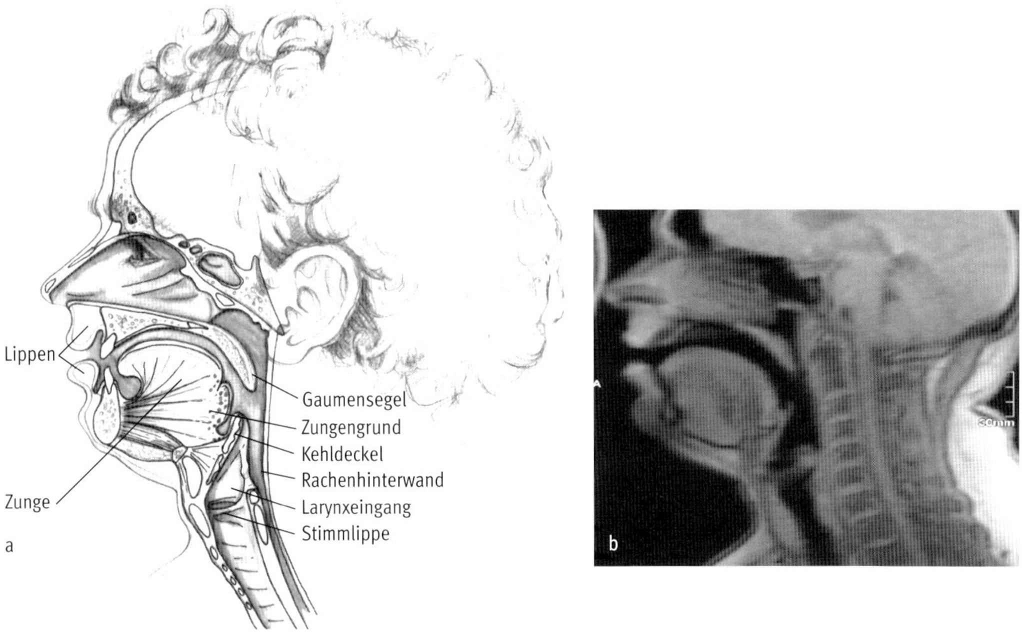

Abb. I.58a und b: Zunge und Resonanzräume des Vokaltrakts: a) anatomische Zeichnung, b) Darstellung in der Kernspintomografie

diese klanggestaltenden Vorgänge sehr dynamisch ablaufen, kann man sie am besten mit »bewegten« Bildern, also in Filmen, darstellen und verstehen. Solche Filme wurden von der Arbeitsgruppe des Freiburger Instituts für Musikermedizin erstellt und 2013 auf der DVD Das Blasinstrumentenspiel: Physiologische Vorgänge und Einblicke ins Körperinnere im Helbling Verlag veröffentlicht; sie werden im Kap. I.1.3, S. 53 ff., näher beschrieben.

Bläser – Ansatzmuskulatur, Kiefer und Halswirbelsäule

Für Bläser findet die Tonbildung am Übergang vom Vokaltrakt zum Instrument statt. Bei Holz- und Blechbläsern unterscheiden sich die physiologischen Vorgänge, welche zur Tonbildung führen. Gemeinsam ist jedoch allen Bläsern, dass zwischen Instrument und Spieler ein »Ansatz« gebildet werden muss. Dieser ist wesentlich von der mimischen Muskulatur – besonders den Lippen – und der Muskulatur des Vokaltrakts abhängig. Die komplex aufgebaute mimische Muskulatur zeigt Abb. I.59. Die physiologischen Vorgänge in der oberflächlich unter der Haut gelegenen mimischen Muskulatur

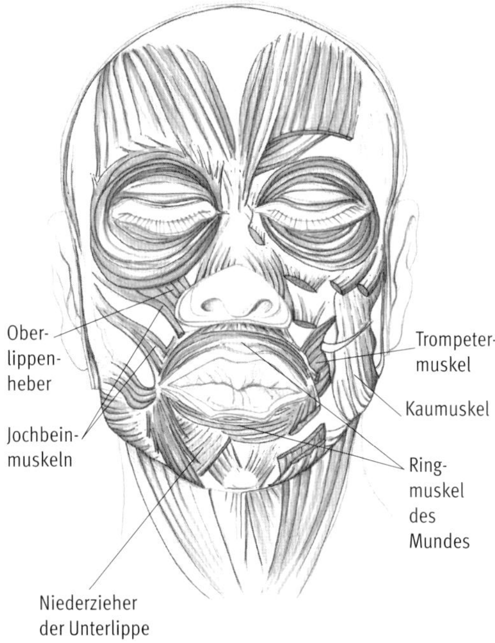

Abb. I.59: Mimische Muskulatur – Grundlage für die Ansatzbildung bei Bläsern

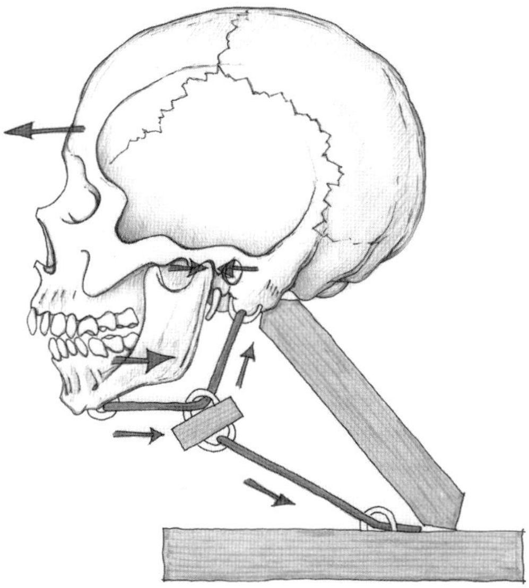

Abb. I.60: Verbindungen zwischen Unterkiefer, Kopfstellung und Halswirbelsäule

lassen sich mit Oberflächenelektroden elektrophysiologisch untersuchen. Diese Art der Muskelfunktionsprüfung kann auch bei einer gestörten Funktion zu Trainingszwecken verwendet werden.*

Auch die Stellung und Funktion des Unterkiefers und der Halswirbelsäule sind für den Ansatz von Wichtigkeit. Die Kiefergelenke bilden mit der Halswirbelsäule, dem Schädel und dem Schultergürtel eine Funktionseinheit. Im Gegensatz zum Oberkiefer ist der Unterkiefer kein Teil des Schädels, sondern frei beweglich und über Muskulatur mit dem Zungenbein – und damit auch mit der Zunge und dem Vokaltrakt – verbunden. Hierdurch wird der Unterkiefer bei möglichen Fehlhaltungen des Kopfes und der Halswirbelsäule direkt in Mitleidenschaft gezogen. Abb. I.60 illustriert, wie die Muskulatur unterhalb des Zungenbeins den Unterkiefer zurückhält, wenn der Kopf nach vorn bewegt wird. Dies führt zu einer erhöhten Kompression in den Kiefergelenken, welche wiederum Schmerzen und eine Beeinträchtigung des Spielgefühls nach sich ziehen kann (vgl. S. 37). Gerade Bläser sind jedoch auf ein freies und bewegliches Kiefergelenk für die Tonbildung angewiesen. Die Nähe der Kiefermuskulatur und die enge Verbindung der Halswirbelsäulenmuskulatur zum Ohr und seiner Blutversorgung können mögliche Erklärungen dafür liefern, warum bei einer starken Funktionsstörung des Kiefergelenks oder der Halswirbelsäule Ohrgeräusche auftreten können.

1.3 Atmung

Die Atmung ist die Grundlage allen Lebens. Beim Menschen dient sie dazu, den lebenswichtigen Gasaustausch in der Lunge zu gewährleisten. Hierbei wird vornehmlich »frischer« Sauerstoff aufgenommen und Kohlendioxid als »Abfallprodukt« abgegeben. Die Steuerung der Atmung ist im entwicklungsgeschichtlich ältesten Bereich des Gehirns, dem sog. Stammhirn, gelegen. Von diesem Teil des Gehirns, der nur etwa daumengroß ist, werden auch andere lebenswichtige Funktionen wie der Kreislauf und der Schlaf gesteuert. Die Atmung hat eine direkte Verbindung zu seelischen Prozessen. Dies findet etymologisch seinen Ausdruck darin, dass im Altgriechischen der Begriff *psyché* ursprünglich »Atem« und »Leben« bedeutete.

Physiologische Grundlagen

Der oben angesprochene Gasaustausch findet im Hauptatmungsorgan, der Lunge, statt, die sich im Brustkorb befindet (Abb. I.61).**

Der wichtigste Atemmuskel, der die Füllung und Leerung der Lunge mit Luft im Wesentlichen bewerkstelligt, ist das Zwerchfell (Abb. I.55). Die Einatmung ist ein aktiver Vorgang, bei dem durch Kontraktion der Einatemmuskulatur das Volumen des Brustraums erweitert wird und Luft durch Sog

* Für nähere Ausführungen empfehlen wir die Monografie: Lapatki, B.: The Facial Musculature. Characterisation at a Motor Unit Level, Danders Series, Bd. 33, Ipskamp, Enschede 2010.

** Für Leser, die sich über die genauen biologisch-physiologischen Grundlagen der Atmungsvorgänge in der Lunge informieren wollen, sei auf einschlägige Kapitel in Lehrbüchern der Physiologie verwiesen, wie z. B. das Kapitel »Atmung« in: Pape et al. 2014.

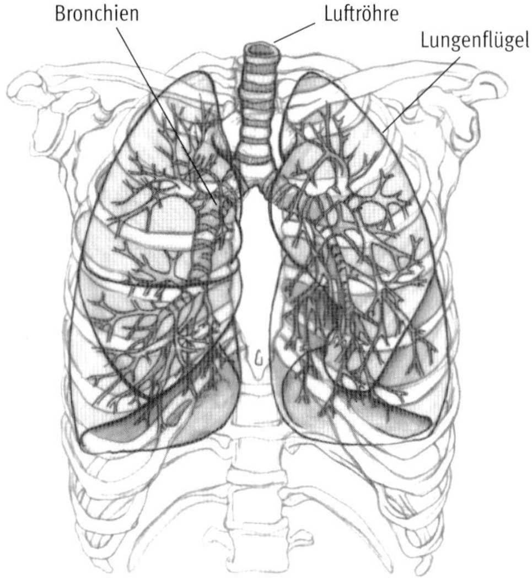

Abb. I.61: Lunge, Bronchien und Luftröhre

in die Lunge einströmt (Abb. I.62b). Die Ausatmung ist bei der sog. Ruheatmung, d. h. der Atmung ohne körperliche Anstrengung, ein passiver Vorgang. Während der Ausatmung erschlafft das Zwerchfell und die Schwerkraft sowie die Rückstellkräfte des Brustkorbs und der Lunge verkleinern den Brustraum (Abb. I.62a). Die Ausatmung kann jedoch auch als aktiver Vorgang ausgeführt werden, beispielsweise bei körperlicher Anstrengung, bei forcierter Atmung aus psychischen Gründen oder auch beim Spielen eines Blasinstruments und beim Singen. Bei der aktiven Form der Ausatmung ziehen sich Muskelgruppen zusammen, die das Volumen des Brustraums verkleinern können. Dies sind vor allem die inneren Zwischenrippenmuskeln und die Bauch- und Rumpfmuskeln.

Die maximale, in der Lunge befindliche Luftmenge bezeichnet man als Totalkapazität. Sie beträgt bei einem erwachsenen Mann ca. sieben Liter. Die Luftmenge, die an der Ein- und Ausatmung beteiligt ist, bezeichnet man als Vitalkapazität. Unter Residualkapazität versteht man die Luftmenge, die auch nach maximaler Ausatmung immer in der Lunge als Rest verbleibt. Von der maximalen Einatmung bis zur maximalen Ausatmung werden etwa vier bis fünf Liter Luft bewegt. Das normale Atemzugvolumen beträgt in der Ruheatmung nur ca. 0,5 Liter. Atemzüge erfolgen etwa zwölf Mal pro Minute, d. h. etwa alle fünf Sekunden. Der Impuls einzuatmen wird dann ausgelöst, wenn die Position des Brustkorbs erreicht ist, in der die Kräfte der Ein- und Ausatmung ausgewogen sind (sog. Atemruhelage). Dieser Punkt liegt normalerweise bei ca. 40% der Vitalkapazität. Der Einatemimpuls

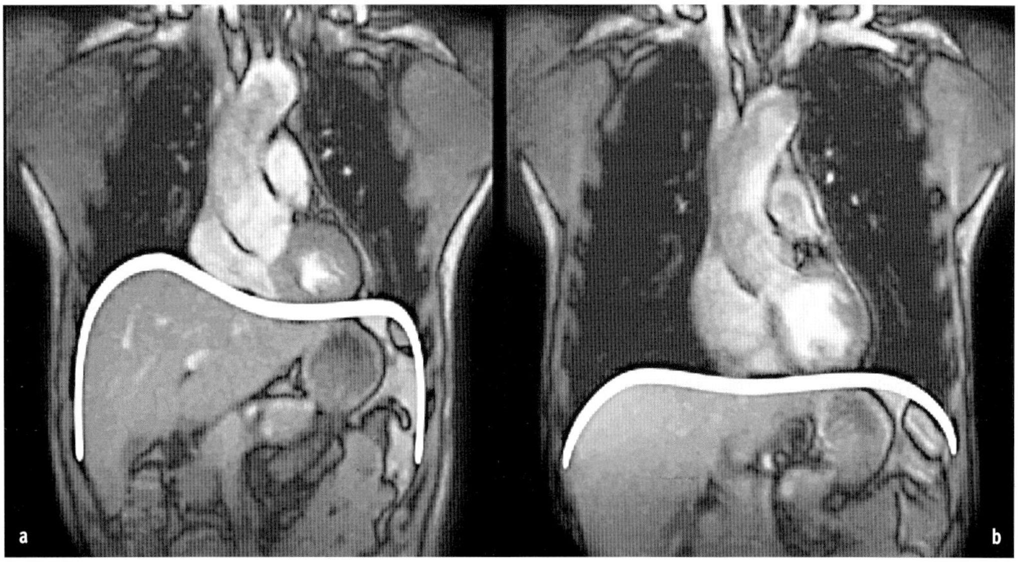

Abb. I.62a und b: Stellung des Zwerchfells bei: a) Ausatmung, b) Einatmung; kernspintomografische Aufnahme

kann jedoch willkürlich recht lange unterdrückt werden, beispielsweise um eine lange musikalische Phrase zu spielen oder zu singen. So konnte bei Sängern in wissenschaftlichen Untersuchungen gezeigt werden, dass sie in der Lage sind, bis zu 95% der Vitalkapazität zur Tonproduktion zu nutzen (Isshiki et al. 1967).

Alle Volumina zeigen eine Abhängigkeit von Geschlecht, Körpergröße und Alter. Durch körperliches Training kann man die Atemvolumina vergrößern.

Der Weg, den der Atem bei Bläsern und Sängern beim Ein- und Ausatemvorgang zurücklegt, passiert von der Lunge aus die Glottisebene des Kehlkopfs und den Vokaltrakt (Abb. I.63, S. 54).

Im Folgenden werden einige Spezifika der Atmung bei Musikern beschrieben.

Atmung beim Musizieren

Die Atmung beim Musizieren ist eng an die musikalische Phrasierung gekoppelt. Sie ist damit ein wichtiges musikalisches Gestaltungselement. Nicht nur bei Bläsern und Sängern, sondern auch bei Streichern, Pianisten und allen sonstigen Instrumentalisten kann und sollte sie im Dienste des musikalischen Ausdrucks eingesetzt werden. Im Idealfall fließt der Atem mit dem Strom der Musik. Das Singen einer musikalischen Phrase kann das Erlernen dieses natürlichen Atemflusses beim Üben und Proben erleichtern. Yehudi Menuhin formulierte in diesem Zusammenhang: »Das Singen ist zuerst der innere Tanz des Atems, der Seele […]« (Menuhin 1999). Jedoch kann nicht selten beobachtet werden, dass der Atem beim Musizieren nicht fließt, sondern »angehalten« wird oder angestrengt wirkt. Manchmal wird die Musik durch den Atem regelrecht unrhythmisch »zerhackt«. Dies führt neben negativen Auswirkungen auf den Klang des musizierten Werkes auch zu einer Übertragung dieser Spannungen auf das Publikum: Die Zuhörer verspannen sich gleichfalls, halten den Atem an und nehmen die Performance als »atemlos« wahr (vgl. S. 76).

Atemfunktion bei Bläsern und Sängern

Die Anforderung an die Atemfunktion bei Bläsern und Sängern geht über die oben beschriebene Mitwirkung am musikalischen Ausdruck und an der Phrasierung deutlich hinaus, da der Ausatemstrom bei Bläsern und Sängern an der Erzeugung des klingenden Tons ursächlich beteiligt ist. Die Tonproduktion erfolgt bei den verschiedenen Blasinstrumenten und der menschlichen Stimme auf unterschiedliche Weise: Entweder wird der Ausatemstrom durch – zumeist periodische – schnelle Öffnungs- und Schließbewegungen von anatomischen Strukturen wie den Lippen (Blechbläser) oder den Stimmlippen (Sänger) unterbrochen oder diese Unterbrechung erfolgt durch vibrierende Bauteile des Instruments (Rohrblattinstrumente). Bei anderen Instrumenten wie den Flöten erfolgt die Tonerzeugung durch eine Brechung und Verwirbelung des Luftstroms, bei der Blockflöte am Labium des Kopfstücks und bei der Querflöte am Mundstück des Instruments. Unabhängig davon, wie der primäre Schall erzeugt wurde, wird die Luftsäule im Instrument zu Schwingungen angeregt, die dann durch die Resonanzräume des Instruments (bzw. beim Singen die des Vokaltrakts) akustisch weiter geformt werden.

Atemdrucke und Atemvolumina

Für die Tonproduktion ist bei Bläsern und Sängern nicht nur das verwendete Luftvolumen entscheidend, sondern ebenso der Druck, der erforderlich ist, um die schwingenden Bauteile zum »Arbeiten« anzuregen. Das notwendige Luftvolumen ist bei manchen Instrumenten wesentlich größer als bei anderen, wie der holländische Arzt und Forscher Arend Bouhuys schon in den 1960er-Jahren herausgefunden hat (Bouhuys 1964). Der höchste von ihm gemessene Luftverbrauch bei der Basstuba lag mit mehr als 1,5 Liter pro Sekunde (1679 ml/sec) über zehn Mal höher als bei einer Oboe (Tab. I.2). Ähnlich große Unterschiede fanden sich auch bei den Werten für den Anblasdruck im Mund: Die höchsten Werte wurden mit 215 cmH_2O bei einer Posaune mit Dämpfer gemessen, für eine Altblockflöte ergaben sich nur 16 cmH_2O. Die Messwerte des Drucks zeigten eine klare Abhängigkeit von der Tonhöhe (und der Lautstärke): Bei tiefen (leiseren) Tönen waren die Druckwerte geringer als bei hohen (lauteren) Tönen.

Im Vergleich zu Bläsern haben Sänger sowohl für den Luftfluss als auch für den minimalen und maximalen Druck viel niedrigere Werte. Der Luftverbrauch liegt bei Sängern zwischen 2 und 5 ml/sec für den Luftstrom, der im Kehlkopf fließt, und ist demnach noch deutlich geringer als bei Blockflötisten. Zur Tonerzeugung durch die Stimmlippen im Kehlkopf ist der sog. subglottische Druck erforderlich. Er wird so bezeichnet, da er sich unterhalb der zur Phonation geschlossenen Stimmlippen aufbaut. Der minimale subglottische Druck, der zur leisesten Phonation notwendig ist, beträgt ca. 2–3 cm H_2O. Die maximalen subglottischen Drucke, die von Sängern erreicht werden, liegen bei ca. 60 cm H_2O (Bouhuys et al. 1968).

Für jeden Ton – mit seinen musikalischen Parametern Tonhöhe, Tondauer und Tonstärke – ist bei Bläsern und Sängern gleichermaßen ein spezifischer Atemdruck zur adäquaten künstlerisch-musikalischen Realisierung erforderlich. Dieser muss von Ton zu Ton äußerst schnell angepasst werden, wie Untersuchungen bei Sängern exemplarisch zeigen (Sundberg 2015b, S. 69 f.; Richter 2014, S. 36 f.).

Atemregulation

Sowohl Sänger als auch Bläser müssen den Atemstrom möglichst präzise regulieren. Dieser Vorgang wird im Deutschen häufig mit den Begriffen »stützen« und »Stütze« bezeichnet. Der Begriff »Stütze« ist nicht glücklich gewählt, da er etwas Statisches impliziert, wohingegen die Atmung immer ein dynamischer Vorgang ist: Kurz nach der Einatmung steht am Anfang einer Phrase für die jeweilige Tonproduktion zu viel Luft zur Verfügung, so dass der Musiker dafür Sorge tragen muss, nicht zu viel Luft aus der Lunge entweichen zu lassen, um den

Instrument	Tiefe Note			Hohe Note			Höchster Druck, cm H_2O	Höchster Luftverbrauch, ml/sec
	Frequenz (Hz)	Schalldruckpegel (dB)	Druck (cm H_2O)	Frequenz (Hz)	Schalldruckpegel (dB)	Druck (cm H_2O)		
Holzbläser:								
Fagott	58	81	42	659	84	74	122*	704
Altsaxophone	139	98	28	622	102	62	76	561
B-Klarinette	147	86	60	1760	94	48	117	339
Englischhorn	220	86	36	880	87	57	74	96
Oboe	233	88	40	1175	90	67	110	150
Alt-Querflöte	220	83	19	1760	85	43	43	736
Querflöte	262	77	31	1760	91	50	106	612
Piccolo	880	76	37	3520	101	66	79	736
Alt-Blockflöte	349	60	13	1397	94	14	16	242
Blechbläser:								
Basstuba	55	94	13,5	220	110	86,6	105	1679
Tenortuba	55	86	14,0	740	100	88,0	88	574
Posaune	55	88	15,5	554	98	171,3	171**	784
Horn	55	83	15,8	699	98	107,7	158	593
C-Trompete	110	80	15,6	880	105	130,2	171	469
D-Trompete	(–)	(–)	(–)	880	107	158,1	180	404
As-Trompete	(–)	(–)	(–)	880	107	140,2	147	194

*(–) keine Messung; *gemessen während des Staccato-Spiels; **ein maximaler Druck von 215 cm H_2O wurde beim Spielen einer Posaune mit Dämpfer gemessen.*

Tab. I.2: Mittelwerte der Anblasdrucke im Mund sowie der Schalldruckpegel für tiefe und hohe Noten, die im Fortissimo (ff) auf verschiedenen Instrumenten gespielt wurden (nach Bouhyus 1964)

Anblasdruck bzw. den subglottischen Druck – und damit auch die Tonhöhe und Lautstärke – nicht ungewollt zu erhöhen. Am Ende einer langen musikalischen Phrase ist genau das Gegenteil erforderlich. Hier muss nämlich nach Überschreiten der Atemruhelage zusätzlich Luft zur Verfügung gestellt werden, um den für die Tonproduktion erforderlichen Druck aufrechtzuerhalten. Diese gegensätzliche Anforderung an die Atemführung im Verlauf einer Melodielinie – am Beginn »Weghalten« zur Vermeidung eines Überangebots, am Ende »Zuführen« zur Bereitstellung der benötigten Luft – erschwert es außerordentlich, den Atemvorgang begrifflich in einem einzigen Fachterminus zu fassen. Um das »Momentum« des Dynamischen in diesem Vorgang zu unterstreichen, wäre es deshalb sinnvoll, anstelle von »Stütze« von »Atemstützfunktion« zu sprechen (Richter 2014, S. 41). Dies käme auch dem ursprünglich italienischen Begriff *appoggio* näher, der in der italienischen Alltagssprache eher der Bedeutung von *appogiare*, »sich an etwas anlehnen«, entspricht (Seidner und Wendler 2010, S. 64). Andere Sprachen wie das Englische und das Französische verwenden mit *support* und *soutien* ebenfalls Wörter, welche die Bedeutung »Unterstützung« enthalten (Richter 2014, S. 41). Diese Begriffe kommen dem Regulationsvorgang der Atmung näher und unterstreichen stärker die bedarfsabhängige Flexibilität.

Atemsteuerung

Bläser und Sänger verwenden in der Beschreibung der Atmung eine Vielzahl von Begriffen, die nicht immer unmittelbar den physiologischen Vorgängen der Atmung entsprechen. So bezeichnen die Begriffe Bauch- oder Flankenatmung beispielsweise die sicht- und spürbaren körperlichen Auswirkungen der Atmung auf die Muskulatur und die Organe des Bauchraums, obwohl streng genommen die Atmung natürlich immer in den Lungen und damit im Brustraum stattfindet. Diese Form der Beschreibung und Wahrnehmung der äußerlich sichtbaren und innerlich spürbaren Vorgänge bei der Atmung ist vermutlich u.a. deswegen so verbreitet, da sich der Atemvorgang aus physiologischen Gründen der direkten Wahrnehmung und vollständigen willentlichen Steuerung entzieht. Wir verfügen – leider – weder über eine bewusste sensorische Information, in welcher Stellung bzw. Position sich die entscheidenden Atemmuskeln während des Atemvorgangs im Körper befinden, noch können wir diese Muskeln willentlich von einer Position in eine andere bewegen. Auch das Zwerchfell ist als der wichtigste Atemmuskel nicht willentlich steuerbar. Hierin unterscheidet er sich grundsätzlich von anderen Muskelgruppen wie beispielsweise jenen der Hand, deren feinmotorische Bewegungen, wie das millimetergenaue Aufsetzen der Finger auf dem Griffbrett beim Geigenspiel, vom Spieler willentlich gesteuert und beobachtet werden können. Allerdings können indirekt die Auswirkungen der Atembewegungen körperlich-sensorisch, optisch und akustisch wahrgenommen und beurteilt werden. Durch Aktivierung der steuerbaren Muskeln, wie beispielsweise der Bauchmuskeln, kann die eigentliche Atmungsmuskulatur im Rahmen der Atemstützfunktion in ihrer Funktion indirekt beeinflusst und kontrolliert werden.

Unterformen der Atmung bei Bläsern und Sängern

Da sich die Werte für Druck und Luftfluss je nach Instrument sehr stark unterscheiden, sind auch die Anforderungen an die Atmung beim Spiel der verschiedenen Blasinstrumente und beim Singen sehr unterschiedlich und lassen sich nicht verallgemeinernd darstellen. Die Betrachtungen müssen deswegen so instrumentenspezifisch wie möglich vorgenommen werden.

Die folgenden Beschreibungen der körperlichen Vorgänge bei der Atmung bei unterschiedlichen Blasinstrumenten stützen sich auf die mehrjährigen Beobachtungen der Arbeitsgruppe des Freiburger Instituts für Musikermedizin.*

* Diese sind auf der 2013 erschienenen DVD Das Blasinstrumentenspiel: Physiologische Vorgänge und Einblicke ins Körperinnere veröffentlicht (Spahn et al. 2013). Die Vorgänge während des Spiels unterschiedlicher Blasinstrumente werden auf dieser DVD in mehr als 130 Filmclips präsentiert. Hierdurch soll allen Bläsern ein umfangreiches und kommentiertes Material zur Verfügung gestellt werden, anhand dessen sie die physiologischen Vorgänge beim Spielen selbst nachvollziehen können.

Wie in Abb. I.63 dargestellt, konnten die Atmung (v. a. Bewegung des Zwerchfells) sowie die Bewegungen der Stimmlippen im Kehlkopf und die Veränderungen im Vokaltrakt (Zunge, Gaumensegel, Lippen) während des Spiels auf dem jeweiligen Blasinstrument sichtbar gemacht werden. Die Bewegungen des Zwerchfells sowie die Artikulationsbewegungen der Zunge und des Vokaltraktes wurden mit speziellen kernspintomografischen Techniken (sog. dynamischer Magnetresonanztomografie) filmisch dargestellt und die Bewegungen der Stimmlippen im Kehlkopf mit endoskopischen Verfahren aufgezeichnet.

Hierdurch ist es möglich, die unterschiedlichen Spieltechniken der Artikulation und Atemführung bei Blasinstrumentalisten zu verfolgen.

Im Folgenden werden aus der Fülle des Materials einige besonders auffällige Beobachtungen herausgegriffen. Die Vermittlung der Bewegungsabläufe ist in den Grenzen des Mediums Buch natürlich nur sehr eingeschränkt möglich. Der interessierte Leser sei deshalb nochmals auf die filmische Darstellung der dynamischen Vorgänge auf der DVD verwiesen.

»Druck- und flusskontrollierte«-Instrumente

Die Instrumente, die eine vergleichbar geringe Luftmenge benötigen sowie einen geringen Anblasdruck aufweisen, bezeichnet man als flusskontrollierte Systeme bzw. Ventilfunktionen (flow-controlled valve); hierzu können u. a. die Flöteninstrumente (Quer- und Blockflöten) gezählt werden (Tab. I.2, S. 52). Zu den Instrumenten, welche ebenfalls geringe Werte für den Luftfluss zeigen, die aber eine erheblich höhere Druckentwicklung am Mundstück aufweisen, gehören aus der Familie der Holzblasinstrumente die Oboe und das Englischhorn (und auch in abgeschwächter Form die Klarinette). Diese Instrumente bezeichnet man als druckkontrollierte Systeme bzw. Ventilfunktionen (pressure-controlled valve) (Fletscher und Rossing 1998); auch die Blechblasinstrumente (s. u.) gehören zu den druckkontrollierten Systemen.

In der dynamischen Magnetresonanztomografie sieht man beim Spielen von ausgehaltenen Tönen bei den Flöten und der Klarinette gleichförmige und langsame Bewegungen des Zwerchfells – ähnlich wie bei den Sängern. In den endoskopischen Aufnahmen des Kehlkopfs sind beim vibratolosen

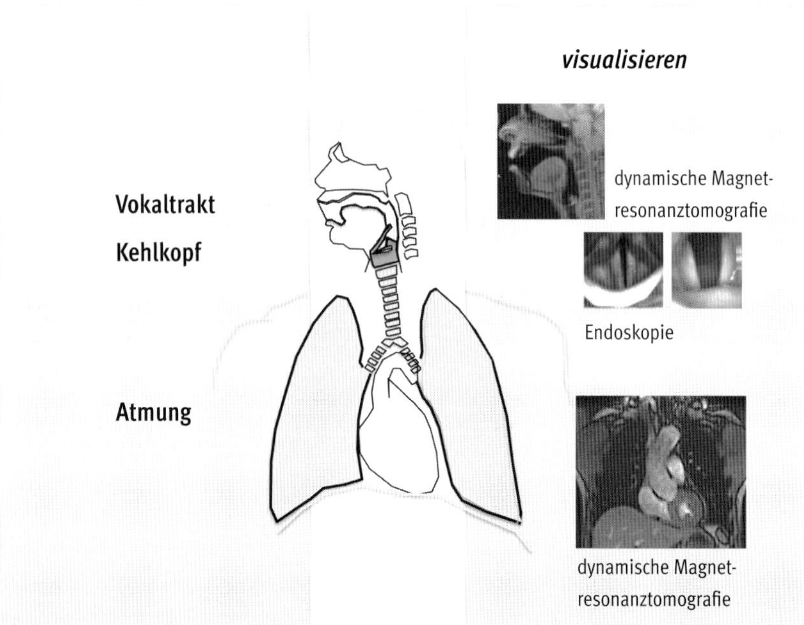

Abb. I.63: Schematische Darstellung der drei Ebenen des Blasvorgangs mit den dazugehörigen Möglichkeiten der Visualisierung

Spiel der Flötisten mittlere, den Atemspalt etwa auf die Hälfte verengende Mitbewegungen der Stimmlippen zu beobachten.

Beim Klarinettenspiel fällt in den endoskopischen Aufnahmen die Engstellung der Stimmlippen etwas ausgeprägter aus und beträgt für die verbleibende Öffnung der Glottisfläche etwa ein Drittel. Diese Mitbewegungen zeigen keine wesentliche Abhängigkeit von der Tonhöhe. Die Stimmlippen bewegen sich dagegen bei Ausformung des Vibratos deutlich mit. Der Atemstrom wird dabei nicht durch einen kompletten Schluss der Stimmlippen unterbrochen, sondern durch eine rhythmische – zur Vibratofrequenz synchrone – Annäherung der Stellknorpel modifiziert (vgl. Abb. I.57, S. 47).

Insbesondere bei der Oboe besteht die Besonderheit, dass der Luftverbrauch beim Spielen in der Regel so gering ist, dass am Ende einer musikalischen Phrase noch ein prozentualer Rest der Vitalkapazität als überschüssige Luft in der Lunge verbleibt. Diese muss vor einer erneuten Einatmung zunächst abgeatmet werden. Wegen dieses spezifischen Charakteristikums spricht man auch von »Oboistenatmung«. Diese ist in den kernspintomografischen Filmen an den Zwerchfellbewegungen eindrucksvoll abzulesen: Nach einer Erschlaffung des Zwerchfells während der Ausatembewegung kommt es vor der erneuten Einatmung zunächst zu einer weiteren Verkleinerung des Brustraumvolumens – also einer Aus- oder Abatmung von überschüssiger Luft –, bevor sich das Zwerchfell durch Kontraktion wieder nach unten senkt und Luft in die Lungen strömt. In den endoskopischen Aufnahmen des Kehlkopfs sind beim vibratolosen Spiel bei der Oboe deutlich verengende Mitbewegungen der Stimmlippen zu beobachten, die den Atemspalt etwa auf ein Viertel der verbleibenden Öffnung reduzieren. Diese Mitbewegungen zeigen keine wesentliche Abhängigkeit von der Tonhöhe. Die Stimmlippen bewegen sich bei Ausformung des Vibratos – ähnlich wie beim Spiel der Flöten und der Klarinette – sehr stark, wobei der Atemstrom ebenfalls durch eine rhythmische Annäherung der Stellknorpel, synchron zur Frequenz des Vibratos, modifiziert wird.

Blechbläser

Bei den Blechblasinstrumenten sind die Luftmenge und der Anblasdruck stark abhängig von der Größe und Bauweise des Instruments: Je größer und länger das Rohrsystem ist, desto größer sind die Werte für den Luftfluss. Bei den Tubisten sind die Anblasdrucke ebenfalls geringer als bei den übrigen Blechblasinstrumentalisten. Beim Spiel von Waldhorn und Trompete liegen die Werte für den Luftverbrauch in einem ähnlichen Bereich wie bei Querflöte und Klarinette. Beobachtungen in der dynamischen Magnetresonanztomografie und in endoskopischen Aufnahmen liegen für die Trompete und das Waldhorn vor. In den Aufnahmen der Magnetresonanztomografie ist deutlich zu sehen, dass – insbesondere bei hohen Tönen – neben der Bewegung des Zwerchfells auch die Bauchwandmuskulatur aktiviert wird, um die erforderlichen hohen Anblasdrucke zu erzeugen. In den endoskopischen Aufnahmen des Kehlkopfs sind beim Trompetenspiel ausgeprägte, den Atemspalt fast vollständig verengende Mitbewegungen der Stimmlippen zu beobachten, obschon es hierbei nicht zu einem vollständigen Stimmlippenschluss kommt.

Zirkularatmung

Eine Sonderform der Bläseratmung stellt die Zirkular- bzw. Permanentatmung dar. Sie kann besonders gut mit Instrumenten, die einen geringen Luftverbrauch erfordern – wie beispielsweise Oboe und Klarinette –, ausgeführt werden. Das Ziel der Zirkularatmung ist es, »unendlich« lange musikalische Phrasen ohne Unterbrechung durch Einatmungsvorgänge spielen zu können. Das Prinzip der Zirkularatmung besteht darin, einen ununterbrochenen Ausatemstrom zu erzeugen. Dies gelingt dadurch, dass das Gaumensegel und der Zungenrücken abwechselnd dazu genutzt werden, den Rachenraum zu öffnen und zu schließen. Bei der normalen Atmung erfolgen Öffnung und Schluss des Nasenrachenraums nur durch das Gaumensegel: Wird durch die Nase eingeatmet, ist es offen, wird durch den Mund ausgeatmet – wie es zur Erzeugung des Anblasdrucks bei Blasinstrumenten erforderlich ist –, ist es geschlossen. Bei der Zirkularatmung werden diese Bewegungen des

Gaumensegels durch zwei Vorgänge ergänzt: Zum einen wird in den Backen bei der Ausatmung ein Luftreservoir angelegt (die Backen werden dabei äußerlich sichtbar aufgebläht), zum anderen wird der Zungenrücken an den Übergang von hartem zu weichem Gaumen in der Weise nach oben geführt, dass er den Mundraum vom Rachen trennt. Während die Zunge hinten oben zum Verschluss platziert ist, werden simultan zwei Atmungsbewegungen ausgeführt: Durch Öffnung des Gaumensegels wird über die Nase eingeatmet und die Vitalkapazität in der Lunge aufgefüllt und gleichzeitig der zur Tonerzeugung benötigte Atemstrom dadurch aufrechterhalten, dass die Luft aus den Backen durch Kontraktion der Backenmuskeln nach vorn in Richtung Mundstück transportiert wird. Nach Abschluss des Einatmungsvorgangs wird konsekutiv das Gaumensegel wieder verschlossen und der Zungenrücken in die Ausgangslage zurückgeführt. Hierdurch kann der Ausatemstrom aus der Lunge zum einen wieder ungehindert zur Tonerzeugung zum Mundstück gelangen und zum anderen dazu verwendet werden, das geleerte Backenreservoir erneut aufzufüllen. Dieser Vorgang wird mit fließenden – und damit so wenig wie möglich hörbaren – Übergängen »zirkular« oder »permanent« ausgeführt. Dies erklärt die Benennung dieser Atmungsform. Die Vorgänge können in den dynamischen kernspintomografischen Aufnahmen auf der DVD bei Oboe und Klarinette gut nachvollzogen werden.

Sänger

Die Atmung der Sänger ist am ehesten mit derjenigen der Blockflötisten zu vergleichen. Die Atmung während des Singens wurde intensiv erforscht: So weisen Sänger beispielsweise eine etwa 20 % höhere Vitalkapazität auf als Nichtsänger (Gould 1977), sie scheinen jedoch über keine größere Totalkapazität zu verfügen. Da die Atmung bei Sängern einige Spezifika aufweist, erscheint es gerechtfertigt, den Begriff »Sängeratmung« zu verwenden (Richter 2014, S. 34).*

1.4 Aufbau und Funktionsweise des Nervensystems

Das Nervensystem hat die Aufgabe, äußere Bewegungen und innere organische Vorgänge des menschlichen Körpers zu steuern. Im Nervensystem sind auch Gefühle und Erinnerungen – im Gedächtnis – gespeichert, welche Einfluss auf die Steuerung der Körpervorgänge nehmen (vgl. Kap. I.2.1). Grundsätzlich wissen wir heute, dass das Nervensystem in seiner Funktionsweise und Struktur nicht nur genetisch determiniert ist, sondern auch wesentlich unsere Erfahrungen verarbeitet und widerspiegelt. Diese Fähigkeit wird als neuronale Plastizität bezeichnet. Sie ist der Grund, warum Lernen während des gesamten Lebens möglich bleibt.

Neurone und Synapsen

Das *Neuron* – die Nervenzelle – stellt die Grundeinheit des Nervensystems dar (Abb. I.64). Jedes Neuron besteht aus einem Zellkörper, aus den Zellfortsätzen, den Dendriten – zur Informationsaufnahme Richtung Zellinneres – und aus den langen

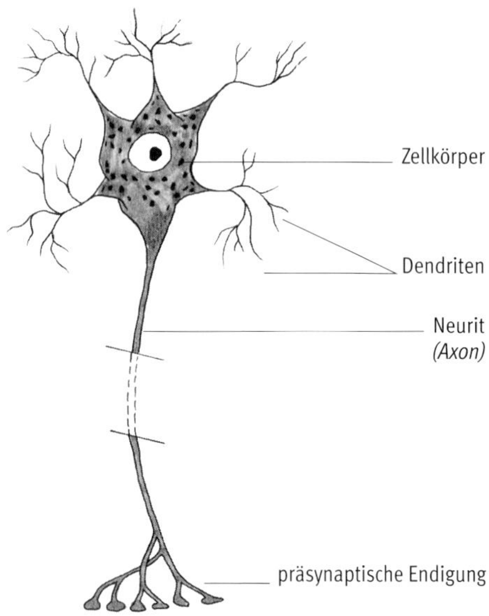

Abb. I.64: Aufbau eines Neurons

* Weiterführend interessierten Lesern sei für die Spezifika der Sängeratmung die Lektüre folgender Publikationen empfohlen: Die Stimme (Richter 2014), Die Wissenschaft von der Singstimme (Sundberg 2015) und das Lexikon der Gesangsstimme (Mecke et al. 2016).

Fortsätzen der Nervenzellen, den Neuriten, welche Nervenimpulse an andere Neurone oder an Muskeln weiterleiten. Die Neuriten sind durch Bindegewebshüllen (sog. Nervenscheiden) zu Nervenfaserbündeln zusammengefasst und bilden den Nerv (griech. *neũron*, »Schnur«). Beim Menschen weisen die Nervenfasern sehr unterschiedliche Längen auf, sie sind zwischen Bruchteilen von Millimetern bis zu einem Meter lang. Die längsten Nervenfasern finden sich im Rückenmark und im Ischiasnerv. Um Informationen vom Gehirn zum ausführenden Organ oder umgekehrt von der Peripherie in das Gehirn zu leiten, geben Nerven elektrische Impulse weiter. Die Nerven, die eine Information vom Körper an des Gehirn weiterleiten, werden als afferent (von lat. *afferre,* »hinbringen«) bezeichnet, diejenigen, die Informationen vom Gehirn in die Peripherie des Körpers leiten, werden als efferent (von lat. *efferre*, »herausbringen«) bezeichnet.

Die Nervenleitung geschieht durch Änderungen der elektrischen Spannung entlang der Nervenzellmembran. Zwischen dem Inneren und der Oberfläche einer Nervenfaser besteht dadurch eine elektrische Potenzialdifferenz, dass Kalium- und Natrium-Ionen ungleich verteilt sind. Durch schnellen Ausgleich der Spannungsdifferenz entstehen an der Oberfläche der Nervenzelle elektrische Impulse, sog. Aktionspotenziale, die sich wie eine Welle ausbreiten.

Es gibt unterschiedlich schnell leitende Typen von Nervenfasern. Je dicker eine Nervenfaser und je dicker ihre Markscheide ist, desto schneller ist ihre Leitgeschwindigkeit. Am schnellsten sind die A-Alpha-Fasern, welche sowohl die Impulse für die Muskelanspannung vom Gehirn zu den Skelettmuskeln leiten als auch das Gehirn mit Informationen über die Spannung des Muskels versorgen. Sie besitzen eine Leitgeschwindigkeit von 70–120 m/s. Im Vergleich dazu, wie schnell manche Musizierbewegungen ausgeführt werden, ist die Übermittlung der Bewegungsimpulse jedoch vergleichsweise langsam und in Extremfällen nur etwa viermal schneller als der zeitliche Abstand zwischen zwei Tönen.

Die Verbindungen zwischen Neuronen bezeichnet man als *Synapsen*. An den Synapsen, von denen sich ca. eine Billiarde im menschlichen Körper befinden, findet die Erregungsübertragung von einem Neuron auf das nächste Neuron statt. Im sog. synaptischen Spalt modulieren Überträgerstoffe (Transmitter), ob ein Reiz verstärkt oder abgeschwächt weitergeleitet wird. Die dort ablaufenden Vorgänge sind hochkomplex und können deshalb hier nicht im Einzelnen dargestellt werden.*

Die Ausprägung von Synapsen unterliegt einer zeitlichen Dynamik im Laufe des Lebens und ist abhängig von den Erfahrungen der einzelnen Person und von den Anreizen, die auf das Nervensystem treffen. In den ersten beiden Lebensjahren entwickelt sich ein Netzwerk synaptischer Verbindungen – ablesbar an den enormen Entwicklungsprozessen im Kleinkindalter. Bestimmte Fähigkeiten müssen in dieser Phase erlernt werden, da sonst das Potenzial zur Ausbildung von Synapsen verkümmert. Unter dem Einfluss von Umwelterfahrungen werden die synaptischen Verbindungen später feiner reguliert und auf die wesentlichen Verbindungen beschränkt. Grundsätzlich können Vorgänge jedoch mit gewissen Einschränkungen bis ins hohe Alter auch neu erlernt werden.

Vergleichbar mit »Trampelpfaden«, die dadurch entstehen, dass ein Weg immer wieder gegangen wird, entstehen auch im Nervensystem durch Wiederholungen neue und stärker ausgeprägte synaptische Verbindungen. Hierbei ist zu unterscheiden, ob es sich um kurzfristige oder langfristige Verstärkungen der Signalübertragung zwischen Neuronen handelt. Von Kurzzeitplastizität spricht man, wenn die Änderung der Übertragungsstärke einige Millisekunden bis einige Minuten anhält (»short-term plasticity«, STP), von Langzeitplastizität, wenn sie Minuten bis Stunden oder lebenslang bestehen bleibt (»long-term plasticity«, LTP).

Die neu gebildeten synaptischen Verbindungen können sogar zu einer strukturellen Veränderung im Gehirn führen. So konnte bei Musikern, die vor dem Alter von sieben Jahren mit dem Instrumentalspiel begonnen hatten, gemessen werden, dass im Gehirn der sog. Balken – die Gehirnstruktur,

* Für Leser, die sich über die genauen biologisch-physiologischen Grundlagen der Signalübertragung am synaptischen Spalt informieren wollen, sei auf einschlägige Lehrbücher der Physiologie verwiesen, z. B. das Kapitel »Synaptische Übertragung« in: Pape et al. 2014.

welche die rechte und linke Gehirnhälfte verbindet – größer war als bei Nicht-Musikern (Schlaug et al. 1995).

Zentrales und peripheres Nervensystem

Aufgrund seiner Lage im Körper wird das Nervensystem in das *zentrale Nervensystem* und das *periphere Nervensystem* unterteilt. Das zentrale Nervensystem besteht aus Gehirn und Rückenmark, das periphere Nervensystem aus den Nerven, die das Gehirn und das Rückenmark mit den Muskeln und Organen im Körper verbinden.

Eine zweite Unterteilung des Nervensystems richtet sich nach seiner Funktion. Das *somatische Nervensystem* steuert in seinem motorischen Anteil willkürlich die Skelettmuskulatur, mit seinen sensiblen Fasern nimmt es Reize auf und leitet sie dem Gehirn zu. Das *vegetative Nervensystem* dient der unbewussten Steuerung der inneren Organe und lebenswichtiger Vorgänge wie der Atmung, des Herz-Kreislauf-Systems und der Verdauung. Es wird auch als autonomes Nervensystem bezeichnet.

Das zentrale Nervensystem

Gehirn

Das *Gehirn* ist das Zentrum unseres Denkens, Fühlens und Handelns sowie Sitz des Gedächtnisses. Es ist ein faszinierendes Organ, dessen komplexe Funktionsweise noch längst nicht in Gänze erforscht ist. Durch Untersuchungsmethoden wie das Elektroenzephalogramm (EEG) und insbesondere durch die funktionelle Kernspintomografie (fMRT) kann heute die Gehirnaktivität bei unterschiedlichen Aufgaben untersucht und so auf die Arbeitsweise des Gehirns rückgeschlossen werden. Diese Möglichkeiten haben in den letzten zwei Jahrzehnten zu einem deutlichen Wissenszuwachs im Fachgebiet der Neurowissenschaften geführt.

Das Gehirn besteht aus dem Großhirn, dem Kleinhirn und dem Hirnstamm (Abb. I.65), der über das sog. verlängerte Mark (Medulla oblongata) in das Rückenmark übergeht.

Das *Großhirn* wird durch einen Spalt, der mehrere Zentimeter tief ist, in eine rechte und linke Hälfte – die Großhirnhemisphären – geteilt. Die Verbindung zwischen beiden wird in der Tiefe durch

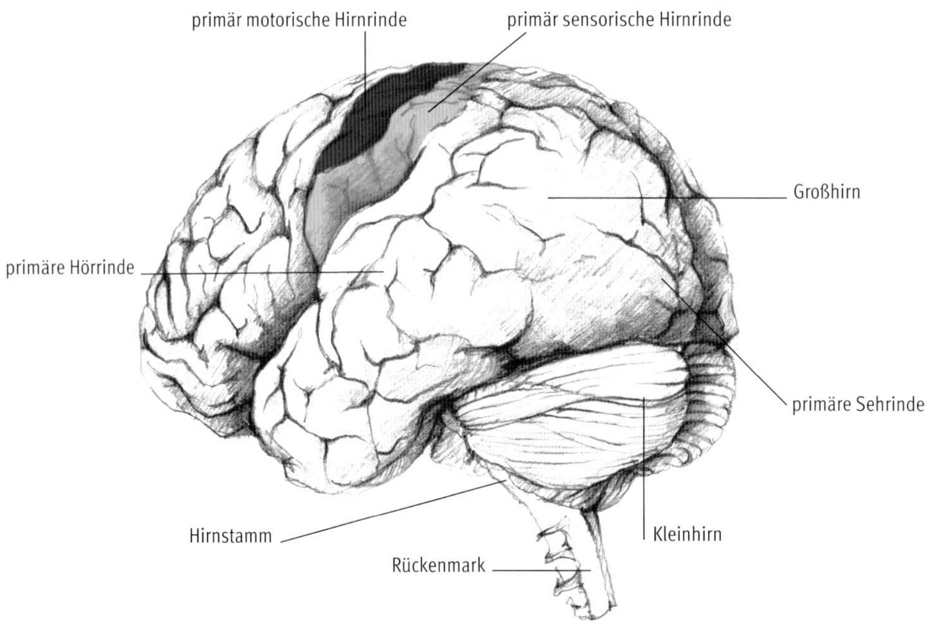

Abb. I.65: Das Gehirn mit Übergang zum Rückenmark

den sog. Balken gewährleistet, über dessen Nervenfasern Informationen zwischen beiden Seiten ausgetauscht werden können. An der Oberfläche des Großhirns liegt die Großhirnrinde, die wegen ihrer Farbe auch als »graue Substanz« bezeichnet wird und eine Vielzahl an Windungen und Furchen enthält (Abb. I.65). Ihr kommt für das menschliche Bewusstsein und Denken eine übergeordnete Bedeutung zu. Die Großhirnrinde wird in unterschiedliche Bereiche eingeteilt, welche verschiedene Aufgaben übernehmen – so befindet sich beispielsweise die primäre Hörrinde im Schläfenlappen und die primäre Sehrinde im Hinterhauptslappen. In der motorischen Rinde werden Befehle zur Steuerung von Bewegungen erteilt, in der danebenliegenden sensorischen Rinde werden Sinneswahrnehmungen empfangen (Abb. I.65). Die *Basalganglien* in der Tiefe der Großhirnhälften gehören zu dem Netzwerk an Gehirnzellen, welche die Planung und Ausführung von Bewegung mitgestalten.

In der Tiefe des Großhirns liegen zwei weitere wichtige Strukturen: das *limbische System* und – als Teil davon – der *Hippocampus*. Das limbische System ist an der Steuerung des Verhaltens und Denkens beteiligt und ist Sitz emotionaler Vorgänge, während der Hippocampus Ort der Wahrnehmung und Gedächtnisbildung – auch des musikalischen Gedächtnisses – ist.

Im *Zwischenhirn*, das von außen nicht zu sehen ist, da es sich in der Tiefe des Gehirns befindet, liegt der *Thalamus*. Er ist eine funktionell äußerst wichtige Struktur, da in ihm Informationen aus den Sinnesorganen – mit Ausnahme des Riechens – und Informationen zur Steuerung von Bewegung aus anderen Hirnbereichen zusammenkommen. Er enthält auch den *Hypothalamus*, der das vegetative Nervensystem (s. u.) steuert.

Das *Kleinhirn* – wegen seiner Lage gut zu erkennen (Abb. I.65) – ist insbesondere für die Feinabstimmung von Bewegungen zuständig und mit Großhirnrinde und Thalamus sehr eng vernetzt.

Der Hirnstamm bildet neben Großhirn, Zwischenhirn und Kleinhirn die anatomische Einheit des Gehirns im Übergang zum Rückenmark. Er umfasst Hinterhirn, Brücke und verlängertes Mark, in dem lebenswichtige Zentren zur Steuerung von Kreislauf und Atmung liegen. Alle Bahnen zwischen den höhergelegenen Hirnzentren und dem Rückenmark verlaufen durch den Hirnstamm. Die Fasern der sog. Pyramidenbahn – so benannt nach der Form der Nervenzellen (Pyramidenzellen), aus denen sie hervorgehen – führen von der motorischen Hirnrinde zum Rückenmark und kreuzen mit ihrem größten Anteil die Körperseite auf Höhe des Hirnstamms.

Rückenmark

Das Rückenmark verläuft im Wirbelkanal der Wirbelsäule (Abb. I.15, S. 24) und leitet über auf- und absteigende Nervenbahnen Nervenimpulse vom Gehirn zu den Muskeln und Organen (efferente Fasern) und umgekehrt (afferente Fasern). Eine der wichtigsten Nervenbahnen ist die bereits erwähnte Pyramidenbahn, welche vornehmlich die Impulse für die willkürlichen Bewegungen leitet.

Das periphere Nervensystem

Das periphere Nervensystem besteht aus den Spinalnerven, welche die Wirbelsäule verlassen und aus dem Rückenmark austreten (Abb. I.15, S. 24) sowie aus den Hirnnerven, welche direkt aus Hirnnervenkernen im Gehirn entspringen. Die Nerven enthalten meist sowohl afferente als auch efferente Fasern. Sie leiten die Impulse aus dem Gehirn bis an das Erfolgsorgan, z. B. den Muskel. Periphere Nerven können durch Druck in ihrer Funktion beeinträchtigt werden. Ein Beispiel hierfür ist der Ellennerv (*Nervus ulnaris*), der in seinem oberflächlichen Verlauf am Ellenbogen leicht erreichbar ist. Gerät ein Nerv unter mechanischen Druck, so kommt es zu den typischen Kribbelempfindungen oder zu abgeschwächter Wahrnehmung in den von ihm versorgten Körperbereichen – im Fall des Ellennervs zu Kribbeln im Ringfinger und im kleinen Finger. Im Volksmund werden diese Stelle des Ellenbogens und die Reaktion durch Reizung des Nerven auch als »Musikantenknochen« bezeichnet. Eine Nervenschädigung muss erst bei länger anhaltendem Druck – dem sog. Nervenkompressionssyndrom – befürchtet werden (Altenmüller und Jabusch 2011, S. 188 f.).

Vegetatives Nervensystem

Das vegetative Nervensystem tritt mit dem Anteil des Sympathikus typischerweise bei Stress oder bei Lampenfieber in Erscheinung. Anzeichen wie schneller Herzschlag, schnelle Atmung, Schwitzen, kalte Hände, Zittern, Übelkeit u.a. sind Ausdruck des sympathischen Teils des vegetativen Nervensystems. Die körperlichen Reaktionen gehen auf ein entwicklungsgeschichtlich altes Programm zurück, mit dem in Angst auslösenden Situationen alle körperlichen Reserven aktiviert werden können, um durch Kampf oder Flucht zu überleben.

Die Steuerung erfolgt im Gehirn durch den Hypothalamus, welcher Impulse über Nervenwurzelzellen im Rückenmark und über weiterführende Nerven zu den Organen leitet. Die Katecholamine – »Stresshormone« – Adrenalin und Noradrenalin bewirken, dass gespeicherte Energie mobilisiert und Glucose aus dem Blut in die Zelle aufgenommen werden kann. Damit steht für die bei Kampf oder Flucht erforderliche Muskeltätigkeit ausreichend Energie zur Verfügung.

Neben dem *Sympathikus* des vegetativen Nervensystems, welcher auf Kampfbereitschaft und Außenorientierung eingestellt ist, gibt es den Gegenspieler, den *Parasympathikus,* der für Ruhezustände und Orientierung nach innen sorgt. Beide Anteile des vegetativen Nervensystems befinden sich situationsabhängig und im Tagesverlauf in unterschiedlicher Balance zueinander. Musiker brauchen auf der Bühne eine besondere Präsenz und Konzentration und können von einer optimierten Aktivierung des Sympathikus profitieren.

Ein Wechsel zwischen Spannung und Entspannung ist für die Gesunderhaltung wichtig. Menschen, die den Grad erhöhter Aktivierung nicht mehr reduzieren können, geraten in eine ungesunde Daueraktivierung in Form von Dystress. Chronischer Stress schwächt das Immunsystem und erhöht das Risiko für Infekte und andere Erkrankungen. Gerade für Musiker ist es wegen der regelmäßigen Sympathikusaktivierung in Präsentationssituationen wichtig, auf Ruhephasen zu achten. Der Abbau der Katecholamine nach einem Auftritt kann individuell sehr unterschiedlich verlaufen. Manche Künstler sind nach dem Auftritt noch mehrere Stunden hellwach, andere werden direkt nach dem Auftritt müde und wieder andere brauchen ein bis zwei Stunden, um innerlich zur Ruhe zu kommen. Es ist hilfreich, die Verlaufskurve nach dem Auftritt individuell wahrnehmen und einordnen zu können. Wenn diesbezüglich Probleme erwachsen – beispielsweise durch ein chronisches Schlafdefizit bei regelmäßigen Konzerten am Abend und frühem Arbeitsbeginn am nächsten Morgen –, sollte ärztliche Beratung aufgesucht werden, um individuelle Lösungen zu finden. Bei lange anhaltender Aufregung nach dem Konzert können Bewegung und körperliche Aktivität eine einfache Hilfe sein, da hierdurch Adrenalin abgebaut wird.

Im Tagesverlauf wechseln sich normalerweise Phasen mit vorherrschender Aktivierung des Sympathikus und des Parasympathikus auf ganz natürliche Weise ab. Es empfiehlt sich, diese Biorhythmen zu respektieren. Üben und Proben in Phasen der Ruhebedürftigkeit und der Verdauung nach dem Essen sind nicht sehr gewinnbringend.

1.5 Sinneswahrnehmung

Reize aus der Umwelt in Form von Licht oder Wärme, Druck oder Schall, Geruch oder Geschmack werden durch Nervenimpulse dem Gehirn zugeleitet. Die physikalischen Reize werden von Rezeptoren in den Organen aufgenommen, in elektrische Signale umgewandelt und über afferente Nerven zum Gehirn transportiert.

Die »fünf Sinne« Sehen, Hören, Tasten, Riechen und Schmecken sind sprichwörtlich, darüber hinaus gibt es jedoch noch einen sechsten Sinn, der Wahrnehmungen aus unserem Körper selbst aufnimmt. Es handelt sich um die sog. propriozeptive Wahrnehmung, die auch als kinästhetischer Sinn bezeichnet wird. Im Unterschied zu den anderen Sinnesmodalitäten entzieht sie sich größtenteils unserem Bewusstsein. Für Musiker spielt die kinästhetische Wahrnehmung bei der Ausführung der Musizierbewegungen eine ganz entscheidende Rolle.

Grundsätzlich sind beim Musizieren alle Sinne angesprochen, Riechen und Schmecken sind am Vorgang des Musizierens jedoch nicht unmittelbar beteiligt. Der Geruchssinn spielt allerdings für die emotionale Einstellung bei Auftritten eine nicht unerhebliche Rolle, da die zentrale Verarbeitung von Gerüchen mit situationsäquivalenten Emotionen eng verknüpft und im Langzeitgedächtnis gespeichert ist. So können Geruchswahrnehmungen Erinnerungen an positiv oder negativ erlebte Situationen auslösen und bestimmte Duftstoffe (Parfum, Make-up etc.) zur positiven Einstimmung für Auftritte genutzt werden.

Im Folgenden werden die für Musiker besonders wichtigen Sinne Hören, Tasten, Kinästhesie und Sehen näher beschrieben.

Hören

Zur Bedeutung des Hörens

Hören stellt für das Musizieren eine der primären Sinnesmodalitäten dar. Der Prozess des Hörens beginnt bereits im Mutterleib, da der Fötus schon in den letzten Wochen der Schwangerschaft, in denen das Hörsystem bereits ausgereift ist, akustische Informationen aus seinem Umfeld wahrnehmen kann.

Auch in der Evolution des Menschen ist der Hörsinn von größter Bedeutung, da das Gehör Tag und Nacht aktiv ist und vor Gefahren aus weiter Ferne und in der Dunkelheit warnen kann. Es erschließt akustisch den Raum hinter uns und hat in diesem Sinne die Funktion eines akustischen »Rückspiegels«.

Das Gehör ist darüber hinaus unentbehrlich für die menschliche Kommunikation. Der treffende Satz »Nicht sehen trennt von den Dingen. Nicht hören von den Menschen« wird dem Philosophen Immanuel Kant (1724–1804) zugeschrieben. Das Ohr vermittelt über den sprachlichen Ausdruck, die sog. Prosodie, in der Kommunikation nicht nur den Inhalt, sondern auch den emotionalen Gehalt des Gesprochenen (vgl. Kap. I.2.2, S. 79 f.). Die prosodischen Elemente bestehen aus Tonhöhe und -dauer sowie aus Rhythmus und Lautstärke. Der Sprachmelodie kommt – als Teil der Prosodie – eine Schlüsselfunktion zu.

Im Zusammenhang mit der Musik denken wir beim Hören hauptsächlich an die Wahrnehmung von äußeren Klangereignissen. Daneben gibt es jedoch auch das »innere Hören«, also die Vorstellung von Musik, ohne dass sie äußerlich hörbar erklingen muss. Ein berühmtes Beispiel hierfür ist Ludwig van Beethoven, der – auch nachdem er vollständig ertaubt war – weiter komponierte. In dieser Phase entstand sein heute wohl populärstes Werk, die neunte Sinfonie, deren Schlusschor seit 1972 die offizielle Europahymne ist. Er notierte diese Musik und konnte sie innerlich wahrnehmen, ohne sie bei der Aufführung wirklich hören zu können. Auch Musiker, deren Gehör nicht eingeschränkt ist, berichten davon – wie der Pianist Kit Armstrong jüngst in einem Rundfunkinterview –, dass sie beim reinen Lesen von Musik einen eigenen Genuss erleben. Dies ist auch der Fall, wenn man sich stumm ein musikalisches Werk in Erinnerung ruft oder beim Musizieren innerlich den Klang »voraushört«, bevor man ihn hörbar produziert. Das mentale Üben (vgl. S. 189) beruht ebenfalls auf der Fähigkeit, sich musikalische Klänge anhand eines schriftlichen Notentextes oder frei, vorstellen, d. h. innerlich hören zu können. Obwohl man deshalb sagen könnte, dass Musik in verschiedenen »Aggregatzuständen« existiert, ist sie doch keine »stumme« Kunst. So schrieb Richard Wagner im Jahr 1852 an Franz Liszt über die Partitur des Lohengrin: »... denn es ist eben nicht ein ›Buch‹, sondern die Skizze zu einem Werke, das erst dann wahrhaft vorhanden ist, wenn es (so) an Auge und Ohr zur sinnlichen Erscheinung gelangt ...« (zit. nach Knust 2007, S. 27).

Anatomische und physiologische Grundlagen der Hörfähigkeit

Wenn Musik erklingt, dann wird sie über Schallwellen verbreitet. Das Organ, das diese Schallwellen aufnimmt und an das Gehirn zur Wahrnehmung des Gehörten weiterleitet, ist das Ohr. Aus den Schallwellen entstehen beim Hörvorgang sowohl »Hörempfindungen, Sprache und Musik, aber auch Krach und Lärm« (Hellbrück und Ellermeier 2004, S. 18). Das Ohr vermittelt wie kein anderes Sinnesorgan eine große Bandbreite ästhetischer und emotionaler Eindrücke und muss alle ihm dargebotenen Schallereignisse verarbeiten. Dass Musik in dieser Hinsicht auch als »Lärm« interpretiert werden kann, hat schon Wilhelm Busch

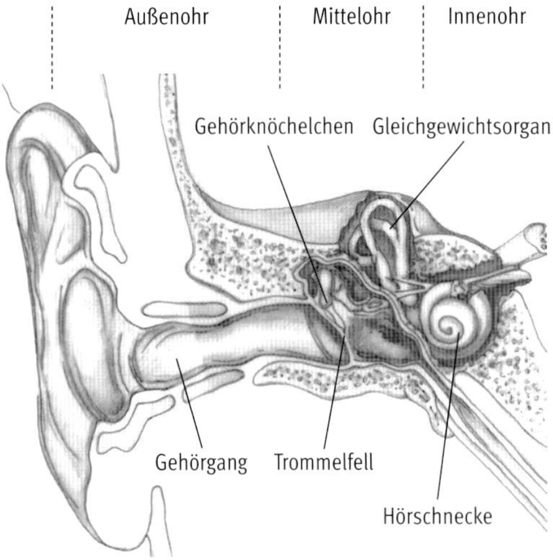

Abb. I.66: Anatomischer Aufbau des Ohres

in seinem berühmten Gedicht Der Maulwurf im Jahr 1874 festgestellt: »Musik wird oft nicht schön gefunden, weil sie stets mit Geräusch verbunden.« (Busch 1959, S. 724 ff.). Dieser Gedanke wird in Kap. II.4.1, S. 154 f., im Zusammenhang mit Lärmgefährdung und Gehörschutz bei Musikern nochmals aufgegriffen.

Neben dem Hörsinn beheimatet das Ohr als Organ auch den Gleichgewichtssinn. Die folgende Darstellung konzentriert sich jedoch – unter Aussparung des Gleichgewichts – auf diejenigen anatomischen Grundlagen des Ohres und die physiologischen Aspekte des Hörens, die für das Verständnis des Hörvorgangs für Musiker wesentlich sind.* Der Fokus liegt dabei auf den Vorgängen im peripheren Hörorgan.**

Anatomisch zeigt das Hörorgan einen dreiteiligen Aufbau (Abb. I.66). Man unterscheidet 1. das Außenohr mit Ohrmuschel und äußerem Gehörgang, 2. das Mittelohr mit dem Trommelfell, den Gehörknöchelchen und den Mittelohrmuskeln sowie 3. das Innenohr mit den eigentlichen Sinneszellen der Hörschnecke, den sog. Haarzellen (Abb. I.69). Die Hörschnecke ist im dichtesten menschlichen Knochen, dem Felsenbein, gelegen und damit gut geschützt. Die wesentliche Funktion des Ohres ist es, Schallwellen, d. h. mechanische Energie, in Nervenimpulse, d. h. elektrische Energie, umzuwandeln.

Die Schallwellen erreichen das Ohr auf zwei unterschiedlichen Wegen (Abb. I.67): zum einen über die sog. *Luftleitung*. Hier nimmt die Ohrmuschel den Schall auf, er wird im äußeren Gehörgang gebündelt und trifft dort auf das Trommelfell. Dieses wird durch den Schall in Schwingungen versetzt und überträgt diese Schwingungen über die Gehörknöchelchenkette von Hammer, Amboss und Steigbügel – die an ihrem einen Ende (Hammergriff) mit dem Trommelfell und an ihrem anderen Ende (Fußplatte des Steigbügels) mit dem Eingang zum Innenohr verbunden ist – auf die Innenohrflüssigkeit. Zum anderen kann der Schall auch direkt über das Körpergewebe und den Knochen zur Hörschnecke weitergeleitet werden. Diese per Vibration fortgeleiteten Schallereignisse bezeichnet man als *Knochenleitungshören*. Dieses Phänomen spielt eine besondere Rolle bei Sängern und Bläsern – aber auch Hohen Streichern –, die den Schall »innerlich« oder mit direktem »Vibrations-Kontakt« des Instruments zum Körper produzieren. Beim Tes-

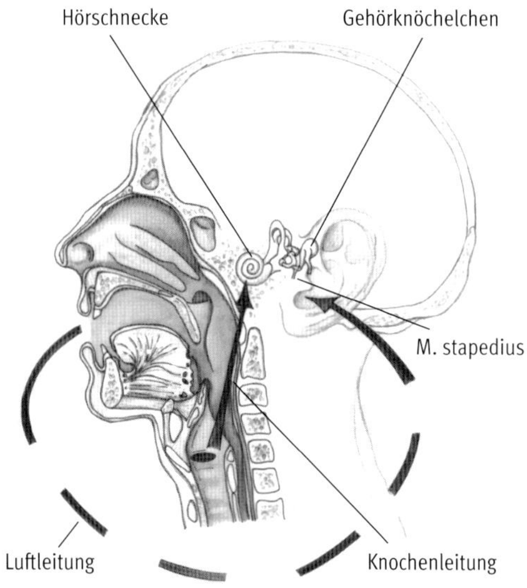

Abb. I.67: Knochen- und Luftleitung

* Die folgenden Ausführungen lehnen sich an das Kapitel »Hören« im Buch Die Stimme an (Richter 2014).

** Für ein vertieftes Verständnis der Hörverarbeitung sei dem interessierten Leser die Monografie von Hellbrück und Ellermeier (2004) oder die kompakte Darstellung von Dirk Mürbe im Lexikon der Gesangsstimme (Mecke et al. 2016) empfohlen.

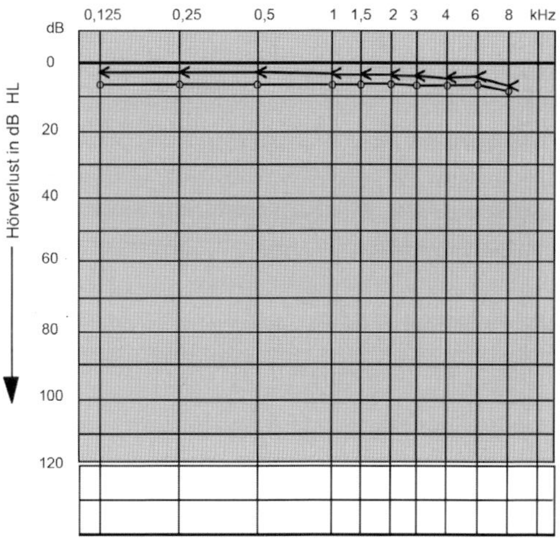

Abb. I.68: Tonaudiogramm bei normalem Hörvermögen; Darstellung der Knochenleitungskurve mit Häkchen, der Luftleitungskurve mit offenen Kreisen

ten der Hörfähigkeit wird sowohl eine Knochenleitungskurve (Vibrationsempfindungsfähigkeit hinter dem Ohr) als auch eine Luftleitungskurve im Audiogramm eingetragen (vgl. Abb. I.68).

Unabhängig davon, ob der Schall über die Luft- oder Knochenleitung ins Ohr gelangt, versetzt er eine Membran, die sog. Basilarmembran, in der Hörschnecke in Schwingungen. Die Basilarmembran ist wie die Stufen einer Wendeltreppe am Innenpfeiler verankert und zieht sich in zweieinhalb Schneckenwindungen nach oben. Auf ihr entstehen Wanderwellen, die entsprechend der Frequenz des eintreffenden Schalls ein Maximum an einer bestimmten Stelle der Basilarmembran aufweisen. Das Prinzip, wie diese Wellen entstehen, ist mit der Wellenbildung an einem Meeresstrand vergleichbar. Der »Wellenberg« bildet sich an einem bestimmten Ort in Abhängigkeit von der ankommenden Energie und der Beschaffenheit des Untergrunds – im Ohr in Abhängigkeit von den Schwingungseigenschaften der Basilarmembran. Die Wellenbildung führt dazu, dass die auf der Basilarmembran befindlichen Haarzellen aktiviert werden. Es gibt drei Reihen äußerer Haarzellen und eine Reihe mit ca. 3000 inneren Haarzellen (Abb. I.69). Diese sind die eigentlichen Hörzellen (Rezeptorzellen). Sie wandeln die ankommende mechanische Schallenergie in elektrische Energie um. Als Ergebnis dieser Umwandlung erzeugen sie Nervenimpulse, die zum Gehirn geleitet werden. Dort werden sie zu Höreindrücken verarbeitet und schließlich als solche wahrgenommen.

Verschiedene Tonhöhen werden an verschiedenen Orten in der Hörschnecke abgebildet – die hohen Töne bis ca. 20.000 Hertz (Hz) direkt unten in der ersten Windung der Schnecke, die tiefen Töne bis zu ca. 20 Hz an der Schneckenspitze. Das menschliche Ohr erfasst damit einen ziemlich großen Frequenzbereich. Dieser *Frequenzbereich* des Ohres wird bei der Produktion und Rezeption von Singen, Sprechen und instrumentalem Musizieren fast vollständig ausgeschöpft.

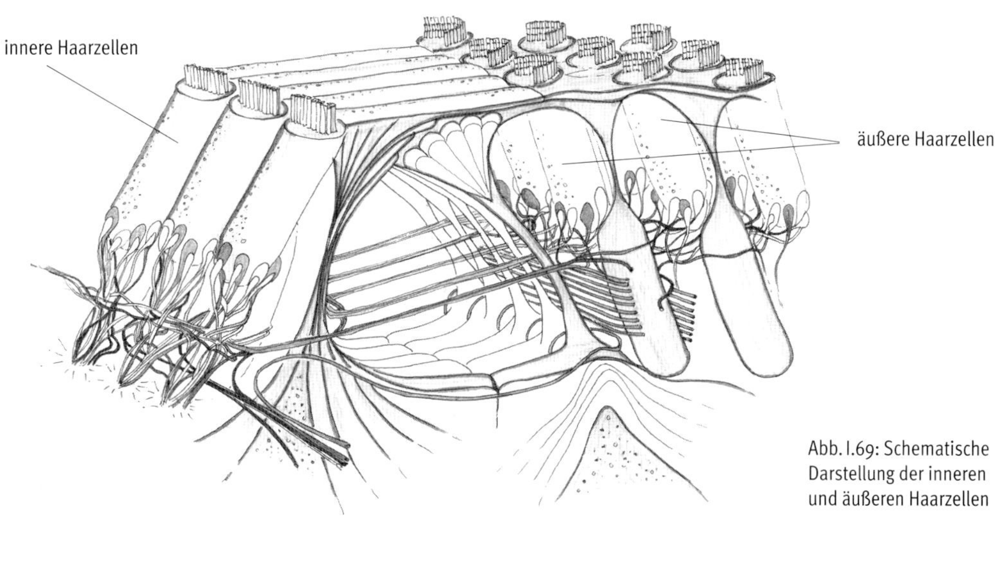

Abb. I.69: Schematische Darstellung der inneren und äußeren Haarzellen

Die Grundfrequenzen der menschlichen Stimme, insbesondere der Singstimme, bewegen sich im Normalfall im Bereich von etwa 50–1500 Hz. Man kann jedoch auch noch weit höher singen: Der australische Sänger Adam Lopez erhielt im Jahr 2007 im Guinnessbuch der Rekorde einen Eintrag für die zirzensische Fähigkeit, Töne mit einer Grundfrequenz von über 4000 Hz zu phonieren.

Die Grundfrequenzen der Töne eines Klaviers liegen im Bereich von 27,5 bis 4186 Hz (Abb. I.70 und I.72). Einzelne Musikinstrumente wie z. B. Glockenspiele, Kirchenorgeln oder elektronische Synthesizer können sogar noch höhere Grundfrequenzen produzieren. Die Tatsache, dass der Grundton nur der tiefste Teilton des Obertonspektrums ist, führt dazu, dass beim Hören von Musik und insbesondere bei der vollständigen Klangwahrnehmung ein möglichst großer Frequenzbereich des Ohres vorhanden sein sollte. Grafisch wird dies in Abb. I.71 verdeutlicht. Zusätzlich zu den Angaben in Hz werden für die unterschiedlichen Tonhöhen auch die ersten acht Buchstaben des Alphabets verwendet; in englischer Notation werden diese, beginnend bei den tiefen Frequenzen, für die folgenden Oktaven

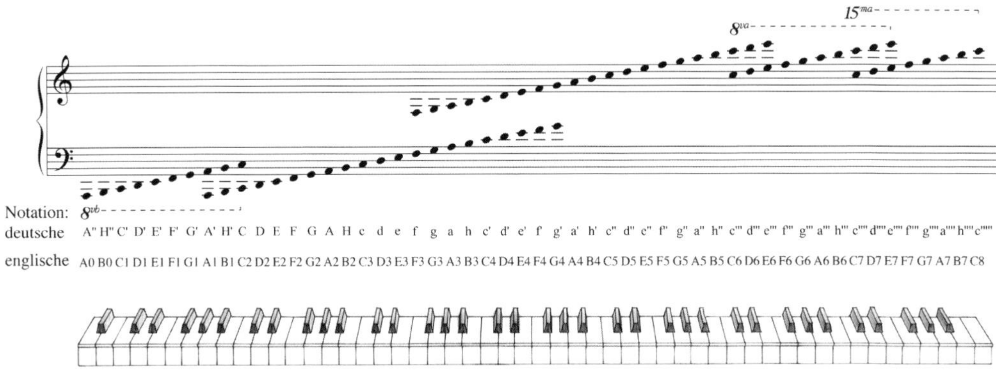

Abb. I.70: Tonhöhen einer Klaviatur, in deutscher und englischer Bezeichnung

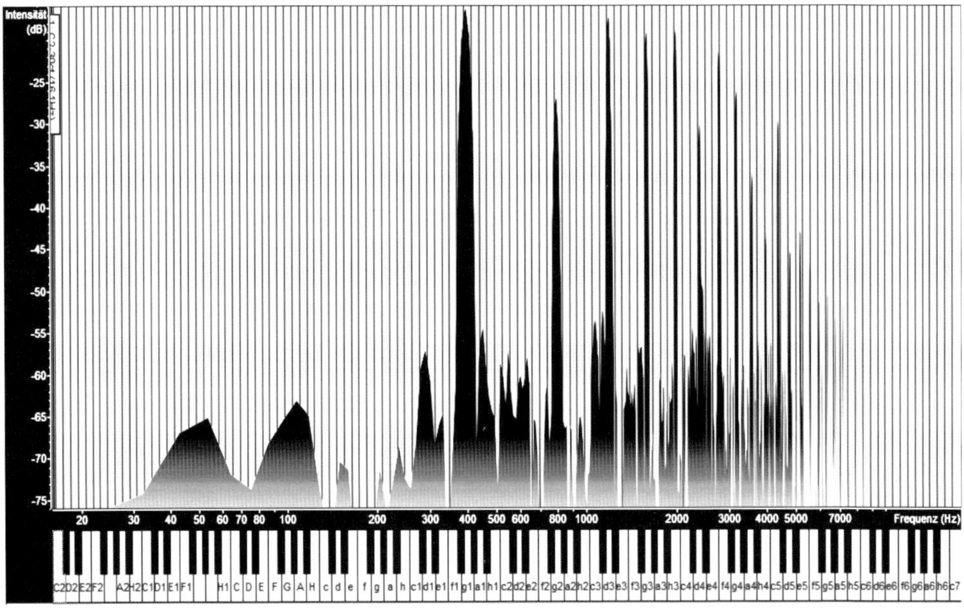

Abb. I.71: Spektrum eines Geigentons; der Grundton ist g' (~ 400 Hz), die Obertöne sind ganzzahlige Vielfache des Grundtons

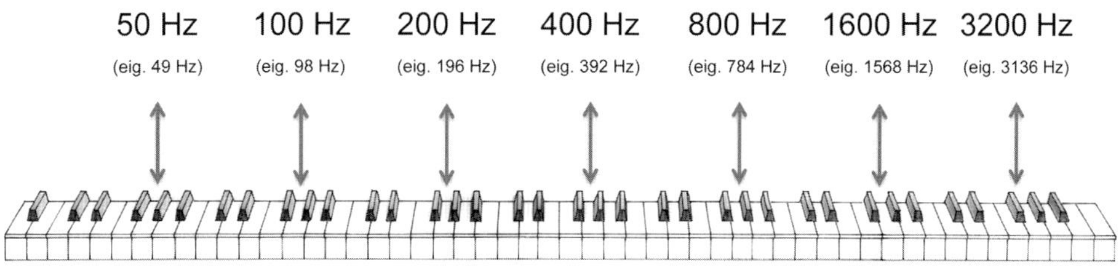

Abb. I.72: »Gerundete« Tonhöhen der Klaviatur auf den Ton g' bezogen. g' hat die Frequenz 392 Hz und wird hier auf 400 Hz gerundet

durchnummeriert, in der deutschen Notation werden Groß- und Kleinschreibung sowie Striche verwendet (Abb. I.70).

Manchmal fällt es schwer sich vorzustellen, welche musikalische Tonhöhe eine bestimmte Zahlenangabe bedeutet. Die Berechnung anhand des Kammertons a' = 440 Hz ist umständlich. Zur Erleichterung, in welchem Tonhöhenbereich man eine Frequenz gedanklich einzuordnen hat, kann man sich ausgehend von g' anhand der Oktavabstände nach oben und unten ein einfaches Raster bilden. Bei Oktavschritten nach unten halbieren sich jeweils die Frequenzen, nach oben verdoppeln sie sich. Unter Zuhilfenahme einer rechnerischen »Rundung« – mit einer hier vertretbaren Fehlerunschärfe – kann man annehmen, dass der Zahlenwert für g' dem Wert 400 Hz (eig. 392 Hz) entspräche (Abb. I.72). Dann hätte die Oktave darunter, das kleine g, eine Frequenz von 200 Hz (eig. 196 Hz), eine weitere Oktave darunter, das große G, eine Frequenz von 100 Hz (eig. 98 Hz) etc. Die nächste Oktave oberhalb von g' – bei g'' – hätte 800 Hz (eig. 784 Hz), g''' 1600 Hz (eig. 1568 Hz) etc. Frequenzangaben einzelner Töne können mit diesem vereinfachten Schema den jeweiligen Oktavbereichen zugeordnet werden, woraus abgeleitet werden kann, in welchem Frequenz- und Tonbereich man sich mit seinem Instrument befindet.

Das Ohr hat einen erstaunlichen *Dynamikumfang*. Es kann sehr leise Töne an der Hörschwelle

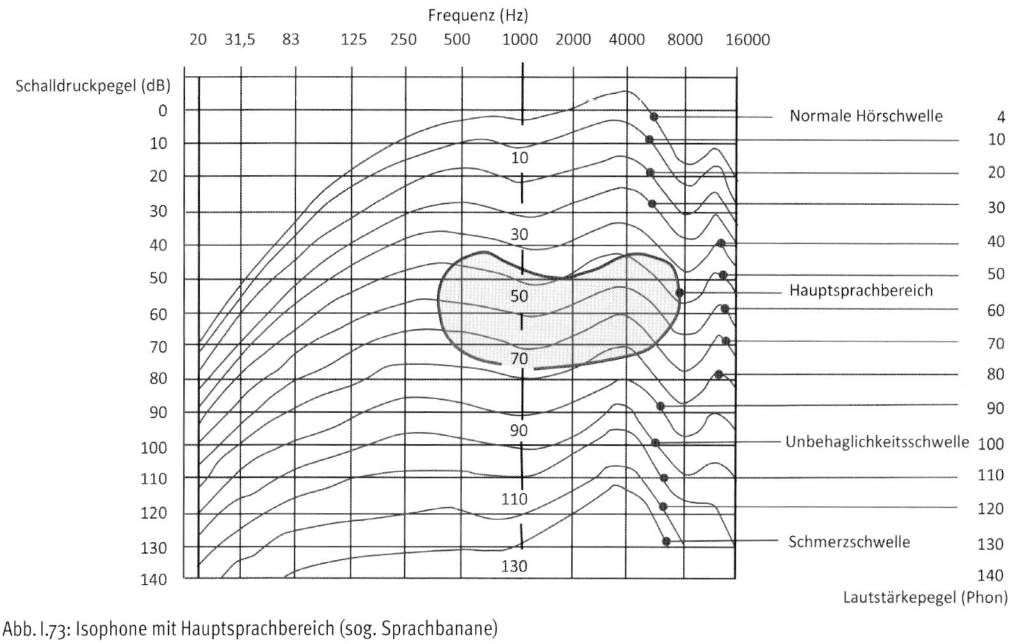

Abb. I.73: Isophone mit Hauptsprachbereich (sog. Sprachbanane)

ebenso wahrnehmen wie laute Töne von 120 dB. Die Empfindlichkeit des Ohres ist jedoch nicht in allen Tonhöhen gleich: Sehr tiefe und sehr hohe Frequenzen werden erst bei höheren Schalldruckpegeln gleich laut gehört wie diejenigen im mittleren Frequenzbereich. Dies kann man auch an den Schwellen gleichen Lautstärkeempfindens (den sog. Isophonen) ablesen, die in Abb. I.73 als Linien eingezeichnet sind. Seine maximale Empfindlichkeit hat das Ohr im Bereich von 500–4000 Hz im leisen bis mittleren Dynamikbereich. In diesem Bereich sind auch die wesentlichen Informationen unserer Sprache enthalten: die Vokale bis ca. 2000 Hz, die Konsonanten zwischen 3000 und 4000 Hz. Man nennt diesen gesamten Bereich auch Hauptsprachbereich oder – wegen seiner Form – Sprachbanane.

Wissenschaftliche Untersuchungen zeigen, dass das Hörsystem in seiner Leistungsfähigkeit trainiert werden kann. So ist die Fähigkeit, Tonhöhen zu unterscheiden, abhängig von der Trainingsdauer, aber auch vom Instrument. Streicher erreichen im Vergleich zu Sängern eine bessere Tonhöhendiskrimination (Hofmann et al. 1997). Musikalische Frühförderung bei Kindern zeigt positive Effekte auf eine verbesserte Klangdifferenzierung und gleichzeitig auch auf den Spracherwerb (Magne et al. 2006). Nicht nur das Hören im Allgemeinen, sondern auch das musikalisch analytische Hören im Besonderen kann also trainiert werden.

Funktionseinschränkungen des Gehörs

In jedem der drei oben beschriebenen Abschnitte des Hörorgans können Veränderungen oder Funktionseinschränkungen auftreten, die eine Verminderung der Hörfähigkeit zur Folge haben. Wenn das Hörvermögen durch eine Blockade des Schalltransports im Außen- oder Mittelohr eingeschränkt ist, beispielsweise durch Ohrschmalz im äußeren Gehörgang oder durch eine Flüssigkeitsansammlung bei einer Mittelohrentzündung, dann spricht man von einer Schall-Leitungs-Schwerhörigkeit. Ist das Innenohr geschädigt, wird dies als Schall-Empfindungs-Schwerhörigkeit bezeichnet. Die für Musiker wichtigste Störung, welche die Musikausübung nachhaltig beeinträchtigen kann, ist eine Schädigung des Innenohrs mit einer Schall-Empfindungs-Schwerhörigkeit. Mögliche Ursachen für eine solche Schädigung sind akute oder chronische Überlastungen des Gehörs durch zu hohe Schalldruckpegel (vgl. Kap. II.4.1, S. 154 f.). Die Bauteile, die bei einer Innenohrschwerhörigkeit in Mitleidenschaft gezogen werden, sind die Haarzellen.

Bei kurzfristigen Überlastungen, die bestimmte Grenzwerte nicht überschreiten – wie beispielsweise nach einem Diskobesuch –, können die Haarzellen nur »beleidigt« sein, d. h., ihre Funktion ist nur für wenige Stunden gestört und sie erholen sich wieder. In diesen Fällen spricht man von einem »temporary threshold shift« (TTS). Bei länger andauernden Überlastungen – und bei Überschreitung bestimmter Grenzwerte – gehen die Haarzellen zugrunde und ihre Funktion erholt sich nicht wieder. In diesen Fällen spricht man von einem »permanent threshold shift« (PTS). Aus einer normalen Hörfähigkeit über alle Frequenzen (Abb. I.68) entwickelt sich bei einem PTS eine Innenohrschwerhörigkeit, die zumeist im Bereich um 4 kHz beginnt (Abb. I.74). Man bezeichnet die dabei im Audiogramm sichtbare Senke auch als c5-Senke (vgl. die deutsche Notation in Abb. I.70). Die Haarzellen, die den Frequenzbereich der c5-Senke repräsentieren, liegen an der Biegung von der basalen zur mittleren Windung der Hörschnecke, an dem Ort, an welchem als erstes schallinduzierte Schädigungen auftreten. Man kann die Situati-

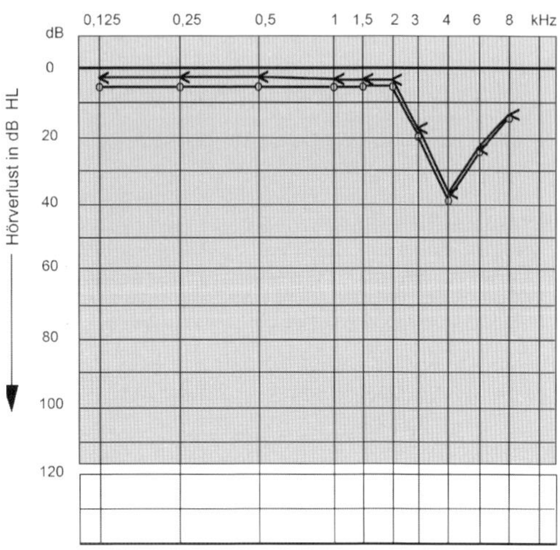

Abb. I.74: Tonaudiogramm mit keilförmiger Senke bei 4 kHz (sog. c5-Senke)

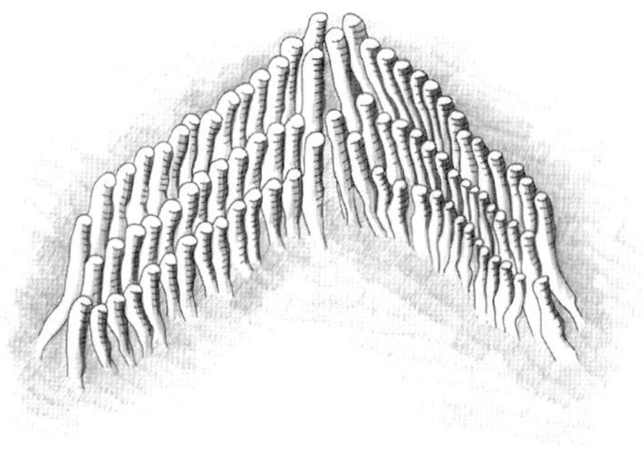

Abb. I.75: Härchen von gesunden inneren Haarzellen

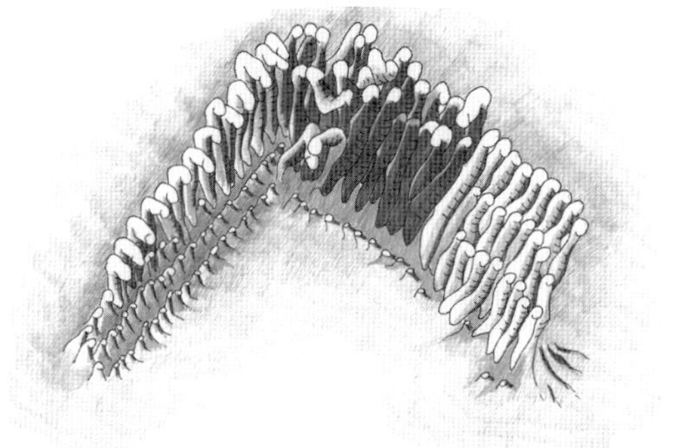

Abb. I.76: Geschädigte innere Haarzellen mit teilweisem Abknicken bzw. Untergang der Härchen

on der Haarzellen im Innenohr mit dem Kopfhaar eines Mannes vergleichen: Härchen von gesunden Haarzellen sehen aus wie volles Haupthaar (Abb. I.75); geschädigte Haarzellen, deren Härchen abgeknickt oder vollständig zerstört sind, ergeben das Bild einer beginnenden bzw. fortschreitenden Glatze (Abb. I.76). Wenn die Haare kaputt sind und sich eine Glatze ausbildet, dann bleibt der Zustand dauerhaft so: Die Härchen des Kopfes und des Innenohrs können in gleicher Weise nicht mehr nachwachsen. Da Lärm eine der möglichen Ursachen für eine solche »Innenohrglatze« ist, sollte man sich als Musiker davor schützen, wie in Kap. II.4.1, S. 154 f. beschrieben.

Was bedeutet nun eine c5-Senke für einen Musiker in der Praxis und wie hört sich eine solche Einschränkung an? Um Letzteres selbst zu erfahren, können die Auswirkungen einer derartigen Schwerhörigkeit auf die Klangwahrnehmung mit einem handelsüblichen Computer simuliert werden.*

Zum Vorgehen: Installieren Sie zunächst das Programm Madde. Es handelt sich um einen Stimmsynthesizer, der leicht zu bedienen ist und zur Veranschaulichung von Klangphänomenen auch für Instrumente herangezogen werden kann.

Neben dem Grundton erklingt bei jedem Klang – ob gesungen oder gespielt – musikalisch als zweiter Teilton die Oktave, als dritter die Quinte, als vierter die Oktave, als fünfter die Terz etc., wie in Abb. I.71, beim Geigenton veranschaulicht wird.

Dies kann mit Madde akustisch verdeutlicht werden. Rechts findet sich ein Fenster, welches mit »Source spectrum« überschrieben ist. Die einzelnen Linien dieses Fensters symbolisieren jeweils einen Teilton des Spektrums. Wenn man über den Play-Button den synthetischen Gesangston aktiviert, erklingt zunächst ein Gesamtklang. Man muss sich einige Sekunden lang an ihn gewöhnen, da er etwas »künstlich« klingt. Wählen Sie nun die Tonhöhe aus, indem Sie unten auf der Tastatur mit dem Cursor auf die gewünschte Taste klicken. Wir wählen den Ton g≈200 Hz – den Ton, der erklingt, wenn man die leere G-Saite einer Geige streicht. Schalten Sie bitte den Ton wieder aus, da dieser nach kurzer Zeit störend ist. Wenn Sie nun mit der Maus die einzelnen Teiltöne im Fenster »Source spectrum« in einem bestimmten Bereich nach unten schieben, also die roten Linien »kurz« machen, können Sie die c5-Senke »nachbauen«, die in Abb. I.77 im Klangspektrum zu sehen ist. Beginnen Sie dafür bitte mit

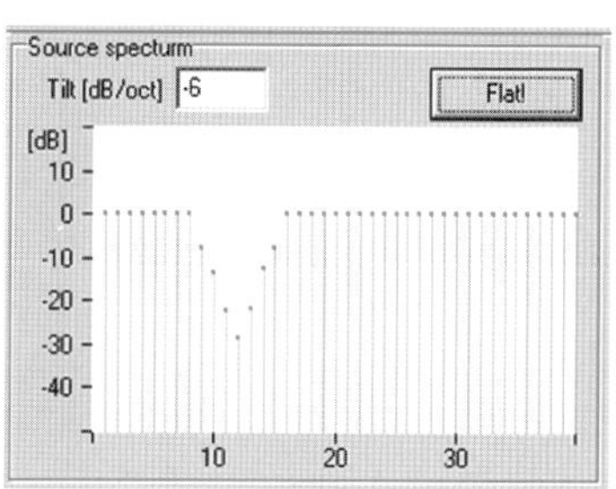

Abb. I.77: Simulation einer c5-Senke im Klangspektrum

* Die hierfür notwendige Software kann im Internet von der Website www.tolvsan.com (letzter Zugriff: 22.03.2015) kostenfrei heruntergeladen werden. Die Software wurde von Mitgliedern der Arbeitsgruppe Music Acoustics Group um Svante Granqvist an der Königlich Technischen Hochschule (KTH) in Stockholm entwickelt.

dem 9. Teilton, d.h. mit dem neunten Strich, und erzeugen Sie bis zum 15. Teilton eine keilförmige Senke. Der 16. Teilton bleibt dabei die ganze Zeit über unangetastet. Drücken Sie dann erneut den Play-Button des Synthesizers oben links und lauschen Sie dem Klang: Er klingt viel dumpfer als vorher ohne c5-Senke. Besonders deutlich können Sie den Unterschied wahrnehmen, wenn Sie den Button »Flat« rechts oben neben dem »Source spectrum« drücken: Dann springt der Klang wieder auf den normalen Höreindruck ohne c5-Senke um. Auf diese einfache Weise kann man mit eigenen Ohren erleben, in welcher Weise das Klangspektrum im Frühstadium einer lärminduzierten Schwerhörigkeit eingeschränkt ist.

Tastsinn

Der Tastsinn ist beim Spielen jedes Instruments unmittelbar beteiligt. Er gibt die Rückmeldung, wie Taste, Saite, Griffbrett, Griffloch oder Klappe getroffen werden. Bei Bläsern informiert er bei der Artikulation über die Berührung der Zunge am Gaumen und an den Zähnen und über den Kontakt der Lippen mit dem Instrument. Der Tastsinn umfasst verschiedene Komponenten der Wahrnehmung wie Berührung, Druck, Vibration und Temperatur. Die Oberflächensensibilität entsteht durch verschiedene Sensoren, die in unterschiedlichen Schichten der Haut angesiedelt sind.

Besonders empfindlich sind wir an den Lippen, der Zungenspitze und an den Fingerkuppen, wo sich jeweils im Abstand von einem halben Quadratmillimeter sensible Sinnesorgane zur Wahrnehmung kleinster Oberflächeneinwirkungen befinden. Die verschiedenen Sinnesorgane liegen im Haut- und Unterhautgewebe und sind auf unterschiedliche Wahrnehmungen spezialisiert. Die sog. Meissner-Tastkörperchen sind Sensoren für Hautberührung und niederfrequente Vibration, die Vater-Pacini-Körperchen für hochfrequente Vibration und die Ruffini-Körperchen für die Wahrnehmung von Druck und Scherkräften. Für den Tastsinn beim Musizieren ist von Bedeutung, wie hoch die räumliche Auflösung von Berührungsreizen ist. So liegt der Abstand zwischen zwei Berührungspunkten, bei dem diese noch als einzelne Reize erkannt werden können, an Zungenspitze, Fingerspitzen und Lippen bei ca. 1 mm.

Kinästhetischer Sinn

Neben der Oberflächensensibilität (vgl. Tastsinn) verfügen wir auch über eine Tiefensensibilität, welche die Kontraktion und Dehnung von Muskeln, den Zug an Sehnen und die Bewegungen in Gelenken erfasst und dem Gehirn mitteilt. Beide Sinnesbereiche werden zusammen als somatosensorische Systeme bezeichnet. Sie ermöglichen insgesamt die Wahrnehmung der Berührungen der Haut, der Stellung der Glieder, der Steuerung von Bewegungen und von Schmerz und Temperatur.

Der Bereich der Sinneswahrnehmung, in dem körpereigene Informationen zur Bewegung im Raum und zur Kraftentfaltung der Muskulatur vermittelt werden, wird als propriozeptive Sensibilität (von lat. *proprius*, »eigen«, und *percipere*, »wahrnehmen«) oder auch kinästhetischer Sinn bezeichnet. Die wichtigsten Sinnesorgane der propriozeptiven Sensibilität sind

- die Muskelspindeln in der Skelettmuskulatur und den Muskelsepten,
- die Golgi-Sehnenorgane in Sehnen und Muskelsepten,
- Mechanorezeptoren wie Ruffini-Körperchen in den Gelenkkapseln und Vater-Pacini-Körperchen in Muskelsepten, Knochenhaut und Gelenkkapseln.

Eine *Muskelspindel* (Abb. I.78) ist etwa 2–10 mm lang und 0,2 mm breit und liegt parallel zu den Muskelfasern im Skelettmuskel. Sie ist umgeben von einer Kapsel, in deren Innerem sich etwa zehn einzelne Muskelfasern (sog. intrafusale Fasern, von lat. *intra,* »innerhalb« und *fusa,* »Spindel«) befinden.

Die Muskelspindeln haben mehrere Funktionen. Sie sorgen dafür, dass Bewegungen in ihrer Kraftentfaltung fein reguliert werden und dass Muskelspannung eingestellt und aufrechterhalten werden kann. Gleichzeitig schützen sie den Muskel vor Überdehnung, wofür der Patellarsehnenreflex ein

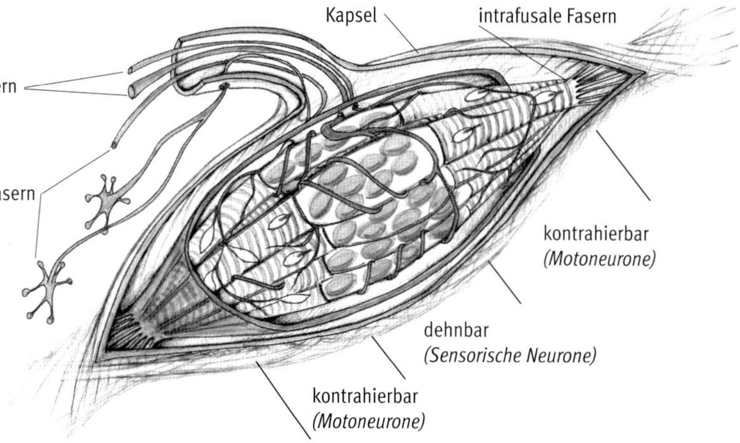

Abb. I.78: Aufbau einer Muskelspindel

bekanntes Beispiel darstellt. Hier erfolgt durch einen leichten Schlag auf die Patellarsehne unterhalb der Kniescheibe eine plötzliche Dehnung der Muskelspindeln im vierköpfigen Schenkelmuskel und es kommt als Reflexantwort zu einer Kontraktion dieses Muskels mit Streckung im Kniegelenk.

Muskelspindeln verfügen nicht nur über sensible (afferente) Nervenverbindungen, welche die Informationen aus der Muskelspindel über das Rückenmark an das Gehirn leiten, sondern sie sind auch mit motorischen (efferenten) Nervenfasern versorgt. Diese motorischen Axone treten an beiden Enden an die intrafusalen Fasern heran (Abb. I.78) und bilden die kontrahierbaren Anteile der Muskelspindel. Um die Mitte der intrafusalen Fasern sind sensorische Axone geschlungen, welche auf Dehnung reagieren und in sensible Nervenfasen übergehen. Wird nun von den motorischen Zentren des Gehirns (Kap. I.1.6) eine bestimmte Länge der motorischen Nervenfasern als Sollwert an die Muskelspindel weitergegeben, so erfolgt durch die kontraktilen Enden der Muskelspindel eine Voreinstellung des mittleren Dehnungsbereichs (Abb. I.78). Dieser mittlere Faserabschnitt fungiert als Messglied, dessen Dehnungsgrad nun mit der Länge der Skelettmuskelfasern verglichen wird. Kommt es beim Vergleich zwischen Soll- und Ist-Wert zu einer Abweichung, erfolgt in den Muskelfasern eine Veränderung hin zum Soll-Wert.

Die Muskelspindeln regulieren demnach in einem komplexen Regelkreis den Muskeltonus. Auch die erhöhte Muskelanspannung bei Lampenfieber kann dadurch erklärt werden, dass es in dieser Situation zu einer verstärkten Vorspannung der Muskelspindeln kommt.

Die Anzahl von Muskelspindeln ist je nach Muskel unterschiedlich. So finden sich in der mimischen Muskulatur und der Muskulatur der Hand etwa 140 Spindeln pro Gramm Muskulatur, während in den großen Rumpfmuskeln nur etwa 1 Spindel pro Gramm Muskulatur vorhanden ist.

Die *Golgi-Sehnenorgane* liegen in den Sehnen und sind im Unterschied zu den Muskelspindeln nur mit sensorischen Nervenfasern ausgestattet. Die spindelförmigen Rezeptoren erfassen den Dehnungszustand und die Spannung des Muskels.

Ruffini-Körperchen und *Vater-Pacini-Körperchen* sind Mechanorezeptoren in den Gelenkkapseln, die ebenfalls auf Dehnung reagieren.

Die Leistungen der somatosensorischen Systeme spielen für das Musizieren eine wichtige Rolle. Sie ermöglichen die Feinabstimmung der Positionen der Finger auf dem Instrument, z. B. auf dem Griffbrett der Geige. Das Gehör, der Tastsinn und das Sehen tragen dazu bei, dass die richtige Stellung des Gelenks eingenommen wird, da Klangvorstellung, Klangwahrnehmung und die dazugehörige Gelenkstellung aufeinander bezogen werden müssen. Auch die genaue Dosierung der eingesetzten Muskelkraft, z. B. beim Tastenanschlag am Klavier, ist auf diese Weise möglich und erlaubt die dynamische Gestaltung beim Spielen (vgl. S. 72 f.).

Sehen

Das Sehen spielt für die Musikausübung eine wichtige Rolle, da es sowohl für das Notenlesen als auch für die Kommunikation mit den Mitspielern notwendig ist. Auch werden Spielbewegungen bei manchen Instrumenten phasenweise optisch kontrolliert, z. B. Lagenwechsel auf manchen Streichinstrumenten oder Tonsprünge auf dem Klavier. Die optische Wahrnehmung der eigenen Person im Spiegel während des Übens oder auf Videoaufnahmen zur Kontrolle der Bühnenpräsenz ermöglicht außerdem wichtige Aspekte musikalischen Lernens. Anders als das Gehör ist das Auge keinen spezifischen Risiken durch die Musikausübung ausgesetzt. Schlechtes subjektives Sehen bei geringer Beleuchtung wird zwar verständlicherweise als störend empfunden, reduzierte Beleuchtung kann aber die Augen nicht funktionell oder strukturell schädigen (Grehn 2011). Es geht demnach hauptsächlich darum, für optimale Sehbedingungen in der Musiziersituation zu sorgen. Dies sollte bei Funktionseinschränkungen des Sehens durch individuelle Maßnahmen – im Rahmen einer augenärztlichen Behandlung – erfolgen. Gleichzeitig sollte beim Musizieren nach Noten darauf geachtet werden, dass der Spieler gute Voraussetzungen für das Lesen des Notentextes und für das Zusammenspiel herstellt.*

Akkommodation und Scharfsehen

Das Auge enthält in seinem vorderen Abschnitt eine optischen Blende: Durch zwei verschiedene Muskeln in der Aderhaut kann sich ihr Rand, die Pupille, bei geringer Lichtstärke erweitern bzw. bei großer Lichtstärke verengen. Direkt hinter der Aderhaut befindet sich die Linse, die je nach Alter eine unterschiedliche Elastizität und damit eine entsprechend unterschiedliche Brechkraft für die einfallenden Lichtstrahlen aufweist. Die Eigenschaft der Linse, Objekte in unterschiedlicher Entfernung scharf einstellen zu können, bezeichnet man als Akkommodationsfähigkeit (von lat. *accommodare*, »anpassen«). Junge Menschen können Objekte in einer Entfernung von etwa 7 cm (Nahakkommodation) bis zu einer unendlichen Reichweite (Fernakkommodation) scharf stellen. Im Alter von 40 Jahren beträgt die Nahakkommodationsfähigkeit noch etwa 13 cm vor dem Auge. Um das 50. Lebensjahr wird dann »der Arm zu kurz«, um noch in der Nähe ohne Lesebrille scharf sehen zu können, da der Nahpunkt dann bei mehr als 50 cm liegt.

Eine besondere Anforderung stellt im Chor, Orchester oder in kammermusikalischen Formationen der Wechsel zwischen Nah- und Fernsicht dar, der sich daraus ergibt, dass zwischen dem Lesen des Notentextes und der Aufmerksamkeit gegenüber den Mitspielern und dem Dirigenten ständig gewechselt werden muss. Ein gesundes Auge ist hierzu bis zu einem gewissen Alter wegen seiner Fähigkeit zur Akkommodation ohne Weiteres in der Lage.

Beleuchtung

Die eigentlichen Sinneszellen des Auges, die Stäbchen und Zapfen, befinden sich in der Netzhaut. Die Stäbchen sind wesentlich lichtempfindlicher als die Zapfen und kommen etwa 20-mal häufiger vor. Die Zapfen sind jedoch für das Farbsehen wesentlich: Die Grundfarben Blau, Rot und Grün haben jeweils eigens auf die Wellenlänge der jeweiligen Farbe spezialisierte Zapfen. Bei ungenügender Beleuchtung ist das Farbsehen eingeschränkt und auch das scharfe Fixieren eines Objekts hilft in der Dunkelheit nicht weiter, da hierdurch das Objekt an einer Stelle der Netzhaut abgebildet wird (der sog. Fovea Centralis), an der es so gut wie keine Stäbchen gibt. Bei geringer Beleuchtungsstärke ist der Kontrast, z. B. des Notenbilds, herabgesetzt und das Sehen dadurch beeinträchtigt. Besser ist es, im Dunkeln leicht am Objekt vorbeizuschauen, da dies die beste Sehschärfe ergibt.

Folgeerscheinungen bei eingeschränktem Sehvermögen

Auch wenn das Auge ein hinsichtlich seiner Funktion außerordentlich beeindruckendes Sinnesworgan ist, sind seiner Leistungsfähigkeit unter

* Weiterführende Erklärungen zum Thema Funktionseinschränkungen des Sehens bei Musikern finden Sie in: Grehn, F.: Augenheilkunde, in: Spahn, C., Richter, B., Altenmüller, E. (Hg.): MusikerMedizin. Diagnostik, Therapie und Prävention von musikerspezifischen Erkrankungen, Schattauer, Stuttgart 2011, S. 343–360.

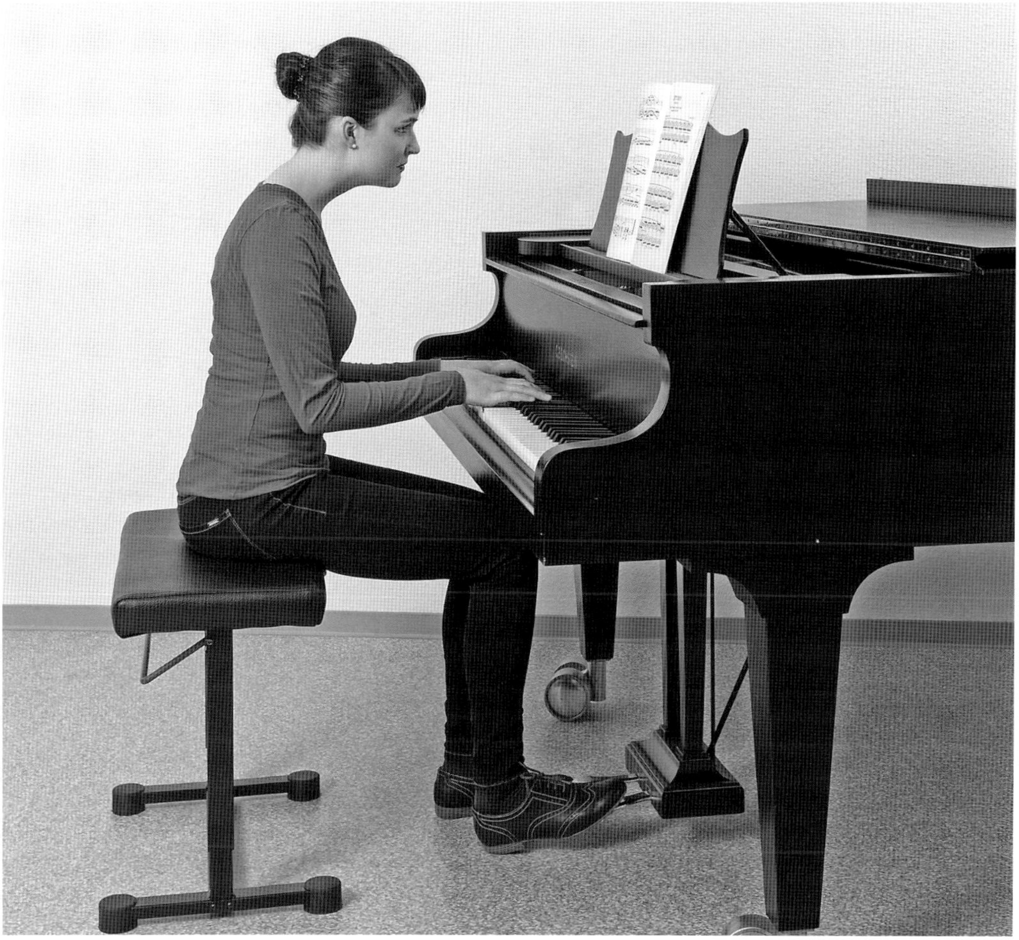

Abb. I.79: Weit nach vorn verlagerte Kopf-Hals-Achse aufgrund von Sehproblemen beim Notenlesen

bestimmten Bedingungen Grenzen gesetzt. Subjektiv wird das Sehen dann als anstrengend erlebt. Die Folgen bestehen nicht in einer Schädigung des Auges, sondern äußern sich vielmehr in typischen körperlichen Fehlhaltungen und muskulären Verspannungen. Hierzu kommt es insbesondere dann, wenn die optische Wahrnehmung mit höchster Konzentrationsleistung verbunden ist. Ein typisches Beispiel ist das »Vom-Blatt-Spiel«, bei dem ein neuer komplexer Sachverhalt in kürzester Zeit optisch wahrgenommen, zentral verarbeitet und motorisch umgesetzt werden muss. Wenn hierbei zusätzlich das Erkennen des Notentextes eingeschränkt ist, z. B. bei nicht ausreichend durch eine Brille korrigierter Kurzsichtigkeit, führt dies zur typischen Verlagerung des Kopfes nach vorn. Wird der Oberkörper hierbei nicht mitbewegt, entsteht eine Abknickung im Halsbereich, die zu Verspannungen des oberen Anteils des Trapezmuskels führt. In Abb. I.79 ist eine solche Haltung am Beispiel einer Pianistin zu sehen. Sehschwierigkeiten können auf diese Weise auch zu Spannungskopfschmerzen führen.

1.6 Steuerung und Lernen von Bewegung

Bewegungssteuerung im Nervensystem

Für das Musizieren hat die kontrollierte und präzise Steuerung von Bewegungen eine zentrale Bedeutung. Ein Instrument zu spielen erfordert die Ausführung der Spielbewegungen mithilfe von Muskeln, Gelenken und allen Elementen des Bewegungssystems, die in Kap. I.1 und I.2 beschrieben sind. Ohne eine sehr genaue Steuerung dieser Vorgänge wären die feinmotorischen Abläufe beim Musizieren nicht realisierbar. Für diese Feinabstimmung erhält das Nervensystem ständig differenzierte Rückmeldungen aus äußeren Sinnesreizen des Gehörs, des Tastsinns und des Auges, jedoch auch aus den Muskeln und Sehnen zur Stellung der Gelenke und zum Spannungszustand der Muskeln (vgl. Kap. I.1.5). Diese gesamten Informationen werden dem Gehirn als sog. sensorische Informationen zugeleitet. Aus der komplexen Fülle werden Bewegungsentwürfe entwickelt, die den ausführenden Organen – den Muskeln – als motorische Impulse zugeführt werden. Bei diesem – hier vereinfacht dargestellten* – Vorgang werden sensorische und motorische Informationen aufeinander abgestimmt. Man spricht deshalb auch von Sensomotorik. Üben kann demnach als ein sensomotorischer Kreislauf verstanden werden, bei dem das Ziel verfolgt wird, die Abstimmung zwischen Bewegung und gehörtem Klang zunehmend präziser, feiner und kontrollierbarer zu gestalten. Auch wenn wir beim Spielen durchaus das Gefühl haben, dass wir einen Einfluss auf die Ausführung unserer Bewegungen haben, so wird uns doch nur ein Bruchteil der Informationen bewusst, die unser Gehirn ständig empfängt und aussendet.

An dem für das Musizieren wichtigen Bereich der

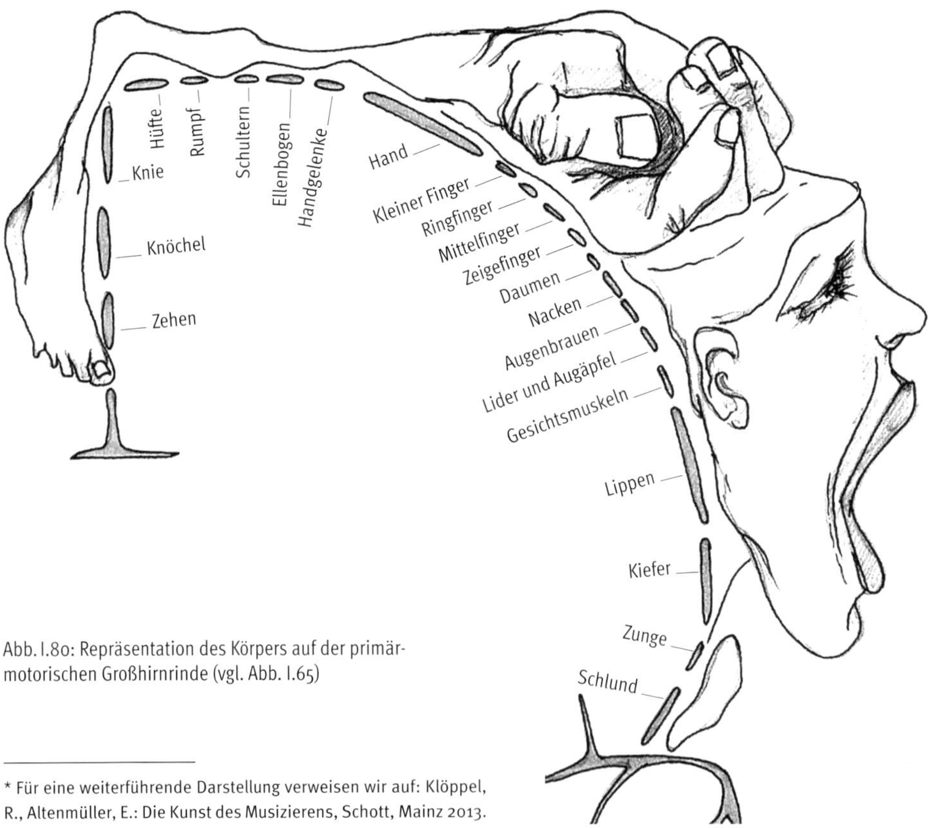

Abb. I.80: Repräsentation des Körpers auf der primärmotorischen Großhirnrinde (vgl. Abb. I.65)

* Für eine weiterführende Darstellung verweisen wir auf: Klöppel, R., Altenmüller, E.: Die Kunst des Musizierens, Schott, Mainz 2013.

Bewegungssteuerung sind die motorische und die sensorische Rinde (Abb. I.65, S. 58) maßgeblich beteiligt. Abb. I.80 zeigt die Repräsentation des Körpers auf der motorischen Großhirnrinde. Von hier aus gehen Bewegungsimpulse an die Muskeln der entsprechenden Körperbereiche. Die Körperregionen, in denen eine besonders feine Muskelkoordination möglich ist, enthalten dabei mehr Nervenzellen und nehmen deshalb entsprechend mehr Raum auf der Großhirnrinde ein als andere. Hieran lässt sich ablesen, dass für die Bewegungen beim Singen und Musizieren hervorragende Voraussetzungen bestehen. So sind der Gesichtsbereich, insbesondere der Mundbereich, und die Hand am größten abgebildet, d. h., sie können besonders gut feinmotorisch angesteuert werden. Regelmäßiges musikalisches Lernen führt zu spezifischen Veränderungen in der Repräsentation einzelner Körperbereiche auf der Großhirnrinde. Beispielsweise war bei Kindern im Alter von sechs Jahren, die wöchentlich 30 Minuten Klavierunterricht erhielten, nach 15 Monaten der zuständige Bereich auf der motorischen Hirnrinde größer als bei gleichaltrigen Kindern, die gesungen und getrommelt hatten (Hyde et al. 2009).

Die Vorstellung, dass einzelne anatomische Strukturen für eine genau definierte Aufgabe allein zuständig sind, wird heute durch die Erkenntnis relativiert, dass das Gehirn in funktionsbezogenen Netzwerken von Nervenzellen, sog. Zell-Assemblies, arbeitet. So sind etwa an der Bewegungssteuerung beim Musizieren mehrere Bereiche des Gehirns beteiligt. Hierzu zählen die primär-motorische, die supplementär-motorische und die prämotorische Rinde. In ihnen werden nach heutigem Verständnis Bewegungsabfolgen aus einem erlernten Fundus von Bewegungen erstellt und willkürliche – bewusst und unbewusst – Bewegungen entworfen. Außer diesen Abschnitten der Großhirnrinde arbeiten noch tiefer gelegene Hirnzentren wie die Basalganglien hieran mit.

Das Kleinhirn sorgt dafür, dass die vom Großhirn entworfenen Bewegungen korrekt ausgeführt und gleichzeitig durch Abgleich mit sensorischen Informationen aus Muskeln, Haut und Gelenken an die jeweiligen Erfordernisse neu angepasst werden. Hierzu erhält das Kleinhirn eine sog. Efferenzkopie der geplanten Bewegung aus dem Großhirn, die noch vor Ausführung der Bewegung korrigiert werden kann.

Hauptsächlich die Motoneurone in der primär-motorischen Rinde erreichen über das Rückenmark das periphere Motoneuron und geben ihre Befehle an die Skelettmuskulatur weiter.

Bei der Steuerung von Muskeln übertragen die Nervenzellen ihre Signale auf die Muskelfasern. Die kleinste derartige Funktionseinheit wird als motorische Einheit bezeichnet. Sie umfasst ein einzelnes Motoneuron und die von diesem versorgten Muskelfasern, deren Anzahl von 10 bis zu 1000 Fasern reichen kann. Muskeln haben unterschiedlich viele motorische Einheiten. Je mehr Motoneurone sie besitzen und je weniger Muskelfasen von einem Motoneuron versorgt werden, desto feiner ist die Bewegungsabstimmung im Muskel. Die Signalübertragung vom Nerv auf die Muskelfaser erfolgt durch die sog. elektromechanische Kopplung an der synaptischen Verbindung zwischen dem Axon des Motoneurons und der Muskelfaser, an der sog. motorischen Endplatte. Hierbei führt das elektrische Aktionspotenzial der Nervenzelle am synaptischen Spalt unter dem Einfluss von Acetylcholin zu einer Freisetzung von Calcium-Ionen im Sarkomer und damit zur mechanischen Bewegung der Aktin- und Myosinfilamente in der Muskelfaser (vgl. S. 18). Hierdurch kommt es letztlich zur Kontraktion des Muskels.

Lernen bedeutet auf physiologischer Ebene, dass sich die Übertragung von Informationen zwischen Nervenzellen verändert. Die beiden Vorgänge Steuerung und Erlernen von Bewegungsabläufen – generell und auch beim Musizieren – werden folglich auch von denselben Strukturen des zentralen Nervensystems ausgeführt.

Bewegungslernen und Sensomotorik

Im vorangegangenen Abschnitt wurde bereits dargestellt, dass eine große Menge sensorischer Informationen dem Gehirn zugeleitet wird und am Entwurf von Bewegungen beteiligt ist. Beim Musizieren sind hierbei v. a. die Höreindrücke wichtig, da Spielbewegungen im Zusammenhang mit dem Klangergebnis erlernt werden.

Beim Musizieren wirken sensorische (afferente) Informationen und motorische (efferente) Signale zusammen. Dieses als Sensomotorik bezeichnete Prinzip bestimmt ganz grundsätzlich Steuerung und Erlernen der Spielbewegungen beim Musizieren.

Die Ausführung der Bewegungen beim Spielen erleben wir als willentlich und bewusst gesteuert. Tatsächlich ist es aber so, dass ein großer Anteil der Steuerungsvorgänge unbewusst abläuft. Dies liegt daran, dass wir aufgrund der Komplexität der Bewegungen nicht alle Aspekte bewusst wahrnehmen können. Musizierbewegungen sind zudem schnell und müssen sofort präzise funktionieren, so dass eine bewusste Feedback-Kontrolle, d. h. eine Fehlerkorrektur anhand sensorischer Rückmeldungen, nur im Anfangsstadium des Erlernens eines Instruments, nicht jedoch beim professionellen Spiel tolerabel ist. Ein Beispiel ist die Position des Fingers auf dem Griffbrett beim Violinspiel. Der Schüler im Anfängerstatus gleicht die Fingerposition mit dem Höreindruck ab und kann die Position beim Üben nachregulieren. Soll der gewünschte Ton in reiner Intonation jedoch auf Anhieb getroffen werden, muss das zentrale Nervensystem in der Lage sein, die Steuerungsvorgänge von vornherein zielgerecht auszuführen. Die Klangwahrnehmung behält zwar trotzdem ihren hohen Stellenwert für die gesamte Wahrnehmung von Musik und Bewegung, als auditorische Rückmeldung zur direkten Fehlerkorrektur ist sie jedoch zu langsam. Ein Vergleich im Gehirn zwischen der Planung der Bewegung – der sog. Efferenzkopie – und den sensorischen Rückmeldungen führt zwar dazu, dass ein Fehler noch bemerkt und die Bewegung verlangsamt wird, eine Korrektur ist allerdings nicht mehr möglich, da das efferente Signal die Muskulatur zu spät erreicht (Ruiz et al. 2009).

Automatisieren von Bewegungen

Um die zielgerechte Ausführung sicherzustellen, werden Bewegungen automatisiert. Bereits im Kindesalter ist zu beobachten, dass wiederkehrende Bewegungen als Programme im Nervensystem verankert werden. Man denke beispielsweise an das Laufen, das für ein Kind im zweiten Lebensjahr eine Herausforderung darstellt, die zunächst hinsichtlich ihrer muskulären Koordination und Anpassung an die Umwelt – z. B. das Berechnen von Bodenunebenheiten – bewältigt werden muss. Mit der Zeit erfolgt eine Automatisierung der Bewegung, d. h., das Gehirn entwickelt »Programmschablonen«, die aufgrund der umfangreichen Bewegungserfahrungen flexibel angepasst werden können. Für einen Erwachsenen muss Laufen als Bewegung nicht jedes Mal neu entworfen werden, sondern das Gehirn greift auf fertige Entwürfe zurück. Früh, d. h. im Kindesalter, erlernte Programme sind besonders gut im Gedächtnis verankert. In besonderen Situationen, z. B. bei Übermüdung, psychischer Erregung oder durch unvorhersehbare Ereignisse allerdings können die bewährten Bewegungsprogramme kurzfristig gestört werden.

Gedächtnis

Die Fähigkeit, Bewegungsabläufe zu speichern, setzt eine Gedächtnisleistung voraus. Sinneseindrücke gelangen für eine bis wenige Sekunden in den sog. sensorischen Speicher, der auch als Arbeitsgedächtnis bezeichnet wird. Nur ein Bruchteil dieser Informationen gelangt in unser Bewusstsein, der größte Teil entzieht sich unserer Aufmerksamkeit. Ein kleiner Teil gelangt in das Kurzzeitgedächtnis, in dem Gedächtnisinhalte wenige Augenblicke bis Minuten verbleiben. Um im Langzeitgedächtnis – von einigen Tagen bis zur gesamten Lebenszeit – verankert zu werden, müssen Vorgänge mehrfach wiederholt werden. Dies kann durch bewusstes Üben wie beim Musizieren oder durch unbewusste und häufige Wiederholung – wie am Beispiel des Laufens oben ausgeführt – geschehen. Vorgänge, die mit starken Emotionen verknüpft sind, werden besser im

Gedächtnis verankert. Größere Informationsmengen können dadurch gespeichert werden, dass einzelne inhaltliche Elemente in Gruppen zusammengefasst werden. Dieser Vorgang wird als »Chunking« (von engl. *chunk*, »Brocken«) – im Deutschen als »Bündelung« – bezeichnet. Ein Beispiel ist das Spielen einer mehrstimmigen Partitur auf dem Klavier. Hier können einzelne Töne der Partitur vertikal zu Akkorden zusammengefasst und als bekannte harmonische Einheiten erfasst werden. Durch dieses »Chunking« findet eine starke Reduktion der Anzahl von Informationseinheiten, d. h. in diesem Fall einzelner Töne, statt.

Gedächtnisformen – deklaratives und prozedurales Gedächtnis

Unterschiedliche Formen des Gedächtnisses lassen sich nicht nur hinsichtlich der Dauer der Speicherung, sondern auch hinsichtlich der Art der Gedächtnisinhalte beschreiben. So unterscheidet man das *deklarative* und das *prozedurale Gedächtnis*.

Als deklarativ werden formulierbare Wissensinhalte wie Fakten, sog. theoretisches Wissen, bezeichnet. Prozedurales Wissen dagegen beinhaltet die Ausführung von Prozeduren, z. B. instrumentale Spielbewegungen. Deklarative Gedächtnisinhalte werden eher explizit und schnell erlernt, der Lernprozess erfordert bewusste Kontrolle. Prozedurale Gedächtnisinhalte dagegen werden meist implizit, d. h. weniger bewusst erlernt. Das prozedurale Lernen erfolgt automatisiert. Es geschieht langsam und benötigt viele Wiederholungen. Im prozeduralen Gedächtnis sind alle wiederkehrenden Bewegungen des täglichen Lebens gespeichert sowie die zahllosen Bewegungen von hoch spezialisierten Fertigkeiten – auch diejenigen des Instrumentalspiels. Automatisierte Musizierbewegungen sind Teil des prozeduralen Gedächtnisses. Man spricht in diesem Zusammenhang auch von Bewegungsgedächtnis oder motorischem Gedächtnis. Die bewusste Körper- und Bewegungswahrnehmung liefert wichtige Voraussetzungen für die Ausbildung des motorischen Gedächtnisses.

Auch wenn das prozedurale automatisierte Gedächtnis notwendig ist, um die Komplexität der Musizierbewegungen zu reduzieren und ihre Stabilität zu sichern, sollte beim Musizieren auch das deklarative Wissen einbezogen werden. Aus der Musizierpraxis ist hinlänglich bekannt, dass rein automatisiertes Spielen, ohne zu wissen, was man spielt, bei zusätzlichen Anforderungen, wie sie in der Konzertsituation regelhaft vorkommen, zu Unsicherheiten bis hin zum Blackout führen kann. Es hat sich daher bewährt, sowohl mit dem prozeduralen als auch mit dem deklarativen Gedächtnis zu arbeiten.

Bewegungslernen beim Musizieren

Das Bewegungslernen beim Musizieren verläuft in mehreren Lernphasen:

- *Orientierung*: Bei Anfängern oder bei ganz neuen Anforderungen übernimmt das Gehör zur Orientierung die Hauptrolle. Das Auge kontrolliert ebenfalls mit. In dieser Phase müssen viele Einzelheiten aufgenommen und mit hoher Aufmerksamkeit während des Spielens überwacht werden.
- *Differenzierung*: In der nächsten Phase ist die Bewegungskoordination schon besser und es ist weniger hochkonzentrierte Aufmerksamkeit auf die Einzelheiten notwendig. Die Sinneswahrnehmungen Hören und Sehen sind auf das Wesentliche bezogen. Bewegungsunterschiede werden feiner wahrgenommen und korrigiert. Das Bewegungsgefühl spielt dabei eine sehr wichtige Rolle. Insgesamt bleiben die Abläufe beim Spielen noch unsicher und anfällig für Störungen.
- *Stabilisierung:* Die Bewegungsabläufe werden jetzt so automatisiert, dass sie ohne bewusste Aufmerksamkeit ablaufen können. Damit ist der Spieler freier, auf andere Aspekte wie das musikalische Zusammenspiel, die musikalische Gestaltung etc. zu achten. Es findet dadurch eine Steigerung der Bewegungsqualität statt, so dass Teilbewegungen zu größeren Einheiten zusammengeführt werden und ein hohes Maß an Ökonomie und Stabilität in der Bewegung erreicht wird. Dies vollzieht sich u. a. auch durch das Bündeln größerer Sinneinheiten (»Chunking«).
- *Kontextualisierung*: In dieser Phase wird das bisher Geübte im Hinblick auf die Konzertsituation

weiter stabilisiert und das Bewegungsgefühl unter Kontextbedingungen verankert. Der Spieler lernt hierbei, die Bewegungsabläufe unter besonderen emotionalen Bedingungen und unvorhersehbaren Anforderungen und Störungen stabil zu halten und gleichzeitig flexibel zu gestalten.

Bewegungslernen findet nicht in regelmäßigen Schritten statt, sondern ist Lernsprüngen und zwischenzeitlichen Stagnationen unterworfen. Wenn das individuelle Leistungsniveau erreicht ist, kann weiteres Üben die Bewegungsleistung nicht mehr steigern.

Stagnationen können damit zusammenhängen, dass die gelernte Bewegung erst in komplexeren Zusammenhängen erfasst und abgelegt werden muss. Dies braucht Zeit.

Lernen durch Spiegelneurone

Seit ihrer Erstbeschreibung durch die Arbeitsgruppe um den italienischen Forscher Giacomo Rizzolatti Anfang der 1990er-Jahre wissen wir, dass Spiegelneurone ermöglichen, uns in andere Menschen hineinzuversetzen, und dass sie zu unserer grundlegenden neurophysiologischen Ausstattung gehören (Rizzolatti und Sinigaglia 2008). Spiegelneurone finden sich u. a. in der prämotorischen Hirnrinde. Sie haben auch für das Bewegungslernen eine große Bedeutung, da sie an der Vorstellung und dem Wiedererkennen von Bewegungen beteiligt sind. Zudem steuern sie das Nachahmen von Bewegungen mit. Dies kann erklären, warum im Anschluss an den Konzertbesuch eines exzellenten Künstlers bei einem erfahrenen Musiker eine Verbesserung des eigenen Spiels eintritt.

2. Psychologische Grundlagen des Musizierens

2.1 Psyche und Körper

Die Einheit von Psyche, Körper und Geist erleben wir beim Musizieren ganz unmittelbar. Davon, wie eng Körper und Gefühl zusammengehören, zeugt eine Reihe von umgangssprachlichen Redewendungen wie »da bleibt einem die Spucke weg«, »etwas ist mir auf den Magen geschlagen«, »da habe ich das Zittern bekommen«, »ich hatte förmlich einen Kloß im Hals«, »ich bekam einen heißen Kopf« u. v. a. m. Wenn wir über Körper, Gefühl und Denken separat sprechen, ist diese Trennung also in jedem Fall künstlich (S. 13). Zu einer gesonderten Wahrnehmung hat die Medizin selbst beigetragen, da sie sich in den letzten 200 Jahren zu einer vorwiegend biozentrischen Sichtweise hin entwickelt hat. Die Etablierung der Psychosomatischen Medizin (von griech. *psyché*, »Seele« und *soma*, »Körper«) als Fachgebiet, das sich explizit mit den Zusammenhängen von Körper und Psyche beschäftigt, hat wieder zu einer ganzheitlicheren Perspektive beigetragen. Trotzdem fällt es den meisten Menschen immer noch schwer, körperliche Erscheinungen bei sich wahrzunehmen und eine Verbindung zum seelischen Erleben herzustellen.

Psychosomatische Zusammenhänge wurden bereits von Sigmund Freud (1856–1939) erforscht, der den Ausdruck innerer Konflikte in körpersprachlichen Symptomen durch den Mechanismus der sog. Konversion erklärte. Auch nach heutigem Wissensstand können wir davon ausgehen, dass sich innere – oft unbewusste – psychische Vorgänge oder soziale Konflikte – wie z. B. chronische Konflikte am Arbeitsplatz – in körperlichen Phänomenen bis hin zu krankhaften körperlichen Erscheinungen äußern. Dieser Vorgang wird als psychosomatische Symptombildung oder »Somatisierung« bezeichnet (vgl. auch Spahn et al. 2011, S. 136 ff.). Auch körperliche Probleme können umgekehrt gerade bei Musikern zu psychischen Belastungen wie depressiven Reaktionen führen. Grundsätzlich wird der Mensch heute in seinem Wechselspiel zwischen körperlichen, psychischen und sozialen Aspekten – im sog. biopsychosozialen Modell – betrachtet, in dem die verschiedenen Anteile sich gegenseitig beeinflussen.

Zur Beantwortung der Frage, wie auf Ebene des Nervensystems diese Prozesse zustande kommen, hat sich eine Vielzahl wissenschaftlicher Teildisziplinen entwickelt, die sich aus unterschiedlichen Perspektiven mit diesen Themen beschäftigen. Der Mediziner und Neurowissenschaftler Eric Kandel, dem im Jahre 2000 der Nobelpreis für Medizin oder Physiologie verliehen wurde, spricht zu Beginn dieses Jahrtausends von einer »neuen Wissenschaft des Geistes«.*

So versuchen Forscher, menschliches Denken, Fühlen und Verhalten auf Ebene des Nervensystems unter dem Dach der sog. Neurowissenschaften biologisch zu beschreiben. Mit denselben Themen beschäftigen sich auch Vertreter anderer Fächer und Denktraditionen, zu denen u. a. die Psychoanalyse, die Verhaltenspsychologie sowie sozialpsychologische und philosophische Ansätze zählen. Kandel schildert in seinem Buch seinen Weg als Wissenschaftler, der von der Psychoanalyse zur Erforschung der neuronalen Signalübertragung bei der Meeresschnecke Aplysia führte und am Ende zu Freuds Theorien zurückfand. Seine Offenheit und Integrationsfähigkeit im Umgang mit unterschiedlichen Denkansätzen ist damit wegweisend für die Herausforderung an die Wissenschaften im 21. Jahrhundert, die darin bestehen wird, das in den Detailwissenschaften angesammelte Wissen in eine Rahmentheorie der Humanwissenschaften zu integrieren, die biologische, kulturelle und soziale Einflüsse zusammenfasst (Prinz 2004).

Musizieren zeigt Auswirkungen sowohl auf körperlicher – Hormone, Abwehrstoffe u. a. – als auch psychischer Ebene (Kap. II.1). In einer Studie wurde nachgewiesen, dass sich Singen und Hören von

* Dem interessierten Leser sei sein Buch – eine Autobiografie seines wissenschaftlichen Werdegangs – wärmstens empfohlen: Kandel, Eric R.: Auf der Suche nach dem Gedächtnis. Die Entstehung einer neuen Wissenschaft des Geistes, Siedler Verlag, München 2006.

Musik positiv auf einen Anstieg der Körperabwehrkräfte und ein Absinken des Stresshormons Cortisol auswirkte (Kreutz et al. 2004).

Psychologische Vorgänge lassen sich auch anhand körperlicher Anzeichen nachweisen und mit psychophysiologischen Methoden untersuchen (Schandry 1998). So kann beispielsweise das Ausmaß einer Stressreaktion anhand der Herzfrequenz – Schnelligkeit und Rhythmus des Pulsschlags –, des Blutdrucks sowie der Hautleitfähigkeit und der Atembewegungen gemessen werden. Diese Messparameter werden auch in Untersuchungen zum Lampenfieber eingesetzt (S. 91).

Die engen Wechselwirkungen von Emotionen, Vegetativum und Motorik – hier der Ausführung von Spielbewegungen – beim Musizieren vollziehen sich unter Beteiligung verschiedener Anteile des Nervensystems (Abb. I.81).

Gelingt es beispielsweise bei einem Auftritt, dass alle drei Systeme ideal ineinandergreifen, so befindet sich der Musiker in einem Zustand der positiven Aufregung und Freude (Emotion), in dem das sympathische vegetative Nervensystem optimal aktiviert ist (erhöhte Konzentration und Ausrichtung auf die Präsentationssituation) und die Spielbewegungen fließend (ohne zu starke Muskelanspannung) und ausdrucksvoll gelingen. Der Psychologe Csíkszentmihályi hat diesen optimalen Zustand als »Flow« bezeichnet (vgl. S. 188). Tritt dagegen in einem Bereich eine Störung auf, so kann diese leicht auf die anderen Bereiche übergreifen. Würde beispielsweise bei einem Auftritt das Gefühl der Angst überwiegen, so käme es zu einer Erhöhung der vegetativen Stresssymptome und in deren Folge möglicherweise – durch verstärkte Muskelspannung und Zittern – zu einer Beeinträchtigung der Spielbewegungen.

Für Musiker ist es besonders wichtig, die Zusammenhänge zwischen körperlichem Erleben, Fühlen und Denken wahrzunehmen, da sich hierdurch ein breites Spektrum an Maßnahmen der Prävention und Gesundheitsförderung eröffnet. Innere Haltungen und Denkweisen üben einen erheblichen Einfluss auch auf das körperliche Befinden aus. Sie können im positiven Fall wirksame Schutzfaktoren vor körperlichen Überlastungssyndromen und Stresssymptomen darstellen (vgl. Kap. II.2.1, S. 114 f.).

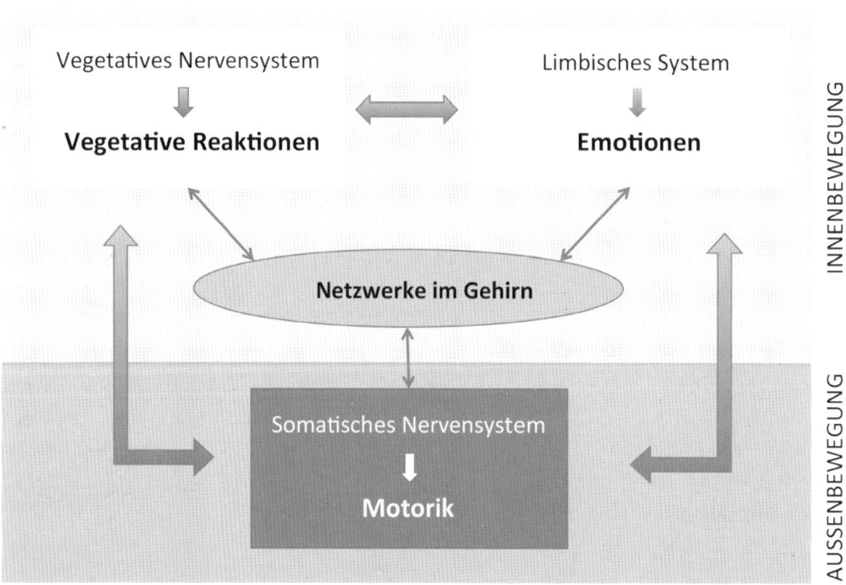

Abb. I.81: Wechselwirkungen und Vernetzung von vegetativen Reaktionen, Emotionen und Motorik auf Ebene des Gehirns (nach Lang 2000, S. 3)

2.2 Beziehung und Kommunikation

Musizieren – und insbesondere Musizieren als Profession – ist mit hohen Anforderungen auch im Bereich der Beziehungsgestaltung und Kommunikation verbunden. In diesem Abschnitt werden deshalb einige grundlegende Aspekte von Beziehung und Kommunikation mit ihrem Bezug zum Musizieren und zur speziellen Situation von Musikern aufgegriffen.

Beziehung

Die zwischenmenschliche Beziehung ist seit Sigmund Freud und bis heute das Kernthema der menschlichen psychosozialen Entwicklung. Gerade Musizieren findet in besonderem Maße im zwischenmenschlichen Kontakt statt. Erste frühkindliche Prägungen werden durch die musikalischen Äußerungen der Eltern, der Geschwister und anderer umgebender Bezugspersonen – v. a. durch Singen, aber auch durch die gesamte »musikalische Kulisse« – mitgestaltet. Die instrumentale Ausbildung beginnt oft im frühen Kindesalter – je nach Instrument und den jeweils notwendigen körperlichen Voraussetzungen unterschiedlich früh – und ist naturgemäß eng mit der Beziehung zu den Eltern und dem Instrumental- oder Gesangslehrer verbunden. Die Intensität der Lehrer-Schüler-Beziehung setzt sich im Falle der professionellen Ausbildung im Musikstudium im Einzelunterricht weiter fort. Musizierende, die keine professionelle Ausbildung einschlagen, nehmen ebenfalls häufig weiter Instrumental- oder Gesangsunterricht an Musikschulen oder bei privaten Musiklehrern. Die Situation des Einzelunterrichts dominiert dabei gegenüber Gruppensituationen sowohl im Bereich der klassischen als auch der popularen Musik. Häufig vollziehen sich Instrumental- und Gesangsausbildung deshalb in der Zweierbeziehung zwischen Lehrer und Schüler. Da sich der Gesangs- und Instrumentalunterricht oft über Jahre bei demselben Lehrer erstreckt, kann die Lehrer-Schüler-Beziehung ähnlich intensiv sein wie eine familiäre Beziehung und zu einer starken Bindung führen. Allein aufgrund des Settings im Musikunterricht, das demjenigen einer ambulanten Psychotherapie nicht unähnlich ist – regelmäßige Einzelstunden über eine lange Zeit mit hohem persönlichen Anteil –, wird nicht nur die musikalische, sondern auch die persönliche Entwicklung des Schülers beeinflusst. Aus diesem Grund haben Musikpädagogen eine große Verantwortung für die ihnen anvertrauten Schüler.

Bindung und Erziehung

Bei allen Menschen beginnt die erste Beziehungserfahrung mit der emotionalen Beziehung zwischen Kind und Mutter, Vater oder einer anderen Bezugsperson. Diese Beziehungserfahrung wird auch als Bindung bezeichnet. Die Entwicklungspsychologin Mary Ainsworth (1913–1999) gewann wegweisende Erkenntnisse über das Bindungsverhalten von 12 bis 18 Monate alten Kindern aus Beobachtungen in einer von ihr vorgegebenen, standardisierten Situation, dem »Fremde-Situations-Test« (Ainsworth et al. 1978). Hierbei wird in einem festgelegten Ablauf beobachtet, wie ein Kind reagiert, wenn die Mutter und eine fremde Person abwechselnd den Raum verlassen und wieder zurückkehren. Ainsworth stellte drei Arten der Bindung fest, die – wie wir heute wissen – im Säuglings- und Kleinkindalter als innere Beziehungsmodelle etabliert werden und einen weitreichenden Einfluss auf die Beziehungsgestaltung der gesamten Lebensspanne besitzen. Ihrer großen Bedeutung wegen seien sie im Folgenden kurz erläutert:

- *sichere Bindung:* Kinder mit diesem Bindungstyp entwickeln aufgrund der Verlässlichkeit und Feinfühligkeit ihrer Bezugspersonen die Zuversicht, dass die Bezugsperson zuverlässig zur Verfügung steht und ihre Signale wahrnimmt und versteht. Wenn die Bezugsperson sich entfernt, sind diese Kinder in der Lage, Gefühle der Trauer zu zeigen, da sie davon ausgehen, dass die Bezugsperson sicher zurückkommen wird. Auf die Rückkehr der Bezugsperson reagieren sie mit Freude und suchen Nähe und Kontakt.
- *unsicher-vermeidende Bindung:* Diese Kinder haben durch häufige Zurückweisung nicht die

Zuversicht, dass ihnen Liebe und Zuwendung durch die Bezugsperson entgegengebracht werden, und ihnen fehlt die Erfahrung, dass die Bezugsperson zuverlässig zur Verfügung steht. Sie ignorieren scheinbar deren Weggehen, reagieren aber körperlich mit Stresssymptomen. Ebenso zeigen sie wenig Reaktion bei der Rückkehr der Bezugsperson. Sie umgehen demnach emotionale Enttäuschung durch Beziehungsvermeidung.

- *unsicher-ambivalente Bindung:* Diese Kinder reagieren aufgrund der Erfahrung, dass die Bezugsperson sich nicht zuverlässig, nachvollziehbar und vorhersagbar verhält, mit überstarker Ängstlichkeit. Sie erwarten keinen positiven Ausgang der Situation und sind generell in einer ängstlichen und angespannten Grundstimmung. Da sie damit beschäftigt sind, sich auf die wechselnden Verhaltensweisen der Bezugsperson einzustellen, haben sie wenig Raum für eigenes Erkundungsverhalten. Gleichzeitig zeigen sie eine große Abhängigkeit von der Bezugsperson.

In Verlaufsstudien wurde deutlich, dass das Vorliegen einer sicheren Bindung im Kindesalter die Vorhersage erlaubt, dass eine Person sich auch im Erwachsenenalter sozial gut integrieren und ihrerseits persönliche stabile Beziehungen aufbauen kann (Shmueli-Goetz et al. 2008). Umgekehrt können sich die unsicheren Bindungstypen in negativer Weise auswirken.

Frühe Bindungserfahrungen spielen demnach auch noch im Erwachsenenalter eine Rolle und werden in vielfältigen Beziehungs- und Kommunikationssituationen wirksam, die wir im Alltag und auch in der Musikerwelt erleben können (S. 82 f.). Früh erworbene Beziehungsmuster sind ähnlich wie früh gelernte Bewegungsmuster beim Instrumentalspiel oft nicht bewusst und ihre Veränderung erfordert Bereitschaft, Zeit und Mühe. Ist man sich dessen bewusst, so erscheint es wenig verwunderlich, dass konstruktive und störungsfreie Kommunikation nicht immer von selbst entsteht, sondern ebenso geübt sein will wie das musikalische Zusammenspiel.

Ausgehend von den Ergebnissen der Bindungsforschung stellt sich die Frage, welche Umgangs- und *Erziehungsstile* für die Entwicklung positiver Beziehungserfahrungen günstig sind. Dies ist auch für die Lehrer-Schüler-Beziehung im Instrumental- und Gesangsunterricht von Interesse (vgl. Kap. II.3.2. und II.4.2). In der Beziehung zwischen Eltern und Kind spielen gleichermaßen das Temperament oder der Charakter des Kindes selbst und das Verhalten der Eltern eine Rolle. Das elterliche Verhalten setzt sich wiederum sowohl aus der Bereitschaft der Eltern zusammen, für die Entwicklung des Kindes zu sorgen und entsprechende Forderungen zu stellen, als auch aus der Bereitschaft, auf die Individualität des Kindes angemessen einzugehen und seine Selbstregulierungsfähigkeit zu fördern. Dieser sog. autoritative Erziehungsstil hat sich für eine positive Eltern-Kind-Beziehung als am besten geeignet erwiesen (Gerrig 2015, S. 400). Er lässt sich in seinen Grundzügen auch auf die Lehrer-Schüler-Beziehung anwenden.

Personale Kompetenzen

Neben den genannten Bindungserfahrungen sind eine Reihe weiterer psychologischer Faktoren an der Gestaltung einer positiven zwischenmenschlichen Beziehung und Kommunikation beteiligt. Sie bilden sich während der weiteren Entwicklung im Erwachsenenalter auf natürliche Weise heraus, können jedoch auch als personale Kompetenzen, vergleichbar dem Spielen des Instruments, durch spezifisches Training erlernt und verbessert werden.

Zu den personalen Kompetenzen (Tab. I.3) gehören die Fähigkeit zur Selbstwahrnehmung und Selbstreflexion der eigenen Person einschließlich ihrer psychologischen Aspekte sowie die Fähigkeit zur Übernahme von Selbstverantwortung und von Eigeninitiative. Weitere wichtige Kompetenzen sind Flexibilität, Belastbarkeit und Durchhaltevermögen.

Personale Kompetenzen	
Selbstwahrnehmung	eigene Gefühle und Bedürfnisse, Grenzen und Potenziale, Stärken und Schwächen wahrnehmen
Selbstbewusstsein	die eigene Person wertschätzen, auf eigene Leistungen stolz sein, Ängste überwinden und sich selbst vertrauen können
Selbstverantwortung	persönliche Ziele formulieren, Verantwortung übernehmen (für sich und andere), eigene Vorsätze einhalten, mit sich selbst im Reinen sein
Eigeninitiative	sich selbst motivieren können, freiwilliges Engagement zeigen, aktiv etwas mitgestalten, selbstständig eine Idee realisieren
Flexibilität	gewohntes Denken und Verhalten hinterfragen und ändern können, sich auf neue Anforderungen und Gegebenheiten der Umwelt einstellen können, bereit sein, Neues auszuprobieren
Belastbarkeit und Durchhaltevermögen	Umgang mit Stress, Ärger und Frustration, Schwierigkeiten als Lernchancen erkennen, Frustrationstoleranz bei Misserfolgen, Beharrlichkeit und Gleichmut entwickeln

Tab. I.3: Personale Kompetenzen als Voraussetzung für Kommunikation und Professionalisierung im Musikerberuf

Kommunikation

Musik ist eine eigene Sprache, in der auch Menschen aus unterschiedlichen Kulturkreisen direkt miteinander kommunizieren können. Dabei spielt der gestisch-mimische Ausdruck sowohl für die künstlerische Darbietung als auch in der zwischenmenschlichen Kommunikation eine Rolle. Jedoch ist auch die verbale Kommunikation in vielen Situationen unverzichtbar und macht es beispielsweise erst möglich, sich darüber zu verständigen, in welcher Weise ein Musikstück interpretiert werden soll. Mit zunehmender Anzahl der Spieler werden die Abstimmungsprozesse komplexer, so dass Kammermusik und Orchestermusik klare Kommunikations- und Organisationsstrukturen benötigen. In der Musikpädagogik findet Kommunikation als zentrales Gestaltungsmittel in der Lehrer-Schüler-Beziehung sowohl in Zweier- als auch in Gruppensituationen statt. Hinzu kommen Kontakte mit Personen außerhalb des musikalischen Settings – Verwaltung, Management, Eltern u. a.

Die Kommunikationssituationen, in denen Musiker tätig sind, erstrecken sich demnach von der Zweiersituation über die Kleingruppe bis hin zur Großgruppe – man denke an alle musikalischen Besetzungsarten der Kammermusik, an Sinfonieorchester und große Chöre. Dies bedeutet, dass Musiker nicht nur hinsichtlich der musikalischen Kompetenz, sondern auch der Kommunikationsfähigkeit gefordert sind. Sie müssen demnach neben ihrer künstlerischen Leistung auch vielfältige zwischenmenschliche Kommunikationsformen beherrschen. Dies trifft auf alle Musikformationen in der ganzen Breite zu, insbesondere jedoch auf diejenigen im professionellen konzertierenden und musikpädagogischen Bereich (vgl. Kap. II.4).

Im Folgenden werden deshalb wichtige Grundlagen der Kommunikation, die für Musiker in der Praxis von Bedeutung sind, dargestellt.

Modelle der Kommunikation

Der bekannte Autor Paul Watzlawick (1921–2007) beschrieb anschaulich, dass eine Mitteilung zwischen zwei Menschen nicht nur eine inhaltliche Aussage transportiert, sondern auch eine Botschaft auf der Beziehungsebene zwischen diesen Personen enthält (Watzlawick et al. 2011). Loriot (1923–2011) verarbeitete dieses Prinzip in seinen Sketchen, u. a. in Garderobe (1981), der Unterhaltung eines Ehepaares (Vicco von Bülow und Evelyn Hamann) über das passende Kleid. Hier wird anschaulich in Szene gesetzt, wie inhaltlich neutrale Aussagen durch entsprechende Interpretation auf der Beziehungsebene in einen Konflikt münden können. Im Unterschied zu Loriot, der als Humorist die komische Seite von Kommunikation in den Vordergrund rückt, verfolgte Watzlawick als

Psychotherapeut das Ziel, zwischenmenschliche Konflikte anhand wissenschaftlicher Kommunikationsprinzipien besser verstehen und bearbeiten zu können. Die systemischen Ansätze Watzlawicks wurden in den 1970er-Jahren von dem Psychologen und Kommunikationswissenschaftler Friedemann Schulz von Thun (*1944) weitergeführt. Er entwickelte auf Grundlage seiner Erfahrungen aus Trainingskursen für Lehrer und Führungskräfte das Vier-Seiten-Modell der Kommunikation (Schulz von Thun 2014). Dieses Modell hat sich bis heute in der Organisationspsychologie mit großen Gruppen bewährt und ist deshalb auch für den musikalischen Bereich interessant.

Das Vier-Seiten-Modell der Kommunikation

Schulz von Thun geht in seinem Modell davon aus, dass jede Nachricht grundsätzlich vier Ebenen enthält (Abb. I.83):

- die sachbezogene Ebene (Sachinhalt): »worüber ich informiere«
- die auf den Sprecher bezogene Ebene (Selbstoffenbarung): »was ich von mir selbst kundgebe«
- die auf die Beziehung zum Gegenüber bezogene Ebene (Beziehung): »was ich vom anderen halte, wie wir zueinander stehen«
- die Ebene der beabsichtigten Wirkung beim Gegenüber (Appell): »wozu ich das Gegenüber veranlassen möchte«

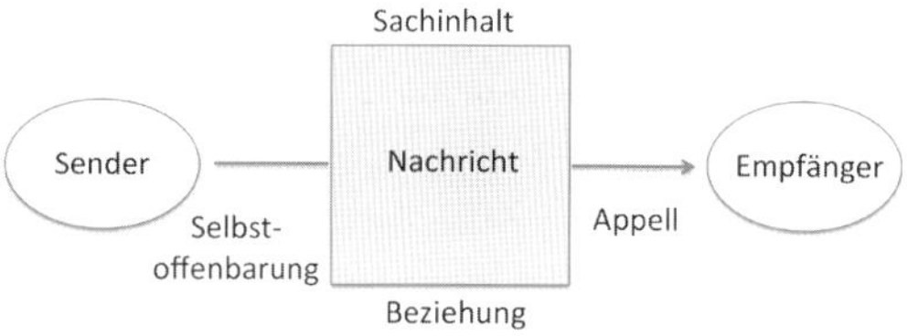

Abb. I.83: Die vier Ebenen einer Nachricht (nach Schulz von Thun 2014, S. 33)

Der Sender kann die Nachricht bewusst oder unbewusst unterschiedlich betonen oder gestalten. Er sendet damit explizite, d.h. offensichtliche, oder implizite, d.h. versteckte, Botschaften. Letzteres erfolgt in der Regel durch nonverbale Mittel wie Mimik, Gestik, Tonfall (Prosodie) und die Art der Formulierung. Eine Nachricht ist dann stimmig – kongruent –, wenn alle Signale in die gleiche Richtung weisen. Unstimmig – inkongruent – wird eine Nachricht jedoch dann, wenn verbale und nonverbale Signale widersprüchlich zueinander sind. Inkongruente Nachrichten entstehen beispielsweise, wenn der Sender sich innerlich in einem ungeklärten Konflikt befindet. So kann es passieren, dass er als Appell eine doppelte Botschaft aussendet, z.B. »Ich will mit dir reden« und gleichzeitig »Lass mich in Ruhe«.

Für die Kommunikation ist neben dem Sender und der Übermittlung der Nachricht ebenso entscheidend, wie der Zuhörer die Nachricht ent-

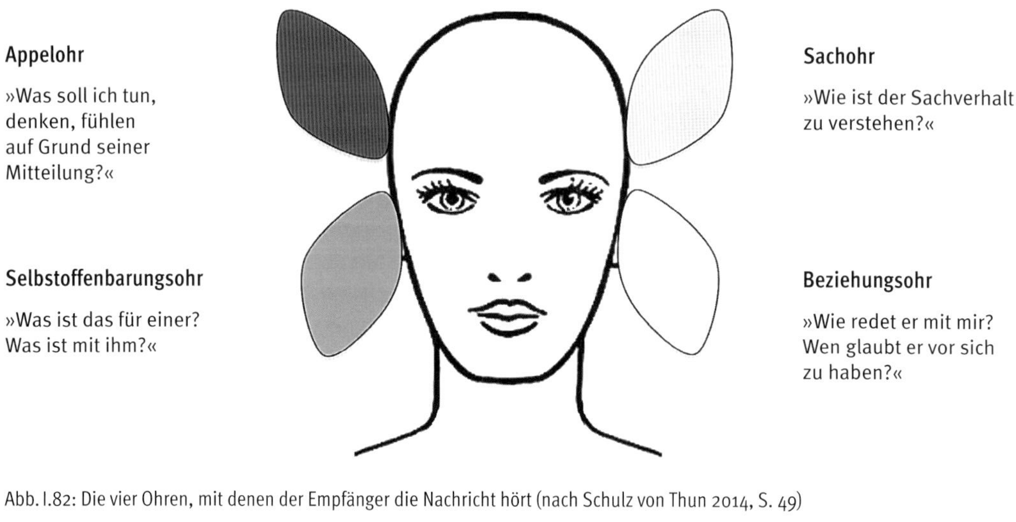

Abb. I.82: Die vier Ohren, mit denen der Empfänger die Nachricht hört (nach Schulz von Thun 2014, S. 49)

schlüsselt. Der Empfänger hat im Modell Schulz von Thuns deshalb ebenfalls »vier Ohren«, mit denen er die Nachricht aufnimmt (Abb. I.82). Die Tatsache, wie der Empfänger auf welchem »Ohr« hört, beeinflusst demnach, wie die Nachricht bei ihm ankommt.

Dies kann je nach Situation unterschiedlich sein. Die Erfahrung zeigt jedoch, dass Personen dazu neigen, auf einem bestimmten Ohr besonders empfänglich oder auch wenig erreichbar zu sein. Welchen Einfluss die Wahrnehmung und Interpretation des Empfängers hat, wird anhand des folgenden Beispiels deutlich. Je nachdem, mit welchem Ohr der Empfänger hinhört, nimmt er die Mitteilung anders auf und sie löst entsprechend unterschiedliche Gefühle und Reaktionen bei ihm aus.

Am Beispiel einer kurzen Mitteilung eines Musikers in einer Probesituation sollen unterschiedliche Varianten von Kommunikationsabläufen und den hieraus möglicherweise folgenden Konsequenzen aufgezeigt werden:

Zwei Musiker proben zusammen in einer Ensemblesituation. Ein Musiker sagt zum anderen: »Hier steht piano«. Dabei zeigt er in der Partitur auf die entsprechende Stelle.

In dieser Situation sind nun verschiedene Varianten möglich, wie der angesprochene Musiker reagieren könnte:

- Wahrnehmen mit dem Sachohr
  Der angesprochene Kollege gehört in dieser ersten Reaktionsvariante zu den Menschen mit stark ausgeprägtem »Sachohr«, d.h., er nimmt Nachrichten bevorzugt auf der Sachebene wahr. Er überprüft deshalb den Sachverhalt – schaut also in seine Partitur – und findet ihn bestätigt. Bei der Wiederholung spielt er an dieser Stelle etwas leiser. Die sachbezogene Reaktion sorgt in diesem Beispiel dafür, dass die Situation unkompliziert und konstruktiv verläuft.

  Auch wenn diese Variante der Aufnahme des Gesagten hier sehr einfach erscheint, kann es auch mit Personen, die vorwiegend auf der Sachebene reagieren, durchaus zu zwischenmenschlichen Problemen kommen. Dies kann dann der Fall sein, wenn der Sender sich eine stärker emotionale Reaktion oder mehr Engagement gewünscht hätte. Wenn in der Mitteilung des Musikers auf der Beziehungsebene der Wunsch enthalten wäre, dass der Kollege nicht nur passiv mitspielt, sondern mehr Initiative und Interesse an der gemeinsamen Aufgabe zeigt, würde er sich über eine stärkere zustimmende emotionale Reaktion mehr freuen als über eine reine Überprüfung des Sachverhalts. Kommt sein Wunsch mehrfach nicht an, so können Spannungen entstehen. Der Empfänger bleibt dann für den Sender auf der Beziehungsebene quasi taub und es besteht die Gefahr, dass der Sender sich frustriert zurückzieht.

  Andererseits kann sich ein Empfänger vor Konflikten schützen und deeskalierend wirken, indem er bewusst auf der Sachebene bleibt und auf eine Provokation auf der Beziehungsebene absichtlich nicht reagiert.

- Wahrnehmen mit dem Beziehungsohr
  In der zweiten Variante reagiert der Musiker vorwiegend auf der Beziehungsebene. Er nimmt den Kollegen als belehrend wahr, fühlt sich kritisiert und ärgert sich. Seinen Ärger drückt er jedoch nicht verbal aus, sondern reagiert körperlich durch erhöhte Muskelspannung. An der entsprechenden Stelle versucht er verkrampft, ganz besonders leise zu spielen. Am Ende der Probe hat er Schmerzen, im Falle eines Violinisten oder Bratschers z.B. im rechten Arm.

  Allgemein führt ein stark ausgeprägtes »Beziehungsohr« häufig dazu, dass Personen alles sehr schnell auf sich beziehen, sich angegriffen fühlen und beleidigt reagieren. Eine einfache sachliche Kommunikation ist dann schwierig. Negative Gefühle beim Empfänger können sich wie im obigen Beispiel in körperlichen Reaktionen äußern. Wiederholt sich dieses Muster häufiger, begünstigt dies mittel- und langfristig die Entstehung körperlicher Beschwerden. Man spricht dann von psychosomatischer Symptombildung (S. 77).

- Wahrnehmen mit dem Selbstoffenbarungsohr
  Besitzt eine Person ein ausgeprägtes »Selbstoffenbarungsohr«, so nimmt sie besonders genau

wahr, was die Nachricht mit dem Gegenüber zu tun hat und was sie über diesen aussagt. In dieser Variante würde der angesprochene Musiker demnach besonders aufmerksam gegenüber dem Kollegen sein. Er könnte annehmen, dass diesem das Werk ganz besonders am Herzen liegt und dass er sich damit sehr intensiv beschäftigt hat. So würde für ihn verständlich, dass der Kollege sich besonders für eine genaue Interpretation engagiert. Er nimmt die musikalische Auffassung des Kollegen an, interpretiert dessen Mitteilung als Engagement für die gemeinsame Sache – nämlich ein dynamisch möglichst ausdrucksvolles musikalisches Ergebnis zu erreichen – und unterstützt dieses. Bei der Wiederholung achtet er genau auf die Dynamik im Zusammenspiel, und beide Musiker sind mit dem Resultat zufrieden.

Ein gut entwickeltes Selbstoffenbarungsohr und die damit einhergehende Empathie für das Gegenüber erleichtern oftmals die Kommunikation. Gepaart mit einer positiven Grunderwartung und Offenheit stehen dabei die Chancen gut für eine produktive Zusammenarbeit. Psychotherapeuten sind auf dem Selbstoffenbarungsohr professionell geschult und wenden diese Fähigkeit im Rahmen des therapeutischen Settings bei ihren Patienten an. Im nicht-therapeutischen Rahmen können Analysen des Gegenübers jedoch auch zum »Psychologisieren« führen, was zur Folge hat, dass der Analysierende von sich ablenkt und auf der Sach- und Beziehungsebene selbst wenig erreichbar ist.

- Wahrnehmen mit dem Appellohr
  In der vierten Variante reagiert der Musiker vornehmlich auf dem Appellohr. Er fühlt sich zwar sofort alleine dafür verantwortlich, dass die Stelle nicht leise genug war, fragt aber – da er sich nicht ganz sicher ist, was sein Kollege genau ausdrücken wollte – noch mal nach: »Sie meinen, ich soll an dieser Stelle leiser spielen?« Der Kollege antwortet, dass er nicht nur ihn allein ansprechen wollte, sondern dass alle an dieser Stelle mehr im Piano spielen sollten. Daraufhin wird die Stelle kurz besprochen und die Aufgabenteilung geklärt. Die Umsetzung klappt dann reibungslos bei der nächsten Wiederholung.

  Menschen mit einem besonders stark ausgeprägten »Appellohr« können Gefahr laufen, in jeder Nachricht Erwartungen an sich selbst wahrzunehmen. Sie fühlen sich dann aufgefordert, etwas zu tun, und sind schnell bereit zu handeln. Wie in diesem Beispiel kann es eine gute Möglichkeit sein, nochmals nachzufragen, welchen Appell der Sender wirklich vermitteln wollte. Ein überstarkes »Appellohr« kann zu Enttäuschungen führen, wenn der Sender sich lediglich aussprechen wollte und sich Anteilnahme und Einfühlung erhofft hat, der Empfänger aber sofort auf der Handlungsebene reagiert und auf der Beziehungsebene nicht erreichbar ist.

Das hier schriftlich wiedergegebene Beispiel kann natürlich Tonfall und Körpersprache nicht berücksichtigen und mag deshalb etwas theoretisch wirken. Trotzdem wird deutlich, dass bereits eine einfache Mitteilung zwischen zwei Personen einen höchst komplexen Vorgang darstellt.

Bei der Aufnahme der Nachricht spielt insbesondere das Selbstkonzept des Empfängers eine wichtige Rolle. Wenn eine Person ein negatives Bild von sich hat, wird sie bereits eine neutrale Mitteilung in negativer Weise auf sich beziehen und ihr negatives Selbstkonzept so bestätigen. Damit zwischenmenschliche Kommunikation gelingen kann, sollte jede Person für sich individuell prüfen, auf welchem der »vier Ohren« sie besonders stark »hört«. Mit diesem Wissen lassen sich wiederkehrende Muster, die zu Missverständnissen führen, erkennen und korrigieren.

Es kann jedoch nicht nur, wie oben exemplarisch dargestellt, aufseiten des Empfängers, sondern ebenso aufseiten des Senders – in dessen Person und in der Vermittlung inkongruenter oder unangemessener Signale – zu Störungen kommen. Dies zu beachten ist wichtig, zumal im Verlauf eines Gesprächs jede Person zwischen Sender- und Empfängerrolle wechselt. Im Idealfall sollte eine persönliche Kongruenz oder Authentizität angestrebt werden, bei der eine Person mit ihrem inneren Erleben, der bewussten Selbstwahrnehmung und ihrer Vermittlung nach außen in Einklang steht (Rogers 1974).

Eine Kommunikation ist dann stimmig, wenn sie der inneren Verfassung, den Zielen und Wertvorstellungen des Senders, der Verfassung des Empfängers und der »Wahrheit der Situation« entspricht (Schulz von Thun 2014, S. 20).

Das Kommunikationsmodell nach Schulz von Thun liefert ein Instrumentarium, mit dessen Hilfe Kommunikationssituationen besser verstanden und eventuelle Missverständnisse aus dem Weg geräumt werden können. Schulz von Thun bezeichnet diesen Vorgang als Metakommunikation. Diese liefert durch ein komplexeres Verständnis der Kommunikation Ansatzpunkte für eine persönliche Reflexion und individuelle Veränderung des Kommunikationsverhaltens. Gleichermaßen kann sie sich auch an Gruppen und deren Art des Miteinanders richten. Für die Kommunikation am Arbeitsplatz gilt, dass auch die Rahmenbedingungen der jeweiligen Institution berücksichtigt werden müssen, da sie die Kommunikation mit beeinflussen (vgl. Kap. II.4).

Kommunikation in Gruppen

Wendet man die Definitionen der Sozialpsychologie für verschiedene Gruppenformen an, so handelt es sich im Musikbereich bei größeren Ensembles, Orchestern und Chören um sog. formelle Gruppen. Hierunter versteht man Gruppen, in denen Personen zusammenarbeiten, die ein gemeinsames Ziel verbindet. Dieses Kriterium unterscheidet sie von informellen Gruppen, die rein aus Gründen der emotionalen Beziehungen zwischen den Mitgliedern existieren.

Musikensembles, Orchester und Chöre bilden formelle Gruppen. Dies bedeutet, dass die Beziehungen der Mitglieder zueinander im Dienste der gemeinsamen Aufgabe stehen.

Für die Musizierpraxis bedeutet diese Definition, dass den Beziehungen der Musiker untereinander sowie zu kooperierenden Berufsgruppen (Dirigenten, Management, Verwaltung) eine professionelle Funktion zugewiesen wird. Die Beziehung ist demnach eine Arbeitsbeziehung, die das notwendige Maß an Vertrauen, Respekt, Austausch und Zusammenarbeit enthalten muss, damit die berufliche Aufgabe – beispielsweise die gemeinsame Interpretation eines musikalischen Werkes oder das Lehren und Vermitteln des Musizierens – nach den bestehenden Standards erfüllt werden kann.

Eine Gruppe besteht zwar immer aus einer Ansammlung von Individuen, sie entwickelt darüber hinaus jedoch eine eigene Dynamik mit typischerweise ablaufenden bekannten Prozessen und Strukturen, die als Gruppendynamik bezeichnet werden. Dies trifft auch auf Formationen im Musikbereich zu.

Eine entscheidende Erkenntnis der Kommunikationspsychologie liegt darin, dass Gruppen ohne Kommunikationskultur oder mit ausschließlich sachlich orientierten Kommunikationsformen in der Arbeitswelt dauerhaft nicht konstruktiv und überlebensfähig sind. Stattdessen muss in formellen Gruppen neben den arbeitsbezogenen Inhalten eine Metaebene eingenommen und auch die Selbstoffenbarungs- und die Beziehungsseite (vgl. Vier-Seiten-Modell der Kommunikation von Schulz von Thun, S. 82) thematisiert werden.

Die Psychologin Ruth Cohn (1912–2010) entwickelte das Gruppensystem der Themenzentrierten Interaktion (TZI) (Cohn 1975). Nach ihrem Konzept müssen die Sache (gemeinsame Aufgabe), der Einzelne (mit seinen persönlichen Gefühlen und Möglichkeiten) und das Wir (die Gruppe als Beziehungsnetz) in einem ausgewogenen Verhältnis zueinander stehen. Aufgrund ihres reichhaltigen Erfahrungsschatzes hinsichtlich der Arbeit mit Gruppen prägte sie den bekannten Satz: »Störungen haben Vorrang.« Damit fasste sie ihre Beobachtungen zusammen, dass in einer Gruppe eine sachbezogene Aufgabenbearbeitung ab einem bestimmten Grad des Konfliktniveaus nicht mehr möglich ist. Sie schreibt:

»Störungen haben de facto Vorrang, ob Direktiven gegeben werden oder nicht. Störungen fragen nicht nach Erlaubnis, sie sind da: als Schmerz, als Freude, als Angst, als Zerstreutheit; die Frage ist nur, wie man sie bewältigt. Antipathien und Verstörtheiten können den einzelnen versteinern und die Gruppe unterminieren; unausgesprochen und unterdrückt bestimmen sie Vorgänge in Schulklassen, in Vorständen, in Regierungen. Verhandlungen und Unterricht kommen auf falsche Bahnen oder drehen sich im Kreis. Leute sitzen am Pult und am grünen Tisch in körperlicher Gegenwart und innerer Abwesenheit. Entscheidungen entstehen dann nicht auf der Basis von realen Überlegungen, sondern unterliegen der Diktatur der Störungen – Antipathien zwischen den Teilnehmern, unausgesprochenen Interessen und persönlichen depressiven und angstvollen Gemütsverfassungen. Die Resultate sind dementsprechend geist- und sinnlos und oft destruktiv.« (Cohn 2013, S. 122).

Mit Störungen im Gruppenprozess ist bei lange bestehenden Gruppen grundsätzlich zu rechnen. Dies trifft gerade auch im Musikbereich zu, in dem Orchester, Chöre, Ensembles, Bands, aber auch Lehrerkollegien über viele Jahre in oft weitgehend gleichbleibender personaler Zusammensetzung eng zusammenarbeiten. Für die Funktionsfähigkeit einer Gruppe und das Wohlbefinden des Einzelnen ist es deshalb entscheidend, ob und wie Konflikte gelöst werden können. Konfliktfähigkeit zählt daher zu den wichtigsten Sozialkompetenzen (Tab. I.4, S. 88). Entsprechende Strategien zur Konfliktlösung in Gruppen beginnen bereits mit der Personalauswahl und Personalplanung (Kap. II.4.1). Hierbei wird auf die Personal- und Sozialkompetenzen, u. a. die Konfliktfähigkeit, der einzelnen Personen und auf eine diesbezügliche Vielfalt und Ausgewogenheit innerhalb der Gruppe geachtet (Schreyögg 2002). Wichtig ist außerdem, dass Konflikte früh bearbeitet und auf einer niederen Konfliktstufe begrenzt werden. Die Bewältigung eines Konflikts erfordert insbesondere auch, dass in einer Gruppe positive Beziehungen, Toleranz und Offenheit gestärkt werden.

Häufige Konfliktarten in Gruppen sind:

- Untergruppenkonflikt: Kleingruppen schließen sich gegenseitig aus.
- Normenkonflikt: Ein Mitglied verstößt gegen offizielle oder inoffizielle Spielregeln.
- Rangkonflikt: Die Rangpositionen in der Gruppe werden – häufig durch Eintritt eines neuen Mitglieds – umkämpft und festgelegt.
- Integrationskonflikt: Ein neues Mitglied muss in die bestehende Gruppe aufgenommen werden.
- Loyalitätskonflikt: Ein Gruppenmitglied wird angegriffen und die anderen Gruppenmitglieder stehen nur zum Teil hinter dem Angegriffenen.
- Substitutionskonflikt: Ein Konflikt wird ersatzweise an der falschen Stelle ausgetragen, d. h. verschoben, weil dies ungefährlicher scheint.

Konflikte in Gruppen entstehen vor dem Hintergrund einer bestimmten Gruppendynamik. Dabei pendeln Gruppen zwischen den Polen »Zusammenhalt« aufgrund der Vertrautheit und der gemeinsamen Aufgabe und »Auseinanderstreben« aufgrund der Verschiedenheit der einzelnen Mitglieder (König und Schattenhofer 2006, S. 58f.). Innerhalb der Gruppe bilden sich unterschiedliche Funktionen und Rollen, die sich auf die Leitung und Rangordnung sowie den Gruppenerhalt und das emotionale Klima der Gruppe beziehen.

Zu den sozialen Rollen gehört in Gruppen – neben der formalen Leitungsperson – die des informellen Gruppenführers, der die Gruppe zusammenhält und die Gruppenziele koordiniert. Daneben gibt es oft den Beliebtesten und den Tüchtigsten in der Gruppe. Mitläufer orientieren sich am Gruppenführer. Dieser hat häufig einen Widersacher, der ihm seine Rangposition streitig machen will und oftmals für soziale Konflikte verantwortlich ist. Der Opportunist kümmert sich hauptsächlich um seine eigenen Interessen, während der Sündenbock das schwächste Glied in der Gruppe darstellt und für das Misslingen der Gruppenaufgabe verantwortlich gemacht wird. Außenseiter werden von anderen ausgegrenzt oder tragen selbst hierzu bei.

Das Bedürfnis des Einzelnen in der Gruppe richtet sich besonders stark darauf, Sicherheit, Kommunikation, Kooperation und Anerkennung zu finden. Um diese Grundbedürfnisse zu erfüllen, ist die Person bereit, sich nach den Normen der Gruppe zu richten. Eine Gruppenmeinung übt auf den Einzelnen bekanntermaßen oft einen solchen Konformitätsdruck aus, dass er seine Meinung derjenigen der Gruppenmitglieder anpasst. Salomon Asch zeigte dieses Phänomen bereits 1951 in einem der berühmtesten Experimente der Sozialpsychologie. Er stellte mehreren Teilnehmern einer Gruppe die einfache und eindeutige Aufgabe, drei Linien mit einer vierten Standardlinie zu vergleichen und zu entscheiden, welche der drei Linien genauso lang sei wie die Standardlinie. Alle Teilnehmer einer Gruppe sollten hintereinander laut ihre Meinung sagen. Äußerten nun alle Teilnehmer – entsprechend einer geheimen vorherigen Instruktion – die gleiche falsche Antwort vor der Testperson, so schloss sich diese der Gruppenmeinung an, obwohl die Beurteilung ganz offensichtlich falsch war (Sader 2008, S.160). An diesem Beispiel ist abzulesen, wie stark die Wirkung der Gruppe auf die einzelnen Mitglieder sein kann.

Feedback als Kommunikationstechnik

Feedback ist eine bewährte und hilfreiche Kommunikationstechnik, deren Anwendung besonders für Musiker sehr lohnenswert ist. Bei regelmäßiger Durchführung von strukturiertem Feedback spricht man auch von Feedback-Kultur.

Unter Feedback versteht man die gezielte Rückmeldung zu einem Thema. Feedback kann zwischen zwei Personen oder innerhalb einer Gruppe gegeben werden. Es richtet sich an eine Person, die der Empfänger des Feedbacks ist und die anhand der Rückmeldung etwas darüber erfährt, wie andere Personen sie erleben. Dies ermöglicht ihr, ihre Selbstwahrnehmung zu überprüfen und ihr Verhalten entsprechend zu verändern. Feedback ist somit ein wirksames Instrument, um Kommunikation zu verbessern.

Damit Feedback konstruktiv wirken kann, haben sich einige Regeln als wichtig erwiesen. Auf Seite des Empfängers ist grundsätzlich Offenheit notwendig, die Rückmeldung anzunehmen und sie als positive Anregung zu begreifen. Der Empfänger erbittet deshalb das Feedback anhand einer Frage, die er stellt. Auch der Feedbackgeber muss sich vorher vergewissern, ob sein Feedback erwünscht ist. Der Feedbackgeber formuliert seine Antwort so, dass er von seinem persönlichen Eindruck und Erleben ausgeht. Er spricht dabei in der ersten Person – in Form der sog. Ich-Botschaft (Kap. III.5). Seine Mitteilungen sollen beschreibend – nicht wertend oder interpretierend – und möglichst konkret und differenziert sein. Besonders wichtig ist es, das Feedback mit positiven Beobachtungen zu beginnen und zu beenden und die positiven Rückmeldungen genauso differenziert zu beschreiben wie die kritischen. Dieser Punkt ist gerade unter Musikern von Bedeutung, da aufgrund der verbreiteten hohen Perfektionsansprüche und der strengen Selbstkritik negative Aspekte des Feedbacks leichter angenommen werden als positive. Dies führt mittelfristig jedoch zu einer Überbewertung negativer Aspekte und zu einem verzerrten Selbstkonzept, weshalb es sehr wichtig ist, hier gegenzusteuern. Darüber hinaus gilt: Zeitnahes Feedback wirkt am stärksten, da der Empfänger sich noch gut in die betreffende Situation einfühlen kann. Eine Besonderheit bildet allerdings das Feedback bei einem Auftritt. Hier sollte eine differenzierte Rückmeldung erst frühestens am Tag danach erfolgen (vgl. S. 135). Der Empfänger des Feedbacks profitiert erfahrungsgemäß am meisten, wenn er aufmerksam zuhört und sich bei einer kritischen Rückmeldung nicht rechtfertigt. Es liegt schließlich in seiner eigenen Verantwortung, welche Aspekte des Feedbacks er für Veränderungen seiner Person aufnimmt (vgl. auch Fengler 2009).

Sozialkompetenzen

Wie bereits erwähnt, zählt Konfliktfähigkeit zu den sozialen Kompetenzen, die für das Funktionieren einer Gruppe maßgeblich sind. Darunter ist zu verstehen, dass eine Person in der Lage ist, zwischenmenschliche Spannungen hinsichtlich Denken, Erleben oder Verhalten früh zu erkennen und aktiv anzusprechen. Des Weiteren sollte sie bereit sein, sich in die Situation des Gegenübers hineinzuversetzen und über sich selbst nachzudenken, um so eine Lösung herbeizuführen. Grundsätzlich sollte sie über eine ausreichende innere Stabilität verfügen.

Daneben sind die Fähigkeit und Bereitschaft, mit anderen zusammenzuarbeiten sowie anderen gegenüber tolerant zu sein, wichtige weitere Sozialkompetenzen (Tab. I.4). Besonders Teamfähigkeit ist in der heutigen Arbeitswelt, in der das Arbeiten in Gruppen die häufigste Arbeitsform darstellt, ein

Sozialkompetenzen	
Einfühlungsvermögen (Empathie)	sich in andere Menschen und neue Situationen hineinversetzen, Bedürfnisse anderer wahrnehmen und angemessen darauf reagieren, Respekt vor anderen Personen haben, Verständnis für andere Einstellungen zeigen
Kommunikationsfähigkeit	Kontakt aufnehmen, sich verständlich ausdrücken können, aktiv zuhören, Rückmeldung geben, Fragen stellen
Teamfähigkeit und Kooperationsfähigkeit	gemeinsam mit anderen Aufgaben planen und erfüllen, auf andere eingehen und sich selbst zurücknehmen können, eigene Fähigkeiten konstruktiv einbringen können
Konfliktfähigkeit	unterschiedliche Positionen ansprechen, mit Konflikten konstruktiv umgehen, vermitteln und Streit schlichten, Kompromissbereitschaft entwickeln
Toleranz	eigene Vorurteile erkennen und abbauen, Verschiedenartigkeit akzeptieren

Tab. I.4: Sozialkompetenzen, insbesondere Konfliktfähigkeit und Teamfähigkeit sind wichtig im Musikerberuf

wichtiges Qualifikationskriterium. Dies trifft uneingeschränkt auch für Musiker zu. Unter Teamfähigkeit wird verstanden, dass ein Grundwissen über gruppendynamische Prozesse vorhanden ist, das es ermöglicht, verschiedene Menschentypen und Rollen in einer Gruppe zu erkennen. Teamfähigkeit bedeutet auch, diese zu akzeptieren und Unterschiede und Gemeinsamkeiten in der Gruppe dafür zu nutzen, dass die gemeinsame Aufgabe in der bestmöglichen Qualität geleistet wird.

Führung

Das Thema Führung ist in der Musikausübung schon begrifflich allgegenwärtig. So spricht man in der Partitur von einer »*führenden* Stimme«, im Orchester von der Position des Stimm*führers*, der Dirigent heißt nach der etymologischen Wortherkunft aus dem Lateinischen »der *Führende*« (*dirigens* Part. Präsens von *dirigere*, »führen«) ebenso wie der Musikpädagoge nach der Herleitung aus dem Griechischen (*paidós*, »Kind«, *agōgós*, »führend«) derjenige ist, der das Kind *führt*. Entsprechend den Bezeichnungen sind von Musikern in vielen Situationen Führungsaufgaben selbst zu leisten oder anzunehmen.

In der sozialpsychologischen Forschung wurden verschiedene Ansätze verfolgt, um herauszufinden, welche Faktoren von *Führung* einen erwünschten Führungserfolg vorhersagen können. Der sog. eigenschaftsorientierte Ansatz untersuchte, ob bestimmte Persönlichkeitseigenschaften der Führungsperson zuverlässig zum Erfolg führen. Hierbei zeigte sich, dass bestimmte Eigenschaften wie u.a. Selbstvertrauen, Flexibilität, Aufrichtigkeit, Weitsichtigkeit und Optimismus zwar günstig, aber nicht zwingend erfolgversprechend sind (Weinberg und Gould 2007). Ähnlich verhielt es sich mit reinen verhaltens- und situationsorientierten Ansätzen. Schließlich ist nach heutigem Forschungsstand davon auszugehen, dass die verschiedenen Faktoren in einem multidimensionalen Modell zusammenwirken (Chelladurai 2007).

Wichtig sind darüber hinaus die Effekte von Führung auf die jeweilige Gruppe und ihre Mitglieder. So werden durch Führungsverhalten einmal die Leistung der Gruppe, aber auch Zufriedenheit, Motivation und Selbstwahrnehmung der Mitglieder beeinflusst. Des Weiteren wirkt sich das Führungsverhalten auf den Zusammenhalt in der Gruppe aus. Fachliche Instruktion, positives Feedback, soziale Unterstützung und demokratisches Verhalten beeinflussen den Zusammenhalt in Bezug auf die gemeinsame Aufgabe positiv (Trail 2004). Diese im nicht-musikalischen Bereich – u.a. im Sport – gewonnenen Erkenntnisse lassen sich grundsätzlich auf Führungssituationen im Musikbereich, z.B. im Orchester, übertragen. Besonders wichtig erscheint ein bewusster Umgang mit Führung im Bereich der Orchestermusik, hier insbesondere in Leitungspositionen wie Konzertmeister-, Stimmführer- und Solistenstellen (Kap. II.4.1) und ganz besonders bei Dirigenten (Kap. II.4.7).

2.3 Persönlichkeit

Im vorangegangenen Abschnitt wurde deutlich, dass Kommunikation beim Musizieren grundsätzlich eine wichtige Rolle spielt. Sie hängt nicht unwesentlich ab von der Persönlichkeit der Kommunikationsteilnehmer. Auf einige grundlegende Aspekte von Persönlichkeit soll deshalb im Folgenden eingegangen werden.

Unter Persönlichkeit versteht man in der Psychologie die Gesamtheit aller Persönlichkeitseigenschaften einer Person (Asendorpf 2007). Diese lassen sich zu fünf Hauptfaktoren von Persönlichkeitsunterschieden zusammenfassen, den sog. Big Five (Cattell 1981; Ostendorf 1990). Sie sind mit den zugehörigen Eigenschaften in Tab. I.5 aufgelistet.

C. G. Jung (1875–1961) führte bereits 1921 mit dem Begriff der Extraversion (Tab. I.5) auch den gegensätzlichen Begriff der Intraversion in die Persönlichkeitspsychologie ein. Dieses Konzept wurde später maßgeblich von Eysenck aufgegriffen und weiterentwickelt (Eysenck und Eysenck 1985). Intraversion ähnelt in seiner Bedeutung dem Alltagsverständnis eines introvertierten Menschen. Der Ausdruck beschreibt die Konzentration und bevorzugte Ausrichtung einer Person auf ihr Innenleben und eine Tendenz zum Beobachten und stillen Verhalten in Gruppen – im Gegensatz zu Personen mit Extraversion, die sich eher nach außen wenden und hieraus einen Großteil ihrer Energie beziehen. Heute werden in der Persönlichkeitspsychologie Extraversion und Intraversion nicht mehr als gegensätzliche Persönlichkeitseigenschaften, sondern als Pole eines Kontinuums verstanden.

Der Psychologe und Musiker Anthony Kemp führte umfangreiche Studien zur Persönlichkeit von Musikern (Orchestermusiker, Pianisten, Sänger, Dirigenten, Musiklehrer und Komponisten im klassischen Bereich) durch, die er in seinem Buch THE MUSICAL TEMPERAMENT (1996) zusammengefasst hat. Er kommt zu dem Schluss, dass Musiker sowohl über eine ausgeprägte Intraversion als auch über Elemente der Extraversion verfügen. Diese außergewöhnliche Persönlichkeitskonstellation interpretiert er dahingehend, dass Musiker beim Üben, wenn sie alleine sind, eine hohe Introspektionsfähigkeit benötigen, im Konzert und beim Zusammenspiel mit anderen gleichzeitig jedoch die Fähigkeit besitzen müssen, sich anderen mitzuteilen und den inneren musikalischen Ausdruck nach außen zu bringen.

Zur Extraversion zählen die Eigenschaften Mut und Unabhängigkeit. Letztere fand Kemp erst bei erfahrenen Musikern, während junge Musiker eher Abhängigkeit als Merkmal zeigten. Dies fasste er als Hinweis auf eine zunehmende Verselbstständigung und Unabhängigkeit auf, die sich nach Abschluss der musikalischen Ausbildung einstellt. Als weitere musikertypische Eigenschaften fand er Sensibilität, Fantasie und Intuition (Kemp 1996). Mit Eintritt ins Berufsleben prägte sich zunehmend Ängstlichkeit – gepaart mit Misstrauen und emotionalen Schwankungen – aus. Kemp führte darüber hinaus auch Untersuchungen zur Persönlichkeit der verschiedenen Instrumentalistengruppen sowie von Sängern und Dirigenten durch (Kap. II.6).

Die Beschreibung von Persönlichkeitseigenschaften – wie der Big Five – erfolgt in psychologischen Untersuchungen mittels standardisierter Fragebogen. Solche Fragebogen werden auch in

Hauptfaktor	Emotionale Instabilität	Extraversion	Verträglichkeit	Gewissenhaftigkeit	Kultur
Untergeordnete Eigenschaften	Nervosität	Geselligkeit	Wärme	Ordentlichkeit	Gebildetsein
	Ängstlichkeit	Nicht-Schüchternheit	Hilfsbereitschaft	Beharrlichkeit	Kreativität
	Erregbarkeit	Aktivität	Toleranz	Zuverlässigkeit	Gefühl für Kunst

Tab. I.5: Die »Big Five« – Hauptfaktoren zur Beschreibung von Persönlichkeit (nach Asendorpf 2007, S. 155)

der Arbeitswelt für die Personalauswahl eingesetzt. Ergebnisse dieser Fragebogen zeigten, dass selbstbeurteilte Gewissenhaftigkeit (Tab. I.5) über verschiedene Berufsgruppen hinweg der beste Faktor war, um Berufserfolg vorherzusagen (Barrick und Mount 1991). Spezifischer als der Einsatz von Fragebogen ist das Erstellen eines Anforderungsprofils, in welchem notwendige persönliche Eigenschaften und Kompetenzen eines künftigen Stelleninhabers formuliert und mit dem individuellen Profil des Bewerbers im Einstellungsgespräch verglichen werden. Ein solches Vorgehen könnte beispielsweise aus Sicht der Musiker, die mit dem zukünftigen Kollegen zusammenarbeiten werden, erfolgen und im Einstellungsverfahren Berücksichtigung finden. Hierdurch kann möglicherweise auch zeitsparend eine Selektion durchgeführt werden (Kap. II.4.1).

Im Zusammenhang mit Persönlichkeit wurde generell die Frage diskutiert, inwiefern Eigenschaften lebenslang stabil bleiben oder ob sie sich im Laufe des Lebens verändern. Diesbezüglich geht man heute von einem kombinierten Modell aus, wonach Persönlichkeitseigenschaften zu einem Teil genetisch bedingt sind, gleichzeitig aber auch durch Erfahrungen verändert werden können. Dabei sind die Wechselwirkungen sehr komplex, da auch die genetische Veranlagung in ihrer Ausprägung durch die Umwelt beeinflusst werden kann, umgekehrt sich Veranlagung jedoch auch auf die Gestaltung der Umweltfaktoren auswirkt (Asendorpf 2007). Die Entwicklung der Persönlichkeit in der Lebensspanne ist in Kap. I.3.2 im Überblick beschrieben.

2.4 Selbstkonzept

Unter dem Begriff Selbstkonzept sind Überzeugungen zusammengefasst, die wir in verschiedenen Bereichen von uns selbst haben (Asendorpf 2007). Das Selbstkonzept im Bereich der Musikausübung sagt etwas darüber aus, wo aus Sicht der Person die eigenen musikalischen Stärken und Schwächen liegen, an welchem Ideal sie ihre eigene musikalische Leistung misst u. v. a. m. Das Selbstkonzept entwickelt sich im Rahmen der Persönlichkeitsentwicklung und nimmt für die Musikausübung eine besondere Bedeutung ein, da es das individuelle Verhalten beim Musizieren und im musikbezogenen Kontext (vgl. Kommunikation S. 84) beeinflusst. Auf das Selbstkonzept als Musiker wirken Sozialisationsprozesse während der Ausbildung und im Berufsleben ein. Diese übertragen bestimmte Normen der »Gruppe Musiker« auf den Einzelnen. Erlebt ein heranwachsender Musiker in der Ausbildung um sich herum beispielsweise ein hohes Perfektionsideal, so wird er dieses in sein Selbstkonzept aufnehmen und sich daran messen. Die Entstehung des Selbstkonzepts wird demnach stark durch die Meinung wichtiger Bezugspersonen und durch den Vergleich mit anderen beeinflusst. Dies gilt ebenso hinsichtlich der Einstellung zur Gesundheit. Selbstkonzepte können ein Risiko für die Gesundheit sein. So kann ein Musiker, der von sich glaubt, er müsse mehr als andere üben, um mithalten zu können, sich durch übersteigerte Übezeiten überlasten. Im Sinne der Prävention sollte im Selbstkonzept eines Musikers deshalb grundsätzlich auch die Orientierung an gesundheitsorientiertem Verhalten enthalten sein.

2.5 Lampenfieber

Im Folgenden sind wichtige Aspekte zum Thema Lampenfieber aufgeführt. Empfehlungen zur Prävention im Umgang mit Lampenfieber werden in Kap. II.5 vorgestellt.*

Lampenfieber und Auftrittsangst

Lampenfieber beschreibt einen besonderen Zustand, der regelhaft auftritt, wenn Musiker sich in Auftrittssituationen vor einem Publikum präsentieren. Als solches gehört Lampenfieber zur Musikausübung dazu und ist bei professionellen Musikern Teil der Berufsrealität. Lampenfieber ist nicht krankhaft, sondern verbessert bei optimaler

* Eine ausführliche Darstellung der Ursachen des Lampenfiebers sowie entsprechender Maßnahmen finden Sie in: Spahn, C.: Lampenfieber. Handbuch für den erfolgreichen Auftritt, Henschel, Leipzig 2012.

Aufregung den Auftritt. Ziel im Umgang mit Lampenfieber ist es deshalb in jedem Fall, die leistungssteigernden Potenziale des Lampenfiebers zu nutzen (Spahn 2012).

Dass Lampenfieber in unterschiedlicher Ausprägung auftreten kann, ist aus vielen Musikerbiografien bekannt. Lampenfieber kann sich auf einem Kontinuum unterschiedlichen Ausmaßes äußern, wobei die musikalische Leistung durch Lampenfieber unterstützt oder mehr oder weniger reduziert sein kann. Ebenso kann sich der Musiker eher in freudiger Erregung befinden oder überwiegend unter Angst leiden. Nach diesen Kriterien lassen sich eine leistungsfördernde, eine leistungsbeeinträchtigende und eine leistungsverhindernde Form des Lampenfiebers unterscheiden (Spahn 2012). Letztere ist als pathologisch zu werten und wird als *Auftrittsangst* bezeichnet. Die Auftrittsangst ist eine psychische Diagnose und erfordert psychotherapeutische Behandlung. Hier werden im Unterschied zum Lampenfieber psychische Symptome wie gestörte Selbstwertregulation, depressives Selbsterleben, panikartige Angstzustände sowie extreme Hilflosigkeit und nahezu vollständiger Kontrollverlust beobachtet. Auftrittsangst kommt meist ohne andere psychische Symptome oder Erkrankungen vor und ist in der Regel gut therapierbar.*

Erscheinungsformen

Lampenfieber äußert sich auf der emotionalen und körperlichen Ebene und auf den Ebenen des Denkens und Verhaltens. Es ist gekennzeichnet durch typische *körperliche Anzeichen* wie schnellen Herzschlag, erhöhten Blutdruck, schnelle und flache Atmung, Mundtrockenheit u. a.; *kognitiv* durch Einengung des Denkens – von erhöhter Wachsamkeit und Konzentration bis hin zu Befürchtungen zu scheitern –; *emotional* durch intensivierte Gefühle zwischen Angst und freudiger Erregung sowie durch besonderes *Verhalten* wie ritualisierte Wiederholungen, Fluchttendenzen und allgemeine Unruhe.

Die körperlichen Parameter des Lampenfiebers wurden in mehreren Studien erfasst (Kenny 2011). Unsere Arbeitsgruppe untersuchte Sänger und Bläser vor, während und nach Hauptproben, Generalproben und Premieren von Opernaufführungen mittels eines Messapparates am Körper hinsichtlich Blutdruck, Pulsfrequenz, Hautwiderstand und Atembewegungen (Spahn et al. 2010). Herzfrequenz und Blutdruck erreichten während des Bühnenauftritts bei Sängersolisten und Bläsern Werte, die deutlich oberhalb des physiologischen Normbereichs lagen (Spahn et al. 2010). Gleichzeitig wurde ein standardisierter Fragebogen (State-Trait Anxiety Inventory nach Spielberger 1983) eingesetzt, mit dem das Ausmaß der Angst vor und nach dem Auftritt gemessen wurde. Abb. I.84 zeigt die Werte des Fragebogens und die mittleren oberen Blutdruckwerte. Es kann hieran abgelesen werden, dass die erlebte Angst und die körperlichen Anzeichen nicht generell in die gleiche Richtung weisen. Bei Sänger 2 gingen beispielsweise hohe Angstwerte mit normalen Blutdruckwerten einher, während Sänger 1 trotz hoher Blutdrucke wenig Angst angab. Diese Unabhängigkeit der verschiedenen Symptomebenen des Lampenfiebers zeigte sich auch in anderen Untersuchungen (Steptoe 1983). Aus diesen Ergebnissen leiten sich unterschiedliche Ansätze zum Umgang mit Lampenfieber ab (Kap. II.5; vgl. auch Spahn 2012).

Erklärungsmodelle

Zum Verständnis des Phänomens Lampenfieber werden unterschiedliche Modelle herangezogen.

Die körperlichen Symptome des Lampenfiebers sind nicht zuletzt mithilfe *physiologischer Stressmodelle* erklärbar. So laufen die Vorgänge bei Lampenfieber in Art eines Programms ab, das evolutionsbiologisch weit zurückreicht. Die körperlichen Reaktionen werden durch eine Aktivierung des sympathischen Anteils des vegetativen Nervensystems über die Effekthormone Adrenalin und Noradrenalin vermittelt. Unter der Emotion Angst (*fright*)

* Nähere Informationen zur Behandlung der Auftrittsangst finden Sie im Kapitel von C. Spahn »Psychosomatische Medizin« in: Spahn, C., Richter, B., Altenmüller, E.: MusikerMedizin: Diagnostik, Therapie und Prävention von musikerspezifischen Erkrankungen, Schattauer, Stuttgart 2011.

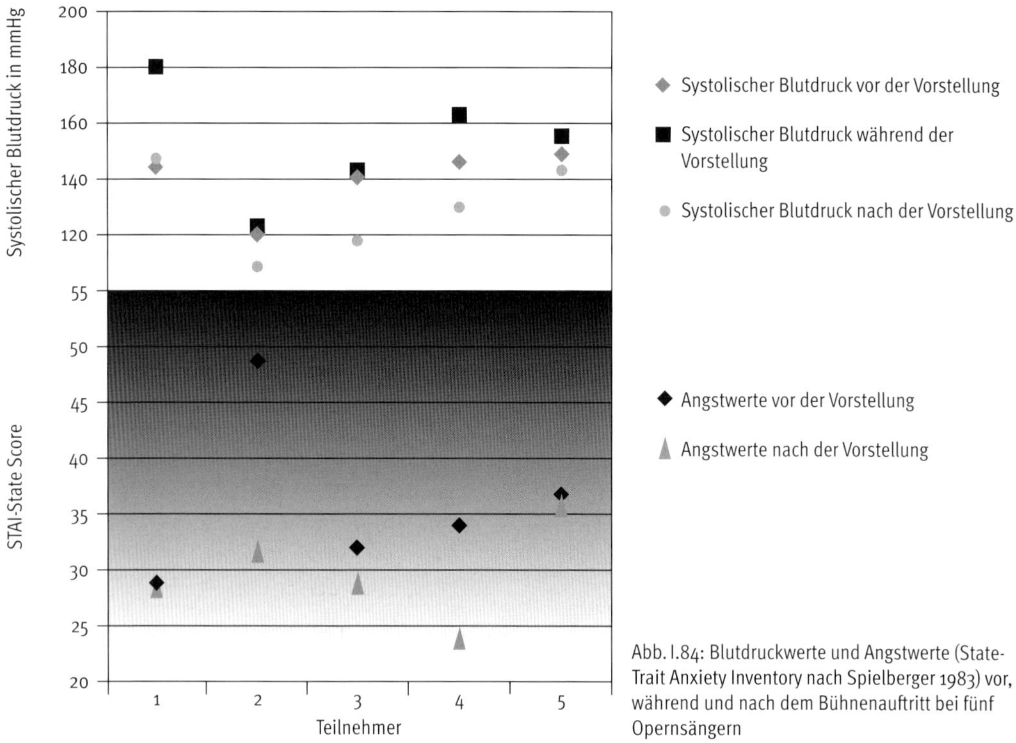

Abb. I.84: Blutdruckwerte und Angstwerte (State-Trait Anxiety Inventory nach Spielberger 1983) vor, während und nach dem Bühnenauftritt bei fünf Opernsängern

als Signal kommt es zu einer Reihe physiologischer Reaktionen, welche den Menschen innerhalb kürzester Zeit in einen Zustand erhöhter Leistungsfähigkeit für Kampf (*fight*) oder Flucht (*flight*) versetzen. Man spricht deshalb auch von den drei Fs. Die frühere Angst vor Lebensbedrohung ist in den zivilisierten Ländern heute der Angst vor negativen sozialen Konsequenzen – wie Entblößung, Scheitern und Gesichtsverlust u. a. – gewichen.

Aus Sicht der *psychoanalytischen Theorie* entstehen die Symptome von Lampenfieber vor dem Hintergrund der individuellen Biografie und sind Ausdruck innerer Konflikte und Motive sowie der dazugehörigen Abwehrmechanismen (Spahn 2012). Im Zusammenhang mit diesen Konzepten spielen auch Erkenntnisse aus der Bindungstheorie (Kap. I.2.2) eine Rolle (Vasey und Dadds 2001). So hat die Entwicklung einer sicheren Bindung im Kindesalter auch Auswirkungen auf eine positive Ausprägung von Lampenfieber (Kenny 2011, S. 113).

Die *Verhaltenstheorien* liefern für das Verständnis des Lampenfiebers insbesondere durch die Lerntheorien – wie klassischer und operanter Konditionierung – allgemeine Erkenntnisse, während die individuelle Qualität des Lampenfiebers durch psychoanalytische Theorien differenzierter erfassbar ist. Die Frage, warum Personen unter vergleichbaren Lernbedingungen unterschiedliche Ausprägungen von Lampenfieber entwickeln, kann darüber hinaus auch durch einen genetischen Anteil erklärt werden (Kenny 2011, S. 120).

Kognitive Theorien fokussieren auf den großen Einfluss von Denken und Einstellungen auf das Verhalten und auf körperliche Erscheinungsformen des Lampenfiebers. Hier wurden von Beck und Clark (1988) zwei Denkmuster – sog. Kognitionen – identifiziert, die Lampenfieber negativ verstärken: die Einengung der Aufmerksamkeit auf negative Aspekte und die Annahme, dass alles schlecht enden wird – sog. Katastrophisieren. Einer der wichtigsten Ansätze im Umgang mit Lampenfieber ist es deshalb, die Einengung des Denkens auf Gefahr und Scheitern zu überwinden (Kap. II.5.4).

3. Körperliche und psychische Veränderungen in der Lebenszeitperspektive

Die in den vorangegangenen Kap. I.1 und I.2 beschriebenen körperlichen und psychischen Vorgänge unterliegen im Laufe des Lebens Veränderungen. Da Musizieren die gesamte Lebensspanne umfasst, spielen die Grundlagen der menschlichen Entwicklung *für* das Musizieren und deren Wechselwirkungen *mit* dem Musizieren eine wichtige Rolle.

In diesem Kapitel werden deshalb die für das Musizieren relevanten körperlichen und psychischen Veränderungen sowie Erkenntnisse zur Entwicklung von Musikern über die Lebensspanne dargestellt.

Eine besondere Bedeutung kommt der Lebensphase im höheren Erwachsenenalter zu, da die durchschnittliche individuelle Lebenserwartung zunimmt und der prozentuale Anteil älterer Menschen aufgrund der demografischen Entwicklung in den nächsten Jahren weiter ansteigen wird. Auf die gesundheitlichen Aspekte des Musizierens bei älteren Menschen sowie auf Fragen der Gesundheitsförderung bei Musizierenden in anderen Lebensabschnitten wird in Kap. II.3 näher eingegangen.

3.1 Die menschliche Entwicklung in der Lebenszeitperspektive

In der um das Jahr 1900 datierten Darstellung der zehn Lebensstufen des Menschen (Abb. I.85) steigt die menschliche Entwicklung bis zum Alter von 50 Jahren an, erreicht dann einen Stillstand und nimmt – wie die folgenden absteigenden Stufen der Lebenstreppe veranschaulichen – mit jeder Lebensdekade wieder ab. Die Abbildung gibt die auch heute noch verbreitete Vorstellung vom Älterwerden als eines regelhaft ablaufenden, wenig beeinflussbaren Abbauprozesses wieder. Dieser Sichtweise kann aus anthropologischer Sicht insofern nicht gänzlich widersprochen werden, als der stetige Wandel des menschlichen Organismus – schon als Bedingung für die Arterhaltung – letztendlich immer auf den Tod ausgerichtet sein muss (Kruse 2015). Trotzdem finden sich bereits bei Marcus Tullius Cicero in seiner Schrift CATO MAIOR DE SENECTUTE aus dem Jahre 44 v. Chr. Gedanken zum Älterwerden, die dieser fatalistischen Auffassung des Alterungsprozesses entgegentreten und die Möglichkeiten der Selbstgestaltung und der Gesundheitsförderung in den Vordergrund stellen. So vertritt Cicero die Auffassung, dass man »mit Übung und Selbstbeherrschung auch im Alter etwas von der früheren Leistungsfähigkeit bewahren könne« (Cicero 1998, Absatz 34, S. 53).

Heute gehen Entwicklungswissenschaftler davon aus, dass der menschliche Entwicklungsverlauf einen komplexen Prozess darstellt, der durch eine dynamische Interaktion zwischen Merkmalen der Person und ihrer Umwelt gekennzeichnet ist. Hieraus entstehen individuell unterschiedliche Entwicklungsverläufe und damit auch große Unterschiede zwischen Gleichaltrigen (Conzelmann et al. 2013). Hinzu kommt, dass mit der Individualisierung von Lebensläufen und der Abkehr von der Normalbiografie die Mehrheit der Menschen einschneidende Lebensereignisse nicht mehr unbedingt im gleichen Lebensalter erfährt. Die altersbezogene Einteilung von Lebensabschnitten wird daher durchlässiger für unterschiedliche Verhaltensweisen und stellt so eher einen pragmatischen Orientierungsrahmen dar. Sie kann dem einzelnen Musiker für die eigene Musizierpraxis und die pädagogische Tätigkeit trotzdem als Anregung und Anhaltspunkt dienen.

Die sog. Lifespan-Perspektive, d. h. die Auffassung der menschlichen Entwicklung als eines Prozesses über die gesamte Lebensspanne, hat zu verschiedenen grundlegenden Erkenntnissen geführt (Baltes 1990):

- Entwicklung vollzieht sich ein Leben lang und ist nicht auf bestimmte Altersstufen beschränkt. Sie ist durch eine hohe Veränderbarkeit innerhalb der Person gekennzeichnet (*Plastizität*). In Hin-

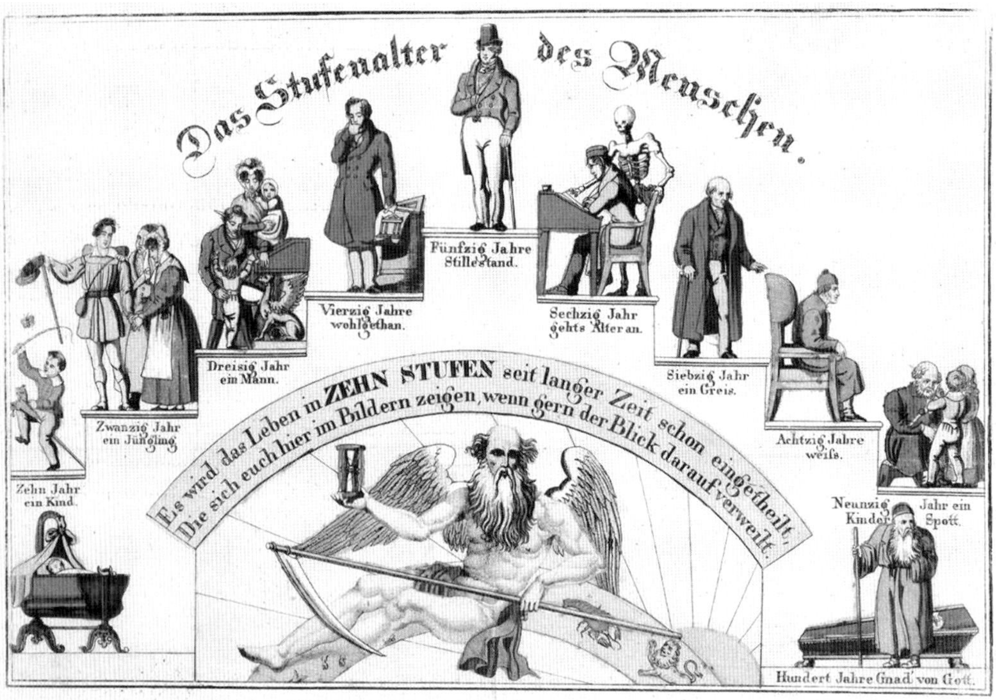
Das Stufenalter des Menschen.
Zehn Jahr ein Kind.
Zwanzig Jahr ein Jüngling.
Dreisig Jahr ein Mann.
Vierzig Jahre wohlgethan.
Fünfzig Jahre Stillestand.
Sechzig Jahr gehts Alter an.
Siebzig Jahr ein Greis.
Achtzig Jahre weiß.
Neunzig Jahr ein Kinder Spott.
Hundert Jahre Gnad' von Gott.
Es wird das Leben in ZEHN STUFEN seit langer Zeit schon eingetheilt,
Die sich euch hier im Bildern zeigen, wenn gern der Blick darauf verweilt.

Abb. I.85: Die Lebenstreppe des Menschen, um 1900

blick auf die musikalische Praxis bedeutet dies, dass beispielsweise das Erlernen eines Instruments auch noch im höheren Erwachsenenalter möglich ist.

- Veränderungen vollziehen sich in mehrere Richtungen – multidirektional –, d. h. zwischen verschiedenen Entwicklungsbereichen und innerhalb desselben Entwicklungsbereichs. So kann beispielsweise ein junger Musiker im Orchester in seinen intellektuellen und motorischen Fähigkeiten beim Instrumentalspiel weit entwickelt sein, hinsichtlich seiner sozialen Kompetenzen jedoch noch Entwicklungsbedarf zeigen.
- Entwicklung ist gekennzeichnet durch Gewinn (Wachstum) und Verlust (Abbau). So ist der Zuwachs an Fähigkeiten im Kindes- und Jugendalter enorm. Bei Erwachsenen nimmt mit zunehmendem Lebensalter die Erfahrung weiter zu, während Schnelligkeit und Koordinationsfähigkeit nachlassen. Dies spielt beim Thema des Älterwerdens im Orchester und auch in der Musikpädagogik eine Rolle (Kap. II.4.1.und II.4.2).
- Entwicklung wird durch drei verschiedene Einflussbereiche bestimmt, die miteinander agieren: *altersbedingte*, *geschichtliche* – d. h. an den historischen Kontext gebundene – und *unabhängige* Einflussfaktoren – z. B. Schicksalsschläge. Sie müssen aus verschiedenen Perspektiven und Disziplinen – Psychologie, Medizin, Soziologie, Anthropologie – betrachtet werden.

Bei einem Musiker nimmt beispielsweise die Wahrscheinlichkeit einer Schwerhörigkeit allgemein aufgrund des fortschreitenden Lebensalters und speziell aufgrund der zunehmenden berufsspezifischen Schallexpositionsdauer, d.h. der Dauer der Berufsausübung, zu (altersbedingter Kontext). Ein historischer Einfluss (geschichtlicher Kontext) auf dieses Gesundheitsrisiko besteht darin, dass Orchestermusiker heute gegenüber Musikern in früheren Jahrhunderten gefährdeter sind, da moderne Instrumente lauter klingen als historische Instrumente – wie durch Schallmessungen in Orchestern mit modernen und historischen Instrumenten nachgewiesen werden konnte (Richter et al. 2007a; vgl. Kap. II.4.1). Wenn nun ein Musiker jedoch einen Gehörschaden durch ein unvorhersehbares Knallereignis erleidet, wie etwa das Explodieren eines Silvesterböllers in Ohrnähe, handelt es sich um einen individuellen Schicksalsschlag, der ihn unabhängig vom geschichtlichen Kontext und seinem Lebensalter treffen kann. Dieses Beispiel soll die bereits erwähnte Individualität und Komplexität menschlicher Entwicklung nochmals veranschaulichen und aufzeigen, dass Zuordnungen, die sich beispielsweise nur am Lebensalter orientieren, im individuellen Fall zu kurz greifen können.

Besonders in den Lebensphasen ab dem mittleren Erwachsenenalter und danach ist es wichtig, zwischen physiologischen, d.h. *normalen*, und pathologischen, d.h. *krankhaften*, Prozessen zu unterscheiden. So ist ein Rückgang der Leistungsfähigkeit in bestimmten Bereichen Ausdruck eines natürlichen Alterungsprozesses (*Biomorphose*) und kann auch durch ein ausgeprägtes gesundheitsorientiertes Verhalten nicht völlig aufgehalten werden. Hier besteht ein schmaler Grat zwischen Anti-Aging-Maßnahmen, die dem Idol des »forever young« fröhnen und das Älterwerden verleugnen, und einem angemessenen gesundheitsbewussten Verhalten, welches das Altern grundsätzlich als dem Menschen zugehörig anerkennt. Cicero schreibt hierüber in De senectute:

»Es gibt einen bestimmten Lauf des Lebens und einen einzigen Weg der Natur, und zwar einen einfachen. Einem jeden Abschnitt des Lebens ist seine richtige Zeit gegeben, so dass die Schwäche der Kinder, das Ungestüm der jungen Leute, der Ernst des schon gesetzten Alters und die Reife des Greisenalters etwas ganz Natürliches hat, das man zu seiner Zeit erleben muss.« (Cicero 1998, Absatz 33, S. 53).

3.2 Veränderungen in der Lebensspanne

Motorische Entwicklung

Die morphologischen Veränderungen des Bewegungssystems beeinflussen gemeinsam mit den neurologischen Veränderungen der Bewegungssteuerung und den psychischen Einflüssen (Psychomotorik) die motorische Entwicklung in der Lebensspanne (Tab. I.6).

Im Überblick beginnt die motorische Entwicklung im Säuglings- und Kleinkindalter mit dem Erlernen basaler Bewegungen wie Aufrichten, Sitzen, Stehen und Laufen, zu denen ab etwa dem Alter von zwei Jahren ein breites Repertoire an weiteren Alltagsbewegungen hinzukommt. Im Kindesalter besteht bereits ein Grundrepertoire an Bewegungen, welches weiter verfeinert und automatisiert wird. Die beste motorische Lernfähigkeit der Kindheit wird bei Mädchen zwischen dem 10. und 12. und bei Jungen zwischen dem 10. und 13. Lebensjahr angenommen (Meinel und Schnabel 2015). In der Pubertät wird durch das Körperwachstum sowie die hormonell bedingten körperlichen Veränderungen und psychischen Prozesse auch hinsichtlich der Motorik eine Umstrukturierung bisheriger Fähigkeiten notwendig. In der Instrumentalausbildung müssen diese Veränderungen ebenfalls berücksichtigt und durch ergonomische Anpassung begleitet werden (vgl. Kap. II.3.2). Für das Singen beginnt nach der Stimmmutation insbesondere bei Jungen, aber auch bei Mädchen, die eigentliche stimmliche Ausbildungsphase (Richter 2014).

Bis zum Ende des frühen Erwachsenenalters erfolgt eine Individualisierung und Ausformung der motorischen Fertigkeiten. In diese Lebensphase fallen bei professionellen Musikern die Ausbildung an einer Musikhochschule oder vergleichbaren Institution und die ersten Berufsjahre (vgl. Kap. II.3.3). Bei Musikern ist das Studium die Lebensphase mit den höchsten Übezeiten allein mit dem Instrument. Durch die Steigerung zielgerichteten Trainings – die sog. deliberate practice (Ericsson et al. 1993, vgl. S. 141) – kommt es in dieser Phase zu einem Anstieg der motorischen Expertise, insbesondere

Lebensphasen		Alter in Jahren	Motorische Entwicklung
Säuglings- und Klein-kindalter	Säuglingsalter	0–1	Ungerichtete Massenbewegungen, erste koordinierte Bewegungen, Sitzen, Krabbeln, Stehen, Sprechen von ersten Wörtern
	Kleinkindalter	2–3	Vielfältige Bewegungsformen und -kombinationen, Laufen und Sprechen
Kindesalter	Frühes Kindesalter	4–6	Vervollkommnung vielfältiger Bewegungsformen und Aneignung elementarer Bewegungskombinationen
	Spätes Kindesalter	7–10	Sehr gute motorische Lernfähigkeit
Jugendalter	Frühes Jugendalter (Pubertät)	11–14	Sexuelle Reifung, Körperlängenwachstum (Mädchen insgesamt ca. 20 cm, Jungen insgesamt ca. 30 cm), Kehlkopfwachstum und Stimmbruch, Umstrukturierung von motorischen Fähigkeiten und Fertigkeiten
	Spätes Jugendalter (Adoleszenz)	15–18	Motorische Individualisierung, Geschlechtsdifferenzierung und Beständigkeit von Bewegungen
Frühes Erwachsenen-alter		19–35	Volle Ausprägung der individuellen Motorik, relative Erhaltung der motorischen Lern- und Leistungsfähigkeit, unter Training Phase der vollen Ausprägung der motorischen Leistungsfähigkeit
Mittleres Erwachsenen-alter	Frühes mittleres Erwachsenenalter	36–50	Hohe motorische Stabilität im Beruf (mögliche Einbrüche bei hoher psychischer Beanspruchung). Bei Nichttraining v. a. Rückbildung der koordinativen Fähigkeiten und der Schnellkraft
	Spätes mittleres Erwachsenenalter	51–65	In Berufen mit stark automatisierten Handlungen bleiben die motorischen Fertigkeiten stabil, Störungsanfälligkeit bei psychischen Belastungen, Schwierigkeiten bei Umstellung oder Neuerwerb motorischer Fertigkeiten. Bei Nichttraining verstärkte motorische Leistungsminderung als allmählicher, aber irreversibler Vorgang, besonders hohe interindividuelle verhaltensabhängige Variabilität
Höheres Erwachsenen-alter		66–80	Motorische Leistungsfähigkeit nimmt insgesamt ab. Eingeschränkte Beweglichkeit und Simultankombination, Stereotypie. Die motorische Lernfähigkeit bleibt jedoch so weit erhalten, dass Training sich positiv auswirkt
Hohes Erwach-senenalter		ab 81	

Tab. I.6: Phasen motorischer Entwicklung in der Lebensspanne (nach Meinel und Schnabel 2015 sowie Conzelmann et al. 2013)

durch die Erweiterung des musikalischen Repertoires in der Solo-, Kammermusik- und Orchesterliteratur – dies gilt in analoger Weise auch in der popularen Musik. Während der ersten Phase der Berufstätigkeit werden diese Fähigkeiten weiter stabilisiert und auf neue Situationen übertragen. Bei konzertierenden Musikern ist dies eine Phase, in der die Anzahl der Konzerte und Auftritte stark ansteigt und um neue Settings (Orchester, Kammermusik etc.) erweitert wird. Insbesondere Sänger im solistischen klassischen Fach befinden sich hier in einer anspruchsvollen Phase der beruflichen Entwicklung, da das Singen mit anhaltender Stabilität auf neue Situationen (Konzert- und Liedrepertoire) und komplexe Aufgabenstellungen (szenische Umsetzung) angewandt werden muss. In der beruflichen Entwicklung als Musikpädagoge stellt sich die Anforderung, die erworbene motorische Expertise durch regelmäßiges Üben neben dem Unterrichten aufrechtzuerhalten (vgl. Kap. II.4.2).

Bei Freizeitmusikern ermöglicht das Musizieren im frühen Erwachsenenalter – sofern es beibehalten wird – ebenfalls eine weitere Ausformung des motorischen Könnens und einen Ausgleich zu den Anforderungen im (nichtmusikalischen) Beruf (vgl. Kap II.3.4).

Ab dem mittleren Erwachsenenalter lassen ohne regelmäßiges Training die motorischen Fähigkeiten – zunächst die Koordinationsleistung und Schnelligkeit, im höheren und hohen Lebensalter auch Kraft und Ausdauer – nach. In Berufen mit stark automatisierten Bewegungsabläufen wie dem Musikerberuf bleiben die motorischen Fähigkeiten weitgehend stabil. In Phasen psychischer Belastungen oder wenn motorische Abläufe neu erworben oder umgestellt werden müssen, ist die Motorik allerdings störanfälliger. Mit zunehmendem Lebensalter nimmt zwar die allgemeine motorische Leistungsfähigkeit für sich genommen ab, der Einfluss des individuellen Gesundheitsverhaltens und der motorischen Aktivität auf die allgemeine Leistungsfähigkeit allerdings zu. In diesem Sinne sind gerade Singen und Musizieren als körperliche und geistige Gesundheitsförderung für ältere Menschen sehr zu empfehlen (vgl. Kap. II.3.5, S. 149).

Psychosoziale Entwicklung

Der Psychoanalytiker Erik Erikson (1902–1994) – ein Schüler von Sigmund Freuds Tochter Anna Freud – entwickelte in den 60er-Jahren des letzten Jahrhunderts bereits ein entwicklungspsychologisches Modell, welches die psychosoziale Entwicklung des gesamten Lebenszyklus über das Kindes- und Jugendalter hinaus in verschiedenen Stadien beschreibt und auch heute noch eine hilfreiche Systematik liefert (Tab. I.7). Erikson ging davon aus, dass jede Lebensphase eine zentrale Entwicklungsaufgabe enthält, die als Krise bewältigt werden muss.

Die große Bedeutung der Bildung von Vertrauen in die ersten Bezugspersonen – in der Regel Mutter und Vater –, die Erikson der ersten Phase zuschrieb, wurde durch jüngere Erkenntnisse der Bindungstheorie bestätigt (Bowlby 1973, Ainsworth et al. 1978; vgl. auch Kap. I.2.2). So erlaubt die Entwicklung einer sicheren Bindung im Kindesalter eine Vorhersage über die Qualität von späteren Partnerbeziehungen und von prosozialem Verhalten. Frühe Beziehungserfahrungen werden demnach als interne Arbeitsmodelle (»internal working models«) gespeichert und als lebenslanges Schema für soziale Beziehungen verwendet (Dykas und Cassidy 2011). Besondere Bedeutung für Musiker erlangt dieser Zusammenhang in Anforderungssituationen, in denen diese inneren Beziehungsmuster aktiviert werden und das jeweilige Verhalten beeinflussen – wie beispielsweise in Auftrittssituationen im Orchester oder beim Unterrichten.

Die von Erikson für die Phase der Adoleszenz formulierte Aufgabe, seine eigene, wahre Identität zu finden (Tab. I.7), wurde von Marcia (1989) weiter differenziert. Er unterscheidet hierbei vier Varianten der Identitätsfindung, die zu unterschiedlichen Konsequenzen führen:

- Eine *übernommene Identität* liegt vor, wenn die Auffassungen der Eltern vollständig oder stark ohne eigene Prüfung übernommen werden. Hieraus folgen eine übermäßige Orientierung an anderen Personen und ein gering ausgeprägtes Selbstwertgefühl.
- Von *Identitätsdiffusion* spricht man bei Desorientierung, Entscheidungsunfähigkeit und Desinteresse. Sie führt zu mangelnder innerer Verpflichtung gegenüber Personen oder Aufgaben.
- Das *Moratorium* stellt die Phase der Identitätskrise dar und ist gekennzeichnet durch einen Entscheidungskampf zwischen verschiedenen Alternativen.
- Die *erarbeitete Identität* entsteht durch eine krisenhafte Auseinandersetzung mit sozialen und elterlichen Einflüssen und erreicht schließlich einen eigenen Standpunkt. Personen mit erarbeiteter Identität zeigen das positivste Selbstwertgefühl und sind insgesamt am stabilsten.

Für die Identitätsfindung beim professionellen Musiker spielen diese Prozesse eine wichtige Rolle. Da das Erlernen eines Instruments in der Regel im frühen Kindesalter beginnt und stark von den Eltern und dem Lehrer bestimmt wird, kann es zur Entwicklung einer übernommenen Identität kommen, wenn die Werte vom jungen Musiker nicht in Frage gestellt und neu geprüft werden. In diesem Fall wird die Orientierung von den Eltern oft nahtlos auf den Lehrer übertragen. Nicht wenigen Musikern jedoch stellt sich früher oder später die Frage, ob sie eigentlich selbst Musiker werden wollten und die Entscheidung selbst getroffen haben. In manchen Fällen wird dies sogar erst im Erwachsenenalter problematisiert. Auch dann können diese Themen jedoch noch positiv bearbeitet und bewältigt werden und zu einem stabilen Selbstwertgefühl führen. Belastende Formen des Lampenfiebers oder eine Auftrittsangst bestehen nicht selten vor dem Hintergrund einer übernommenen oder diffusen Musikeridentität.

Im Laufe des Lebens verändert sich die Bedeutung der verschiedenen Lebensbereiche. Mit Beginn des mittleren Erwachsenenalters verschieben sich die Prioritäten der wichtigen Lebensthemen Familie, Partnerschaft, Gesundheit und geistige Leistungsfähigkeit. Dies ergab eine Befragungen unter Erwachsenen der Allgemeinbevölkerung (Alter über 40 Jahre) (Tab. I.8). Die Bedeutung des beruflichen Erfolgs tritt ab einem Lebensalter von ca. 55 Jahren gegenüber den Bereichen Familie und Gesundheit in den Hintergrund. Im hohen Erwachsenenalter wird Gesundheit zum wichtigsten Thema.

Auf der Seite der Gewinne beim Älterwerden nennt Paul Baltes »Weisheit« als Qualität von älteren Personen. Diese bestehe u. a. darin, dass komplexe soziale Probleme im hohen Erwachsenenalter aufgrund der reichhaltigen Erfahrung besser eingeschätzt werden können (Baltes 1990).

Lebensphasen	Alter in Jahren	Aufgabe/Krise	Entwicklungsthemen
Säuglingsalter	0–1	Vertrauen vs. Misstrauen	Entwicklung eines grundlegenden Gefühls, dass die Welt sicher und gut ist
Kleinkindalter	2–3	Autonomie vs. Selbstzweifel	Wahrnehmung des eigenen Selbst als Person, die unabhängig ist und die Fähigkeit hat, Entscheidungen zu treffen
Frühes Kindesalter	4–6	Initiative vs. Schuldbewusstsein	Entwicklung der Bereitschaft, neue Dinge auszuprobieren und einen Umgang mit dem Scheitern zu finden
Spätes Kindesalter / Frühes Jugendalter (Pubertät)	7–14	Kompetenz vs. Minderwertigkeit	Aneignung von Kompetenz und grundlegenden Fertigkeiten und Kooperation mit anderen
Spätes Jugendalter (Adoleszenz)	15–19	Identität vs. Rollendiffusion	Entwicklung eines kohärenten, integrierten Selbst
Frühes Erwachsenenalter	20–35	Intimität vs. Isolation	In vertrauensvollen, liebevollen Beziehungen Bindungen zu anderen Menschen eingehen
Mittleres Erwachsenenalter	36–65	Generativität vs. Stagnation	Durch produktive Arbeit einen Sinn in der Karriere, der Familie und der Gemeinschaft finden
Höheres und Hohes Erwachsenenalter	ab 66	Ich-Integrität vs. Verzweiflung	Das eigene Leben als zufriedenstellend und lebenswert betrachten

Tab. I.7: Stadien der psychosozialen Entwicklung nach Erikson (nach Gerrig 2015, S. 395)

Lebensphasen	Alter in Jahren	Rangfolge der vier wichtigsten Themenbereiche
Mittleres Erwachsenenalter	40–54	A, B, D, E
	55–64	A, D, B, C
Höheres Erwachsenenalter	65–74	A, C, D, F
Hohes Erwachsenenalter	75–84	C, A, D, F

Themenbereiche:
A = Sicherheit der Familie, Sorge um die Angehörigen
B = harmonische Partnerschaft
C = Gesundheit
D = geistige Leistungsfähigkeit
E = berufliche Tüchtigkeit, beruflicher Erfolg
F = Einfühlungsvermögen, mitfühlendes Verständnis

Tab. I.8: Priorisierung von Lebensthemen in verschiedenen Lebensphasen (Alterssurvey, Basisstichprobe 2002)

3.3 Alterungsprozesse im höheren Lebensalter

Die Frage, ob es möglich ist, bis ins hohe Erwachsenenalter zu musizieren, lässt sich aus der Beobachtung vieler Musiker, die bis zum Alter von 90 Jahren und darüber aufgetreten sind, ganz einfach mit Ja beantworten. Viele berühmte Musiker haben Berufskarrieren von vielen Jahrzehnten hinter sich und man findet hierfür Beispiele sowohl im Bereich der klassischen Musik als auch im Jazz, Pop und Rock. Die Galerie der Künstler, die bis ins hohe Alter spielten, reicht von Arthur Rubinstein, Yehudi Menuhin und Isaac Stern über Vladimir Horowitz, Pablo Casals bis zu Mick Jagger. Auch Sänger im klassischen Bereich, wie z.B. der Tenor Alfredo Kraus, haben zum Teil bis ins siebte Lebensjahrzehnt auf höchstem Niveau gesungen oder tun dies, wie Edita Gruberova, immer noch. Im Freizeitbereich wird das Musizieren ebenfalls bis ins hohe Lebensalter praktiziert und hat zu Recht das Image eines Hobbys, das lebenslang betrieben werden kann.

Im Folgenden konzentrieren wir uns auf die spezifischen Veränderungen in verschiedenen Organ- und Funktionssystemen, die im physiologischen Prozess des Älterwerdens auftreten und für das Musizieren relevant sind.

Das Altern stellt auf zellulärer Ebene einen degenerativen Prozess dar, der den gesamten Organismus betrifft und zu Rückbildungsvorgängen in Organen und Geweben führt. Vereinfacht gesagt kommt es mit zunehmendem Alter zu höheren Fehlerquoten bei der Zellteilung und damit zu Strukturveränderungen in der Zelle. Hierdurch bilden sich Gewebe und Organe zurück und erleiden Funktionseinbußen. Mit zunehmendem Lebensalter nehmen deshalb generell der Anteil an erkrankten Personen sowie die Häufigkeit der Diagnosen pro Person zu (Abb. I.86; vgl. auch Spahn 2008a). Im Falle einer Erkrankung können sich Musiker heute in Deutschland an die auf musikerspezifische Behandlungsfragen spezialisierten Institute für Musikermedizin und an praktizierende Ärzte und Therapeuten wenden.*

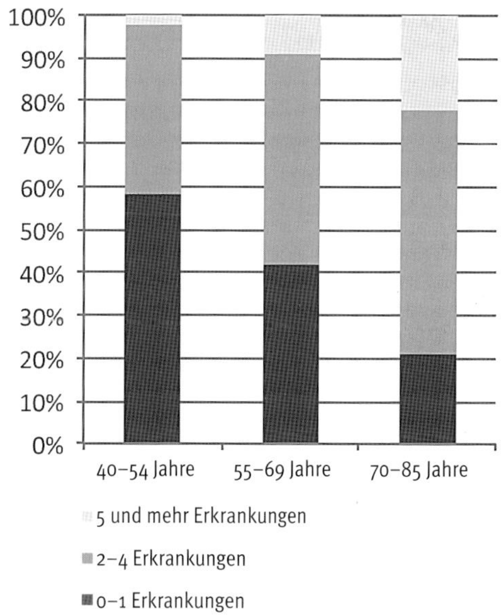

Abb. I.86: Anzahl von Erkrankungen nach Lebensalter, Befunde des Deutschen Alterssurveys (DEAS) aus dem Jahr 2008 (Motel-Klingebiel et al. 2010)

* Zur ausführlichen Darstellung von Erkrankungen und ihrer Diagnostik und Behandlung bei Musikern – mit einer Darstellung nach medizinischen Fachgebieten und anhand von Fallbeispielen – verweisen wir auf das Lehrbuch MusikerMedizin (Spahn et al. 2011)

Herz-Kreislauf-System

Durch Abbauvorgänge in den Herzmuskeln sinkt die Pumpleistung des Herzens. Gleichzeitig nimmt die Variabilität des Herzschlags ab und die allgemeine Belastbarkeit wird weniger. Ab dem Erwachsenenalter nehmen Veränderungen der Blutgefäße zu und es kann zu Verengungen und Ablagerungen in den Blutgefäßen kommen (Arteriosklerose, Koronare Herzkrankheit).

Auswirkungen auf das Herz-Kreislauf-System können beim Musizieren grundsätzlich am ehesten beim Spielen von Blasinstrumenten entstehen, da die teilweise hohen Anblasdrucke (S. 52) zum Blutdruckanstieg führen können. Bei Bläsern wurden in Übesituationen Steigerungen des Blutdrucks, der Herzfrequenz sowie Herzrhythmusschwankungen beobachtet (Hunsaker 1994; Kerber 2006). Eine Erhöhung von Blutdruck und Herzfrequenz findet sich auch bei starkem Lampenfieber durch eine Aktivierung des sympathischen Nervensystems mit Anstieg der Katecholamine Adrenalin und Noradrenalin (Spahn et al. 2010).

Auch wenn die gesundheitliche Beurteilung eines Musikers immer einer individuellen musikermedizinischen Untersuchung und Diagnostik bedarf, so lässt sich doch sagen, dass im Allgemeinen physiologische Veränderungen des Herz-Kreislauf-Systems ohne eine zusätzliche Erkrankung nicht dazu führen, dass das Instrument – auch ein Blasinstrument – nicht mehr suffizient gespielt werden kann oder umgekehrt das Spiel eine Gesundheitsgefährdung darstellt. Eine ökonomische Atemtechnik stellt bei Bläsern hierfür jedoch eine entscheidende Voraussetzung dar. Vergleichbares gilt für einen positiven Umgang mit Lampenfieber (vgl. S. 191).

Atmungs- und Bewegungssystem

Das Bindegewebe von Brustkorb und Lunge ist mit zunehmendem Alter weniger dehnbar, d. h., seine Elastizität nimmt ab. Diese Versteifung des Gewebes kann bei Bläsern dazu führen, dass die tiefe Atmung eingeschränkt ist. Andererseits ist davon auszugehen, dass jahrelanges Training der Atemmuskulatur gerade bei Bläsern diese Funktion möglichst lange erhält.

Solche Veränderungen betreffen nicht nur Bläser, sondern auch Sänger. Neben der Einschränkung der Atmungsfunktionen kann bei ihnen mit zunehmendem Alter auch der Stimmlippenschluss vermindert sein und sich – durch die Veränderungen des Nervensystems (vgl. S. 102) – zusätzlich ein schwer zu beeinflussendes »Alters-Vibrato« entwickeln (Spahn und Richter 2006; Richter 2014).

Auch die Organe des gesamten Bewegungssystems verändern sich mit dem Lebensalter: Knochendichte und Muskelmasse nehmen ab, Bänder und Sehnen sind weniger dehnbar und zugfest, Knorpel- und Bindegewebsveränderungen führen zur Abnutzung der Gelenke und der Bandscheiben.

Sinnesorgane

Auch die Wahrnehmungsfähigkeit nimmt mit zunehmendem Alter und insbesondere seit dem höheren Erwachsenenalter ab. Im Bereich des *Sehens* und *Hörens* ist dieses Phänomen allgemein bekannt.

Einschränkungen beim Scharfsehen in der Nähe, die auf eine mit zunehmendem Alter abnehmende Elastizität der Linse des Auges zurückzuführen sind (vgl. Kap. I.1.5), beginnen bereits im frühen und mittleren Erwachsenenalter. Spätestens im sechsten Lebensjahrzehnt wird die altersbedingte Weitsichtigkeit dann so stark, dass eine Lesebrille erforderlich wird. Die Anpassung der Sehhilfe – insbesondere bei vorbestehender Weit- oder Kurzsichtigkeit – muss gerade im Musikerberuf, aber auch bei Freizeitmusikern, die in Orchestern und Ensembles spielen, sorgfältig an die jeweilige individuelle Situation angepasst werden.*

Im Bereich des *Hörens* zeigt sich mit zunehmendem Alter eine Verschlechterung der Hörschwelle. Wissenschaftliche Untersuchungen gehen davon aus, dass bei mehr als einem Drittel (ca. 40%) der über 65-Jährigen die Höreinbußen so ausgeprägt sind, dass die Kommunikationsfähigkeit im All-

* Weiterführende Informationen finden sich im Kapitel Grehn »Augenheilkunde« im Buch MusikerMedizin (Spahn, Richter, Altenmüller 2011).

tag dadurch eingeschränkt wird (Huang und Tang 2010). Es gibt in der Ausprägung Geschlechtsunterschiede, Männer sind stärker betroffen als Frauen, wie die grafische Darstellung (Abb. I.87a und b) der statistischen Werte nach ISO 7029 zeigt (vgl. Kap. I.1.5). Wodurch diese Hörverschlechterungen bedingt sind, ist nicht abschließend wissenschaftlich geklärt. In früheren Jahren wurde für dieses Phänomen häufig der Begriff »Altersschwerhörigkeit« verwendet. Diese Begrifflichkeit täuscht aber vor, dass das Alter die alleinige Ursache für die zu beobachtenden Veränderungen sei. Nach aktuell gültiger Theorie sind diese jedoch durch unterschiedliche Faktoren wie Ernährung, geistige Fitness, Medikamente und Lärmexposition beeinflusst, um nur die wichtigsten zu nennen. Man spricht von einem multifaktoriellen Geschehen. Anstelle von Altersschwerhörigkeit sollte deshalb besser die Bezeichnung »Schwerhörigkeit im Alter« verwendet werden.

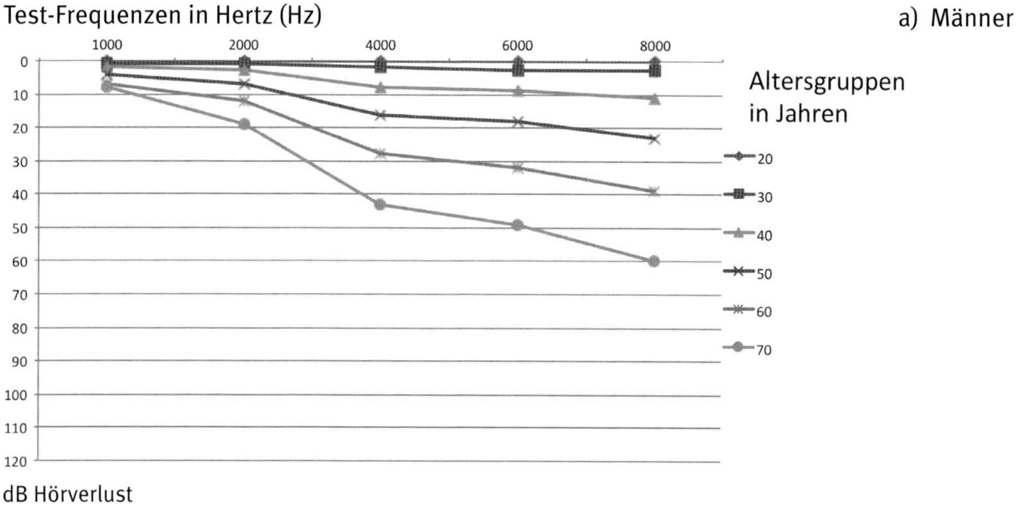

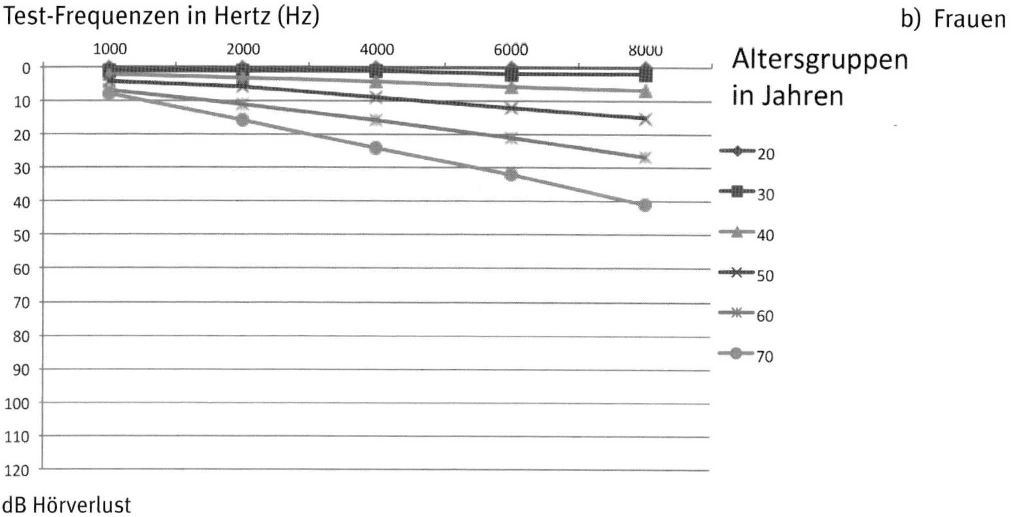

Abb. I.87a und b: Grafische Darstellung der Hörverluste in den verschiedenen Altersgruppen (nach ISO 7029); es wurden die Medianwerte verwendet: a) Männer, b) Frauen

Nervensystem

Die Fragen der lebenslangen Entwicklung des Gehirns und der damit verbundenen Einflussfaktoren stellen ein komplexes Forschungsgebiet dar, in welchem in den vergangenen Jahrzehnten eine Reihe neuer Erkenntnisse gewonnen werden konnten.

Für das Musizieren spielen die Veränderungsprozesse des Nervensystems (vgl. Kap. I.1.4) insofern eine wichtige Rolle, als die zentralen Bereiche Motorik, Wahrnehmung, Gedächtnis und Gefühle betroffen sind. Wie in Kap. I.1.4 bereits dargestellt, gehen wir heute grundsätzlich von einer Plastizität des Gehirns aus. Somit können Abbauprozesse in jedem Lebensalter bis zu einem gewissen Grad durch entsprechendes Verhalten verzögert und modifiziert, wenn auch nicht vollständig aufgehalten werden.

Nervenzellen und ihre Verbindungen verkümmern mit zunehmendem Alter. Als Funktionseinschränkungen resultieren hieraus ein Nachlassen der Wahrnehmungsgenauigkeit, eine Abnahme der Reaktionsgeschwindigkeit und eine geringere motorische Geschicklichkeit (Altenmüller 2015). Wie Tab. I.6, S. 96 zu entnehmen ist, zeigen sich motorische Entwicklungsveränderungen nicht erst im hohen Lebensalter, sie können jedoch durch Training und Erfahrung lange Zeit kompensiert werden.

Im höheren Lebensalter kommt es zu einer Dedifferenzierung der Hirnaktivierung, d. h., die Anzahl der Hirnareale, die zur Lösung einer Aufgabe rekrutiert werden, nimmt zu. Damit nimmt die Schnelligkeit von Lernprozessen ab, neues Wissen kann jedoch auch noch im höheren Alter erworben werden. Dies trifft auch auf das Musizieren zu, allerdings werden Leistungsgrenzen früher erreicht und der Übergang zu anderen Aufgaben erfolgt langsamer. Diese Voraussetzungen haben Konsequenzen für die Musikpädagogik mit Schülern höheren und hohen Erwachsenenalters – die sog. Musik*geragogik* (vgl. Kap. II.3.5; siehe auch Spahn 2008a).

Gedächtnis und Intelligenz

Zur Entwicklung von Gedächtnisleistungen (vgl. Kap. I.1.6, S. 74) lässt sich sagen, dass Geschwindigkeitsleistungen mit zunehmendem Alter abnehmen, es aber insgesamt nicht zu einem globalen Abbau aller Gedächtnisleistungen, sondern eher zu einer Verschiebung des Leistungsspektrums kommt (Baltes 1990).

Insbesondere im Bereich der Intelligenz treten in Teilbereichen unterschiedliche Verläufe auf. So unterscheidet man die *fluide* und die *kristalline Intelligenz*. Die fluide Intelligenz umfasst die angeborene geistige Kapazität, die Auffassungsgabe, und Fähigkeit logischen Denkens, während die kristalline Intelligenz das erworbene Erfahrungswissen beschreibt. Die fluide Intelligenz hat ihren Höhepunkt im jungen Erwachsenenalter und verringert sich kontinuierlich mit zunehmendem Lebensalter. Die kristalline Intelligenz hingegen steigert sich graduell, bleibt während der Lebensspanne lange relativ stabil und nimmt erst im höheren Erwachsenenalter ab (Perleth 2015).

3.4 Entwicklungsverläufe von Musikern in der Lebensspanne

Die bisher dargestellten Veränderungsprozesse über die Lebensspanne bilden die Voraussetzungen für das Musizieren in den verschiedenen Lebensaltern und für Ansätze zur Erhaltung und Förderung der Gesundheit (Kap. II.3). Darüber hinaus sind Erkenntnisse darüber, wie Musiker im Speziellen sich über die Lebensspanne hinweg entwickeln, für die Gesundheitsförderung ebenfalls von großem Interesse.

Im Rahmen der musikpsychologischen Forschung gibt es einige Konzepte und Erkenntnisse dazu, wie Musiker sich im Laufe ihres Lebens hinsichtlich der Musikausübung entwickeln. Letztendlich geht es dabei um die Frage, in welchem Ausmaß musikalische Leistung – mit all ihren Differenzierungen – im zeitlichen Verlauf erreicht, aufrechterhalten oder gesteigert werden kann. Hierfür sind sowohl musikalische Begabung als auch Talent notwendig. Dabei wird unter musikalischer Begabung das Potenzial verstanden, das jeder Mensch in unterschiedlichem Maße in sich trägt, Musik durch Singen, Instrumentalspiel, Komponieren, Arrangieren und Improvisieren zu erzeugen und aufzunehmen (Gembris 2015b; McPherson und Williamon 2006). Talent dagegen ist die Fähigkeit, seine musikalische Begabung in musikalische Leistung umzusetzen. Es reicht demnach nicht aus, dass jemand begabt ist, sondern er muss daraus auch musikalisches Talent entfalten. Dazu tragen viele Faktoren wie die Persönlichkeit des Musikers (Kap. I.2.3) seine Ausdauer, sein Umfeld und nicht zuletzt auch Glück bei.

Aus dem Verhältnis zwischen Begabung und Talent lassen sich aus unserer Sicht vielversprechende Ansätze für Gesundheitsförderung ableiten. Grundsätzlich stellt sich nämlich die Frage, wie sehr eine Person ihre gesamte musikalische Begabung ausschöpfen und in Talent umwandeln kann. Hierfür wird auch der Begriff der musikalischen Reservekapazität verwendet (Gembris 2015b). Im Unterschied zu Freizeitmusikern versuchen professionelle Musiker durch zielgerichtetes Üben, ihre Begabung möglichst voll auszuschöpfen. Die Expertiseforschung geht davon aus, dass bei einem Musiker etwa nach zehn Jahren ein Expertenstatus erreicht ist. Im Anschluss hieran folgt die Phase der konzertierenden Musikausübung (Ericsson et al. 1993). Andere Untersuchungen, wie die 17-jährige Längsschnittstudie von McPherson, Davidson und Faulkner (2012) bei musizierenden Jugendlichen, haben gezeigt, dass Talentbildung nicht immer zielgerichtet und dauerhaft, sondern in Phasen verläuft. Die polnische Wissenschaftlerin Maria Manturzewska hat die umfangreichste Untersuchung zur musikalischen Entwicklung bei 165 erfolgreichen polnischen Musikern (unterschiedliche Instrumente, erfolgreiche Karrieren als Solisten und in Orchestern sowie pädagogische Tätigkeit) verschiedener Generationen durchgeführt (Manturzewska 2006). Sie konnte sechs Phasen mit typischen Entwicklungsaufgaben erkennen:

Phase I: Entwicklung sensorischer, emotionaler und ästhetischer Sensibilität für Musik (0–5 Jahre)
Phase II: Intensive Entwicklung musikalischer Fähigkeiten auf dem Instrument (6–14 Jahre)
Phase III: Entwicklung der Künstlerpersönlichkeit und des Selbstbewusstseins als Künstler (15–25 Jahre)
Phase IV: Entwicklung der Konzertkarriere (25–45 Jahre)
Phase V: Identifikation mit der Rolle als Meister (45–65 Jahre)
Phase VI: Identifikation mit der Rolle einer musikalischen Autorität (ab 65 Jahren)

Manturzewska stellte fest, dass es häufig eine kritische Periode zwischen dem 45. und 55. Lebensjahr gibt, in der erste Anzeichen physischer und psychischer Ermüdung und ein gewisses Absinken der Leistungsfähigkeit bemerkt werden. Diese Befunde wurden durch aktuelle Ergebnisse einer Studie bei Orchestermusikern bestätigt (Gembris und Heye 2012). Bei einer weiteren Analyse zeigte sich bei Manturzewska, dass die Phase der höchsten musikalischen Leistungsfähigkeit vor dem 50. Lebensjahr lag, allerdings mit deutlichen Abweichungen ins höhere Lebensalter in einzelnen Fällen. Ab etwa 45 Jahren war eine Interessenverlagerung zu beobachten und die musikpädagogische Tätigkeit rückte stärker in den Mittelpunkt.

Die Ergebnisse von Manturzewska bringen uns zurück zum Verhältnis von musikalischer Begabung, Talent und Leistung und den Ansatzpunkten, die sich hieraus grundsätzlich für die Gesundheitsförderung im Musikerberuf ergeben. So scheinen angesichts der vorübergehenden Leistungsermüdung in einem umschriebenen Talentbereich – beispielsweise in der konzertierenden Tätigkeit – nicht ausgeschöpfte Potenziale der musikalischen Begabung in anderen Bereichen – wie hier die pädagogische Tätigkeit – eine wichtige Ressource zur Gesundheitsförderung darzustellen. Die Ausformung der vielfältigen Aspekte musikalischer Begabung – etwa der verschiedenen Formen und Stile des Musizierens, unterschiedlicher musikalischer Werke und Schwerpunkte, verschiedener kultureller Kontexte und unterschiedlicher Rollen in der Vermittlung von Musik – eröffnet auch für die Entwicklung von Verlusten und Gewinnen innerhalb der Lebensspanne größere Spielräume für Gesundheit und Leistungsfähigkeit.

4. Musizieren im gesellschaftlichen Kontext

Über der Beschäftigung mit der Person des Musizierenden und der Musik selbst darf die soziologische Dimension des Musizierens nicht in Vergessenheit geraten, denn Musizieren findet nie im »luftleeren Raum« statt, sondern ist grundsätzlich kontextbezogen. Dies betrifft sowohl die historische Dimension der Entstehung, Interpretation und Aufführung eines musikalischen Werkes als auch das gesellschaftliche Umfeld, in dem Musiker agieren. So bildet für den einzelnen Musizierenden der Stellenwert von Kunst und Kultur in der Gesellschaft die Grundlage für soziale Anerkennung und Akzeptanz – und bei Berufsmusikern darüber hinaus für die ökonomischen Lebens- und Arbeitsbedingungen.

Auf die Gesundheit der Musikausübenden wirken verschiedene gesellschaftliche Faktoren ein:

- die Beschäftigungsmöglichkeiten und beruflichen Perspektiven für Musiker
- die ökonomischen Bedingungen, unter denen Musiker arbeiten
- die soziale Resonanz und Anerkennung von Musizieren in der Gesellschaft
- gesellschaftliche Wertvorstellungen

Im Folgenden sollen diese Punkte einzeln erläutert werden.

4.1 Beschäftigungsmöglichkeiten und ökonomische Bedingungen für Musiker

Statistische Erhebungen zeigen, dass sich die Zahl der Beschäftigungsmöglichkeiten für Musiker in den letzten Jahren in Deutschland verringert hat. So hat sowohl die Zahl der Planstellen für Orchestermusiker durch Auflösung und Fusionierung von Orchestern als auch die Zahl der fest angestellten Musikpädagogen an öffentlichen Musikschulen zugunsten freier Mitarbeiter mit Honorarverträgen abgenommen. Bewerber um Orchesterstellen erleben zudem starke Konkurrenz aus dem In- und Ausland, teilweise bewerben sich bis zu 200 Instrumentalisten auf eine Stelle.

Viele Musiker entscheiden sich für die Freiberuflichkeit. Eine kombinierte konzertierende und pädagogische Tätigkeit ist dann die Regel. Ein regelmäßiges Grundeinkommen wird dabei meist durch das Unterrichten an einer Musikschule oder als privater Musiklehrer gesichert. Hinzu kommen Konzerte, die in festen Ensembles selbst organisiert werden, oder projektbezogene Engagements für Aufführungen größerer Instrumental- und Chorwerke im kirchenmusikalischen und kommunalen Rahmen. Die künstlerische Vielfalt ist groß und die kreative Mitwirkung vieler Beteiligter bereichert nachhaltig die Musikkultur in Deutschland. Der finanzielle Gewinn für den einzelnen Musiker aus diesen Konzerten ist jedoch gering, nicht selten müssen sogar eigene Mittel aufgewendet werden, um entsprechende Aufführungen zu realisieren. Lediglich Orchestermusiker in Kulturorchestern sind fest angestellt und vom Einkommen Grundschullehrern (B/C-Orchester) oder Hochschulprofessoren (A-Orchester) finanziell gleichgestellt (Mertens DOV 2015). Musiklehrer an Musikschulen dagegen verdienen deutlich weniger als Grundschullehrer oder andere Lehrkräfte an allgemeinbildenden Schulen.

Statistisch gesehen verfügt die Berufsgruppe der Musiker im Schnitt über geringe finanzielle Einkünfte. Das durchschnittliche Brutto-Jahreseinkommen der in der Musiksparte Tätigen (mit Beitragspflicht in der Künstlersozialversicherung) lag laut Statistiken des Deutschen Musikinformationszentrums im Jahr 2013 zwischen 8453 Euro (Chorsänger »ernste Musik«) und 20.142 Euro (Texter, Librettist). Es wurden Sänger, Instrumentalisten und anderweitig musikalisch Beschäftigte des klassischen Musikbereichs, des Jazz, Rock, Pop und der Unterhaltungsmusikbranche befragt. Die geringen Einkünfte ziehen soziale Belastungen nach sich. So müssen in Familien mit Kindern aus finanziellen Gründen meist beide Elternteile arbeiten, was aufgrund der ungünstigen Arbeitszeiten im Musikbereich häufig Schwierigkeiten für die Betreuung der Kinder mit sich bringt.

Auch die Situation für Gesangssolisten und Chorsänger an Opernhäusern ist nicht einfach. Solisten haben in der Regel zeitlich befristete Verträge. Mit hohen Gagen an international renommierten Opernhäusern kann nur ein kleiner Prozentsatz der sehr bekannten Sänger rechnen. Auch hier gibt es jedoch Missstände. So wurde 2013 die – u. a. durch die österreichische Mezzosopranistin Elisabeth Kulman prominent unterstützte – Initiative »art but fair« ins Leben gerufen, in der sich mittlerweile ca. 11 000 Künstler zusammengeschlossen haben. Ihr Anliegen ist die gerechte und respektvolle Behandlung von Künstlern hinsichtlich der Einhaltung von Probezeiten, Rahmenbedingungen und Bezahlung. Eine Forderung ist dabei auch, dass Intendanzen und Theaterleitungen Verantwortung für gesundheitsförderliche Arbeitsbedingungen von Bühnenkünstlern übernehmen.

4.2 Soziale Resonanz und Anerkennung

Die Berufsgruppe der Musiker ist in den gängigen Berufsrankings – wie beispielsweise dem jährlichen Berufsranking des Forsa-Instituts – nicht vertreten, so dass statistische Daten zur Anerkennung des Musikerberufs in der Allgemeinbevölkerung fehlen. Alltagsbeobachtungen zeigen, dass Musiker einerseits als Künstler bewundert und idealisiert, andererseits häufig missverstanden und in ihrer Leistung nicht adäquat anerkannt werden. Die Frage: »Und was machen Sie tagsüber?« an den Dirigenten Michael Gielen, der abends ein Konzert hatte, ist hierfür durchaus bezeichnend (Gielen 2005). Gagen bei »musikalischen Gelegenheitsgeschäften«, in Künstlerkreisen besser bekannt als sog. Muggen, fallen bei privaten Geldgebern oft deshalb gering aus, weil die musikalische Darbietung eher als Vergnügen denn als Arbeit angesehen wird und der Musiker aus Sicht des Veranstalters eine angemessene finanzielle Entlohnung nicht nötig hat. Diese und andere Fehleinschätzungen des Musikerberufs gehen Hand in Hand mit der grundsätzlichen Frage der Bedeutung von Kunst und Kultur in der Gesellschaft. Denn wie wichtig einer Gesellschaft kulturelle Werte sind, lässt sich nicht zuletzt auch daran ablesen, wie gut sie für die beruflichen Perspektiven ihrer Kulturträger in inhaltlicher und finanzieller Hinsicht sorgt. Musiker haben erkannt, dass es heute auch zu ihren eigenen Aufgaben gehört, die Anerkennung von Kunst in unserer Gesellschaft zu erhalten und zu fördern. Hierfür spricht der steigende Anteil an musikpädagogischen Veranstaltungen bei Kulturorchestern und Rundfunkensembles im Education-Bereich. So wurden in der Spielzeit 2011/12 nach Angaben der Deutschen Orchestervereinigung von insgesamt 12 600 Konzertveranstaltungen 3750 Veranstaltungen im Bereich der Musikpädagogik (Kinder- und Jugendkonzerte, Schülerkonzerte, Workshops in Schulen) durchgeführt. Nach wie vor jedoch bildet das umfangreiche Angebot der bundesweiten Musikschulen sowie der Musikvereine und der Kirchenmusik die Basis musikpädagogischer Vermittlung.

Die deutsche Theater- und Orchesterlandschaft verfügt in ihrer Dichte und Vielfalt im internationalen Vergleich immer noch über eine herausragende Infrastruktur. Kulturvertreter äußern jedoch Bedenken dahingehend, dass Kultureinrichtungen zunehmend finanziellen Kürzungen zum Opfer fallen und dadurch die künstlerische Qualität und der Ruf Deutschlands als Kulturnation in Gefahr seien (Peymann 2015). Die Deutsche Orchestervereinigung hat deshalb 2013 die Kampagne »ORCHESTERLAN(D)« zum Erhalt der deutschen Orchesterkultur ins Leben gerufen. 2014 erfolgte die Eintragung der deutschen Theater- und Orchesterlandschaft in die nationale Liste des immateriellen Kulturerbes.

Auch hinsichtlich der Strukturen und Aktivitäten der Freizeitmusik ist es eine gesellschaftliche Aufgabe, die breite Verankerung des Singens und Musizierens – ähnlich wie im Sport – weiter zu erhalten und zu fördern. Immerhin singen nach Angaben des Deutschen Musikinformationszentrums in Deutschland etwa vier Millionen Menschen über 14 Jahre in einem Chor oder einem anderen Ensemble und rund neun Millionen Menschen spielen in ihrer Freizeit ein Instrument. Insgesamt ist davon auszugehen, dass rund 14 Millionen Menschen in Deutschland in ihrer Freizeit musizieren. Dies entspricht rund 17% der Gesamtbevölkerung.

Einer repräsentativen Befragung in 11.000 deutschen Haushalten zufolge, mit der die Gesellschaft für Konsumforschung (GfK) von der Society Of Music Merchants (SOMM) im April 2012 beauftragt wurde, sind Musikhören und Musizieren wichtige und häufige Freizeitinteressen: 87,4% aller Befragten hören regelmäßig Musik, 37,8% besuchen Konzerte und 35,9% der Deutschen interessieren sich für Musikinstrumente. Des Weiteren findet sich in jedem dritten Haushalt (33,1%) ein Musikinstrument (Statistisches Bundesamt, Mikrozensus 2011).

Dennoch mahnen musikalische Institutionen und Verbände seit Jahren, dass insbesondere im Bereich der musikalischen Kinder- und Jugendbildung der Musikerziehung ein höherer Stellenwert eingeräumt werden müsse.

Musikalische Bildung beginnt bereits in Kindergarten und Familie – und setzt sich fort in der Grundschule und in den weiterführenden Schulen. Der Deutsche Kulturrat hat sich 2015 in einer Resolution dafür eingesetzt, dass die künstlerischen Schulfächer Kunst, Musik und Theater unverzichtbarer Teil des schulischen Bildungsauftrags sind und deshalb zum Pflichtunterricht zählen. In der Schweiz ist bereits eine Verankerung der musikalischen Fächer in der Verfassung gelungen. Hier wurde im Jahr 2012 in einem Volksentscheid mit einer überwältigenden Mehrheit von 72,7% der abgegebenen Stimmen die Förderung der musikalischen Bildung in Artikel 67a der Verfassung aufgenommen. Damit ist Musik, neben Sport, in der Schweiz das einzige Schulfach mit eigenem Verfassungsartikel.

In Deutschland gibt es in den letzten Jahren zahlreiche Aktivitäten wie beispielsweise die Stiftung »Singen mit Kindern« sowie die Initiativen »Singen macht Sinn« (SMS) und »Jedem Kind ein Instrument« (JeKi), die versuchen, dem Mangel an stimmlicher und musikalischer Bildung abzuhelfen. Auch die bereits erwähnten Education-Programme, die sich zahlreiche Orchester in den letzten Jahren zu eigen gemacht haben, verfolgen ein ähnlich positives Ziel.

Alle diese Aktivitäten tragen der Tatsache Rechnung, dass die musikalische Prägung und auch die Grundlagen für das Interesse an Bildung generell im Kindes- und Jugendalter gelegt werden. So hat die musikalische Präferenzforschung eindeutige Ergebnisse dahingehend erbracht, dass die frühe Vertrautheit mit Singen und Musizieren sowie der Besuch von Konzert-, Ballett- und Opernveranstaltungen als Teil der kulturellen Bildung die Basis für ein nachhaltiges Interesse an musikalischer Kultur im späteren Erwachsenenalter bilden (Kleinen 2003). Darüber hinaus wird die in der Erziehungspraxis häufige Erfahrung, dass Singen und Musizieren auf die persönliche Entwicklung positiven Einfluss haben, auch zunehmend in wissenschaftlichen Studien nachgewiesen (Bernatzky und Kreutz 2015).

Aus kulturphilosophischer Sicht ist in diesem Zusammenhang zu betonen, dass Musizieren unabhängig von seinen Wirkungen auf menschliche Leistungen und Fertigkeiten eine selbstreferenzielle anthropologische Dimension darstellt und evolutionsbiologisch zu den frühesten Tätigkeiten des Menschen gehört (Jäncke 2012). Der gesellschaftliche Umgang mit Kunst und Kultur ist deshalb weit mehr als eine Frage der finanziellen Ressourcenverteilung. Es geht vielmehr um die Frage des globalen Konsenses hinsichtlich kultureller Wertorientierungen. Insofern stellt Kunst generell kein »objet négligeable« dar, sondern hat entscheidenden Anteil an Grundfragen der Menschheitsentwicklung.

4.3 Gesellschaftliche Wertvorstellungen

Musizieren ist heute für viele Menschen eine von mehreren Freizeitbeschäftigungen. Musikpädagogen sind deshalb damit konfrontiert, dass ihre jugendlichen oder erwachsenen Schüler auch andere Interessen verfolgen. Außerdem haben viele Schüler durch die teilweise bestehende Verkürzung der Schulzeit um ein Jahr – auf nunmehr maximal zwölf Jahre –, die in einigen Bundesländern eine Neuerung darstellt, weniger freie Zeit zur Verfügung. Für das Erlernen eines Instruments oder des Singens ist zudem ein langfristiger Lernprozess nötig, der regelmäßiges Üben erfordert und bei dem kurzfristige Erfolge streckenweise ausbleiben können. Diese Erfahrungen unterscheiden sich von denen einer Erlebenskultur, in der kurzfristige Bedürfnisbefriedigung im Vordergrund steht. Das Erlernen eines Musikinstruments dagegen vermittelt dem Schüler das Gefühl, dass sich die regelmäßige Beschäftigung mit einer Sache lohnt.

Die Veränderung der Kommunikation und die allgegenwärtige Verfügbarkeit von Musik durch die digitalen Medien sowie die fast unbegrenzten Möglichkeiten der Bearbeitung bei der Herstellung von Tonträgern bilden den Hintergrund, vor dem heutige Musiker in Live-Darbietungen auf der Bühne auftreten. Die Hörerwartungen des Publikums und die Selbstansprüche der Musiker unterliegen fast zwangsläufig diesen – uns alltäglich umgebenden – Sinneserfahrungen. Das Ausmaß der erwarteten Perfektion nimmt von beiden Seiten zu: Orchester, Theater und Opernhäuser konkurrieren heute auf hohem Niveau um ihre Zuhörer. Dabei fällt auf, dass auch Institutionen mit kleineren Orchestern und Sängerensembles heute nicht mehr vor großen und anspruchsvollen Werken zurückscheuen. Hierdurch sind Orchestermusiker, Sänger und Dirigenten überdurchschnittlichen Belastungen ausgesetzt, die durchaus gesundheitliches Risikopotenzial besitzen, wenn die Probe- und Aufführungsplanung keine ausreichenden Erholungszeiten vorsieht (Kap. II.4.1). Insgesamt ist durch äußere und innere Faktoren ein zunehmender Druck auf den einzelnen Musiker zu beobachten. Im Extrem kann dies zu der unhinterfragten Erwartung führen, dass jederzeit alles perfekt zu funktionieren hat. Dieser Anspruch mag einerseits an Musiker von außen herangetragen werden, er ist nicht selten jedoch auch Teil ihres Selbstumgangs. Wie schnell sich Maßstäbe diesbezüglich verändern können, lässt sich an dem historischen Beispiel ablesen, dass es noch im 19. Jahrhundert Sängerinnen während der Menstruation untersagt war, im Theater zu singen. Dies hatte nicht vornehmlich moralische oder religiöse Gründe, sondern berücksichtigte die physiologische Tatsache, dass durch die Hormonlage während der Menstruationsblutung die Stimmlippen der Sängerinnen anfälliger für Überlastung sind.

Im Sinne der Prävention und Gesundheitsförderung ist dringend anzuraten, dass wir menschliche Dimensionen wie körperliche und seelische Leistungsgrenzen, wechselnde Tagesverfassung, Fehlbarkeit und Wertschätzung von Individualität sowie Großmut und Toleranz im Umgang miteinander gesellschaftlich an erste Stelle setzen. Die Aufgabe und Wirkung von Musikern in der Gesellschaft könnte dann darin bestehen, Vorbild dafür zu sein, sich selbst und andere zu achten und in einem positiven Miteinander etwas so Schönes wie die Musik gemeinsam zu erzeugen und zu teilen.

II. Prävention und Gesundheitsförderung

1. Musizieren und Gesundheit – Ressourcen und Risiken

Zu Beginn dieses Kapitels über Prävention und Gesundheitsförderung für Musiker muss zuallererst hervorgehoben werden, dass Musizieren für die körperliche und psychosoziale Gesundheit grundsätzlich positiv ist. Als Beweis hierfür mag dienen, dass sich Musizieren seit Beginn der Menschheitsgeschichte bis heute als eine natürliche Äußerung des Menschen erhalten hat. Dem Platon'schen Erziehungsideal entsprechend stellen Musizieren und Bewegung die Kernbereiche einer gesunden persönlichen Entwicklung dar (Platon 1998). Darüber hinaus konnten in den letzten Jahren mehrere Studien die gesundheitsfördernden Wirkungen des Musizierens nachweisen (Bernatzky und Kreutz 2015). Musizieren führt zu einer messbaren Stärkung des Immunsystems und zu einer Ausschüttung von Glückshormonen, den sog. Endorphinen, die auch bei körperlicher Bewegung und im Zuge des Genusses von Schokolade vermehrt zu finden sind (Biegl 2006). Insbesondere die positiven Wirkungen des Chorsingens auf das Herz-, Kreislauf- und Atemsystem und auf das psychische Wohlbefinden – durch das Erleben sozialer Zugehörigkeit – konnten in multinationalen Untersuchungen nachgewiesen werden (Clift et al. 2010). Auch die Rezeption von Musik in Form von Besuchen kultureller Veranstaltungen führt laut einer Studie, die hohen wissenschaftlichen Kriterien standhält, zu einer deutlichen Erhöhung der Lebenserwartung (Bygren et al. 1996).

Neben diesen gesundheitsfördernden Wirkungen des Musizierens ist die Heilkraft der Musik als Therapeutikum ebenfalls seit Jahrhunderten bekannt und wird heute im Bereich der Musiktherapie und Musikmedizin intensiv genutzt (Spahn et al. 2015).

Eine besonders nachhaltige Aussage zur positiven Wirkung des Musizierens und der Musik hat Wolfgang Amadeus Mozart mit seiner Oper Die Zauberflöte getroffen. Hier wird vorgeführt, dass die Musik die wichtigste Kraftquelle des Menschen darstellt und ihn in die Lage versetzt, existenziellen Konflikten zu begegnen und sie zu lösen (Spahn 2015e).

Angesichts der vielfältigen Zeugnisse, welche die gesundheitsfördernden Wirkungen des Musizierens belegen, stellt sich die Frage, wie es dazu kommen kann, dass gerade professionelle Musiker durch das Musizieren gesundheitlichen Risiken ausgesetzt sind. Hierfür gibt es mehrere Gründe.

Zum einen geht es darum, *wie* das Musizieren praktiziert wird, denn jede im Grunde gesunde Tätigkeit lässt sich auch so ausführen, dass sie potenziell gesundheitsgefährdend werden kann. Zum anderen können beim intensiven Musizieren – mehrere Stunden am Tag und unter hohen musikalischen Anforderungen – schon kleine Abweichungen vom Optimum spieltechnische Nachteile und gesundheitliche Probleme nach sich ziehen. Gesundes Musizieren von Anfang an ist deshalb eine Forderung, die heute an die Instrumental- und Gesangspädagogik gestellt wird und gemäß derer Musikpädagogen im Fach Musikphysiologie und Musikermedizin ausgebildet werden.

Des Weiteren entstehen gesundheitliche Risiken dort, wo Grenzen der menschlichen Leistungsfähigkeit anhaltend überschritten werden. Überforderungen können sich auf unterschiedliche Aspekte der Musikausübung beziehen wie beispielsweise die spieltechnische Schwierigkeit, die Repetition von Bewegungen, die Dauer körperlicher Belastungen, die Länge von Konzentrationsspannen, Perfektionsansprüche und komplexe Kommunikationssituationen. Die genannten Auslöser finden sich gehäuft bei Musikern im professionellen

Bereich, sie können aber ebenso auf engagierte Freizeitmusiker zutreffen. Für den Profimusiker ist es allerdings von existenzieller Bedeutung, die Risiken seines Berufs zu kennen und zu wissen, wie er diesen wirkungsvoll vorbeugen und begegnen kann.

Die Hauptmotivation, den Beruf des Musikers zu ergreifen, liegt wohl fast immer in der Liebe zur Musik. Dies bestätigt eine Befragung von Studienanfängern der Fächer Musik und Medizin, die wir (Spahn et al. 2003) an der Musikhochschule und der Universität Freiburg durchführten: Während bei Medizinern das Motiv für die Berufswahl vorwiegend darin zu finden ist, anderen Menschen helfen zu wollen oder sich für die wissenschaftlichen Aspekte des Faches zu interessieren, geben Musiker überwiegend die eigene Freude am Musizieren als Motiv an (Tab. II.1). Musiker unterscheiden sich hinsichtlich der starken positiven Gefühle der Freude und der tiefen Sinnerfüllung bei ihrer Tätigkeit von manch anderen Berufsgruppen. Gelingt es, diese Freude zu bewahren – insbesondere im Laufe eines Berufslebens als Musiker –, so steht hiermit eine wertvolle Ressource für Gesundheit zur Verfügung.

Entscheidendes Motiv für Studienwahl	Musiker (n = 48) in %	Mediziner (n = 258) in %
»... weil ich anderen helfen möchte.«	–	43
»... weil ich andere erfreuen möchte.«	7	–
»... weil ich selbst Spaß und Freude dabei habe.«	84	–
»... weil ich mich für das Fach interessiere.«	–	42

Tab. II.1: Studienmotive für Musik- und Medizinstudium bei Studienanfängern der Musikhochschule und der Universität Freiburg, Wintersemester 2002/03; restliche Prozentsätze entfielen auf »sonstige Motive«

Gleichzeitig kann die starke Hinwendung zur ästhetischen Dimension des Musizierens dazu führen, dass die körperlichen und psychischen Aspekte der Musikausübung zu wenig Beachtung finden. Erst wenn ein gesundheitliches Problem unmittelbar die Musikausübung beeinträchtigt, treten sie in den Mittelpunkt und das Thema Gesundheit fordert seinen Tribut. Dagegen könnte eine umfassende Sichtweise auf das Musizieren von Anfang an, eine Integration der unterschiedlichen Ebenen der künstlerischen Ausübung sowohl Potenziale für die musikalische Entwicklung wecken als auch die Gesundheit fördern und gesundheitlichen Problemen beim Musizieren vorbeugen. Prävention und Gesundheitsförderung stehen deshalb nicht im Widerspruch zur künstlerischen Dimension des Musizierens, sondern sie dienen vielmehr – wie in den folgenden Abschnitten dieses Kapitels hinsichtlich des Musizierens und der Berufsfelder von Musikern ausgeführt wird – dem Schutz des Künstlers und seiner künstlerischen Aussage. Im Mittelpunk bleiben die Freude am Musizieren und die Liebe zur Musik.

2. Gesundheit, Prävention und Gesundheitsförderung

2.1 Gesundheit

Definition

Unter Gesundheit verstehen wir ganz allgemein einen Zustand körperlichen, psychischen und sozialen Wohlbefindens (WHO 1948). Die Übergänge zu Krankheit sind fließend. Gesundheit und Krankheit lassen sich nicht immer genau voneinander abgrenzen, sondern bezeichnen eher zwei Endpunkte eines Kontinuums, zwischen denen sich unser relatives Gesundsein oder Kranksein bewegt (Antonovsky 1987). Die oben genannte Definition des Gesundheitsbegriffs wurde von der Weltgesundheitsorganisation 1986 weiter spezifiziert, indem die »Fähigkeit und Motivation, ein wirtschaftlich und sozial aktives Leben zu führen«, ergänzt wurden (WHO 1986). Im Zusammenhang mit der Musikausübung ist Gesundheit notwendig, um über die erforderliche Leistungsfähigkeit für das Instrumentalspiel oder das Singen zu verfügen.

In den Zivilisationsländern hat sich zunehmend ein Bewusstsein für eine gesunde Lebensweise entwickelt, deren Ziel es ist, körperliche Fitness, Lebensqualität und ein möglichst hohes Lebensalter zu erreichen. Dass Gesundheit ein Wirtschaftsfaktor geworden ist, lässt sich an der wachsenden Zahl von Fitnesszentren, Wellnessangeboten und Ernährungskursen ablesen. Der vielfältigen Inanspruchnahme dieser gesundheitsorientierten Angebote liegt der gesellschaftliche Konsens zugrunde, dass das Individuum Verantwortung für seine Gesundheit trägt und dass Gesundheit einer aktiven Lebensgestaltung bedarf. Zu dieser Überzeugung hat insbesondere der Sport beigetragen, der in den 70er-Jahren des 20. Jahrhunderts u. a. durch die »Trimm dich«-Bewegung sportliche Aktivität mit Gesundheit verknüpft hat. Heute ist Gesundheit selbstverständlich mit körperlicher Bewegung verbunden. Angesichts der allgemein rasant ansteigenden psychischen Probleme zeichnet sich die Notwendigkeit ab, auch psychologische Aspekte stärker in das Gesundheitsverständnis zu integrieren. Dies hatte schon Sigmund Freud im Jahr 1917 visionär vorausgesehen, der die Gesundheit daran knüpfte, dass »[...] ein genügendes Maß von Genuß- und Leistungsfähigkeit verblieben ist« (Freud 1917, S. 476). Eine Vorreiterrolle bei der Integration psychologischer Aspekte in das Verständnis von Gesundheit nimmt heute das betriebliche Gesundheitsmanagement in großen Unternehmen ein, in denen Stressbewältigung und Kommunikationstraining als psychologische Maßnahmen der Gesundheitsförderung zum Standardrepertoire gehören.

In der Arbeitswelt spielte Gesundheit allein aus ökonomischen Gründen schon immer eine wichtige Rolle. Auch das Musizieren und hierbei speziell die Berufsgruppe der »Trompeter und Flötenspieler« wurden bereits 1486 in einem Traktat von Giovanni Michele Savonarola unter gesundheitlichen Gesichtspunkten betrachtet (Spahn et al. 2011). Ein umfassenderes Interesse für die gesundheitlichen Belange von Musikern entwickelte sich jedoch – nachdem Initiativen wie die des Arztes Kurt Singer in Berlin durch die Nationalsozialisten zunichte gemacht worden waren – erst in den 70er- und 80er-Jahren des letzten Jahrhunderts mit der Entstehung des Faches Musikermedizin. Von Anfang an stand hier – neben der medizinischen Behandlung – die Prävention musikerspezifischer gesundheitlicher Probleme im Mittelpunkt (Spahn et al. 2011).

Gesundheit als Balance

Die Erkenntnis, dass sowohl Anforderungen als auch Ressourcen (Stärken; von franz. *la source*, »die Quelle«) unser gesundheitliches Befinden beeinflussen, führt zu einem dynamischen Verständnis von Gesundheit: Beide Seiten müssen in einer positiven Balance zueinander gehalten werden. Der Gesundheitszustand eines Menschen hängt so gesehen davon ab, wie gut es ihm gelingt, externe und interne Anforderungen mithilfe externer und interner Ressourcen zu bewältigen. Dieser Vorgang wird im »Systemischen Anforderungs-Ressourcen-Modell« (Becker et al. 2004) beschrieben (Abb. II.1).

Das Anforderungs-Ressourcen-Modell liefert für den einzelnen Musiker eine Systematik, mithilfe derer er Anforderungen und Ressourcen seiner persönlichen Situation analysieren und seine Gesundheit durch individuelles Verhalten stärken kann.

Anforderungen

Unter den *externen Anforderungen* werden in der Arbeitswelt die beruflichen Aufgaben verstanden. Im Berufsfeld von Musikern kommen zur musikalischen Beherrschung des Instruments oder der Stimme vielfältige weitere Anforderungen (Arbeitszeiten, Zurechtkommen mit äußeren Bedingungen, Kommunikation am Arbeitsplatz u. a.) hinzu, die je nach beruflichem Tätigkeitsfeld stark variieren (vgl. Kap. II.4).

Zu den *internen Anforderungen*, die eine Person an sich stellt, zählen Bedürfnisse, Ziele und Werte wie Selbstverwirklichung, Sicherheit und Respekt. Innerhalb einer Berufsgruppe gehören hierzu auch berufstypische Wertorientierungen, die im Laufe der beruflichen Sozialisation erlernt und weitergegeben werden. Musiker besitzen beispielsweise einen – im Vergleich zu anderen Berufsgruppen – hohen Perfektionsanspruch an ihre musikalische Leistung.

Ressourcen

Externe Ressourcen bezeichnen die unterstützenden Faktoren, die ein Arbeitsplatz bietet. Diese können in konkreten Merkmalen wie der Raumgestaltung und -akustik, der positiven Arbeitsatmosphäre, in flexiblen Arbeitszeiten oder der Sicherheit des Einkommens u. a. bestehen. Ebenso finden sich gerade im Musikbereich auch ideelle Ressourcen, die in den besonderen Potenzialen des Musizierens wie Sinnerfüllung, Glückserleben und Hingabe liegen.

Interne Ressourcen sind die psychischen und physischen Eigenschaften, die eine Person für die

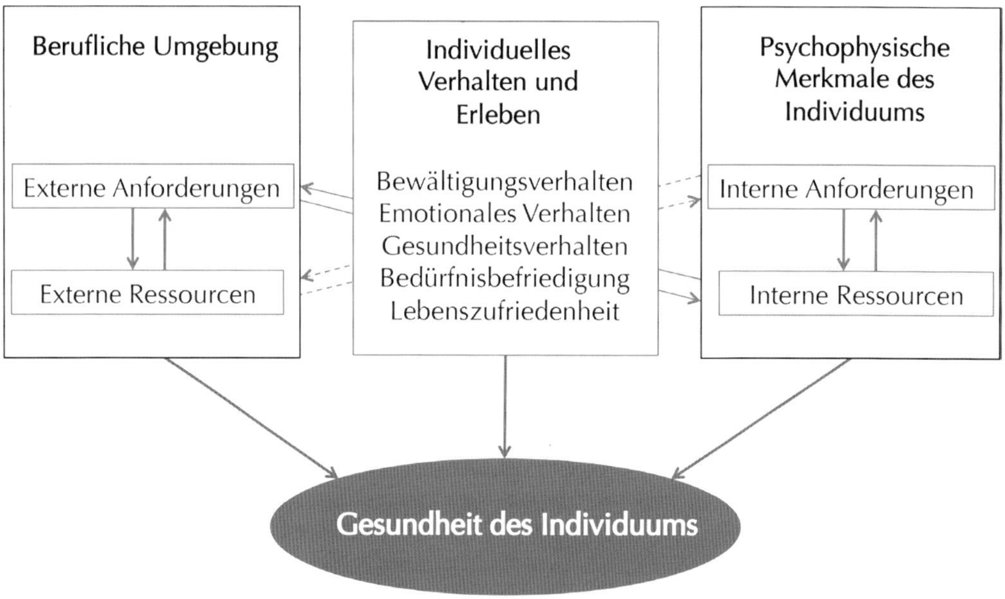

Abb. II.1: Systemisches Anforderungs-Ressourcen-Modell (nach Becker et al. 2004)

Bewältigung der beruflichen Aufgaben mitbringt oder entwickelt. Hierzu zählen körperliche Konstitution und Belastbarkeit, Stresstoleranz und Resilienz (s. u.), psychische Stabilität, Team- und Kommunikationsfähigkeit u. a.

Gesundheitsfördernde Merkmale

Die Pfeile in Abb. II.1 verdeutlichen, dass externe und interne Faktoren zusammen mit dem individuellen Verhalten und Erleben in komplexer Weise auf unsere Gesundheit einwirken.

> Grundsätzlich sollten im Prozess der Gesundheitsförderung sowohl die Anforderungen so angepasst werden, dass sie zu bewältigen sind, als auch die Ressourcen möglichst gestärkt werden.

Die externen Anforderungen sind in der Regel eher mittel- und langfristig beeinflussbar. Hinsichtlich ihrer Auswirkung auf die Gesundheit konnten die Autoren Karasek und Theorell (1990) zwei entscheidende Merkmale von beruflichen Anforderungsprofilen identifizieren. Demnach wirken lang anhaltende und hohe Anforderungen dann gesundheitsgefährdend, wenn Kontrolle und Entscheidungsspielraum bei der Ausführung der Tätigkeit stark eingeschränkt sind. Sind Letztere jedoch vorhanden, so können auch hohe Arbeitsanforderungen gesundheitlich wesentlich besser toleriert werden.

Auf individueller Ebene ist Arbeitszufriedenheit eine positive Voraussetzung für Gesundheit. Der Grad der Arbeitszufriedenheit wiederum hängt davon ab, wie gut bestimmte Bedürfnisbereiche erfüllt sind. Hierfür zu sorgen liegt zuallererst in der Selbstverantwortung des Einzelnen. In Institutionen wie Opern- und Konzerthäusern, Musikhochschulen und Musikschulen sowie Laienmusikverbänden u. a. ist es darüber hinaus selbstverständlich wichtig, dass entsprechende gesundheitsförderliche Rahmenbedingungen geschaffen werden.

Für die Arbeitszufriedenheit spielen folgende persönliche Bedürfnisbereiche eine wichtige Rolle:

- *Bedürfnis nach Orientierung, Sicherheit und Kontrolle*
  Hierunter fallen Mitbestimmungs- und Partizipationsmöglichkeit, Kontrolle über die Arbeitsausführung und der eigene Entscheidungsspielraum. Als gesundheitsförderlich gelten außerdem klare Aufgaben und Zuständigkeiten sowie transparente Informations- und Kommunikationsstrukturen.

- *Selbstaktualisierungsbedürfnis*
  Zum Selbstaktualisierungsbedürfnis zählen Gelegenheiten zu kreativen Problemlösungen, Übertragung von Verantwortung sowie Arbeitsbereicherung, Aufgabenvielfalt und sinnvolle Tätigkeiten.

- *Bedürfnis nach Achtung und Wertschätzung, Bindung und guten Beziehungen*
  Ein gutes Betriebsklima, vertrauensvolle Zusammenarbeit, wertschätzendes Verhalten sowie gegenseitige Unterstützung von Vorgesetzten und Arbeitskollegen und -kolleginnen und die Anerkennung erbrachter Leistungen sind besonders wichtige Voraussetzungen für Zufriedenheit und Gesundheit. Auch Aufstiegschancen und eine gute Bezahlung sind Formen sozialer Anerkennung. Zudem spielen die tarifrechtlichen Rahmenbedingungen eine wichtige Rolle. Je nach Sicherheit und Vergütung der Stelle wirken sich diese Faktoren eher stabilisierend oder zusätzlich belastend aus.

- *Explorationsbedürfnis*
  In diesen Bereich fallen die Vermeidung von Monotonie, Gelegenheiten zu Kontakten und zum Informationsaustausch.

- *Physiologische Bedürfnisse*
  Hiermit sind grundlegende Arbeitsbedingungen wie Ergonomie am Arbeitsplatz, Möglichkeiten für Erholungspausen, Bewegungs- und Speisenangebote angesprochen.

Die genannten Aspekte werden in Kap. II.4 (S. 150 f.) im Hinblick auf die Berufsfelder von Musikern wieder aufgegriffen.

Individuelle Einflussmöglichkeiten

Der einzelne Musiker kann insbesondere auf die internen Anforderungen (realistische Planung und Erfolgserwartung, angemessener Leistungsanspruch, Zufriedenheit, Engagement u.a.) Einfluss nehmen und sie aktiv verändern. Durch positives Gesundheitsverhalten (vgl. Kap. II.5, S. 179 f.) werden gleichzeitig die internen Ressourcen so gestärkt, dass Anforderungen und Ressourcen in eine positive Balance kommen und daraus Gesundheit und Lebenszufriedenheit resultieren.

Dabei verändern sich Anforderungen und Ressourcen gerade in der Tätigkeit des Musikers ständig, so dass auch die Balance immer neu angepasst werden muss. Gerade während anstrengender Situationen – vor Prüfungen, Wettbewerben, Konzerten, in anspruchsvollen Spielplan-Phasen – besteht oft aus Zeitmangel die Gefahr, unterstützende Maßnahmen wie Bewegung, körperorientierte Übungen und Ruhepausen auf ein Minimum zu reduzieren oder ganz auszusetzen. Hier ist es wichtig, bewusst gegenzusteuern und im Sinne der Balance die unterstützenden Maßnahmen eher zu erhöhen als wegzulassen.

Gesundheit und Stress

Stress stellt die Reaktion unseres Organismus auf Einflüsse dar, die dessen Gleichgewicht stören und dessen Fähigkeit sie zu bewältigen voll beanspruchen oder gar übersteigen (Gerrig 2015, S. 473). Dabei ist die gesundheitsgefährdende Form, der Dystress (auch Distress, von griech. *dys*, »miss-, schlecht«), von der positiven Form, dem Eustress (von griech. *eu*, »wohl«), zu unterscheiden. Eustress wirkt belebend und sorgt dafür, dass wir uns weiterentwickeln und aktiv bleiben. Stress stellt grundsätzlich eine Anpassungsreaktion auf unterschiedlichen Ebenen des Organismus dar und äußert sich sowohl körperlich als auch im Denken, Fühlen und Verhalten. Die körperlichen Vorgänge sind vergleichbar mit den physiologischen Abläufen beim Lampenfieber (vgl. Kap. I.2.5, S. 91).

Die Reaktion auf Stress vollzieht sich in drei Stufen. Die Alarmreaktion in einer akuten Stresssituation ist eine kurze Periode körperlicher Erregung, die bei anhaltendem Stress in das Stadium des Widerstands übergeht. Hier kann der Organismus auch weiteren schwächenden Effekten widerstehen. Gehen bei zusätzlichem oder länger anhaltendem Stress die Reserven zur Neige, tritt der Organismus in die Stufe der chronischen Erschöpfung ein. Chronischer Stress führt zu einer Schwächung des Immunsystems und zu erhöhter Krankheitsanfälligkeit. Psychischer Stress kann sich durch psychosomatische Symptombildung in körperlichen Beschwerden äußern oder zur Entwicklung eines Burn-out-Syndroms führen. Diese Phänomene sind heute sowohl in der Allgemeinbevölkerung als auch unter Musikern zu beobachten. Gerade das Zusammentreffen von körperlichen Anforderungen beim Musizieren – über menschliche Leistungsgrenzen hinaus – und psychischen Belastungen – beispielsweise durch inneren und äußeren Leistungsdruck und zwischenmenschliche Konflikte – führt zu einer allgemeinen Überlastungsreaktion, die sich in körperlichen Schmerzen (häufig funktionsbezogen auf das Instrument), Angst, Verzweiflung und Erschöpfung ausdrückt. Hierbei verstärken sich psychische und körperliche Symptome gegenseitig in negativer Weise. Insbesondere die bei innerer Anspannung erhöhte Muskelspannung begünstigt die Entstehung von Überlastungsbeschwerden und Schmerzsyndromen.

Im Sinne der Prävention und Gesundheitsförderung ist es deshalb besonders wichtig darauf zu achten, dass sich kein chronischer Stresszustand entwickelt. Eine gesunde Balance kann durch die Reduzierung von Stress und die Erhöhung von Schutzfaktoren hergestellt werden.

Stressoren und Schutzfaktoren

Im Folgenden werden allgemeingültige Merkmale dargestellt, die dazu führen, dass eine Situation oder ein Ereignis Stress auslöst. Daneben werden auch psychosoziale Faktoren beschrieben, die einen Schutz vor negativem Stress bieten. Von diesen Erkenntnissen lässt sich ableiten, welche Maßnahmen und Verhaltensweisen für die Gesundheitsförderung und Prävention von Musikern sinnvoll und wichtig sind.

Stressoren

Einflüsse, die Stress auslösen, werden als Stressoren bezeichnet. Sie können aus der Umwelt oder der eigenen Person kommen, sie können psychischer, körperlicher und sozialer Art sein und nach Dauer und Intensität variieren. Als Stressoren wirken einschneidende Lebensereignisse, sog. life events, ebenso wie Alltagsprobleme. Eines der wichtigsten Ergebnisse der Stressforschung ist die Erkenntnis, dass derselbe Stressor bei verschiedenen Personen je nach persönlicher Einstellung und Verletzlichkeit eine unterschiedlich starke Stressreaktion auslösen kann (Lazarus und Folkman 1984). Was für die eine Person größten Stress bedeutet, wird von der anderen Person als wenig belastend empfunden. Wir kennen dies auch aus dem Musikeralltag: So kann ein Fortissimo-Einsatz im Orchester von einem Musiker, der diese Stelle mit Freude erwartet, als beglückend empfunden werden, während dasselbe Schallereignis von einem anderen Musiker, der dem Werk wenig abgewinnen kann, als belastend erlebt wird.

Auch wenn Stress demnach eine sehr individuelle Reaktion darstellt, gibt es doch bestimmte allgemeine Merkmale für Stressoren. Als Stress auslösend wirken belastende Ereignisse, die

- unvermittelt und nicht vorhersehbar sind,
- hinsichtlich Art und Dauer der Belastung unberechenbar sind,
- als unkontrollierbar erlebt werden,
- insbesondere von Menschen verursacht werden.

Letztere werden deutlich stressiger erlebt als negative Ereignisse durch die Einwirkung höherer Gewalt. Insbesondere unkontrollierbare Stressoren erzeugen Gefühle der Hilf- und Hoffnungslosigkeit. Generell spielen für das Ausmaß der Stressreaktion Schwere, Intensität und Dauer des Stressors eine entscheidende Rolle.

Schutzfaktoren

Schutzfaktoren können die Wirkung von Stressoren abschwächen und für eine gesundheitliche Balance sorgen. Schutzfaktoren sind insbesondere aber auch diejenigen Einstellungen und Verhaltensweisen, die unsere Gesundheit von vornherein erhalten und fördern.

Salutogenese

Der Soziologe Aaron Antonovsky war einer der Ersten, der sich explizit damit beschäftigt hat, was Menschen dabei helfen kann, gesund zu bleiben. In den 70er-Jahren des letzten Jahrhunderts entwickelte er sein Modell der Salutogenese (Antonovsky 1987), in dem er Schutzfaktoren für Gesundheit formulierte, die dem Menschen das Überleben auch unter extremen Belastungserfahrungen sichern können. Die in solchen Situationen notwendige Widerstandskraft gegen einen psychophysischen Zusammenbruch führte er im Wesentlichen auf das Vorhandensein dreier Merkmale zurück: auf Verstehbarkeit, Bewältigbarkeit und Sinnhaftigkeit von Erfahrungen. Das Gefühl der Verstehbarkeit entsteht aus der Wahrnehmung, dass Anforderungen strukturiert und vorhersehbar sind. Das Gefühl der Bewältigbarkeit liegt vor, wenn sich eine Person den an sie gestellten Anforderungen gewachsen fühlt. Die empfundene Sinnhaftigkeit des eigenen Tuns motiviert Menschen dazu, Energie in ihre Aufgaben und ihr Leben zu investieren.

Diese Merkmale fasste Antonovsky unter dem Begriff »Kohärenzgefühl« zusammen (Abb. II.2). Hierunter versteht er »eine allgemeine Einstellung, die das Ausmaß eines umfassenden, dauerhaften, zugleich aber dynamischen Vertrauens beschreibt, daß die innere und äußere Umwelt vorhersagbar und überschaubar ist und daß sich die Dinge so gut entwickeln werden, wie vernünftigerweise erwartet werden kann« (Antonovsky 1993, S. 972).

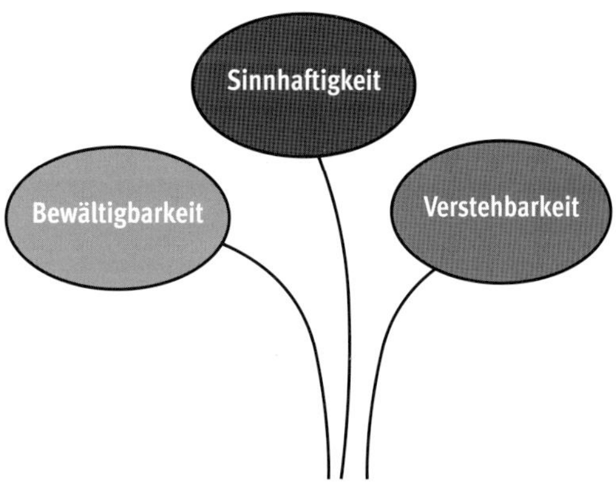

Abb. II.2: Das Kohärenzgefühl nach Antonovsky (1993)

Ein stark ausgeprägtes Kohärenzgefühl bietet einen wirksamen Schutz gegen Stressoren und umfasst die Fähigkeit, flexibel auf Situationen zu reagieren. Gerade für Musiker liegt die Relevanz dieser von Antonovsky beschriebenen Einstellungen nahe, erfordert doch der Musikerberuf ein besonders hohes Maß an Flexibilität und Leistungserbringung.

Resilienz

In den letzten zwei Jahrzehnten rückte der Begriff der Resilienz ins Zentrum der Gesundheitsforschung. Resilienz (von lat. *resilire,* »abprallen, zurückspringen«) ist ursprünglich ein Begriff aus der Werkstofftechnik und beschreibt die Eigenschaft eines Materials, seine ursprüngliche Form nach äußerer Einwirkung wieder anzunehmen. In der Gesundheitspsychologie bezeichnet Resilienz die psychische Widerstandsfähigkeit einer Person gegenüber belastenden Lebenssituationen und besonderen Lebensereignissen (Bengel und Lyssenko 2012). In Anlehnung an die technische Definition könnte man Resilienz umgangssprachlich als die Fähigkeit bezeichnen, sich als Mensch nicht »verbiegen« zu lassen. Dabei handelt es sich gleichzeitig um eine dynamische Größe, die sich aus den Erfahrungen des Lebens entwickelt und die in unterschiedlichen Lebensphasen und Lebenssituationen variieren kann. Resilienz kann in verschiedenen Kompetenzbereichen derselben Person unterschiedlich ausgeprägt sein (Bengel und Lyssenko 2012). So kann ein Musiker auch unter anspruchsvollen Bedingungen exzellent auf seinem Instrument sein oder hervorragend singen, jedoch in schwierigen Kommunikationssituationen unsicher oder überfordert sein. Außerdem kann, wie wir oben gesehen haben, dieselbe Situation, z. B. Konflikte innerhalb einer Instrumentengruppe im Orchester, von verschiedenen Personen als unterschiedlich belastend erlebt werden und demnach eine höhere oder niedrigere Widerstandsfähigkeit erfordern.

Resilienz lässt sich außer auf der individuellen Ebene – persönliche Einstellungen, Verhalten, Kompetenzen, physiologische Faktoren u. a. – auch auf der sozialen Ebene – Beziehungen zu Familie, Freunden und Kollegen – und auf der gesellschaftlichen Ebene – gesellschaftliche Ressourcen, Normen, Werte – beschreiben (Renneberg und Hammelstein 2006). Insbesondere im Rahmen der individuellen Prävention und Gesundheitsförderung liefert die Resilienzforschung zentrale Empfehlungen für eine gesunde Lebensweise (vgl. »The road to resilience«, Kap. II.5.1, Tab. II.9, S. 180).

Psychosoziale Schutzfaktoren

Die wichtigsten empirisch nachgewiesenen psychosozialen Schutzfaktoren sind in Tab. II.2 im Überblick zusammengestellt und werden im Folgenden jeweils kurz beschrieben.

- Positive Emotionen
- Optimismus
- Hoffnung
- Selbstwirksamkeitserwartung
- Kontrollüberzeugung
- Kohärenzgefühl
- Widerstandsfähigkeit
- Coping
- Soziale Unterstützung

Tab. II.2: Empirisch nachgewiesene Schutzfaktoren der Resilienzforschung (Bengel und Lyssenko 2012)

Positive Emotionen

Positive Emotionen wie Freude, Stolz, Neugier, Lust, Zufriedenheit, Zuversicht, Fröhlichkeit, Befriedigung oder Wohlbehagen bilden Schutzfaktoren für die psychische und körperliche Gesundheit und stehen in engem Zusammenhang mit Berufserfolg, guten sozialen Kontakten, hohem Selbstwertgefühl und Selbstvertrauen. Dabei scheint es weniger darauf anzukommen, wie stark die positiven Gefühle ausgeprägt sind, sondern darauf, wie regelmäßig sie auftreten und wie sehr sie sich von negativen Emotionen unterscheiden. Protektiv wirkt im Umgang mit belastenden Lebensereignissen insbesondere die Fähigkeit, positive und negative Gefühle gleichzeitig erleben zu können (Bengel und Lyssenko 2012). Positive Emotionen stärken auch das Immunsystem (Cohen, S. et al. 2006).

Optimismus

Optimismus zählt ebenfalls zu den Schutzfaktoren für psychische und körperliche Gesundheit. Unter Optimismus versteht man in der Psychologie die Erwartung, dass das eigene Handeln zu positiven Ergebnissen führt (Carver und Scheier 1990). Optimistische Menschen sind deshalb eher bereit, etwas in die Hand zu nehmen und durchzustehen, gleichzeitig fühlen sie sich besser dabei (Bengel und Lyssenko 2012).

Hoffnung

Auch Hoffnung – verstanden als positive Erwartung, dass ein Wunsch erfüllt wird und ein Ziel erreicht werden kann – stellt einen Schutzfaktor dar, der mit höherer Lebenszufriedenheit verbunden ist (Bengel und Lyssenko 2012).

Selbstwirksamkeitserwartung

Selbstwirksamkeitserwartung beschreibt, wie groß die positive Erwartung einer Person ist, eine Anforderung aus eigener Kraft gut bewältigen zu können. Sie stellt neben der sozialen Unterstützung einen der wirksamsten Schutzfaktoren dar. Gerade in Anforderungssituationen ist es entscheidend, Aufgaben aktiv in die Hand zu nehmen und ihnen mit positiver Überzeugung zu begegnen. Personen mit hoher Selbstwirksamkeitserwartung handeln in dieser Weise, fühlen sich besser dabei und bewerten ihre eigenen Anstrengungen positiv (Schwarzer und Jerusalem 2002).

Kontrollüberzeugung

Das psychologische Konstrukt der Kontrollüberzeugung bezieht sich darauf, ob eine Person glaubt, dass sie Situationen und Ereignisse selbst beeinflussen kann, oder ob sie der Ansicht ist, die Ereignisse seien durch äußere Faktoren verursacht worden. Manche Menschen gehen eher davon aus, dass Ereignisse dem eigenen Handeln zuzuschreiben sind (internale Kontrollüberzeugung), andere wiederum denken, dass fremde Personen (sozial externale Kontrollüberzeugung), das Schicksal oder der Zufall (fatalistisch externale Kontrollüberzeugung) dafür verantwortlich sind. In der Resilienzforschung wird die internale Kontrollüberzeugung als Schutzfaktor angesehen (Kent und Davis 2010). Dies trifft gerade auch auf die Einstellung zur Gesundheit zu. So wird eine Person, die glaubt, dass sie selbst ihre Gesundheit positiv beeinflussen kann, stärker motiviert sein, sich gesundheitsförderlich zu verhalten, und damit bessere Chancen haben, gesund zu bleiben bzw. zu werden.

Kohärenzgefühl

Wie bereits erwähnt, wurde das Kohärenzgefühl von Antonovsky im Rahmen seines Konzepts der Salutogenese als grundlegende Lebensorientierung beschrieben, die Menschen hilft, gesund zu bleiben (s. o.). Auch in der Resilienzforschung hat sich das Kohärenzgefühl als wichtiger Schutzfaktor bestätigt (Bengel und Lyssenko 2012).

Widerstandsfähigkeit

Mit Widerstandsfähigkeit ist hier das englische Konzept »Hardiness« gemeint, welches in den 1970er-Jahren aus Studien zur Arbeitsbelastung von Managern in einer großen US-amerikanischen Telefongesellschaft entwickelt wurde (Kobasa 1979). Hierbei ergab sich, dass Mitarbeiter umso besser gegen Burn-out geschützt (Alexander und Klein 2001) und umso weniger depressiv waren (Ghorbani et al. 2000), je engagierter und offener sie sich für Veränderungen zeigten und je mehr sie Anforderungen als Herausforderung erlebten.

Coping

Unter Coping (engl. *to cope with*, »bewältigen, überwinden«) versteht man allgemein die Art, wie eine Person mit Anforderungen und Stress umgeht oder kritische Lebensereignisse bewältigt. Je nach Situation und Individuum können unterschiedliche Coping-Stile hilfreich sein. Grundsätzlich lassen sich zwei Arten von Coping-Strategien unterscheiden: Das problemorientierte Coping verändert oder vermeidet durch problemlösendes Verhalten den Stressor selbst, während das emotionsorientierte Coping die emotionale Haltung zum Stressor verändert und dadurch ein besseres Wohlbefinden erreicht. Emotionsorientiertes Coping ist besonders bei unkontrollierbaren Stressoren eine wirksame Strategie.

Soziale Unterstützung

Unter dem Begriff soziale Unterstützung werden unterschiedliche Aspekte wie die Anzahl an Freunden und die Häufigkeit zwischenmenschlicher Kontakte – sog. soziale Netzwerke –, die konkrete Unterstützung durch andere mittels Informationen, Maßnahmen, finanzieller und materieller Hilfe, aber auch emotionale Zuwendung und Aussprache sowie die Vermittlung eines Gefühls von Zugehörigkeit und Rückhalt zusammengefasst. Soziale Unterstützung übt eine positive Wirkung auf das psychische Wohlbefinden aus und ist der am besten belegte psychologische Schutzfaktor für körperliche Gesundheit (Bengel und Lyssenko 2012). In psychophysiologischen Studien senkte soziale Unterstützung das körperliche Stressniveau – Erniedrigung von Blutdruck, Herzrate und Cortisol-Ausschüttung – und reduzierte das Erleben von Angst (Ditzen und Heinrichs 2007). Dabei stellte die Überzeugung, auf ein Netzwerk von Freunden oder Familienangehörigen zurückgreifen zu können und sich hierin aufgehoben zu fühlen, den zentral wirksamen Faktor dar. Tatsächlich erhaltene soziale Unterstützung dagegen zeigte sich als weitaus geringerer Schutzfaktor und verstärkte in manchen Fällen sogar die Belastung (Bengel und Lyssenko 2012).

Gesundheitsförderliche und gesundheitsgefährdende Einstellungen zum Beruf

Im Hinblick auf den Beruf stellt sich die Frage, welche arbeitsbezogenen Einstellungen für die Gesundheit förderlich oder riskant sind. Schaarschmidt und Fischer (2003) beschrieben hinsichtlich der Einstellung zum Beruf und des Verhaltens am Arbeitsplatz vier Typen arbeitsbezogener Verhaltens- und Erlebensmuster, die je nach Ausprägung Schutz- oder Risikofaktoren für die psychische Gesundheit darstellen.

Die Autoren etablierten einen Fragebogen, mit dem sich das Risiko für psychische und psychosomatische Gefährdungen durch berufliche Einstellungen und Verhaltensmuster erfassen lässt. Es werden Selbsteinschätzungen in elf Dimensionen (pro Dimension sechs Fragen) auf einer sechsstufigen Skala erhoben (Tab. II.3).

Dimensionen arbeitsbezogener Verhaltens- und Erlebensmuster
Beispielitem

1. **Subjektive Bedeutsamkeit der Arbeit**
   »Die Arbeit ist für mich der wichtigste Lebensinhalt.«
2. **Beruflicher Ehrgeiz**
   »Ich möchte beruflich weiter kommen, als es die meisten meiner Bekannten geschafft haben.«
3. **Verausgabungsbereitschaft**
   »Wenn es sein muss, arbeite ich bis zur Erschöpfung.«
4. **Perfektionsstreben**
   »Was immer ich tue, es muss perfekt sein.«
5. **Distanzierungsfähigkeit**
   »Nach der Arbeit habe ich keine Probleme abzuschalten.«
6. **Resignationstendenz bei Misserfolg**
   »Wenn ich keinen Erfolg habe, resigniere ich schnell.«
7. **Offensive Problembewältigung**
   »Für mich sind Schwierigkeiten dazu da, dass ich sie überwinde.«
8. **Innere Ruhe/Ausgeglichenheit**
   »Mich bringt so leicht nichts aus der Ruhe.«
9. **Erfolgserleben im Beruf**
   »Mein bisheriges Berufsleben war recht erfolgreich.«
10. **Lebenszufriedenheit**
    »Im Großen und Ganzen bin ich glücklich und zufrieden.«
11. **Erleben sozialer Unterstützung**
    »Mein Partner/meine Partnerin zeigt Verständnis für meine Arbeit.«

Tabelle II.3: Dimensionen der arbeitsbezogenen Verhaltens- und Erlebensmuster (AVEM) nach Schaarschmidt und Fischer (2003) mit Beispielitems. Die Dimensionen können den Bereichen Arbeitsengagement (1–5), Widerstandsfähigkeit (6–8) und Lebensgefühl (9–11) zugeordnet werden.

Anhand von Ausprägung und Konstellation der Dimensionen können verschiedene Typen – zwei Gesundheits- und zwei Risikotypen – beschrieben werden (Schaarschmidt und Fischer 2003). Die jeweiligen Einstellungs- und Verhaltensmuster sind anhand der Zeichnungen in Abb. II.3 grafisch veranschaulicht.

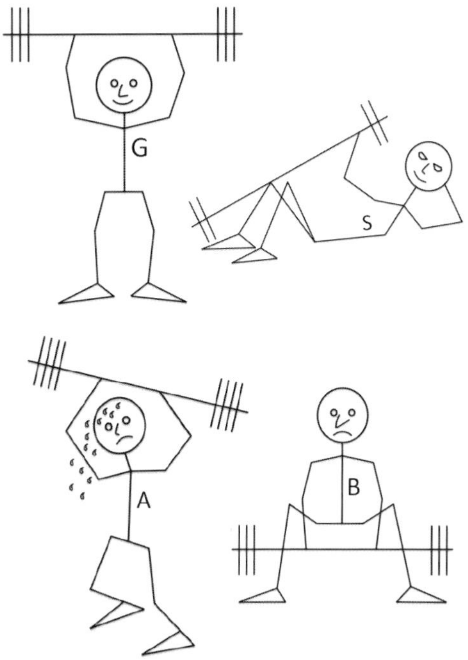

Abb. II.3: Gesundheits- und Risikotypen arbeitsbezogener Verhaltens- und Erlebensmuster (nach Schaarschmidt und Fischer 2003)

- *Gesundheitstyp G (»Gesundes Engagement«)*
  Der Gesundheitstyp G vereint gesundheitsförderliche Einstellungen und Verhaltensweisen im Beruf und lässt die Prognose zu, seinen Beruf langfristig bei guter Gesundheit ausüben zu können. Personen dieses Gesundheitstyps zeichnen sich dadurch aus, dass sie im Beruf engagiert sind, dass ihnen der Beruf wichtig ist und dass sie ihn mit Ehrgeiz, Anspruch und Einsatzbereitschaft ausüben (vgl. Tab. II.3 die Dimensionen subjektive Bedeutsamkeit der Arbeit, beruflicher Ehrgeiz, Verausgabungsbereitschaft und Perfektionsstreben). Dabei sind die letztgenannten Einstellungen nicht übersteigert und die Person respektiert die eigenen Grenzen. Besonders entscheidend ist gleichzeitig, von der Arbeit auch Abstand nehmen zu können, d. h., den Kopf frei zu bekommen und »alle Fünfe auch einmal gerade sein zu lassen« (vgl. Tab. II.3: Distanzierungsfähigkeit). Dieses Moment hat sich in der Arbeitspsychologie als Voraussetzung für Erholungsfähigkeit als besonders wichtiger Schutzfaktor erwiesen. Gesundheit wird zusätzlich dadurch unterstützt, dass eine Person im Beruf bei Schwierigkeiten nicht schnell resigniert, sondern bereit ist, Probleme offen und aktiv anzugehen und zu bewältigen. Innere Ruhe und Ausgeglichenheit, Zufriedenheit mit dem eigenen Leben und das Gefühl, sozial getragen zu sein, bilden die Basis für eine insgesamt gesundheitsförderliche Ausrichtung.

- *Gesundheitstyp S (»Schonung/Schutz«)*
  Der Gesundheitstyp S hat hinsichtlich der Gesundheit ebenfalls eine gute Prognose, zeigt im Vergleich zum Gesundheitstyp G jedoch einige Nachteile. Beim Typ S handelt es sich um Personen, deren berufliches Engagement gering ist und die sich gleichzeitig gut distanzieren können. Auf diese Weise lassen sie Belastungen und Stress wenig an sich heran und sorgen dafür, dass es ihnen persönlich gut geht. Der Typ S wurde lange hauptsächlich unter dem Aspekt der mangelnden Arbeitsmotivation und der Schonungstendenz gesehen, da eine Person dieses Musters aufgrund ihrer geringen Einsatzbereitschaft ein Problem für ihre Kollegen darstellen kann. Dies ist besonders dann der Fall, wenn geringes Arbeitsengagement als entspannte Zurückhaltung imponiert, bei der Engagement, Bestätigung und Anerkennung eher in Bereichen außerhalb des Arbeitsplatzes verwirklicht bzw. gesucht werden. Ein typisches Beispiel hierfür wäre, wenn ein Musiker im Orchesterdienst unmotiviert und indisponiert wäre, außerhalb des Orchesters aber mit großem Einsatz kammermusikalische Konzerte bestreiten würde.

Wissenschaftliche Untersuchungen zur Veränderung von Einstellungsmustern mittels des AVEM-Fragebogens haben jedoch gezeigt, dass Personen des Gesundheitstyps S überzufällig häufig in den Risikotyp B des Burn-out-Syndroms übergehen. Dies hat das Verständnis für den Gesundheitstyp S dahingehend verändert, dass geringes Engagement und Distanzierung auch im Sinne eines Schutzes vor Überlastung, Überforderung und Demotivierung interpretiert werden müssen. Demzufolge kann das Beispiel des Orchestermusikers, der sich stärker in der Kammermusik außerhalb engagiert, auch als Schutz vor beginnender Frustration im Beruf des Orchestermusikers gesehen werden. Kammermusik bedeutet für diesen Musiker mehr Selbstbestimmung und persönliche Anerkennung sowie eine andere musikalische Herausforderung. So gesehen zeigt der Musiker eine Schonhaltung im Orchester, schützt aber durch sein kammermusikalisches Engagement indirekt seine Arbeitsfähigkeit.

- *Risikotyp A (»Überforderung«)*
  Beim Risikotyp A besteht charakteristischerweise ein zu hohes Arbeitsengagement bei gleichzeitig mangelnder Fähigkeit, sich zu distanzieren und zu erholen. Bei Personen dieses Risikotyps steht der Beruf grundsätzlich an erster Stelle, sie sind bereit, alles zu geben, sind sehr ehrgeizig und haben einen übertrieben hohen Perfektionsanspruch. Diese Konstellation wurde von Taris et al. (2008) als zentrales Charakteristikum für Workaholismus beschrieben. In Verbindung mit einer gering ausgeprägten Widerstandsfähigkeit gegenüber Stress stellt diese Konstellation ein deutliches Gesundheitsrisiko dar. Dazu kommt, dass das berufliche Engagement nicht mit emotionalem Wohlbefinden verbunden ist und auch das Gefühl ausbleibt, dafür angemessen anerkannt oder entlohnt zu werden. Das Merkmal der mangelnden Anerkennung findet sich gerade im Musikerberuf sehr häufig. Dies trifft sowohl auf den pädagogischen als auch auf den künstlerischen Bereich zu. Gründe hierfür liegen wohl u. a. in einer berufseigenen Kultur des mangelnden Lobs, ganz besonders unter professionellen Musikern. Dem Verhalten des Dirigenten kommt auch unter diesem Aspekt für Orchestermusiker eine besondere Bedeutung zu. Verbalisierte Anerkennung und Lob sowie Respekt vonseiten des Dirigenten sind augenscheinlich in der Lage, die Arbeitszufriedenheit und das gesundheitliche Befinden von Orchestermusikern positiv zu beeinflussen. Fachliche Instruktion, positives Feedback, soziale Unterstützung und demokratisches Verhalten beeinflussen den Zusammenhalt in Bezug auf die gemeinsame Aufgabe positiv (Trail 2004).

- *Risikotyp B (»Burn-out«)*
  Der Risikotyp B weist bereits Anzeichen eines Burn-out-Syndroms auf. Aufgrund von Gefühlen der Überforderung, eines depressiven Befindens und herabgesetzter Widerstandfähigkeit gegenüber Stress ist das berufliche Engagement deutlich reduziert. Starke Ausprägungen des Risikotyps B erfordern therapeutische Unterstützung. Musiker, die in eine Situation geraten, in der sie glauben, den Anforderungen ihres Berufes nicht mehr gerecht werden zu können, sollten sich zur Diagnostik in musikermedizinische Behandlung begeben.

Berufliche Einstellungsmuster bei Musikern

Die arbeitsbezogenen Einstellungen von Musikern wurden von unserer Arbeitsgruppe in mehreren Studien erhoben (Spahn et al. 2004; Spahn 2006; Voltmer et al. 2007; Voltmer et al. 2008; Spahn 2009; Nusseck und Spahn 2013). Im Vergleich zu anderen Berufsgruppen zeigten Musiker einen deutlich höheren Anteil des Musters vom Gesundheitstyp G (30 %) als andere Berufsgruppen wie Lehrer, Pflegepersonal, Ärzte und Pastoren (Abb. II.4).

Allerdings zeigte sich als Risikofaktor schon bei Musikstudierenden (Spahn 2006) sowie auch bei Orchestermusikern (Voltmer et al. 2008) eine zu gering ausgeprägte Distanzierungsfähigkeit in den Dimensionen des Fragebogens zu arbeitsbezogenen Verhaltens- und Erlebensmustern (Tab. II.3). Offensichtlich fällt es Musikern besonders schwer, Abstand von ihrer Tätigkeit zu gewinnen, weil sie sich außergewöhnlich stark damit identifizieren. Da die Distanzierungsfähigkeit aber eine entscheidende Voraussetzung für Erholung darstellt, sollten Musiker im Sinne ihrer Gesundheit hierauf besonders achten.

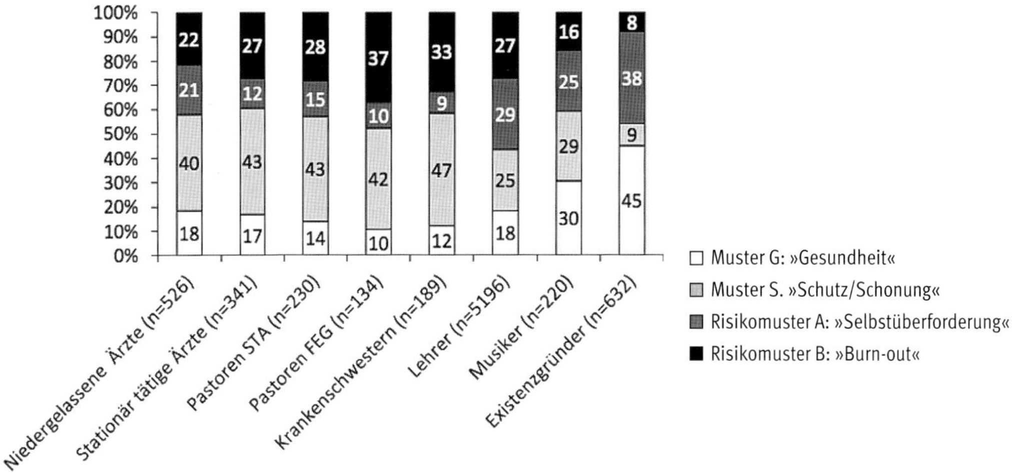

Abb. II.4: Arbeitsbezogene Einstellungsmuster im AVEM bei unterschiedlichen Berufsgruppen (Voltmer et al. 2008) (STA = Sieben-Tags-Adventisten, FEG = Freie Evangelische Gemeinden)

Musikerspezifische Risiko- und Schutzfaktoren

Bei Musikern finden sich spezifische Risiko- und Schutzfaktoren. Nur ein Teil der Risikofaktoren ist beeinflussbar (Tab. II.4), genannt sind hier die häufigsten. Musikerinnen zeigen in nahezu allen Untersuchungen höhere Erkrankungsraten als Musiker. Diese Geschlechtsverteilung findet sich fast generell in den Gesundheitswissenschaften und in der Epidemiologie psychischer Erkrankungen. Es wird deshalb vermutet, dass nicht nur die unterschiedliche Konstitution der Geschlechter, sondern auch das offenere Antwortverhalten von Frauen hierfür eine Erklärung sein könnte. Einige der Risikofaktoren können zu Schutzfaktoren werden. Entscheidend hierfür ist, wie gesundheitsförderlich sie gestaltet werden. Tab. II.5 zeigt eine Reihe musikerspezifischer Schutzfaktoren.

Beeinflussbare Risikofaktoren	Nicht beeinflussbare Risikofaktoren
ungünstige Übepraxis	weibliches Geschlecht
mangelhafte Qualität von Spielhaltung und Spielbewegung	zunehmende Anzahl der Jahre mit aktiver Musikausübung
Anforderungen durch das Instrument	körperliche konstitutive Merkmale
hoher Schwierigkeitsgrad der gespielten Literatur	
fatalistische Einstellung zu Gesundheit	
unklare und konfliktbehaftete Berufsidentität	
belastende Bedingungen am Arbeitsplatz	

Tab. II.4: Musikerspezifische Risikofaktoren (Spahn et al. 2011, S. 53)

Schutzfaktoren
physiologisch orientiertes Spiel- und Übeverhalten
positive Stressbewältigungsmechanismen
körperliche Fitness
positive Einstellung zum Körper und gut entwickelte Körperwahrnehmung
selbstverantwortliche Einstellung zur Gesundheit
positive Einstellung zum Beruf
optimale Bedingungen am Arbeitsplatz

Tab. II.5: Musikerspezifische Schutzfaktoren (Spahn et al. 2011, S. 56)

Die entsprechenden präventiven Möglichkeiten für den Einzelnen und für bestimmte Musikerberufe sowie für Freizeitmusiker werden in den folgenden Kapiteln aufgegriffen.

2.2 Prävention und Gesundheitsförderung

Definition der Begriffe

Gesundheit lässt sich grundsätzlich durch zwei Herangehensweisen erreichen: zum einen durch die Vermeidung von Krankheit – die Prävention – und zum anderen durch die Stärkung von Gesundheit – die Gesundheitsförderung.

Prävention bedeutet Vorbeugung und setzt an der Vermeidung gesundheitlicher Risikofaktoren an. Ein Beispiel für Prävention ist das Tragen von individuellem Gehörschutz im Orchester, wodurch einem Gehörschaden vorgebeugt werden kann. Wenn die prophylaktische Maßnahme im Zustand der Gesundheit und allein aus dem Wissen um das gesundheitliche Risiko – hier die mögliche Lärmschädigung des Gehörs – ergriffen wird, sprechen wir von *Primärprävention*. Diese Form der Prävention ist insofern am besten, als sie verspricht, die Gesundheit aufrechtzuerhalten, bevor gesundheitliche Probleme eintreten. Sie erfordert allerdings ein hohes Maß an Einsicht, vorausschauendem Denken und Konsequenz (s. u.). Viel häufiger entsteht die Motivation für Prävention aus dem Erleben eines gesundheitlichen Problems. Ein Musiker, der ein Überlastungssyndrom mit Schmerzen und Einschränkung seiner Spielfähigkeit erfahren hat, möchte gerne vermeiden, dass dieses Problem in der Zukunft nochmals auftritt. Er ist deshalb bereit, entsprechende vorbeugende Maßnahmen zu ergreifen, und achtet genau auf erste Anzeichen einer erneuten Überlastung. In diesem Fall sprechen wir von *Sekundärprävention*. Mit *Tertiärprävention* ist Behandlung oder Rehabilitation gemeint. Bei Rehabilitation geht es darum, die Folgen einer fortbestehenden gesundheitlichen Einschränkung möglichst positiv zu gestalten. Ein Beispiel hierfür wäre ein Musiker, der nach einem Unfall das Endgelenk eines Fingers nicht mehr vollständig bewegen kann und der durch gezielte Bewegungsübungen die Beweglichkeit, so weit dies möglich ist, verbessert und durch ergonomische Anpassung seines Instruments kompensiert.

Im Unterschied zu Prävention rückt *Gesundheitsförderung* die gesundheitlichen Ressourcen und Schutzfaktoren in den Mittelpunkt und verstärkt diese im Sinne der Gesundheit. Ein Beispiel hierfür ist die Beschäftigung mit einer Bewegungsmethode wie z. B. der Feldenkrais-Methode. Durch die Regulierung der Körperspannung wird der Gesundheitszustand verbessert, was sich positiv auf die Spielbewegungen und – besonders wichtig für Bläser und Sänger – auf die Atmung auswirkt. Sowohl Prävention als auch Gesundheitsförderung liefern für die Praxis wertvolle Anregungen und sollten sich deshalb ergänzen (Abb. II.5).

Prävention und Gesundheitsförderung können an unterschiedlichen Punkten ansetzen. Bei der *Verhaltensprävention* und der *individuellen Gesundheitsförderung* geht es darum, wie sich der einzelne Musiker verhält, welche Maßnahmen er für sich ergreift und durchführt. Die *Verhältnisprävention* betrachtet die äußeren Bedingungen der biologischen, sozialen oder technischen Umwelt,

Prävention

beugt Risiken und Krankheiten vor.

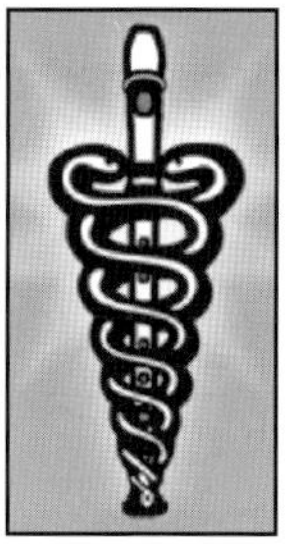

Gesundheitsförderung

stärkt Schutzfaktoren und Ressourcen.

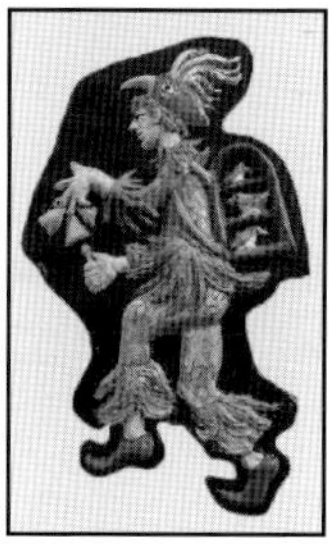

Abb. II.5: Prävention und Gesundheitsförderung

die für die Gesundheit relevant sind (Schwartz und Walter 2000, S. 153). Hierzu zählen Raumakustik, Bestuhlung und Lichtverhältnisse, Arbeitsatmosphäre, Eigenschaften und Anpassung des Instruments an den Körper des Musikers (Ergonomie) u.a. Auch Verhaltens- und Verhältnisprävention sollten sich ergänzen, da sich dadurch ihre positive Wirkung vervielfacht.

Gesundheitsförderung macht häufig den Blick auf größere Einheiten wie beispielsweise auf eine Gruppe von Musikern (Orchester, Ensemble etc.) notwendig. Man spricht dann von *systemischer Gesundheitsförderung*. Ein Beispiel hierfür ist das Thema des Älterwerdens im Orchester. Einbußen der Belastbarkeit mit fortschreitendem Alter erlebt zwar jeder Musiker individuell, trotzdem ist Altern ein allgemeinmenschliches Phänomen, das natürlicherweise im Laufe des Berufslebens auftritt (Kap. I.3). Es handelt sich demnach um ein alle betreffendes und regelhaft zu erwartendes Problem, in dessen Lösungsansatz das gesamte Orchester als System einbezogen werden muss. Eine ausschließlich individuelle Betrachtungsweise verfehlt hier mittel- und langfristig ihr Ziel (Kap. II 4.1, S. 152).

Der *Setting-Ansatz* ist ein Konzept in der Gesundheitsförderung, bei dem ganze soziale Systeme in den Blick genommen werden. Er fokussiert auf die Sozialräume, in denen Menschen leben, nicht auf die gesundheitlichen Probleme der Menschen selbst und verbindet verhaltens- und verhältnispräventive Aspekte. Anwendungsbeispiel ist der Setting-Ansatz »Gesundheitsfördernde Hochschulen«. Damit setzt sich eine gesamte Institution das Ziel, auf allen Aktionsebenen dafür zu sorgen, dass die Gesundheit der Menschen, die sich dort aufhalten und arbeiten, positiv unterstützt wird. Setting-Ansätze sind grundsätzlich auch im Bereich der Musikausübung denkbar. Ein Beispiel könnte der Setting-Ansatz »Gesundheitsfördernde Opernhäuser« sein; dies würde bedeuten, dass sich ein Opernhaus mit seinen Beschäftigten und in all seinen Strukturen für eine Förderung von Gesundheit einsetzt und entsprechende Voraussetzungen für Gesundheit schafft.

Motivation für Gesundheitsförderung und Prävention

Die Auseinandersetzung mit Gesundheitsförderung und Prävention setzt voraus, dass hierfür eine ausreichend hohe Motivation besteht. Im Grunde genommen liegt darin eine der größten Hürden für die Realisierung gesundheitsfördernden Verhaltens. Es ist ein menschliches Charakteristikum, dass Einsichten und Handlungen, bei denen wir keine direkte positive Rückmeldung erleben, leicht in den Hintergrund treten. Gesundheitsriskantes Verhalten geschieht nicht selten sogar gegen besseres Wissen. Rauchen ist hierfür ein allgemein bekanntes Beispiel.

Der Gesundheitswissenschaftler Leon Festinger beschäftigte sich mit der Beobachtung, dass die

Mehrzahl der Menschen bereit ist, zur Befriedigung eines kurzfristigen Bedürfnisses ein Risiko einzugehen, und entwickelte hierzu sein »Modell des Risikoverhaltens« (Festinger 1978). Wird eine Person mit der Information oder Beobachtung konfrontiert, dass ihr Verhalten für die eigene Gesundheit nachteilig sein könnte, so tritt ein Unbehagen ein, das Festinger als »kognitive Dissonanz« bezeichnet. Das Bestreben, dieses Unbehagen loszuwerden, ohne das bisherige Verhalten zu ändern, führt nach Festinger (1978, S. 16) zu verschiedenen Strategien. Diese seien hier, in Anlehung an Festinger, am Beispiel eines Musikers geschildert, der vor einem Wettbewerb mehrere Stunden pro Tag ohne Pause übt, obwohl er im Studium die physiologischen Grundlagen des Übens gelernt hat und ihm die Risiken seines Überverhaltens bekannt sind: »(a) Das Musizieren und der Wettbewerb sind mir so wichtig, dass sie das Opfer wert sind; (b) die Wahrscheinlichkeit, dass meine Gesundheit darunter leiden wird, ist nicht so groß, wie manche es darzustellen versuchen; (c) wer erfolgreich sein will als Musiker, kann nicht auf seinen Körper Rücksicht nehmen; (d) wenn ich mein Übeverhalten verändere, wird es mir auch nicht besser gehen, weil ich dann unzufrieden bin«. Auch Verharmlosung bis hin zur kompletten Verleugnung sind verbreitete Strategien: »Es gibt zahlreiche Künstler, die so geübt haben und die sehr erfolgreich sind. Gesundheitliche Probleme bei Musikern gibt es nicht, höchstens bei den schlechten.« Durch die skizzierten Argumentationsstrategien verringert der Musiker sein ursprüngliches Unbehagen und setzt in unserem Beispiel das Üben unverändert fort.

Bereits in der Bewertung gesundheitlicher Risiken erliegen wir Verzerrungen unserer Wahrnehmung. So schätzen wir gesundheitliche Risiken bei anderen Personen höher ein als bei uns selbst (Barth und Bengel 1998). Das Auftreten seltener Ereignisse wird eher überschätzt und im Gegenzug die Wahrscheinlichkeit häufiger Ereignisse eher unterschätzt. Auch gelten freiwillig eingegangene Risiken als kontrollierbar, nach dem Motto »Ich weiß, was ich tue«.

Die Motivation für gesundheitsbewusstes Verhalten wird außerdem dadurch beeinflusst, wie gefährlich eine drohende Erkrankung mit ihren Symptomen und Konsequenzen eingeschätzt wird und für wie wahrscheinlich eine Person es hält, dass sie persönlich betroffen sein kann. Bei Musikern spielt hier in der Regel nicht die Lebensbedrohung durch eine Erkrankung die entscheidende Rolle, sondern die Befürchtung, in der musikalischen Ausübung gestört oder komplett behindert zu sein. Im »Health Belief Model« (Becker 1974) wird Gesundheitsverhalten als Ergebnis aus der Abwägung zwischen potenziellen gesundheitlichen Konsequenzen und dem psychischen, körperlichen, zeitlichen und finanziellen Aufwand für präventives Verhalten und präventive Maßnahmen gesehen. Erst wenn eine Person also das Gefühl hat, dass sich das Verhältnis von Einsatz und Aufwand lohnt, ist die Motivation hoch genug, etwas zu unternehmen. Frauen sind zwar häufiger von gesundheitlichen Problemen betroffen, gelten aber generell als vorsichtiger und sind deshalb eher für Prävention motiviert.

Nicht zuletzt spielt die Einstellung zu Gesundheit, nämlich ob jemand glaubt, seine Gesundheit selbst beeinflussen zu können (internale Kontrollüberzeugung s.o.), eine wichtige Rolle. Die Überzeugung, dass Gesundheit eher vom Schicksal und äußeren Faktoren abhängt, ist als weniger motivierend für Prävention einzustufen (Rotter 1966).

Ein bestimmender Faktor für individuelles Gesundheitsverhalten ist das soziale Umfeld. Siegrist beschreibt diesen Zusammenhang in seinem »Modell des sozialen Vergleichsprozesses« (Siegrist 2003). Demnach brauchen Menschen, die sich vornehmen, sich gesundheitsbewusster zu verhalten, die Unterstützung ihrer Umgebung. Wenn in einem Orchester beispielsweise ein Musiker Körperübungen in der Pause machen möchte, so wird dies eher gelingen, wenn er darin von seinen Kollegen bestärkt wird und er weiß, dass die Kollegen positiv darüber denken. In Studien bei anderen Berufsgruppen zeigte sich, dass sich das Gesundheitsverhalten dadurch drastisch zum Positiven änderte, indem eine Wettbewerbssituation geschaffen wurde, wer das Präventionsziel zuerst erreicht (Brownell 1986).

In der Gesamtschau der Einflussfaktoren, die zu einem gesundheitsbewussten und förderlichen

Verhalten führen, spielen die sozialen Gruppennormen eine sehr wichtige Rolle. Dies trifft besonders auch für Musiker zu, da Musizieren überwiegend in sozialen Zusammenhängen stattfindet.

Prävention als Weg

Die Integration präventiven Verhaltens in die Musizier- oder Berufstätigkeit – als Musiker wie in anderen Berufen – ist letztlich ein lebenslanger Prozess.

Prochaska et al. (1992) haben ein Modell entwickelt, das beschreibt, welche Stufen bis zur Umsetzung präventiver Maßnahmen durchlaufen werden und wie diese dann aufrechterhalten werden können. In Abb. II.6 wird dieser Prozess mit dem Bild einer Wendeltreppe veranschaulicht.

Im Folgenden werden die sechs Stufen dieses transtheoretischen Modells im Einzelnen beschrieben.

Stufe 1: Sorglosigkeit (precontemplation)

Auf der ersten Stufe herrscht ein stabiler Zustand der Sorglosigkeit. Es gibt keine Motivation, über das Thema Gesundheit nachzudenken, und es besteht kein Problembewusstsein. Risikofaktoren oder Informationen über präventive Maßnahmen werden ausgeblendet. Wenn Musiker auf dieser Stufe vom Thema Gesundheit hören, sind sie überzeugt, dass es sie selbst nichts angeht und dass gesundheitliche Probleme nur andere betreffen. Sie sind durch konkrete Präventionsvorschläge schwer zu erreichen. Eine Entwicklung hin zu Stufe 2 kann gelegentlich durch sachliche Informationen angestoßen werden. Am häufigsten lösen

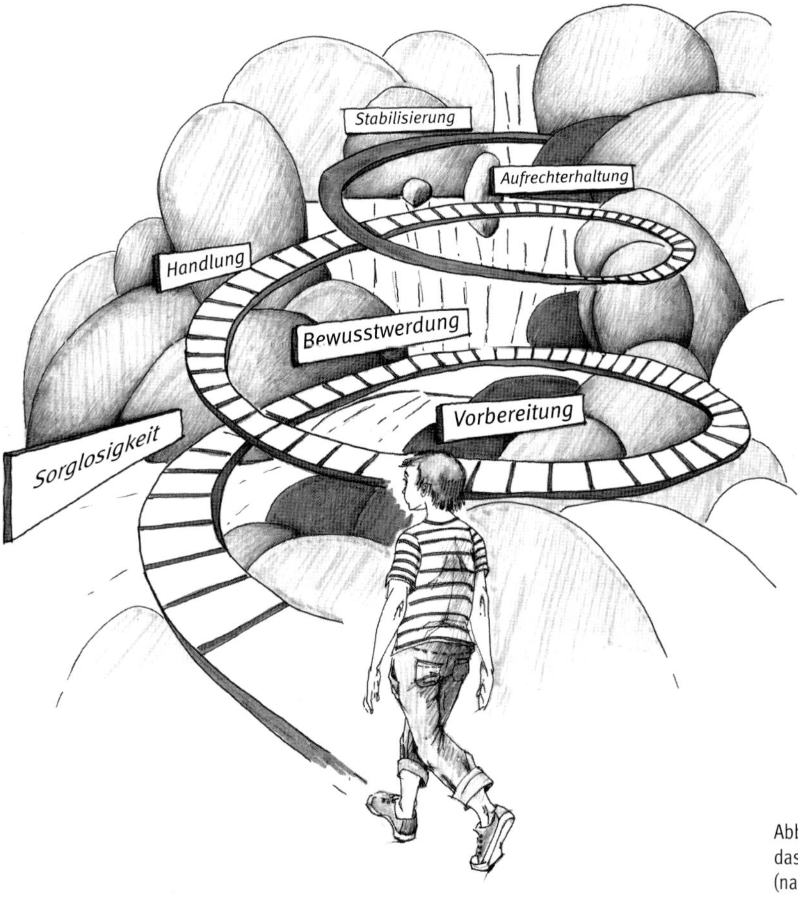

Abb. II.6: Prävention als Weg – das Transtheoretische Modell (nach Prochaska et al. 1992)

allerdings manifeste Beschwerden am eigenen Leib oder in der direkten Umgebung – z. B. Spielausfall bei Kollegen – einen Denkprozess aus.

Stufe 2: Bewusstwerdung (contemplation)

Auf Stufe 2 beginnt ein Prozess der Bewusstwerdung, bei dem Besorgnis und Sorglosigkeit häufig wechseln. Erstmals setzt sich eine Person bewusst mit dem eigenen Verhalten auseinander, Erfahrungen werden neu wahrgenommen und reflektiert. Ein Beispiel hierfür ist, dass sich ein Musiker schmerzhafte Verspannungen infolge des Übens bewusstmacht und anfängt, darüber nachzudenken, wie er durch eine Umgestaltung seines Übens diese Verspannungen vermeiden könnte. Mögliche Veränderungsmaßnahmen werden auf dieser Stufe erwogen, jedoch zunächst wieder verworfen. Häufig entwickeln Personen hier die Perspektive, innerhalb der nächsten sechs Monate konkrete Maßnahmen ergreifen zu wollen.

Auf Stufe 2 sind Personen erreichbar für vorsichtige und wertschätzende Anstöße zur Veränderung. Ein Musiker wird davon profitieren, wenn er etwa von einem Kollegen konkrete Hinweise erhält, wie er präventiv aktiv werden könnte. Auch könnte unter Musikern ein Entschluss für gemeinsame Vorgehensweisen gefasst werden, beispielsweise die gemeinschaftliche Durchführung von Körper- und Entspannungsübungen vor dem Spielen oder in Pausen.

Stufe 3: Vorbereitung (preparation)

Auf Stufe 3 entwickelt sich eine hohe Motivation für Prävention. Es bestehen der Wunsch und der feste Entschluss, konkrete Schritte zur Veränderung möglichst innerhalb der nächsten 30 Tage einzuleiten. In dieser Phase sind Personen offen für Anregungen und Ratschläge. Zeigt sich ein Musiker jedoch für das Thema Gesundheit aufgeschlossen, erhält er in der Regel so viele unterschiedliche Empfehlungen von Kollegen, dass die Orientierung nicht immer einfach ist. Da im Gesundheitssektor Geld zu verdienen ist, nimmt die Angebotsbreite zu. Mittlerweile existieren über 300 verschiedene Methodenbezeichnungen im Bereich der körperorientierten und psychologischen Gesundheitsförderung, so dass es schwierig sein kann, die individuell geeigneten und wirksamen Verfahren zu identifizieren. Die Institute für Musikermedizin und die Deutsche Gesellschaft für Musikphysiologie und Musikermedizin sind gemeinsam mit den Fachverbänden der Musiker bestrebt, durch schriftliche Publikationen (Spahn 2016), Tagungen (www.dgfmm.org) und persönliche Beratung hierbei Hilfestellungen zu geben.

Stufe 4: Handlung (action)

Stufe 4 ist im Prozessmodell die aktivste Phase und birgt gleichzeitig die höchste Gefahr, in alte Verhaltensweisen zurückzufallen oder neue begonnene Maßnahmen wieder aufzugeben. Die Handlungsphase umfasst die ersten sechs Monate, in denen eine neue präventive Maßnahme durchgeführt wird. Ein Musiker hat sich beispielsweise vorgenommen, einmal pro Woche schwimmen zu gehen, um seine körperliche Kondition zu verbessern, und hat seinen Trainingsplan konsequent umgesetzt. In dieser Phase ist es aufmunternd, positive Effekte der eigenen Anstrengung zu erleben – in unserem Beispiel spürt der Musiker vielleicht mehr Beweglichkeit im Schultergürtel, die sich positiv beim Spielen auswirkt. Unterstützung von anderen zu erfahren – z. B. Verabredungen mit Gleichgesinnten – erleichtert es, »am Ball« zu bleiben.

Stufe 5: Aufrechterhaltung (maintenance)

Auf Stufe 5 wird das neue Verhalten selbstverständlicher und in die vertrauten Lebensabläufe integriert. Diese Stufe wird erreicht, wenn die präventiven Vorsätze mehr als sechs Monate regelmäßig durchgeführt wurden. Im Vordergrund steht in dieser Phase die Abbruch-Prophylaxe. Für die Aufrechterhaltung einer Maßnahme ist es besonders günstig, wenn diese spürbar fehlt und es zu Unbehagen führt, wenn sie nicht ausgeführt wird. Ein Musiker, der sich Warm-up-Übungen vor dem Üben angewöhnt hat, fühlt sich unwohl beim Spielen, wenn er die Übungen weglässt. Falls es in dieser Phase zum Abbruch des ursprünglichen Verhaltens kommt, sollte die Person Hilfe dabei erhalten, ihre ursprünglichen Vorsätze wieder aufzunehmen. Als Musiker ist es dabei besonders wichtig, dass bestimmte präventive Verhaltensweisen Unterstützung durch Kommilitonen oder Berufskollegen finden und diesbezüglich ein Common Sense vorhanden ist. Tänzer und Sportler haben es beispielsweise hinsichtlich der Praxis von Warm-ups und Cool-downs sehr viel einfacher als Musiker, da bei ihnen das Auf- und Abwärmen obligater Bestandteil des Trainings ist. Ein Tänzer oder Sportler, der diese Trainingssequenz auslässt, würde von der Mehrheit seiner Kollegen eher ermahnt, die Übungen auf jeden Fall zu machen, während ein Musiker hier bisher von der Gruppe vermutlich wenig oder keine Unterstützung erfahren wird.

Stufe 6: Stabilisierung (termination)

Auf Stufe 6 ist eine Stabilisierung der präventiven Verhaltensänderung eingetreten, und es besteht nur noch eine geringe Gefahr, dass diese wieder aufgegeben wird.

Im hier vorgestellten Transtheoretischen Modell werden die sechs Stufen für neue Ziele und Perspektiven immer wieder spiralförmig durchlaufen. Dies entspricht auch der Realität im Beruf des Musikers, da es sich bei Prävention und Gesundheitsförderung um dynamische Prozesse mit sich verändernden Einflüssen handelt.

3. Musizieren und Gesundheit in der Lebensspanne

3.1 Überblick

Der Blick auf die Musikausübung in der menschlichen Lebensspanne verdeutlicht, dass das Musizieren je nach Alter und Lebensabschnitt unterschiedlichen Bedingungen unterliegt. Dies muss gerade für die Gesundheit beim Musizieren Berücksichtigung finden. Im Folgenden werden deshalb Prävention und Gesundheitsförderung in den verschiedenen Lebensabschnitten eines Musikers – unter Bezugnahme auf die in Kap. I.3 beschriebenen körperlichen und psychischen Veränderungen in der Lebenszeitperspektive – dargestellt (Abb. II.7).

Im *Kindes- und Jugendalter* (Kap. II.3.2) sind die vordringlichsten Ziele von Prävention und Gesundheitsförderung in der Instrumental- und Gesangsausbildung, dass die Potenziale der Entwicklungsförderung ausgeschöpft und die Grundlagen für ein gesundes Musizieren von Anfang an vermittelt werden. In Kindheit und Jugend erlebt der Mensch mit dem körperlichen Wachstum und der kognitiven und emotionalen Entwicklung den größten Zuwachs an Möglichkeiten und Fähigkeiten. Im Sinne der Gesundheitsförderung sollten diese Entwicklungsschritte optimal für das Musizieren genutzt und gesundheitliche Risiken gleichzeitig minimiert werden. Die Instrumental- und Gesangspädagogen stehen hier in der Verantwortung, durch eine gesundheitsorientierte Pädagogik dafür zu sorgen, dass körperlichen und psychischen Beschwerden beim Musizieren vorgebeugt wird und dass der Schüler über seine musikalischen Fähigkeiten hinaus zu einer umfassend künstlerisch interessierten Persönlichkeit ausgebildet wird. Hierfür bieten sich insbesondere in Kindheit und Jugend große Potenziale, da in diesem Lebensabschnitt sowohl neurobiologisch als auch hinsichtlich der Ausformung musikalischer Präferenzen – gemeint ist die musikalische Geschmacksbildung und im erweiterten Sinn das Interesse an Kunst und Kultur – entscheidende Grundlagen für das gesamte Leben gelegt werden.

Diese erste wichtige Phase der musikalischen Bildung endet mit dem Schulabschluss und mündet in die berufliche Orientierungsphase.

Ein kleiner Prozentsatz der Musizierenden wählt die Musik als Beruf. Die Aufnahme einer professionellen Ausbildung an einer Musikhochschule oder an einer vergleichbaren Institution erfordert als Eintrittsvoraussetzung ein hohes musikalisches Können, zumal die Studienplätze von Bewerbern aus dem In- und Ausland hart umkämpft sind. Während der *Ausbildung zum professionellen Musiker* (Kap. II.3.3) im Musikstudium erfolgt erstmals eine ausschließliche Konzentration auf die Musikausübung mit intensivierten Übezeiten und neuen

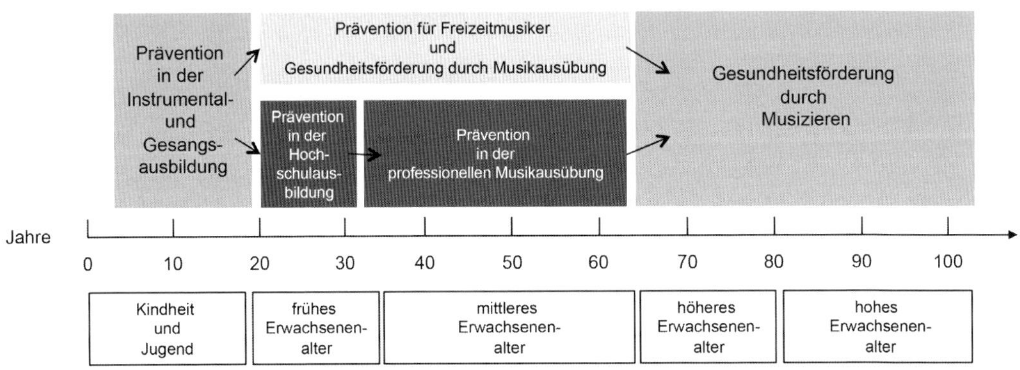

Abb. II.7: Zeitpfeil Lebensspannen; Prävention und Gesundheitsförderung in den verschiedenen Abschnitten musikalischer Ausbildung und Musizierpraxis im Laufe des Lebens

Auftrittserfahrungen bei Vorspielen, Konzerten, Wettbewerben, Prüfungen und ersten Probespielen. Bereits im Studium werden damit Faktoren relevant, die dem Musiker später auch im Beruf begegnen und anhand derer der Umgang mit körperlichen und psychischen Belastungen erlernt werden kann. Dass etwa die Hälfte der Musikstudierenden im Laufe des Musikstudiums eine Phase spielbezogener Beschwerden erlebt (Spahn et al. 2014), macht deutlich, dass gesundheitsbewusstes Verhalten bereits im Studium notwendig ist und über die berufliche Karriere mit entscheidet. Im Rahmen von Lehrveranstaltungen im Fach Musikphysiologie und Musikermedizin werden Musikstudierende heute auf die Chancen, Anforderungen und Risiken ihres Berufes vorbereitet und erlernen ein Repertoire an präventiven Maßnahmen.

Viele Menschen, welche die Musik nicht zum Beruf gemacht haben, betreiben neben einem anderen Studienfach oder einer anders ausgerichteten Berufsausbildung weiter intensiv Musik. Nicht wenige erhalten sich auch nach dem Berufseintritt das Musizieren im Orchester oder das Singen im Chor als Hobby. Für diese sog. *Freizeitmusiker* (Kap. II.3.4), die nicht mit der Musik ihr Geld verdienen, hat das Musizieren eher eine gesundheitsfördernde Wirkung – etwa als Ausgleich zum Beruf. Hierfür bieten die Strukturen der Freizeitmusik und der Laienmusikverbände in Deutschland vielfältige Möglichkeiten. Bei intensiver Musikausübung kann es jedoch auch bei Freizeitmusikern zu vergleichbaren Anforderungen und Risiken kommen wie bei professionellen Musikern.

Das *Berufsleben eines Musikers* beinhaltet – je nach Tätigkeitsbereich – ganz eigene Anforderungen und macht teilweise spezifische präventive Herangehensweisen und Maßnahmen notwendig. Diese werden in Kap. II.4 besprochen.

Beim *Musizieren im höheren und hohen Lebensalter* (Kap. II.3.5) steht die gesundheitsfördernde Wirkung des Instrumentalspiels oder des Singens ganz im Vordergrund. Freizeitmusiker und professionelle Musiker nähern sich in diesem letzten Lebensabschnitt wieder einander an, so dass sich der Kreis zum ersten Lebensabschnitt in Kindheit und Jugend schließt. Im Alter gewinnt einerseits Erfahrung als wichtige Kompetenz an Bedeutung – worin sich professionelle Musiker und Freizeitmusiker unterscheiden –, andererseits müssen altersentsprechende Einschränkungen – bei beiden Gruppen – in Kauf genommen werden. Die positiven Wirkungen des Musizierens auf die geistige Fitness und das gemeinsame Erleben von Freude werden zunehmend gesellschaftlich entdeckt und gewinnen in der sog. Geragogik (von griech. *gérōn*, »der Greis [eigtl. der Geehrte]« und *agōgós*, »führend«; Lehre, Wissensvermittlung im Alter) und in der Gerontologie (von griech. *lógos*, »Wort, Rede«; Lehre, Forschung vom Alter) an Bedeutung.

3.2 Kindes- und Jugendalter

Gesundheits- und Entwicklungsförderung durch Musizieren

Das Musizieren im Kindes- und Jugendalter steht in einer langen Bildungstradition und ist in Deutschland sowohl im Bereich der Instrumental- und Gesangsausbildung als auch im Fach Musik an allgemeinbildenden Schulen fest verankert. Die musikalische Ausbildung ist nicht nur für die persönliche individuelle Entwicklung des einzelnen Schülers förderlich, sondern sorgt für eine transgenerationale Weitergabe kulturellen Erbes und hält damit Kunst und Kultur lebendig.

Allein die etwa 900 öffentlichen Musikschulen (Anzahl der Schüler pro Jahr etwa zwischen 850 Tsd. und 1 Mio.), die im Verband deutscher Musikschulen (VdM) organisiert sind, bieten ein großes Angebot an Instrumental- und Gesangsunterricht, hinzu kommen private Musikschulen, Musikvereine und private Unterrichtsangebote. Singen und Musizieren findet außerdem in Kindergärten, Grundschulen und weiterführenden Schulen statt. In der Altersgruppe der 2–13-Jährigen musizieren in Deutschland geschätzt zwei Mio. Kinder. Wenn man die Schülerzahlen an den öffentlichen Musikschulen (des VdM) über einen Zeitraum von zehn Jahren (2003–2013) vergleicht, so ergibt sich erfreulicherweise kein Rückgang, sondern in fast

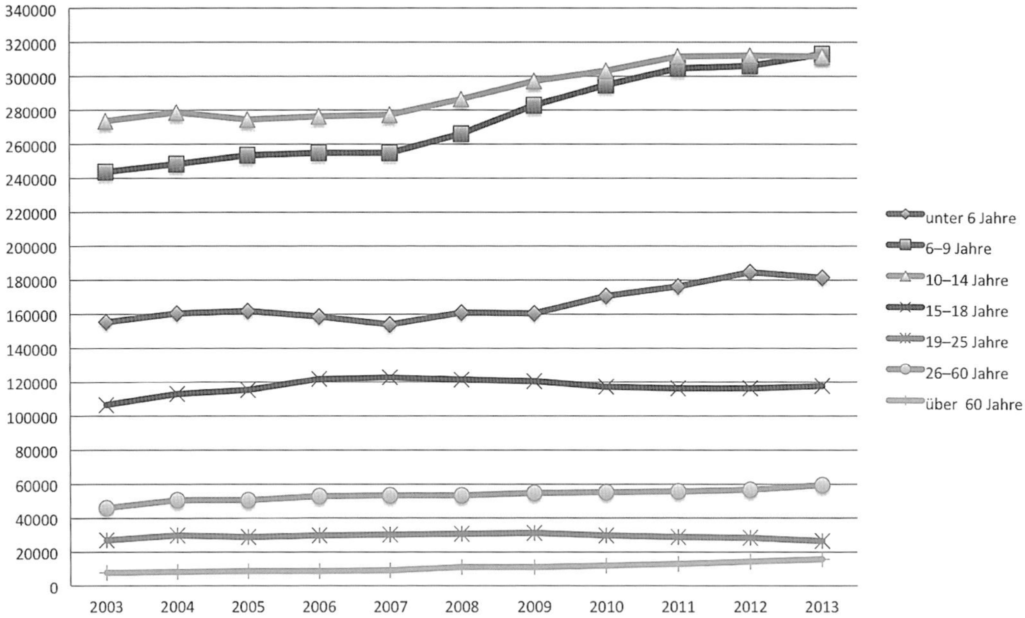

Abb. II.8: Entwicklung der Schülerzahlen im Instrumental- und Gesangsunterricht an öffentlichen Musikschulen zwischen 2003 und 2013 (miz 2015)

allen Altersstufen ist eine stabile Situation mit der Tendenz leicht steigender Schülerzahlen zu beobachten (Abb. II.8). Im Segment der 15–25-Jährigen allerdings stagnieren die Zahlen oder nehmen leicht ab. Wodurch dies bedingt ist, ist nicht mit Sicherheit zu sagen, da differenziertere Untersuchungen hierzu noch fehlen. Es kann jedoch die Frage aufgeworfen werden, ob die straffere Organisation und die Zunahme der Arbeitsbelastung im achtjährigen Gymnasium und in den Bachelor-Studiengängen hieran in negativer Weise beteiligt sind.

Singen und instrumentales Musizieren sind grundsätzlich für die Entwicklung im Kindes- und Jugendalter außerordentlich förderlich und können für das gesamte Leben eines Menschen wertvolle Gesundheitsressourcen darstellen (Spahn und Richter 2007). Damit ist zuallererst das Musizieren selbst gemeint. Darüber hinaus ermöglicht Musizieren Jugendlichen auf natürliche Weise Erfahrungen, die heute ansonsten gesellschaftlich zunehmend weniger präsent sind. Hierzu gehört, mit der Stimme und dem Instrument aktiv zu sein und selbst etwas zu gestalten sowie die mit dem Musizieren verbundene Schulung des Gehörs. Seit etwa zwei Jahrzehnten ist eine Verlagerung vom früher primär auditiven auf den heute visuellen Sinneskanal, vom Wort auf das Bild festzustellen. Diese noch recht junge Entwicklung, deren Folgen bislang schwer abzuschätzen sind, wird auch als »iconic turn« bezeichnet (Boehm 1994). Bereits heute kommt es – einhergehend mit einer »Flut der Bilder« in den Medien – bei vielen Menschen zu einer Abnahme unmittelbarer Hörerfahrungen und damit der Offenheit und Sensibilität gegenüber Hörerlebnissen. Singen und Musizieren ermöglicht Kindern über den Einstieg in die Welt des differenzierten Hörens jedoch auch den Zugang zur Stimme und Sprache. Positive Transfereffekte zwischen Musik und Sprache werden mit der engen Verknüpfung zentraler sprachlicher und musikalischer Verarbeitungsprozesse in Zusammenhang gebracht. Evolutionsbiologen gehen heute davon aus, dass sich musikalische und sprachliche Fähigkeiten parallel entwickelt und gegenseitig befördert haben.

Musizieren beinhaltet zudem Chancen für die psychosoziale Gesundheit und Bildung. So erleben Jugendliche Nachhaltigkeit, Ausdauer und Disziplin beim Lernen eines Instruments, sie erfahren die

Übereinstimmung mit sich selbst beim Musizieren und das Zusammenspiel mit anderen und sie haben die Chance, Hingabe für etwas zu entwickeln, was sie anderen mitteilen und mit diesen teilen können. Kinder und Jugendliche selbst formulieren dies in eigenen Worten, wenn man sie befragt. In einer Interviewstudie, welche die Autorin mit Chorkindern im Alter zwischen 7 und 24 Jahren durchführte, antworteten diese auf die Frage, was sie im Chor außer dem Singen selbst noch lernen würden, Folgendes: Freude am Spielerischen, Geselligkeit und Zusammensein mit anderen, Zusammengehörigkeitsgefühl, gegenseitige Hilfe und gegenseitigen Respekt, soziale Unterstützung und Einhalten von Regeln, Durchhaltevermögen, Disziplin, Ernsthaftigkeit, Fremdsprachenerwerb, Leistungsbereitschaft sowie – im Vergleich zu Gleichaltrigen – erhöhte Aufmerksamkeit und Konzentration (Spahn 2008b).

Musizieren bringt in der Phase der Adoleszenz (vgl. S. 98) einerseits die Aufgabe mit sich, eine beginnende Identität als Musiker aufzubauen, es bietet gleichzeitig jedoch auch einen Erlebnisraum, in dem wichtige grundlegende Erfahrungen in der Erprobung der eigenen Person erworben werden können. So können Jugendliche beim Musizieren lernen, Sicherheit beim Erreichen gesteckter Ziele zu erwerben, Aufgaben aktiv und optimistisch anzugehen, Individualität und Ausdruck auszuformen und ein positives Bild von sich selbst zu entwickeln. Diese Erfahrungen entsprechen den psychologischen Faktoren Selbstwirksamkeit, Optimismus, Kohärenzgefühl und positives Selbstkonzept (vgl. S. 117), die für die Entwicklung von Kindern und Jugendlichen in der Bielefelder Invulnerabilitätsstudie (Lösel und Bender 1994) und in der BELLA-Studie (Bettge und Ravens-Sieberer 2005) als Schutzfaktoren nachgewiesen wurden.

Eine weitere Ressource des Musizierens liegt im Erlernen von Kompetenzen, die auch in anderen Bereichen wertvoll sind. So kann beispielsweise der bei musikalischen Auftritten erlernte positive Umgang mit Lampenfieber auch in nicht-musikalischen Präsentationssituationen genutzt werden (Spahn 2015f).

Prävention musikerspezifischer gesundheitlicher Probleme

Spielbezogene Beschwerden bei Kindern und Jugendlichen

Wissenschaftlichen Untersuchungen zufolge leiden bis zu zwei Dritteln der musizierenden Kinder und Jugendlichen im Altersspektrum von 4–18 Jahren an gesundheitlichen Problemen im Zusammenhang mit dem Instrumentalspiel (Ranelli et al. 2008; Spahn 2015a). Die Beschwerden bestehen in leichten bis starken Schmerzen beim Spielen in Schultern, Handgelenken, Fingern und im Rücken (Lockwood 1988; Shields 2000; Britsch 2005; Samsel et al. 2006) sowie in psychischen Belastungen, die sich u. a. in übersteigerter Nervosität bei Auftritten – leistungsbeeinträchtigendem Lampenfieber – äußern (Britsch 2005; Samsel et al. 2006). Die gesundheitlichen Probleme in dieser ersten Phase der Instrumentalausbildung führen dazu, dass ein Viertel der jungen Musiker sein Musikstudium bereits mit gesundheitlichen Einschränkungen beim Spielen beginnt (Spahn 2004).

Die Ergebnisse weisen auf die starke Notwendigkeit der Prävention in der Instrumentalausbildung im Kindes- und Jugendalter hin. Diese Aufgabe kommt den Instrumental- und Gesangspädagogen zu, da sie es sind, die den Kindern und Jugendlichen die Grundlagen des Musizierens vermitteln.

Erst seit ca. zehn Jahren werden Instrumental- und Gesangspädagogen an deutschen Musikhochschulen im Fachbereich Musikphysiologie und Musikermedizin systematisch in den Themenbereichen Prävention und Gesundheitsförderung ausgebildet. Bei Instrumentalpädagogen, die ihren Beruf seit längerer Zeit ausüben, besteht umfangreicher Fortbildungsbedarf. Hierfür wurden in den letzten Jahren spezielle Curricula entwickelt (Spahn 2015a). Eine Studie konnte nachweisen, dass die Fortbildung von Instrumentalpädagogen eine direkte positive Auswirkung auf die Spielpraxis der Schüler hat (Hildebrandt und Nübling 2004).

Basiskompetenzen für Gesundheit beim Musizieren

Zur Ausbildung im Spielen eines Instruments oder im Singen gehören bestimmte Basiskompetenzen, die für den Erhalt der Gesundheit beim Musizieren unverzichtbar sind und die deshalb jeder Musizierende in seiner Instrumental- und Gesangsausbildung erlernen sollte (Tab. II.6). Die pädagogische Vermittlung dieser Inhalte im Unterricht sollte sich nach dem Alter und dem Entwicklungsstand des Schülers richten.

Folgende Basiskompetenzen sollten im Instrumental- und Gesangsunterricht vermittelt werden:

- *die eigene Person wahrnehmen und auf das Musizieren einstimmen*
  Für Sänger ist es selbstverständlicher, Körper und Geist vor dem Singen zu aktivieren. Beim Singen und Blasinstrumentenspiel liegt der Übergang vom Körper zum Instrument naturgemäß näher, da die Klangbildung im Körper selbst – Kehlkopf, Atmungssystem und Vokaltrakt – oder mit Atmungssystem und Lippen erfolgt. Gleiches gilt jedoch auch für Instrumentalisten. Deshalb sollten auch Instrumentalschüler im Unterricht von Anfang an lernen, dass sie sich zuerst körperlich und mental einstimmen, bevor sie zum Instrument Kontakt aufnehmen. Hierfür ist es wichtig, dass Aufwärmübungen vor Beginn des Instrumentalspiels und Abwärmübungen nach dem Spielen als feste Bestandteile in jeder Unterrichtsstunde durchgeführt werden. Die Übungen sollten obligatorisch in den Spielablauf integriert werden. Eine gute Orientierung bietet hierfür die Ausbildung im klassischen Tanz: Jedes Balletttraining fängt so selbstverständlich mit dem Aufwärmen an, dass schon junge Ballettelevinnen nach dem Betreten des Ballettsaals ungefragt damit beginnen. Im Instrumentalunterricht kann die Auf- und Abwärmphase je nach Alter und individueller Befindlichkeit des Schülers stärker motorisch oder konzentrativ ausgerichtet sein. Neben allgemeinen Aufwärmübungen können zusätzlich auch spezifische Übungen vorgeschaltet werden, die auf besondere Spielbewegungen vorbereiten. Beispiele für Aufwärm- und Abwärmübungen finden sich in Kap. III. In der Regel sind drei bis fünf Minuten pro Auf- und Abwärmphase ausreichend. Erst im Anschluss an das Aufwärmen und Innehalten in der physiologischen Aufrichtung im Stehen oder Sitzen sollte das unter Musikern bereits sehr gut verankerte »Einspielen« – mit dem Instrument – beginnen.

- *ideale Aufrichtung im Stehen und Sitzen anstreben*
  Die Ausrichtung des Körpers entlang der Mittelachse im Stehen und Sitzen bildet die Voraussetzung für gesunde Spielbewegungen mit jedem Instrument. Gerade auch bei Sängern und Bläsern kommt der idealen Aufrichtung vor dem Singen und Spielen eine wichtige Bedeutung zu. Die Kriterien einer idealen Aufrichtung sind in Kap. I.1.2 ausführlich beschrieben. Sie bildet den wichtigen Übergang zwischen dem Aufwärmen und dem Kontakt mit dem Instrument. Im

Basiskompetenzen für Gesundheit beim Musizieren
• die eigene Person wahrnehmen und auf das Musizieren einstimmen
• ideale Aufrichtung im Stehen und Sitzen anstreben
• das Instrument an den Spieler anpassen
• Körperwahrnehmung für Spielbewegungen entwickeln
• gesundes und wirkungsvolles Üben praktizieren
• mit Lampenfieber umgehen lernen
• realistische (Selbst-)Einschätzung und Selbstwertgefühl entfalten
• gemeinsames Musizieren und Kommunikation erleben

Tab. II.6: Basiskompetenzen für Gesundheit beim Musizieren, die im Instrumental- und Gesangsunterricht bei Kindern und Jugendlichen vermittelt werden sollten

Unterricht sollte der Schüler diesen Augenblick der Selbstwahrnehmung als wichtigen Ruhepol erleben. Die Wahrnehmung der Aufrichtung sollte auch während des Spielens im Laufe der Unterrichtsstunde als Referenz immer wieder in Erinnerung gerufen werden. Hierdurch lernt der Schüler, dies auch während des Übens zu Hause zu praktizieren. Eine differenzierte Körperselbstwahrnehmung ist erst mit Jugendlichen möglich, Kinder benötigen aktivere Anleitung und Hilfestellung durch den Pädagogen. Der einfachste Weg, Kinder in eine gute Aufrichtung im Stehen zu führen, ist das Hochspringen und weiche Landen auf beiden Füßen bei gebeugten Knien. Grundsätzlich stellt die Arbeit mit Vorstellungsbildern – wie sie beispielsweise in der Ideokinese als Methode entwickelt ist – ein wirkungsvolles Herangehen dar (Spahn 2016).

- *das Instrument an den Spieler anpassen*
  Nimmt der Spieler Kontakt auf mit seinem Instrument, so sollte dies nach dem Grundsatz geschehen, dass sich das Instrument dem Spieler anpasst, damit dieser möglichst in einer Grundposition der idealen Aufrichtung bleiben kann. Bei Instrumenten, die eine solche Anpassung kaum zulassen – beispielsweise beim Klavier oder bei der Orgel –, sind Kompromisse unumgänglich. Trotzdem sollten Abweichungen aus der idealen Spielposition immer möglichst bewusst geschehen, damit der Spieler nie unnötig lange in anstrengenden Spielpositionen verharren muss.

  Die ergonomische Anpassung des Instruments an die Körpergröße und an die Proportionen des Spielers stellt wegen des Wachstums bei Kindern und Jugendlichen (s. Kap. I.3.2, S. 95) eine besondere Herausforderung dar. Dies betrifft sowohl die Größe des Instruments – hierfür stehen bei vielen Instrumenten kleiner gebaute Instrumente für Kinder zur Verfügung – als auch die Anpassung des Instruments an den Spieler mittels ergonomischer Hilfen wie Schulterstützen, Kinnhalter, Tragegurte u. a. Auch die Positionierung zum Instrument muss der Körpergröße und den Proportionen des Spielers entgegenkommen. So fehlt beispielsweise bei Kindern beim Sitzen am Klavier der Bodenkontakt mit den Füßen, wenn sie mit den Fingern die Tasten erreichen wollen. Der Fuß-Boden-Abstand muss dann durch eine Unterlage ausgeglichen werden. Ein praktischer Tipp hierfür ist die Anpassung mittels »aussortierter« Bücher oder Zeitschriften (z. B. Telefonbücher, Magazine etc.). Es empfiehlt sich, den Bücherstoß zur Fixierung mit Bühnengewebeklebeband (Gaffa-Tape) zu umwickeln. Dieser »Abstandshalter« hat gegenüber einem Hocker den Vorteil, dass die Höhe einfach reguliert werden kann, zumal sich der Fuß-Boden-Abstand im Laufe des kindlichen Wachstums ständig ändert. Die durchschnittliche Wachstumsgeschwindigkeit beträgt im Alter zwischen fünf und zehn Jahren etwa fünf bis sechs Zentimeter pro Jahr. Zu besonders schnellem Wachstum und unproportionierten Verteilungen kommt es hauptsächlich während der Pubertät – bei Jungen etwa zwei Jahre später als bei Mädchen. Hier muss wegen des zum Teil enorm schnellen Längenwachstums die Position zum Instrument ständig neu angepasst werden.

- *Körperwahrnehmung für Spielbewegungen entwickeln*
  Die Kriterien für gesunde und musikalisch erfolgreiche Spielbewegungen sind in Kap. I.1.2 erklärt. Dem Instrumental- und Gesangsschüler sollten die muskulären Funktionsketten, die an den Spielbewegungen und an der Atmung beteiligt sind, bekannt sein und er sollte sich der Flexibilität im Zusammenspiel von Muskelketten bewusst sein. Dies bewahrt vor starren, nicht individuell angepassten Bewegungsabläufen, deren Risiko in einseitigen Belastungen liegt. Der Schüler sollte insbesondere zu einer differenzierten Körperwahrnehmung angeleitet werden, die es ihm ermöglicht, beim Spielen unterschiedliche Bewegungskonzepte zu erproben. Dies versetzt ihn auch in die Lage, kreativ mit schwierigen Spielanforderungen umzugehen (Spahn 2011a).

- *gesundes und wirkungsvolles Üben praktizieren*
  Der Schüler sollte Wissen über verschiedene Möglichkeiten des Übens erwerben und konkrete Empfehlungen im Unterricht erhalten, wie er beim Üben vorgehen soll. Gesunde und effiziente

Übestrategien sind in Kap. II.5 beschrieben. Wird der Übebegriff erweitert (S. 186 f.), erhält das Üben eine andere Bedeutung und regt den Schüler eher dazu an auszuprobieren, wie Lernen am besten funktioniert. Für die Prävention von Spielbeschwerden gelten besonders die in Tab. II.10 (Kap. II.5.3, S. 186) zusammengefassten Empfehlungen für gesundes Üben. Diese sollte jeder Musiker beherrschen wie das kleine Einmaleins (Spahn et al. 2011).

- *mit Lampenfieber umgehen lernen*
  Musikalische Auftritte sind Teil der Musizierpraxis und natürlicherweise von Lampenfieber begleitet. Lampenfieber sollte dem Schüler als allgemeinmenschliches Phänomen erklärt werden, welches im positiven Fall die Bühnenleistung unterstützt und deshalb nicht vollständig beseitigt werden darf. Der Umgang mit dem Thema Lampenfieber im Unterricht sollte möglichst natürlich – also weder tabuisierend noch dramatisierend – sein. Jeder Schüler sollte über entsprechendes Wissen zur sinnvollen Vorbereitung von Auftritten verfügen. Dabei ist es für die pädagogische Perspektive wichtig, dass der musikalische Auftritt als eigener Lernkontext verstanden wird, da eine musikalisch gute Vorbereitung auf ein Vorspiel zwar eine notwendige, aber keine hinreichende Voraussetzung für ein gutes Gelingen auf der Bühne ist. Dies liegt daran, dass die Vorspielsituation zusätzliche Anforderungen an den Spieler stellt, die ebenfalls erst erlernt werden müssen. So können auch spieltechnisch und musikalisch hervorragende Schüler, die genügend geübt haben, einmal nicht die gewohnte Leistung auf der Bühne »abliefern«. Eine Verbesserung kann dann nicht allein durch noch mehr Üben erreicht werden, sondern sie muss durch zusätzliche unterstützende Maßnahmen erfolgen. Der Schüler sollte deshalb über die körperlichen und emotionalen Vorgänge bei Lampenfieber informiert sein, unterschiedliche Ansätze zum Umgang mit Lampenfieber kennen und diese individuell und situationsabhängig anwenden. Entsprechende Maßnahmen sind in Kap. II.5, S. 191 dargestellt.*

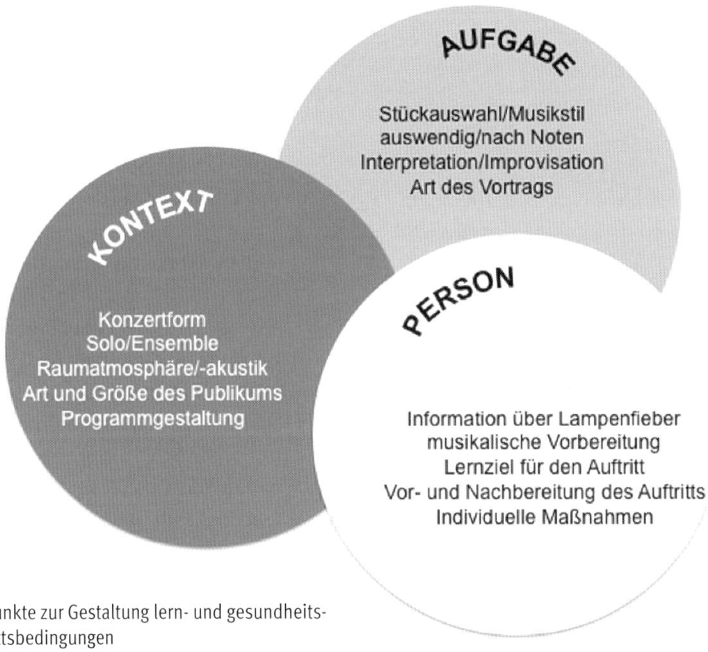

Abb. II.9: Ansatzpunkte zur Gestaltung lern- und gesundheitsförderlicher Auftrittsbedingungen

* Zusätzliche Hinweise finden sich in der Monografie Lampenfieber von C. Spahn (2012).

Diese Maßnahmen sollten mit Unterstützung des Lehrers bei Vorspielen erprobt werden, so dass der Schüler auf die Erfahrungen auch später zurückgreifen kann.

Die wichtigsten präventiven Aspekte im Umgang mit Lampenfieber beziehen sich darauf, nachhaltigen negativen Erfahrungen mit Auftrittssituationen vorzubeugen, die eine weitere positive musikalische Entwicklung des Schülers unnötig erschweren oder gar verhindern, sowie eine alleinige Behandlung mit Medikamenten auszuschließen.

Das Ziel, dem Schüler eine lernförderliche, positive Auftrittserfahrung zu ermöglichen, kann durch die Gestaltung des Auftrittskontextes, durch die Auswahl der Aufgabe beim Vorspiel und durch die direkte Unterstützung der Person des Schülers erreicht werden (Abb. II.9).

Hierbei entscheidet sich das meiste bereits in der Vorbereitung des Auftritts.

Der Auftrittskontext kann hinsichtlich der Konzertform, des Raumes und der Art des Publikums so gewählt werden, dass er dem Schüler entgegenkommt. Auch das Spielen im Ensemble anstelle eines solistischen Auftritts kann für Jugendliche in der Pubertät eine große Entlastung darstellen (Nusseck et al. 2015).

Als Kriterium für die musikalische Stückauswahl gilt, dass der Schüler in der Auftrittssituation *gefordert*, aber nicht *über*fordert sein soll. Eine Aufgabe auf der Bühne, die der Schüler mit angemessener Vorbereitung und entsprechendem Engagement gut bewältigen kann, bietet die beste Voraussetzung, auch das Lampenfieber optimal einzustellen (Kenny 2011). Ein Auftritt, der von vornherein mit großen Risiken behaftet ist, da das vorzutragende Stück unzureichend beherrscht wird und das Vorspiel nur mit geringer Wahrscheinlichkeit für den Schüler positiv verlaufen wird, ist als Gefährdung einzuschätzen und pädagogisch nicht empfehlenswert (Spahn 2015a).

Für eine positive musikalische und persönliche Entwicklung des Schülers ist in allererster Linie ein differenzierter Umgang mit – gerade auch negativ erlebten – Auftrittserfahrungen entscheidend. Hierfür ist außer einer individuell angelegten Vorbereitung insbesondere die ausführliche Nachbesprechung des Auftritts – jedoch frühestens am Tag nach dem Vorspiel – wichtig. Diese sollte entsprechend den Regeln der Feedback-Technik (S. 87) in »Sandwich-Form«* erfolgen und mit einer positiven Rückmeldung beginnen und enden. Durch eine konstruktive Nachbesprechung und Planung der nächsten Lernschritte können auch misslungene Auftritte bewältigt und aufgefangen werden. In jedem Fall sollten Auftrittsprobleme aktiv angegangen werden. Lassen sich diese im pädagogischen Rahmen nicht ausreichend klären, so kann die Vorstellung in der musikermedizinischen Sprechstunde hilfreich sein. Die Behandlung der Auftrittsangst erfolgt nach dem gegenwärtigen Standard in der Musikermedizin in einem multimodalen therapeutischen Ansatz (Spahn 2015d). Abzuraten ist unbedingt von einer ausschließlich medikamentösen Therapie, z. B. mit Beta-Rezeptorenblockern oder Beruhigungsmitteln, da hierbei die multifaktorielle Entstehung des Problems ignoriert und durch eine Abhängigkeit vom Medikament ersetzt wird. Dies stellt einen Risikofaktor für eine prolongierte Auftrittsangst dar, die sich über Jahre bis in die professionelle Musikausübung hinziehen kann. Jugendliche Schüler können darüber hinaus durch eine inadäquate und mit Nebenwirkungen behaftete Behandlung unnötigerweise in ihrer Begeisterung für das Musizieren entmutigt werden.

- *realistische (Selbst-)Einschätzung und Selbstwertgefühl entfalten*
  Für eine psychische Stabilität im Jugendalter – d. h. in der Pubertät bzw. frühen Adoleszenz – spielt die realistische Selbsteinschätzung der eigenen Fähigkeiten – für sich genommen und im Vergleich mit anderen – eine wichtige Rolle. Auf die Entwicklung der Identität und des Selbstkonzepts eines heranwachsenden Musikers hat der Instrumental- und Gesangspädagoge entscheidenden Einfluss. Seine Bewertungen der Person des Schülers und dessen musikalischer Fähigkeiten durch verbale oder nonverbale Mit-

* Mit herzlichem Dank an C. S. für den Hinweis.

teilungen bleiben im Gedächtnis des Schülers haften, prägen dessen Selbstbild und sind oft jahrzehntelang wirksam. Besonders wichtig ist es deshalb, dem Schüler außer konstruktiver Kritik auch – wenn echte Lernfortschritte erkennbar sind – positives Feedback zu geben und ihn zu loben. Schädliche Wirkungen entstehen v. a. auf dem Hintergrund einer zu stark autoritär geprägten Lehrer-Schüler-Beziehung. So durfte früher die harte Kritik eines Meisters an seinem Schüler – sogar bei offensichtlicher Fehleinschätzung – nicht in Frage gestellt werden. Im Angesicht einer autoritären Übermacht ist es einem heranwachsenden Musiker jedoch schwer möglich, ein positives Selbstbild aufzubauen. Dies trifft umso mehr zu, wenn personenbezogene Kritik an der Tagesordnung ist. Der autori*täre* Erziehungsstil darf nicht mit dem autorit*ativen* Erziehungsstil, der sich als entwicklungsförderlich erwiesen hat (Kap. I.2.2), verwechselt werden. Neben Forderungen an den Schüler gehört hier die Bereitschaft dazu, auf die Individualität des Kindes angemessen einzugehen und seine Selbstregulierungsfähigkeit zu fördern. Heute werden Musikpädagogen schon in der Ausbildung dazu angehalten, ihre Rolle als Lehrer und den Einfluss ihres Verhaltens im Unterricht auf die persönliche Entwicklung des Schülers stärker zu reflektieren.

Entscheidenden Anteil an einer positiven Lehrer-Schüler-Beziehung hat zudem der Kontakt des Lehrers mit den Eltern sowie das Wissen um die schulische Situation des Schülers und dessen anderweitige Interessen. Auf der Basis eines breiteren Verständnisses seiner Person kann der Schüler besser gefördert werden. Dabei kann es sowohl sein, dass ein Schüler in seiner Selbsteinschätzung korrigiert und zu mehr Disziplin angehalten werden muss, als auch, dass er bei unbegründetem Selbstzweifel Ermutigung benötigt. Waren früher häufig ehrgeizige Eltern die Quelle überhöhter Leistungsansprüche an musizierende Kinder und Jugendliche, so wird heute von Pädagogen berichtet, dass zunehmend die Jugendlichen selbst entsprechend hohe Leistungs- und Perfektionsansprüche an sich stellen. Auch durch Lob und äußeren Erfolg stellt sich bei ihnen kaum mehr ein Gefühl der Zufriedenheit ein. Hierbei kommt wiederum dem Pädagogen die anspruchsvolle Aufgabe zu, den jugendlichen Musikern rechtzeitig angemessene Leistungsansprüche und Maßstäbe der Selbstbeurteilung zu vermitteln. Dies bildet einen wesentlichen Beitrag zur Prävention von psychischem Stress im Erwachsenenalter, da Selbstzufriedenheit und ein positives Selbstwertgefühl entscheidende Voraussetzungen für psychische Gesundheit darstellen (S. 114 f.).

- *gemeinsames Musizieren und Kommunikation erleben*
  Im gemeinsamen Musizieren mit Gleichaltrigen liegt die große Chance der Instrumental- und Gesangsausbildung. Es gibt kaum vergleichbare Situationen, in denen Menschen in einer Gruppe aufgehen, dabei in ihrer Individualität erkennbar bleiben und gemeinsam so viel Freude erleben können. Diese Potenziale sollten im Sinne der sozialen Entwicklung von Jugendlichen voll ausgeschöpft werden. Der Bereich der Kammermusik und der kleinen Ensembles und Bands ist in diesem Zusammenhang ebenso wichtig wie die vielen Musikfreizeiten in Jugendorchestern. Gerade hier jedoch muss einschränkend angemerkt werden, dass Musikfreizeiten leider häufig dazu führen, dass die musikbegeisterten Jugendlichen mit Überlastungsbeschwerden nach Hause kommen und in der Folge beim Spielen eingeschränkt sind. Die Gründe sind offensichtlich, da besonders auf Orchesterfreizeiten stundenlang ohne Pausen geprobt, in den Zwischenzeiten für die Arme und Hände belastende Sportarten – z. B. Tischtennis oder Tischkicker – gespielt und wenig geschlafen wird. Hier wäre es sinnvoll, den Spaß nicht zu mindern, aber die Proben im Sinne der Gesundheit der jungen Musiker vorzubereiten und gesundheitsverträglicher zu gestalten. Entsprechende Maßnahmen bestehen sowohl darin, bereits im Vorfeld individuell die Übezeit zu steigern, als auch häufigere und rechtzeitige Pausen bei der Probenarbeit einzulegen und den Jugendlichen Körperübungen zur Entlastung anzubieten. Ein entsprechendes Programm für Dirigenten und Verantwortliche im Bereich

der Jugendorchester wurde unter dem Namen »gesundes orchester« von der Musikakademie Schloss Kapfenburg aufgelegt und von Alexandra Türk-Espitalier konzipiert (2013).

Nicht nur auf die Kommunikation im musikalischen Zusammenspiel, auch auf die Qualität der verbalen Kommunikation zwischen Mitspielern beim Proben sollte im Instrumental- und Gesangsunterricht von Anfang an geachtet werden. Im Unterricht sollte ein differenziertes Vokabular zur Beschreibung musikalischer Eindrücke und Empfindungen, zur Mitteilung von Körperwahrnehmungen und zur Kommunikation über musikalische Absprachen und Interpretationsansätze erlernt und geübt werden. Kommunikations- und Feedback-Strategien sind in Kap. I.2.2 beschrieben. Vergleichbar dem Erlernen physiologischer Spielbewegungen beugen auch verbale Kommunikationsfertigkeiten, die zusammen mit dem Musizieren vermittelt werden, späteren Kommunikationsschwierigkeiten vor und können dazu beitragen, personale Kompetenzen (S. 81) früh zu entwickeln.

Kommunikation bezieht sich ebenfalls auf die Vernetzung zwischen Instrumental- und Gesangspädagogen, Musikpädagogen an allgemeinbildenden Schulen, Musikphysiologen, musikermedizinisch spezialisierten Ärzten (z. B. Pädiatern und Ärzten für Psychosomatische Medizin), Eltern und anderen maßgeblich an der Ausbildung des Kindes und Jugendlichen beteiligten Personen. Diese Art der Kooperation hat sich als entscheidend für eine wirksame Prävention erwiesen (Birkedahl 1989; Sklaire 1997; Brennscheidt 2000; Ackermann und Driscoll 2013).

Besondere gesundheitliche Aspekte für das Musizieren im Kindes- und Jugendalter

Aus Sicht der Musikphysiologie und Musikermedizin ist es nicht sinnvoll, Kindern und Jugendlichen aus musikphysiologischen Gründen ein spezifisches Instrument zu empfehlen oder von der Wahl eines bestimmten Instruments abzuraten. Natürlich bedeutet dies nicht, dass die individuelle körperliche und psychische Konstitution keine Rolle beim Erlernen eines Instruments spielt. Die Erfahrung zeigt jedoch, dass die Motivation ein solch dominierender Faktor ist, dass auch ungünstige Voraussetzungen ohne Weiteres ausgeglichen werden können. Bestehen im Einzelfall spezifische Grunderkrankungen oder vorübergehende gesundheitliche Probleme, so sollte deren Zusammenhang mit dem Musizieren im Rahmen der musikermedizinischen Sprechstunde abgeklärt und eine individuelle Vorgehensweise besprochen werden.

Biomechanische Gründe spielen für einen frühen Instrumentalbeginn eine untergeordnete Rolle, da sich die kindliche Gelenkbeweglichkeit auch durch frühzeitiges Training nicht aufrechterhalten lässt, sondern durch individuelle Veranlagung determiniert ist (Wagner 2005). Aus neurobiologischer Perspektive könnte frühes musikalisches Lernen jedoch Vorteile bringen. So ergab eine Studie bei Pianisten Hinweise darauf, dass vor dem Alter von sechseinhalb Jahren die Verknüpfung der neuronalen Netzwerke (vgl. S. 56) beim Musizieren weniger Nervenzellsubstanz erfordert (Altenmüller 2015).

Für die solistische Gesangsausbildung bei Jungen und Mädchen ist es sinnvoll, diese nach abgeschlossener Stimmmutation zu beginnen. Zu berücksichtigen ist bei Bläsern ebenfalls der Wechsel von den Milchzähnen zu den bleibenden Zähnen, der zwischen dem 6. und 14. Lebensjahr stattfindet. Hier erfolgt der Instrumentalbeginn in der Regel frühestens nach dem Zahnwechsel der frontalen Schneidezähne, d. h. im Alter von ca. 6–7 Jahren, meist jedoch später. Die Blockflöte stellt eine Ausnahme dar und kann ohne Probleme früher begonnen werden.

Einige konstitutionelle Eigenschaften haben Auswirkungen auf das Musizieren.

Etwa 40 % aller Menschen besitzen Sehnenvariationen, bei denen die Beugesehnen des Ring- und Kleinfingers auf Höhe des Handgelenks oder des Unterarms zusammengewachsen sind. Diese anatomische Variante kann ein- oder beidseitig auftreten, gelegentlich sind auch Mittel- und Ringfinger verbunden. Sie ist mit einem einfachen Test festzustellen (Abb. II.10a–c).

Im Falle einer Sehnenverbindung kann durch vermehrtes Üben kein nennenswerter Effekt auf die Unabhängigkeit der Fingerbewegung erzielt

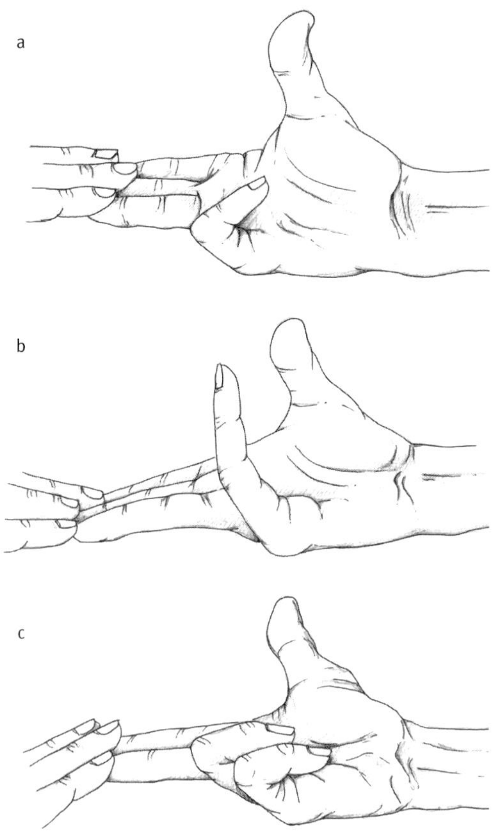

Abb. II.10a–c:
a: Bei Fixierung von Zeige-, Mittel- und Ringfinger in Streckstellung beweist die Fähigkeit zur Beugung des Kleinfingers im Mittelgelenk das Vorhandensein einer unabhängigen Beugesehne.
b: Die Unfähigkeit zur Beugung des Kleinfingers im Mittelgelenk bei Fixierung der anderen Finger weist auf eine sehnige Querverbindung zwischen Ring- und Kleinfinger hin. Dabei ist der Versuch des Ringfingers zu spüren, an der Beugung des Kleinfingers teilzunehmen.
c: Nach Loslassen des Ringfingers können beide Finger im Mittelgelenk frei bewegt werden. Besteht weiterhin Widerstand und ist die ungehinderte Beugung der Mittelgelenke von Ring- und Kleinfinger erst nach Freigabe des Mittelfingers möglich, so deutet dies auf eine sehnige Verbindung aller drei Finger hin (nach Blum 1995, S. 147).

werden, sondern es entstehen typischerweise Schmerzen entlang der ellenseitigen Beugeseite des Unterarms. Besser sollte deshalb ein geeigneter Fingersatz gewählt werden, der die individuellen anatomischen Voraussetzungen berücksichtigt und die Bewegungsgrenzen respektiert (Norris und Dommerholt 1995).

Als Risikofaktor für Überlastungsbeschwerden ist außerdem die erblich bedingte Hypermobilität – Überbeweglichkeit – in Gelenken anzusehen (Brandfonbrener 1990). Neben dem seltenen Hypermobilitätssyndrom, welches eine eigene Diagnose darstellt, gibt es ein breites Spektrum von Normvarianten hinsichtlich der Straffheit von Kapseln, Bändern und Sehnen. Musiker mit hypermobilen Gelenken sollten durch intensiveres Muskeltraining und besonders klar ausgerichtete Bewegungen die Stabilität in den Gelenken fördern, um hierdurch der Gefahr von Überbelastungen und Verletzungen vorzubeugen.

Besondere Risikogruppen

Ein erhöhtes Risiko für die Entwicklung von Überlastungsbeschwerden besteht bei musikalisch leistungsstarken Jugendlichen, die an Wettbewerben wie »Jugend musiziert« teilnehmen und in verschiedenen kammermusikalischen Ensembles, Orchestern oder Bands aktiv sind. Neben der hohen Zeitinvestition in Üben, Proben und die Teilnahme an Konzerten und Wettbewerben müssen sie gleichzeitig die schulischen Anforderungen erfüllen. Die musikalischen Fertigkeiten können im Gymnasium im Leistungsfach Musik und bei Schulaufführungen nur begrenzt eingebracht werden, außerschulische musikalische Aktivitäten geraten terminlich und zeitlich nicht selten in Konflikt mit den Verpflichtungen in der Schule. Die Verkürzung der gymnasialen Schulzeit von neun Jahren auf acht Jahre – sog. G8 – hat zu einem erhöhten Zeitdruck beigetragen und dadurch Bundesländern mit einem besonders hohen Prozentsatz musizierender Schüler – wie Baden-Württemberg – nachhaltige Probleme bereitet. Im Einzelfall entscheidet die Einstellung des jeweiligen Schulleiters und der Lehrer darüber, wie gut die Zeitkonflikte gemeistert werden können und wie viel Unterstützung der Schüler für seine musikalischen Aktivitäten erhält. Entstehen hier Spannungen, so ist der Schüler zusätzlich belastet und kann in einen chronischen Stresszustand geraten, welcher das Risiko für muskuläre Verspannungen und Überlastungen erhöht. Ein weiterer Risikofaktor resultiert aus der zeitlichen Organisation des Übens. Aufgrund eines unregelmäßigen Stundenplans kann häufig ein tägliches, regelmäßiges Übepensum nicht eingehalten werden, sondern es kommt zu punktuellen Extrembelastungen mit einer plötzlichen Steigerung der Übedauer. Hierbei wird häufig zusätzlich von den Prinzipien gesunden Übens (s. o.) abgewichen. Zu diesen Risikofaktoren können im Einzelfall Anspannung bei Lampenfieber vor Wettbewerben und Konzerten sowie unphysiologische Spielbewegungen hinzukommen. Die präventiven Maßnahmen liegen auf der Hand (vgl. Kap. II.3.2, S. 132 f. und II.5, S. 179 f.), sind aber nicht immer einfach umzusetzen. Eine vorausschauende Planung und Regulierung der Anforderungen durch Wettbewerbe, Konzerte u. a., die dem Alter der Jugendlichen und ihrer spontanen Begeisterung noch nicht immer entsprechen, sollte durch den Pädagogen und die Eltern als Schutz vor gesundheitlichen Problemen erfolgen. Bei Bedarf kann auch die musikermedizinische Sprechstunde zur Beratung aufgesucht werden.

Die Ausbildung dieser leistungsstarken Jugendlichen erfolgt im Instrument und Gesang in der Regel im privaten Einzelunterricht oder an einer Musikschule. Für besonders musikalisch Begabte wurden in den letzten Jahren an mehreren Musikhochschulen in Deutschland darüber hinaus Akademien zur Frühförderung eingerichtet. Beispiele sind die »Freiburger Akademie zur Begabtenförderung« (FAB) an der Hochschule für Musik Freiburg und das »Detmolder Jungstudierenden-Institut« (DJI) an der Hochschule für Musik Detmold. Hier werden die Teilnehmer nicht nur in ihrem Instrument unterrichtet, sondern erhalten eine umfassende musikalische Ausbildung in den Fächern Musiktheorie, Gehörbildung sowie Musik und Bewegung. Parallel besuchen sie allgemeinbildende Schulen mit dem Ziel des Schulabschlusses. Hinsichtlich des gesundheitlichen Befindens durch die oben bereits dargestellte Doppelbelastung von musikalischer Ausbildung und Schule ergeben sich unterschiedliche Beobachtungen. Insgesamt bietet der institutionelle Rahmen den Teilnehmern jedoch für ihre musikalische Entwicklung mehr Schutz. Einen besonders wichtigen Schutz- bzw. Risikofaktor bildet außerdem der familiäre Hintergrund (Spahn 2015b).

3.3 Ausbildung zum professionellen Musiker

Gesundheit von Musikstudierenden

Um Erkenntnisse über das gesundheitliche Befinden und präventive Verhalten von Musikstudierenden während des Musikstudiums zu gewinnen, führten wir eine Längsschnittuntersuchung durch, bei der Musikstudierende an einer deutschen Musikhochschule vom Beginn bis zum Ende des Studiums zu insgesamt vier Messzeitpunkten befragt wurden (Spahn et al. 2014). Hierbei zeigte sich, dass 51 % der Musikstudierenden im Verlauf des Studiums zu mindestens einem Zeitpunkt an einem gesundheitlichen Problem litten. Von diesen Studierenden waren 88 % hierdurch in ihrer Musikausübung beeinträchtigt. 58 % der gesundheitlichen Probleme waren vorwiegend körperlich, 24 % überwiegend psychisch und 18 % waren sowohl körperlicher als auch psychischer Art.

Körperliche Probleme bei studierenden Instrumentalisten betreffen hauptsächlich Schmerzen des Schulter-Arm-Gürtels, der Hand und des Rückens im Rahmen eines Überlastungssyndroms. Psychische Beschwerden äußern sich in depressiver Stimmung, Konzentrationsstörungen sowie Überforderung und Angst. Ein spezifisches Thema ist Lampenfieber in seinen verschiedenen Ausprägungen, das bis zur Auftrittsangst reichen kann (vgl. S. 90).

Hinsichtlich der Durchführung präventiver Maßnahmen zeigte sich, dass 32 % der Studierenden diese über das gesamte Studium hinweg praktizierten, 11 % gaben durchgängig keine präventiven Aktivitäten an, der Rest der Studierenden – 57 % – verhielt sich zu den verschiedenen Befragungszeitpunkten unterschiedlich präventiv aktiv. Berichteten zu Beginn des Studiums 49 %, eine präventive Maßnahme durchzuführen, so war dieser Anteil am Ende des Studiums auf 73 % angestiegen. Als häufigste präventive Aktivität wurde von 91 % der Musikstudierenden Sport angegeben. 42 % nannten Körpermethoden wie die Feldenkrais-Methode, die Alexander-Technik oder die Dispokinese. 35 % der Studierenden führten Entspannungsübungen,

16 % Maßnahmen zur Psychohygiene durch (Spahn et al. 2014).

Anhand der Kriterien körperliche Schmerzen und psychisches Befinden – Angst und depressive Verstimmung – sowie der subjektiven Einschätzung, wie gut die Studierenden ihrer Meinung nach mit den spezifischen Anforderungen des Studiums zurechtkommen, ließen sich drei Gruppen von Studierenden zu Beginn des Studiums identifizieren: Studierende mit gutem (A) und mittlerem (B) gesundheitlichem Befinden und Studierende mit gesundheitlichen Problemen (C). Entsprechend hierzu fühlten sich die Studierenden auch den Anforderungen des Studiums unterschiedlich gut gewachsen. Am Ende des Studiums zeigte sich der Anteil in den Gruppen A (55 %) und B (34 %) weitgehend unverändert gegenüber dem Studienbeginn, allerdings fand sich noch ein Prozentsatz von 11 % Studierenden mit gesundheitlichen Beschwerden (Gruppe C). Die Untersuchungsergebnisse werden derzeit an einer größeren Stichprobe im Rahmen einer Multizenterstudie an fünf deutschen Musikhochschulen überprüft (Spahn und Nusseck 2014).

Auch in anderen Ländern stellt sich die Gesundheit von Musikstudierenden als ähnlich belastet dar. Brandfonbrener berichtet aus den USA, dass 79 % der Studierenden einer Musikuniversität zu Beginn des Studiums angaben, sie hätten bereits gesundheitliche Beschwerden im Zusammenhang mit dem Musizieren erlebt (Brandfonbrener 2009). In einer eigenen Studie bei deutschen Musikstudierenden waren dies nur 52 % (Spahn et al. 2004; Spahn 2006). Im Vergleich zu anderen Studienfächern wie Medizin und Sportwissenschaften war der Anteil an spezifischen gesundheitlichen Problemen bei Musikstudierenden allerdings schon bei Studienbeginn signifikant höher (Spahn et al. 2004).

Insgesamt zeigen die Daten, dass das Musikstudium eine Phase darstellt, in der sehr häufig gesundheitliche Belastungen in Zusammenhang mit der Musikausübung auftreten. Mindestens 45 % der Musikstudierenden nehmen während des Studiums deswegen professionelle Hilfe in Anspruch (Kreutz et al. 2008; Spahn et al. 2002).

Gesundheitsrelevante Einstellungen von Musikstudierenden

Für das präventive Verhalten der Studierenden spielen die Einstellungen zu Krankheit und Gesundheit sowie zum Studium eine wichtige Rolle, da sie die Bereitschaft für präventives Verhalten beeinflussen (vgl. S. 124). Studierende mit höherer privater Selbstaufmerksamkeit – d. h. Ausrichtung der Aufmerksamkeit auf die eigene Person – zeigten sich offener für Prävention, gaben jedoch auch häufiger psychologische Probleme an (Spahn und Zschocke 2002). Hinsichtlich der Einstellung zur Gesundheit war die Mehrheit der Studierenden der Überzeugung, die eigene Gesundheit positiv beeinflussen zu können – sog. internale Kontrollüberzeugung (Spahn et al. 2005; vgl. S. 124). Dies und die Erfahrung früherer Spielbeschwerden erhöhen gemeinsam die Wahrscheinlichkeit für präventives Verhalten (Spahn et al. 2005). Studierende mit einer fatalistischen Kontrollüberzeugung (vgl. S. 124) waren dagegen weniger motiviert für präventive Maßnahmen.

Die Bestimmung von Risikoprofilen für studienbezogene Leistungseinbrüche und Burn-out mittels des Fragebogens »Arbeitsbezogene Erlebens- und Verhaltensmuster« (AVEM, Schaarschmidt und Fischer 2003) ergab, dass eine starke Identifikation mit der Musikausübung in Kombination mit großem Ehrgeiz und mangelnder Distanzierungsfähigkeit bei einem Drittel der Musikstudierenden zum Risikotyp A führte, welcher durch überhöhten Stress und Leistungsanfälligkeit gekennzeichnet ist (Spahn et al. 2004; vgl. S. 118 f.).

Risikofaktoren im Musikstudium

Gesundheit und Risikofaktoren im Verlauf des Studiums

Das Studium fällt in die Lebensphase der späten Adoleszenz, in der Identitätsfindung, berufliche Orientierung sowie Partnerfindung und soziale Kontakte die zentralen Entwicklungsaufgaben darstellen (vgl. Kap. I.3.2, S. 97). Dies trifft auch für Musikstudierende zu. Vor dem Hintergrund der nicht selten krisenhaft verlaufenden

Identitätsfindung und beruflichen Orientierung ist auch der Großteil an körperlichen musikerspezifischen Beschwerden wie Überlastungssyndromen im Studium zu verstehen. So bilden psychischer Stress, Angst und Unsicherheit wesentliche Risikofaktoren, die im Zusammenspiel mit anderen Faktoren wie unphysiologischen Spielbewegungen und unreflektiertem Üben zu manifesten gesundheitlichen Problemen führen können.

Diese treten im Studienverlauf in bestimmten Phasen gehäuft auf.

So ist das *erste Studienjahr* im Bachelor-Studium davon geprägt, sich an der Institution Musikhochschule zu orientieren, den neuen Anforderungen gerecht zu werden, sich auf den Hauptfachlehrer einzustellen, Kontakte zu knüpfen, selbstständig den Alltag zu organisieren und die Trennung von Familie – und Heimatland – zu verarbeiten. Erstmals steht das Musizieren im Lebensmittelpunkt, und entsprechend steigt der Anspruch an die musikalische Leistung. Der Studierende findet sich in einer Instrumental- oder Gesangsklasse zusammen mit anderen Studierenden wieder, die alle eine Höchstleistung auf ihrem Instrument oder im Gesang anstreben. Fragen der Selbsteinschätzung setzen unwillkürlich ein: Bin ich geeignet für das Musikstudium, wie gut bin ich im Vergleich mit den anderen? Wie wir feststellen konnten, nehmen in den ersten zwei bis vier Semestern des Studiums generell psychische Verstimmungen und sozialer Rückzug zu und etwa zwei Drittel der Studierenden erleben krisenhafte psychische Zustände (Zander et al. 2010). Dieses Phänomen ist zwar auch aus anderen Studienfächern bekannt, es verläuft bei Musikstudierenden jedoch deutlich ausgeprägter. Auch körperliche Verspannungen und Schmerzen sind bereits bei Studienbeginn signifikant häufiger anzutreffen als bei gleichaltrigen Nicht-Musikern und nehmen in den ersten beiden Semestern noch weiter zu (Zander 2006). Dies mag daran liegen, dass die Motivation zum Üben sehr hoch ist und zu bisher ungewohnt langen Übephasen führt. Gleichzeitig fehlt meist jedoch noch die Erfahrung, wie der Körper auf diese höhere Belastung reagiert und was ihm zugemutet werden kann. Viele Studierende sind zu Beginn des Studiums auch noch unzureichend darauf vorbereitet, wie sie effektiv und auf gesunde Weise üben können. So kann es in dieser ersten Studienphase zu Grenzerfahrungen kommen, die dem Studierenden seine persönlichen Belastungsgrenzen aufzeigen. Sofern der Betroffene auf Schmerzen schnell reagiert, sein Spielverhalten überdenkt und sich kompetente Hilfe sucht, können solche Krisen meist recht rasch überwunden werden. Übt der junge Musiker jedoch trotz Beschwerden weiter, so können sich die gesundheitlichen Probleme chronifizieren und es kann zusätzlich zu negativen Folgen wie Angst und Selbstzweifel an der eigenen musikalischen Leistungsfähigkeit kommen.

Nach dieser ersten Orientierungsphase folgt der *mittlere Abschnitt* des Studiums. Bereits im zweiten Studienjahr nehmen bei den Studierenden im Durchschnitt die körperlichen Beschwerden ab und der Allgemeinzustand normalisiert sich. Das psychische Befinden stabilisiert sich etwas langsamer (Zander 2006). Die mittlere Studienphase ist gekennzeichnet durch eine Adaptation an die Studienbedingungen, unter denen sich der Studierende versucht musikalisch weiterzuentwickeln. Diese sind je nach Studiengang und -profil unterschiedlich. So steht besonders in den künstlerischen und künstlerisch-pädagogischen Studiengängen die Förderung durch den Professor des Hauptfachs – Instrument oder Gesang – im Mittelpunkt. Störungen in der Lehrer-Schüler-Beziehung zählen zu den stärksten Belastungen, da Studierende in ihrem Selbstkonzept stark vom Urteil des Lehrers abhängen. Im Unterschied zu den anderen Studierenden absolvieren Studierende der Schulmusik einen breiteren Fächerkanon und sind deshalb weniger stark auf den Hauptfachunterricht bezogen. In einer Untersuchung zeigte sich, dass Studierende der künstlerischen Studiengänge einen höheren beruflichen Ehrgeiz und Leistungsanspruch aufwiesen (Nusseck und Spahn 2013). Starker Ehrgeiz und hohe Perfektionsansprüche führen zu exzessiven Übedauern, beispielsweise in der Vorbereitung auf Wettbewerbe, und rufen nicht selten Überlastungssyndrome hervor. Auch leistungsbeeinträchtigendes Lampenfieber kann hier ein Problem darstellen. Musikstudierende scheinen hinsichtlich ihrer Einstellungen keine homogene Gruppe zu bilden, sondern unterscheiden sich in den jeweiligen Studiengängen maßgeblich voneinander. Hierbei wird auch deutlich, dass sich bereits im Studium unterschiedliche Berufsidentitäten entwickeln. Dies betrifft insbesondere die Identifikation mit der Vermittlung von Musik in den musikpädagogischen Studiengängen.

In der *letzten Studienphase*, die im achtsemestrigen Bachelor-Studium recht schnell erreicht ist, spätestens aber im Masterstudium, stellt sich die Frage nach der beruflichen Zukunft. Der Studienabschluss führt in den künstlerischen und künstlerisch-pädagogischen Studiengängen nicht wie in manch anderen Studienfächern zu beruflicher Planungssicherheit. Dies gilt insbesondere für die Orchestermusik, da erst das Probespielverfahren durchlaufen werden muss, in dem sich der junge Musiker erneut unter Beweis stellt (S. 161). Hier aber sieht man sich mit hoher Konkurrenz konfrontiert und es drohen frustrierende Erfahrungen, weshalb belastende Formen des Lampenfiebers im Zusammenhang mit Probespielen fast regelhaft auftreten. Auch im Bereich der Instrumental- und Gesangspädagogik haben sich die Berufsaussichten verschlechtert, da die Festanstellungen an öffentlichen Musikschulen in den letzten Jahren deutlich abgenommen haben. Besonders schwierig ist der Berufsweg auch für diejenigen Sänger, die ein Engagement an einem Theater oder Opernhaus anstreben. Auch sie müssen – vergleichbar dem Probespiel – Vorsingen bei Agenturen und an Theatern absolvieren.

Die skizzierten Bedingungen erfüllen in jeder Hinsicht die Merkmale von Stressoren (vgl. S. 115) und es kann bei Studierenden zu der von Siegrist beschriebenen Gratifikationskrise kommen (Siegrist 2015). Diese entsteht, wenn eine Person einen starken persönlichen Einsatz liefert – hier das Erreichen eines hohen musikalischen Niveaus, pädagogischer Expertise und Konzertpraxis etc. im Musikstudium –, hierfür aber nicht angemessen – durch ausbildungsadäquate Beschäftigungsaussichten und berufliche Sicherheit – entschädigt wird. Gratifikationskrisen erhöhen das Krankheitspotenzial für psychische und psychosomatische Störungen.

Wir müssen deshalb davon ausgehen, dass aus diesen Gründen gerade in der letzten Phase des Studiums bei den Studierenden der künstlerischen und künstlerisch-pädagogischen Studiengänge ein deutlich erhöhtes Stresslevel besteht, das zu den Anforderungen der Prüfungen hinzukommt. Nicht selten treten deshalb zum Ende des Studiums körperliche oder psychische Probleme auf.

Vergleichsweise klare Berufsaussichten bieten sich den Absolventen des Studiengangs Schulmusik. Im Unterschied zu den anderen Studierenden haben sie durch das zweite Studienfach und die Breite der musikalischen Ausbildung ein noch größeres Leistungspensum zu absolvieren. Trotzdem zeigen Studierende der Schulmusik mehr innere Ruhe und psychische Stabilität als Studierende der anderen Studiengänge (Nusseck und Spahn 2013). Wir interpretieren dies als Hinweis darauf, dass berufliche Zukunftsmöglichkeiten in nicht unbedeutender Weise auf das psychische Befinden im Studium zurückwirken.

Risikofaktoren außerhalb des Musikstudiums

Schmerzsyndrome im Bereich der Arme und Hände können auch durch bestimmte praktische Tätigkeiten außerhalb des Musikstudiums ausgelöst werden. Für Musikstudierende ist der Gedanke noch ungewohnt, auch im Alltag auf die eigene Gesundheit zu achten. Dies sollte jedoch Teil der professionellen Identität werden, die sich im Laufe des Studiums entwickelt.

In jedem Fall sollten Instrumentalisten bei Umzügen beim Packen und Tragen von Kartons äußerst zurückhaltend sein. Das Gleiche gilt für das Tragen schwerer Einkaufstaschen und andere Tätigkeiten, bei denen die Strukturen der Hand und des Handgelenks überbeansprucht werden. Aus diesem Grund ist auch von entsprechenden Jobs, z. B. als Kellner etc., unbedingt abzuraten. Arbeiten an nicht ergonomisch gestalteten Computerarbeitsplätzen sowie exzessiver Handygebrauch – insbesondere exzessives Simsen mit den Daumen – führen gleichfalls häufig zu Überlastungsschmerzen und beeinträchtigen in der Folge die Musikausübung.

Psychische Belastungen – Beziehungskonflikte oder familiäre Konflikte – haben ebenfalls nachhaltigen Einfluss auf die Spielfähigkeit und sollten im Einzelfall in einer ambulanten Psychotherapie behandelt werden.

Prävention im Musikstudium

Die im vorherigen Abschnitt dargestellten gesundheitlichen Risikofaktoren können durch präventive Maßnahmen und durch Gesundheitsförderung auf mehreren Ebenen abgefangen werden:

- Inhalte und Maßnahmen der Prävention werden im Fach Musikphysiologie und Musikermedizin an mittlerweile fast allen Musikhochschulen in Deutschland vermittelt – wenn auch in unterschiedlicher Breite. Eine wichtige Frage ist hierbei, inwiefern diese Lehrprogramme präventiv wirksam und inhaltlich ausreichend sind.
- Die Anwendung der vermittelten Inhalte und Maßnahmen in der Praxis liegt in der Verantwortung des einzelnen Studierenden.
- Nicht zuletzt wirken auch die Bedingungen des Berufsfelds, welches die jungen Musiker erwartet, auf die psychische Verfassung während des Studiums zurück. Auch hier sollte im Sinne von Prävention und Gesundheitsförderung der Übergang vom Studium in den Beruf verbessert werden.

Lehrangebote mit dem Ziel der Prävention und Gesundheitsförderung

Die Lehrveranstaltungen im Fach Musikphysiologie und Musikermedizin sind sowohl theorie- als auch praxisorientiert. Ihre präventiven Inhalte beziehen sich auf die Situation im Studium und bereiten gleichzeitig auf die Anforderungen im Musikerberuf vor. Ausgehend von den physiologischen Grundlagen des Musizierens (vgl. Kap. I) werden praktische Empfehlungen für die Musizierpraxis abgeleitet und vermittelt. Diese sind Grundlagen gesunden Übens, Strategien und Techniken im Umgang mit Lampenfieber und Auftritt, Hörphysiologie und Gehörschutz sowie Atmung, Stimmproduktion und Bewegung beim Instrumentalspiel (Spahn 2015c). Zur Gesundheitsförderung bei spieltechnischen Fragen tragen auch die Ergebnisse musikphysiologischer Forschung bei, die direkt in die Lehre einfließen und eng mit der Musikpädagogik verknüpft sind.

Als besonders relevant für die Musizierpraxis der Studierenden haben sich Seminare erwiesen, in denen unterschiedliche körperorientierte Ansätze wie Körpermethoden (Feldenkrais-Methode, Alexander-Technik, Ideokinese, Methode Schlaffhorst-Andersen etc.), Entspannungsverfahren (Autogenes Training und Progressive Muskelrelaxation) und mentale und konzentrative Techniken (mentales Üben, mentales Gedächtnistraining) sowie sportliche Aktivitäten (Nordic Walking) praktiziert und in ihrer Anwendung beim Singen und Instrumentalspiel erprobt werden.*

Die Praxisnähe der Lehrveranstaltungen hat großen Einfluss darauf, in welchem Umfang die präventiven Empfehlungen von den Studierenden angenommen und weiter durchgeführt werden. So erhalten beispielsweise Studierende der Hochschule für Musik Freiburg im Rahmen des Seminars »Hörphysiologie und Gehörschutz« die Möglichkeit, individuellen Gehörschutz im Orchesterpraktikum zu testen. Dabei zeigte sich, dass bei längerem Tragen des Gehörschutzes (ca. drei Monate) eine positive Gewöhnung eintrat, obwohl der Gehörschutz zu Beginn als eher unangenehm empfunden wurde (Richter et al. 2007a).

Zur Überprüfung, inwiefern präventiv ausgerichtete Lehre einen positiven Effekt auf die Gesundheit der Studierenden ausübt, führten wir eine Studie durch, in der Musikstudierende während zwei Semestern wöchentlichen Seminarunterricht sowie abschließenden Blockunterricht in den oben dargestellten Inhalten erhielten. Im Rahmen der Längsschnittstudie wurden 247 Studierende evaluiert (Zander et al. 2010). Die Untersuchung erfolgte in einem Kontrollgruppendesign mit Messzeitpunkten vor, unmittelbar nach dem zweisemestrigen präventiven Lehrangebot sowie ein Jahr nach der Intervention. Als Ergebnis ließ sich ein präventiver Effekt nachweisen, der sich darin zeigte, dass die Teilnehmer am Lehrangebot ihre Leistungsfähigkeit und psychische Stabilität aufrechterhalten konnten, während Studierende ohne Präventionsangebot einen signifikant stärkeren psychischen Einbruch erlebten. Insgesamt ließ sich nach dem

* Eine Darstellung der für Musiker besonders geeigneten Körperansätze findet sich in: Spahn, C. (Hg.): Körperorientierte Ansätze für Musiker. Huber, Bern 2016 (in Vorbereitung) sowie bei Steinmüller, W.: Körperbewusstheit für Musiker. Die Feldenkrais-Methode im Freiburger Präventionsmodell, Projektverlag, Freiburg und Bochum 2008.

Besuch des Präventionsangebots auch eine vermehrte Inanspruchnahme präventiver Maßnahmen wie Körpermethoden, sportlicher Aktivitäten und Entspannungsverfahren feststellen. Im Rahmen der Studie wurde ebenfalls die Schulung der Köperwahrnehmung mithilfe der Feldenkrais-Methode untersucht. Es zeigte sich, dass die Studierenden das körperbezogene Angebot sehr gut annahmen und von dem Zuwachs an physiologischem Wissen und Körperbewusstheit profitierten (Steinmüller 2008). Zu vergleichbar positiven Ergebnissen hinsichtlich der Wirkung eines Präventionsprogramms kommt auch eine Untersuchung, die bei Musikstudierenden in den USA durchgeführt wurde (Barton und Feinberg 2008).

Spezifische Lehrangebote sind außerdem notwendig zum Umgang mit Lampenfieber. Hierbei geht es sowohl darum, den Lernprozess während des Studiums zu begleiten und zu fördern, als auch der Entwicklung von leistungsbeeinträchtigenden Formen des Lampenfiebers (Kap. I.2.5) vorzubeugen. Da der Erfolg beim Probespiel über die berufliche Zukunft der Studierenden entscheidet, ist die Vorbereitung hierauf besonders wichtig. Wir entwickelten deshalb ein Programm, das eigens auf die spezifischen Bedingungen des Probespiels zugeschnitten ist und das während eines Semesters in einem wöchentlich stattfindenden Seminar mit Studierenden der Streicherklassen durchgeführt wurde.*

Die Effekte des Probespieltrainings wurden im Rahmen eines Kontrollgruppendesigns überprüft. Alle Teilnehmer nahmen zu Beginn und am Ende des Seminars an einem simulierten Probespiel teil. Die Ergebnisse zeigten, dass die Seminarteilnehmer im Vergleich zu den Studierenden der Kontrollgruppe, die nicht am Seminar teilgenommen hatten, ihren Umgang mit Lampenfieber – sowohl im eigenen Erleben als auch in der Einschätzung der Juroren – signifikant verbessert hatten. Gleichzeitig wurde die musikalische Qualität der Orchesterstellen aller Teilnehmer aus beiden Probespielen von zwölf erfahrenen Orchestermusikern – Streicher –, die keine Informationen hierzu erhalten hatten, beurteilt. Dabei schnitten die Teilnehmer des Seminars – gegenüber der Kontrollgruppe und im Vergleich zum ersten Probespiel – beim zweiten Probespiel auch hinsichtlich der musikalischen Bewertung signifikant am besten ab (Spahn et al. 2015b). Die Studie zeigt demnach die positive Wirkung des Probespieltrainings – welches ein breit gefächertes Repertoire an psychologischen und musikbezogenen Maßnahmen enthielt – sowohl auf den positiven Umgang mit Lampenfieber als auch auf die musikalische Qualität der Darbietung.

Neue Aufgaben des Faches Musikphysiologie und Musikermedizin

Neben den dargestellten Inhalten und präventiven Lehrangeboten stellen sich dem Fach Musikphysiologie und Musikermedizin neue Aufgaben. Die Impulse hierfür kommen aus dem professionellen Musikbereich. So richtete sich der »Ausschuss für Orchesterfragen« des Deutschen Bühnenvereins (DBV) bereits 2011 mit einem Positionspapier »Kompetenzprofil für die Ausbildung von Orchestermusikern« an die deutschen Musikhochschulen und forderte, dass künftige Orchestermusiker in den Bereichen Personal- und Sozialkompetenz ausgebildet werden sollen. Begründet wird dies mit den Anforderungen zusätzlicher pädagogischer Tätigkeiten von Orchestermusikern sowie den Herausforderungen einer modernen Mediengesellschaft. »Gerade diese zusätzlichen Anforderungen machen es erforderlich, die soziale Kompetenz der Orchestermusiker zu stärken, um so die Gefahr von Konflikten innerhalb des Orchesters zu minimieren.« (Deutscher Bühnenverein 2011).

Die hier angesprochenen Kompetenzbereiche bilden entscheidende Voraussetzungen für die Gesundheit des einzelnen Musikers und der Berufsgruppe als Ganze. Stress am Arbeitsplatz entsteht in nicht unerheblichem Maße durch mangelnde Kommunikations- und Konfliktfähigkeit und fehlende Führungskompetenz. Gleichzeitig zählen soziale Unterstützung, positives Coping, Optimismus und Hoffnung zu den wichtigsten Schutzfaktoren für Gesundheit (Kap. II.2.1). Im Sinne der Prävention sollten deshalb diese Inhalte zukünftig in die Lehrinhalte des Faches Musikphysiologie und Musikermedizin integriert werden.

* Die genauen Inhalte des Seminars sind nachzulesen bei: Spahn, C., Walther, J.-C., Nusseck, M.: The Effectiveness of a Multimodal Concept of Audition Training for Music Students in Coping with Music Performance Anxiety, in: Psychology of Music, 2015, S. 1–17.

Prävention aus Sicht der Studierenden

Für Musikstudierende steht mittlerweile eine Reihe von Angeboten zur Prävention und Gesundheitsförderung im Studium zur Verfügung. Neben der Durchführung von Maßnahmen, die in Kap. II.5 beschrieben sind, ist ein wichtiges Lernziel im Studium, eine positive und realistische Einschätzung der eigenen Person zu entwickeln. Hierzu gehört hinsichtlich der Gesundheit wie im künstlerischen Bereich, seine Stärken auszuformen und klug mit den eigenen Grenzen umzugehen. Musikstudierende sollten ein Repertoire erwerben, wie sie Belastungssituationen vorbeugen können, und sie sollten lernen, wie sie sinnvoll auf gesundheitliche Beschwerden reagieren. Im Blick auf Generationen von Musikern ist das Thema Gesundheit Teil des lebenslangen Entwicklungsprozesses eines Musikers und sollte hier seinen natürlichen Platz finden.

Übergang vom Studium in den Beruf

Wie oben bereits dargelegt, wirken die Berufsaussichten für junge Musiker zurück auf ihr Verhalten, ihre Einstellung und ihr Befinden im Studium. Die Forderung einer erweiterten Ausbildung zukünftiger Orchestermusiker (s. o.) sollte deshalb ihre Entsprechung in einem Einstellungsverfahren im Orchester finden, welches den jungen Musikern entsprechend entgegenkommt und die gewünschten Kompetenzen als qualifizierend anerkennt. Durch ein Probespielverfahren, das für den Bewerber besser nachzuvollziehen ist und als weniger willkürlich erlebt wird, könnte sehr viel Stress reduziert werden.

Ein großer Anteil liegt jedoch im Bereich der Politik. Musiker müssen heute breit ausgebildet, kreativ und flexibel sein. Welche Chancen sie in der Gesellschaft bekommen, liegt jedoch auch daran, wie viel es dieser wert ist, Kunst und Kultur zu fördern.

3.4 Freizeitmusik im Erwachsenenalter

Zahlen und Strukturen der Freizeitmusik in Deutschland

Laut Angaben des Deutschen Musikrats musizieren in Deutschland etwa 13 Millionen Menschen, die älter als 14 Jahre alt sind, in ihrer Freizeit (Deutsches Musikinformationszentrum (miz) 2015). Davon spielen 9 Mio. ein Instrument, 4 Mio. sind als Sängerinnen und Sänger in Chören oder anderen Gesangsformationen aktiv. Insgesamt ist somit davon auszugehen, dass ca. 17 % der erwachsenen Gesamtbevölkerung ein Instrument spielen oder singen. Da ein nicht geringer Teil der musikalisch Aktiven beides ausübt, kommt es zusätzlich zu Überschneidungen beider Gruppen.

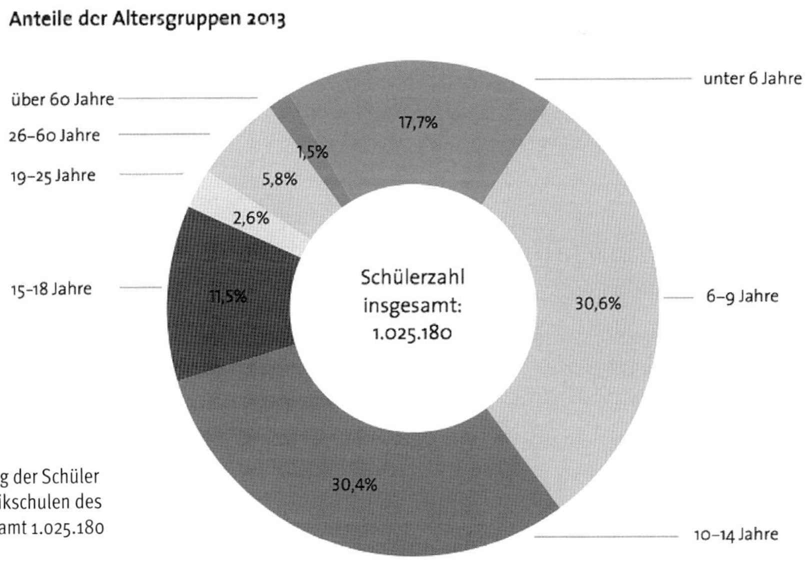

Abb. II.11: Altersverteilung der Schüler an 900 öffentlichen Musikschulen des VdM; Schülerzahl insgesamt 1.025.180 (miz 2015)

Deutschland besitzt eine – im Vergleich zu vielen anderen europäischen Ländern – ausgeprägte Infrastruktur im Bereich der Laienmusik. Etwa ein Fünftel der Musizierenden – ca. drei Millionen – sind in den Verbänden der instrumentalen und vokalen Laienmusik organisiert. Hinzu kommt das Angebot von Instrumental- und Gesangsunterricht in Musikschulen, Musikvereinen und im Privatunterricht. Im Jahr 2013 erhielten allein insgesamt 1.025.180 Schüler Instrumental- und Gesangsunterricht an den 900 öffentlichen Musikschulen, die im Verband deutscher Musikschulen (VdM) organisiert sind (miz 2015).

Die Altersverteilung (Abb. II.11) zeigt, dass das Altersspektrum zwischen 19 und 60 Jahren nur 8,4 % der Schüler ausmacht. Dies kann nicht überraschen, da in dieser Lebensphase die zeitliche Beanspruchung durch Ausbildung, Familie und Beruf sehr stark ist und ganz im Vordergrund steht. Nur einem geringen Anteil von denen, die vorher bereits ein Instrument erlernt haben, gelingt es in dieser Lebensspanne, Zeit für regelmäßigen Unterricht zu finden. Noch weniger Erwachsene beginnen neu ein Instrument zu erlernen. Allerdings singen deutlich mehr Erwachsene mittleren Alters im Chor (Spiekermann 2009). Alltagsbeobachtungen – die zahlenmäßig allerdings schwer zu erfassen sind – zeigen, dass viele Menschen auch im Erwachsenenalter in vielfältiger Weise im Kontakt mit dem Musizieren bleiben. Diese Aktivitäten finden nicht selten – außer in den oben bereits erwähnten Strukturen der Laienmusikkultur – im privaten Rahmen statt. Beispiele hierfür sind musikalische Aktivitäten bei Jubiläumsfeiern in Familie und Beruf; Formationen wie Kammermusikensembles oder Bands, die sich häufig unter Kollegen am Arbeitsplatz bilden, das häusliche Musizieren mit den Kindern und der Großelterngeneration und vieles andere mehr. Wird das Instrument nicht mehr gespielt, so ist dies sehr oft mit großem Bedauern der jeweiligen Person verbunden. An diesen Beobachtungen kann abgelesen werden, dass die Instrumentalausbildung in Kindheit und Jugend weitreichende Spuren im Erwachsenenalter hinterlässt und dass sie – auch im Sinne der Gesundheitsförderung – von großer Bedeutung ist.

Musizieren als Gesundheitsressource

Angesichts der Zunahme stressassoziierter Erkrankungen in der Allgemeinbevölkerung in Deutschland führte die Techniker Krankenkasse 2013 die bundesweite Untersuchung »Bleib locker, Deutschland! – TK-Studie zur Stresslage der Nation« durch (Techniker Krankenkasse 2015). Im Rahmen der Studie wurde durch das Meinungsforschungsinstitut Forsa aus 1000 deutschsprachigen Personen ein repräsentativer Querschnitt der volljährigen Bevölkerung in Deutschland zum Thema Stress befragt. Die Frage nach Aktivitäten, die zu Entspannung führen, zeigt, dass 61 % der Frauen und 60 % der Männer »Musik hören/machen« als Entspannung erleben (Abb. II.12). Dieser Prozentsatz lag höher als »Sport treiben« (53 %), »fernsehen« (54 %) und »kochen/essen gehen« (48 %). Entgegen der gemeinhin verbreiteten Annahme, dass sportliche Aktivitäten von den meisten Menschen als Stresslöser »Nummer 1« erlebt werden, finden demnach mehr Menschen Entspannung durch Musik als beim Sport.

Die gesundheitsfördernden Wirkungen im Bereich der Freizeitmusik wurden in den letzten Jahren intensiv beim Chorsingen wissenschaftlich untersucht.*

Stephen Clift zitiert in seinem Artikel »Singen, Wohlbefinden und Gesundheit« (Clift 2012) abschließend den Komponisten William Byrd (ca. 1543–1623), der im Vorwort zu seinen Psalmes, Sonnets & Songs bereits 1588 die wissenschaftlichen Ergebnisse zu den gesundheitsfördernden Wirkungen des Singens weitgehend vorwegnahm: Singen erhalte die Gesundheit, denn es spende von Natur aus Freude und Entzücken, halte die Atemmuskulatur und Lungen beweglich, verbessere die Stimmqualität und sei gut gegen Stottern. Byrd zitiert das bekannte Couplet:

Since singing is so good a thing,
I wish all men would learne to sing.

---

* Die gesundheitsfördenden Wirkungen von Musik und ihre Anwendung in der Medizin sind ausführlich dargestellt in dem Buch: Bernatzky, G., Kreutz, G. (Hg.): Musik und Medizin. Chancen für Therapie, Prävention und Bildung, Springer, Berlin 2015.

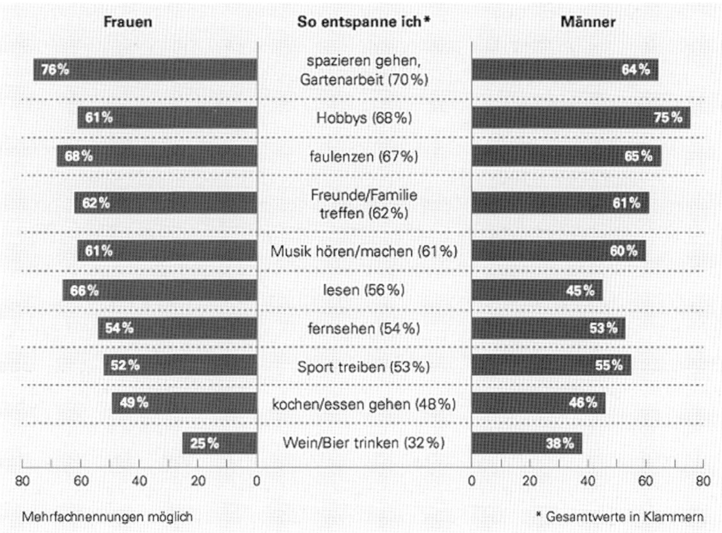

Abb. II.12: »Aktivitäten, die zu Entspannung führen« – Angaben eines repräsentativen Querschnitts der volljährigen Bevölkerung in Deutschland (Umfrage des Forsa Instituts 2013 im Rahmen der Studie »Bleib locker, Deutschland! – TK-Studie zur Stresslage der Nation« der Techniker Krankenkasse 2015)

Byrds Aufzählung hinzuzufügen sind die positiven psychosozialen Wirkungen des Chorsingens wie Zusammensein mit anderen, Gemeinschaftserleben sowie emotionale Wirkungen wie Stressabbau und Selbstbestärkung (Clift und Hancox 2001; 2010). Hierbei wird deutlich, dass Singen starke psychosoziale Effekte beim Einzelnen sowie für das Erleben in der Gruppe hat.

Die Ergebnisse einer Untersuchung zu gesundheitsförderlichen Wirkungen des instrumentalen Musizierens im frühen und mittleren Erwachsenenalter (Jutras 2006) weisen in eine ähnliche Richtung. Hier fanden sich mit einer sehr hohen Zustimmung – von über 90% der 711 befragten Freizeitmusiker – als persönliche Gewinne: das Erleben von Freude, Spaß und Leistungsfähigkeit, das Hinter-sich-Lassen des Alltags und persönliche Weiterentwicklung. Auch die Möglichkeit, durch das Musizieren neue Freunde zu gewinnen, spielte eine wichtige Rolle.

Insgesamt kann kein Zweifel daran bestehen, dass Singen und instrumentales Musizieren in der langen und wichtigen Lebensspanne des Erwachsenenalters die Lebensqualität erhöhen und sowohl sozial als auch kognitiv und emotional einen Schutzfaktor für Gesundheit darstellen (Gembris 2012).

Die bei Freizeitmusikern unbeeinträchtigte Hingabe an das Musizieren ist ein besonders wertvoller Aspekt der Gesundheitsförderung. Er ist auch deshalb hervorzuheben, da im Unterschied hierzu professionellen Musikern diese zentrale Ressource bereits während des Studiums und im Laufe des Berufslebens nicht selten abhanden kommt. Sie ist dann meist verstellt durch Leistungsdruck, Perfektionsansprüche, Kommunikationsprobleme, Konkurrenz, ökonomische Einschränkungen und insgesamt durch eine hieraus resultierende berufliche Unzufriedenheit. Mit diesen Aspekten müssen Freizeitmusiker sich – in der Regel – nicht auseinandersetzen und viele von ihnen können das Musizieren deshalb in vollen Zügen genießen. Trotzdem sind auch Erwachsene, die in der Freizeit musizieren, teilweise durch hohe Leistungsansprüche, Unsicherheit und mangelndes Selbstvertrauen belastet. Spiekermann berichtet, dass in ihrem Projekt mit erwachsenen Musikschülern die Mehrheit der Schüler angab, Lampenfieber als belastend zu erleben (Spiekermann 2009). Positiv wirkte es sich aus, wenn bereits Vorerfahrungen mit Auftritten im Kindes- und Jugendalter bestanden.

Freizeitmusiker wünschen sich nicht selten, sie könnten so gut spielen und singen wie professionelle Musiker. Besteht hier ein starker unbefriedigter Wunsch, so kann dies ebenfalls Stress verursachen. Hinzu kommt, dass das Üben bei Freizeitmusikern in der Regel am Abend nach einem Arbeitstag stattfindet. Die Abwechslung durch das Musizieren kann zwar als positiver Ausgleich gesehen werden, gleichzeitig sollte aber nicht vergessen werden, dass die Musizierenden nach einem anstrengenden Arbeitstag häufig erschöpft sind. Das Spielen bei körperlicher Ermüdung und eingeschränkter Konzentrationsfähigkeit erhöht dann das Risiko für Überlastungsbeschwerden. Eine Erholungspause vor der abendlichen Übeeinheit hat sich deshalb in der Praxis als hilfreich erwiesen.

Bei hohem Spielniveau und entsprechend intensiver Spielpraxis erreichen Freizeitmusiker ein Anforderungsniveau, welches vergleichbare Prävention erfordert wie bei professionellen Musikern. Je nach Intensität und Art der Musikausübung gelten auch für Freizeitmusiker die Grundsätze der Prävention, wie sie in Kap. II.5 und II.6 dargestellt sind.

3.5 Höheres und hohes Erwachsenenalter

Die mittlere Lebenserwartung in Deutschland beträgt für Frauen derzeit 82,8 Jahre und für Männer 77,8 Jahre (Statistisches Bundesamt 2015). Im Jahr 2013 waren etwa 17 % der Menschen in Deutschland älter als 65 Jahre, bis zum Jahr 2060 wird erwartet, dass der Bevölkerungsanteil der über 60-Jährigen auf 32 % ansteigt (Statistisches Bundesamt 2015). Diese Zahlen verdeutlichen, dass Menschen im höheren Lebensalter einen zunehmend großen Anteil der Bevölkerung ausmachen und dass eine deutlich längere Lebensspanne nach der Berufstätigkeit als früher zu erwarten ist. Damit ergibt sich einerseits die Möglichkeit, die Lebensqualität im Alter durch die Freude am Musizieren zu verbessern, und es stellt sich darüber hinaus die Frage, inwiefern Musizieren zur Gesundheitserhaltung im Alter sogar beitragen kann. Die Musikgeragogik ist bereits heute zu einem wichtigen Bereich geworden und wird durch die zu erwartende demografische Entwicklung künftig noch an Relevanz gewinnen.

Besonderheiten des Musizierens im höheren Lebensalter

Das höhere Lebensalter ist durch altersbedingte Veränderungen verschiedener Funktionsbereiche und Organe (Kap. I.3.3) sowie durch eine Zunahme an Erkrankungen gekennzeichnet. So leiden 96 % der über 70-Jährigen an mindestens einer und ca. 30 % an fünf oder mehr internistischen, neurologischen, orthopädischen oder psychischen Erkrankungen (Mayer und Baltes 1996).

Unter den psychischen Problemen ist – neben Erkrankungen wie der Depression – Einsamkeit bei 65 % der Menschen über 70 Jahren ein sehr belastendes Problem (Noll und Schöb 2001).

Eine Aufgabe dieser Lebensphase ist es deshalb, mit den altersbedingten Einschränkungen klug und produktiv umzugehen. Der Altersforscher Paul Baltes (1939–2006) wählte den Pianisten Arthur Rubinstein als Beispiel für sein Modell der »Selektiven Optimierung mit Kompensation« (Baltes und Mayer 1999).

Rubinstein hatte als 80-Jähriger auf die Frage, warum er in seinem Alter immer noch so großartige Konzerte geben könne, in einem Interview geantwortet: »Ich spiele einfach weniger Stücke. Die übe ich aber häufiger. Vor schnellen Passagen spiele ich zudem etwas langsamer, damit im Kontrast mein Verlust an Schnelligkeit nicht hörbar wird.« (Rubinstein 1998).

Er wendete somit die Strategien der *Selektion* – Verringerung des Repertoires –, *Optimierung* – häufigeres Üben derselben Stücke – und *Kompensation* – bewusster Tempokontrast – in vorbildlicher Weise als Modell für eine positive Anpassungsleistung im Alter an (sog. SOC Modell, engl. *model of selection, optimization, and compensation*).

Rubinstein steht gleichfalls stellvertretend für viele bekannte Musiker, die noch in sehr hohem Alter konzertieren. Außer bei berühmten Solisten stellt sich jedoch auch bei anderen Musikern die Frage, ob und in welcher Form sie im Ruhestand musizieren. Dick führte hierzu eine Interviewstudie mit einem repräsentativen Sample von zwölf berenteten Orchestermusikern durch (Dick 2015). Hierbei fanden sich große individuelle Unterschiede in der Musikausübung, die sich auf ein komplexes Zusammenspiel von Einflussfaktoren zurückführen lassen. Auffallend war, dass sich einige Musiker trotz bestehender Erkrankungen beim Musizieren nicht beeinträchtigt fühlten, sondern im Gegenteil Kraft daraus schöpften, dass sie weiter aktiv musizierten. In einem Fall war das Instrument die entscheidende Stütze zur Bewältigung einer Trauerreaktion. Die meisten der befragten Musiker wendeten sich mit Freude der Solo- und Kammermusikliteratur zu und genossen es, ihre Spielpartner selbst wählen zu können.

Freizeitmusiker, die im höheren Lebensalter musizieren, führen meist das Instrument fort, das sie in früheren Jahren gelernt hatten. Dies ist für die spieltechnischen Fertigkeiten von Vorteil, da in der Vergangenheit eingeübte Bewegungsmuster in der Regel wieder aktiviert werden können. Die Entscheidung für ein *neues* Instrument im höheren Lebensalter ist sehr individuell und muss nicht in erster Linie unter medizinischen Gesichtspunkten erfolgen. Die körperlichen Anforderungen der verschiedenen Instrumente sind jedoch sehr unterschiedlich. Blasinstrumente sind tendenziell belastender für das Herz-Kreislauf-System als Streichinstrumente oder Klavier. Dies sollte bei bestehenden Erkrankungen beachtet werden.

Aufgrund der neurobiologischen Alterungsprozesse (Kap. I.3.3) sollten in der Geragogik für den Instrumentalunterricht mit Menschen höheren Lebensalters folgende Kriterien gelten:

- langsamere Lerngeschwindigkeit beachten (z. B. nicht zu viel Literatur als Hausaufgabe)
- klare, einfache und überschaubare Informationen geben
- höhere Störanfälligkeit berücksichtigen und für eine ruhige Umgebung sorgen
- ausreichend Wiederholungen beim Lernen einplanen
- auf mögliche körperliche und psychische Beeinträchtigungen achten (Bewertung der gesundheitlichen Voraussetzungen durch Musikermediziner)
- bei der Instrumentenwahl berücksichtigen, dass die körperlichen Anforderungen altersgerecht sind

Geistige und körperliche Gesunderhaltung durch Musizieren

Musizierende selbst berichten, dass Sinnstiftung, Lebensfreude und Gemeinsamkeit beim Musizieren für sie im Vordergrund stehen (Spahn 2008a). Musizieren stellt somit eine Möglichkeit dar, der Einsamkeit im Alter zu entgehen (Wickel und Hartogh 2011).

Darüber hinaus besitzt Musizieren insbesondere im kognitiven Bereich starke gesundheitsfördernde Wirkungen (Gembris 2015a).

Bugos et al. (2007) untersuchten die Wirkung von Klavierunterricht auf die Gedächtnisleistungen bei 20 Senioren im Alter von 60 bis 85 Jahren. Nach sechsmonatigem Klavierunterricht wiesen die Teilnehmer der Klaviergruppe im Unterschied zu einer Kontrollgruppe gleichen Alters ohne Klavierunterricht eine signifikante Verbesserung von Gedächtnisleistungen auf, welche Arbeits- und Planungsgedächtnis mit einschlossen. Aktives Musizieren kann Wahrnehmung, Denken und motorische Fertigkeiten trainieren und positive Emotionen erzeugen. Auf diese Weise können neuronale Abbauvorgänge verlangsamt und sogar wieder rückgängig gemacht werden (Altenmüller 2015).

Auch Singen wirkt sich besonders bei älteren Menschen positiv auf die Gesundheit aus und reduzierte in einer Untersuchung von Houston et al. (1988) Angst und Depression bei Bewohnern eines Pflegeheims. Cohen, G. D. et al. (2006) fanden bei älteren Menschen ebenfalls eine Steigerung körperlichen und seelischen Wohlbefindens sowie sozialer Integration durch regelmäßiges Chorsingen. In einer Langzeitstudie über fünf Jahre bei 469 Personen, die älter als 75 Jahre waren und mehrfach wöchentlich musizierten, zeigte sich, dass Instrumentalspiel das Risiko, an einer Demenz zu erkranken, um bis zu 70 Prozent reduzierte. Als besonders effektiv in diesem Zusammenhang erwiesen sich ebenfalls Schachspielen und Tanzen (Verghese et al. 2003). Musizieren ist demnach als gesundheitsförderliche Aktivität besonders bei älteren Menschen aus medizinischer Sicht zu empfehlen (Richter 2008; Spahn 2011b).

4. Prävention im professionellen Musikbereich

4.1 Orchestermusiker

Nach Angaben der Deutschen Orchestervereinigung (DOV) bestanden im Jahr 2014 in Deutschland insgesamt 9825 Planstellen für Orchestermusiker in 131 Kultur- und Kammerorchestern. Die Zahl der ausgewiesenen Musikerplanstellen ging seit 1992 von ursprünglich 12159 Stellen um 2334 Stellen, d. h. um rund 19 Prozent zurück (Mertens 2015). Bei diesem Abbau entfielen 1846 Stellen auf die neuen Bundesländer sowie das ehemalige Ost-Berlin und 488 auf die alten Bundesländer sowie das ehemalige West-Berlin. Große Beunruhigung unter Kulturvertretern lösen vollzogene und geplante Fusionierungen großer renommierter Orchester aus, wie die für 2016 vorgesehene Zusammenlegung des SWR Sinfonieorchesters Baden-Baden und Freiburg mit dem Radio-Sinfonieorchester Stuttgart des SWR.

Für die Spielzeit 2011/2012 wurden in Deutschland insgesamt bei allen Kulturorchestern und Rundfunkensembles (mit Rundfunkchören, ohne Big Bands) rund 12600 Konzertveranstaltungen erfasst, davon 6160 Sinfoniekonzerte (im In- und Ausland), 1200 Kammerkonzerte und 3750 musikpädagogische Veranstaltungen wie Kinder- und Jugendkonzerte, Schülerkonzerte sowie Workshops in Schulen. Dies macht die Bandbreite der Orchesteraktivitäten deutlich, von denen der fast hälftige Anteil an Projekten aus dem Education-Bereich besonders hervorzuheben ist.

Spezifische Aspekte von Prävention

Der Beruf des Orchestermusikers unterliegt spezifischen Anforderungen, die bei der Prävention und Gesundheitsförderung berücksichtigt werden müssen. Hinsichtlich des Instrumentalspiels und der damit verbundenen Themen Spielposition und instrumentenspezifische Spielbewegungen gelten die in Kap. II.5 dargelegten Empfehlungen für individuelle Prävention sowie für instrumentenspezifische Prävention – Kap. II.6 – einschließlich der hier und in Kap. III dargestellten Übungen.

In einer Studie bei 2536 deutschen Orchestermusikern (Gembris und Heye 2012) erklärten fast 90 % der Befragten, im Allgemeinen auf ihre Gesundheit zu achten. 70 % gaben an Sport zu treiben, 27 % Entspannungsverfahren und 19 % regelmäßig Körpertechniken durchzuführen. Diese Zahlen deuten daraufhin, dass das Thema Gesundheit Orchestermusikern – zumindest in seiner allgemeinen Form – nicht fremd ist.

Die körperliche Belastung im Beruf variiert bei Orchestermusikern je nach Spielplan erheblich. So ist es ratsam, Belastungsphasen vorausschauend dahingehend zu planen, dass zusätzliche Erschwernisse ausgeschaltet und unterstützende Maßnahmen – wie beispielsweise Köpermethoden, regelmäßiges Training von Kraft und Ausdauer, Maßnahmen zur Entspannung und Erholung etc. – intensiviert werden.

Die konkrete Arbeitsumgebung von Orchestermusikern kann je nach Orchester und deren struktureller und finanzieller Ausstattung sehr unterschiedlich ausfallen. Grundsätzlich sollten Orchestermusiker dazu ermutigt werden, sich für gute Umgebungsbedingungen beim Spielen einzusetzen und selbst dafür zu sorgen. Diese umfassen Sitzgelegenheiten, die in der Höhe verstellbar oder instrumentenspezifisch angepasst sind – wie z. B. bei Harfe und Kontrabass –, eine ausreichende Beleuchtung und – soweit möglich – akustisch geeignete Proben- und Konzerträume (s. u. Hörgefährdung). Gibt es keine kurzfristige Möglichkeit, die äußeren Verhältnisse zu verbessern, sollte der Musiker im eigenen Interesse für individuelle Lösungen sorgen und nicht – quasi aus Prinzip – auf diese verzichten. Der Prävention von Schädigungen des Gehörs kommt bei Orchestermusikern eine besondere Bedeutung zu, weshalb diesem Thema ein eigener umfangreicher Abschnitt in diesem Kapitel gewidmet ist.

Die Kommunikation im Orchester ist ein Thema, welches von Orchestermusikern selbst zunehmend artikuliert wird (Mertens 2010b).

Als eine Besonderheit des Orchesterarbeitsplatzes spielen hier die räumliche Enge und der geringe Abstand der Musiker zueinander eine Rolle. Dies variiert zwar zwischen Opernorchestern, die im Graben spielen, und Konzertorchestern, die auf der Bühne tätig sind, im Vergleich zu anderen Arbeitsplätzen finden sich in beiden Fällen jedoch ähnliche, beengte Verhältnisse. Diese haben auch psychologische Auswirkungen.

In der sog. Proxemik (von lat. *proximus,* »der Nächste«) – einem Wissenschaftszweig, der sich mit der räumlichen Beziehung zwischen Personen beschäftigt – ließen sich Abstandsmaße zwischen Personen ermitteln, die in der westlichen Kultur Anhaltspunkte für das Erleben von Intimität darstellen (Abb. II.13).

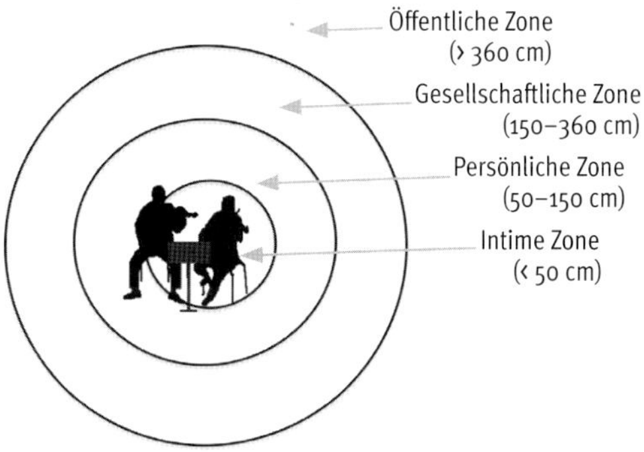

Abb. II.13: Distanzzonen am Arbeitsplatz des Orchestermusikers

Wendet man diese Distanzmaße auf die Situation von Orchestermusikern an, so wird deutlich, dass nicht nur hinsichtlich der Bewegungsfreiheit beim Spielen räumliche Enge besteht, sondern zwangsläufig auch psychologische Grenzen überschritten werden. So befinden sich Orchestermusiker hinsichtlich des Abstands zum Pultnachbarn unfreiwillig in einer Zone, die eigentlich der Intimität vorbehalten ist. Der unfreiwillige nahe Abstand kann eine latente Stressbereitschaft erzeugen. Umso wichtiger sind ausreichend Platz im Stimmzimmer sowie ein Ort der Ruhe, an dem sich die Musiker in den Pausen zurückziehen können. Hieran wird in Theatern und Opernhäusern selten gedacht.

Eine angemessene Regulation von Nähe und Distanz muss in der Kommunikation unter den Musikern und mit dem Dirigenten auch »innerlich« geleistet werden. Die in Kap. I.2.2 (S. 79 f.) erläuterten Grundlagen zwischenmenschlicher Kommunikation können hier eine Orientierung bieten. Demnach stellt das Orchester eine formelle Gruppe dar, deren Arbeitsbeziehungen untereinander das notwendige Maß an Vertrauen, Respekt, Austausch und Zusammenarbeit enthalten müssen, damit die beruflichen Aufgaben bestmöglich erfüllt werden können.

Entstehen – wie dies an jedem anderen Arbeitsplatz ebenfalls passieren kann – zwischenmenschliche Spannungen, so gibt es während der Proben- und Konzertsituation keine »Auslaufzonen«. Ein Orchestermusiker kann nicht seinen Platz verlassen, bis sich die schlechte Stimmung gelegt hat, sondern er muss mitten im Geschehen bleiben. Dies erfordert ein hohes Maß an Selbstregulationsfähigkeit und Kompetenz im Umgang mit gruppendynamischen Prozessen. Für diese Aspekte sind Orchestermusiker jedoch nicht ausgebildet. Die Musiker selbst sowie die Deutsche Orchestervereinigung und der Deutsche Bühnenverein machten in den letzten Jahren verstärkt auf dieses Thema aufmerksam. Mittlerweile haben sich Mediatoren, die selbst aus dem Orchester kommen, auf Konfliktklärung in Orchestern spezialisiert. Dies stellt eine wichtige Unterstützung in Krisen dar, präventiven Gesichtspunkten folgend wäre jedoch eine individuelle Professionalisierung bereits in der Ausbildung von Orchestermusikern unbedingt wünschenswert. Hierzu zählt beispielsweise das Einüben von Feedback- und Kommunikationstechniken, um später im Orchester auf angemessene Formen des interkollegialen Austauschs zurückgreifen zu können (Kap. I.2.2 und II.2.1).

Die Frage der Arbeitsatmosphäre hat nachhaltige Auswirkungen auf die Arbeitszufriedenheit und -gesundheit. Körperliche Belastungen führen in der Regel dann zu Dekompensation, wenn zusätzlich psychische Spannungen und Konflikte innerhalb der Gruppe oder mit dem Dirigenten bestehen.

Arbeitszufriedenheit als Voraussetzung für Gesundheit

Wendet man die in Kap. II.2.1 beschriebenen Kriterien für Arbeitszufriedenheit auf den Beruf des Orchestermusikers an, so zeigen sich typische

Schwierigkeiten, aber auch eine Reihe von Chancen, die der einzelne Musiker für sich nutzen kann.

Im Vergleich zu anderen Berufsfeldern von Musikern bietet der Beruf des Orchestermusikers ein hohes Maß an Orientierung und Sicherheit. Die Entscheidungsmöglichkeiten sind zwar durch die Leitungsfunktion des Dirigenten eingeschränkt, sie lassen jedoch einen gewissen Spielraum. So behält jeder Musiker die Kontrolle über sein eigenes Engagement beim Spielen und über seine Motivation. Es ist jedoch nicht wegzudiskutieren, dass ein Musiker im Orchester sich insbesondere den Vorstellungen des Künstlerischen Leiters bis zu einem gewissen Grad unterordnen muss. Die Ausbildung von Dirigenten hin zu einem respektvollen und demokratischen Führungsstil ist deshalb gerade im Sinne der Gesundheit von Orchestermusikern von großer Bedeutung (Kap. I.2.2). Auch wenn Kunst und Kunstausübung nicht nur den Kriterien der Mitbestimmung folgen können – nicht umsonst gibt es das geflügelte Wort: »Ein Theater ist keine demokratische Veranstaltung« –, so wirken sich positives Feedback, soziale Unterstützung und demokratisches Verhalten in Führungspositionen doch positiv auf die Qualität der Aufgabe und auf den Zusammenhalt in der Gruppe aus (Trail 2004). Die gleiche Führungsqualität muss auch von Orchestermusikern in Führungspositionen – wie Konzertmeistern, Stimmführern und Solisten – erwartet werden.

In der modernen Ensemblekultur der Alten und Neuen Musik werden von den selbstverwalteten – und dabei sehr erfolgreichen – Ensembles die Mitspracherechte der einzelnen Musiker auf Programm- und Proben- bzw. Aufführungsgestaltung wesentlich ausgedehnter wahrgenommen und gelebt, als dies bisher in traditionellen Orchestern üblich war. Diese Ensembles, die zum Teil sogar ohne Dirigenten musizieren, zeigen neue Kooperationsmodelle zwischen Dirigent und Orchester auf.

Die größte Ressource für Arbeitszufriedenheit liegt im Musizieren selbst (vgl. Kap. II.5.1). Musikern, denen es gelungen ist, aus einer Phase der Frustration herauszukommen, und die begeistert wieder ihrem Beruf als Orchestermusiker nachgehen, haben das Musizieren und die damit verbundene Freude am meisten geholfen. Vor dem Hintergrund dieser gemeinsamen Freude am Musizieren ist das Bedürfnis nach Wertschätzung, Respekt und gegenseitiger Unterstützung besonders ernst zu nehmen. Die Impulse hierzu und ihre Umsetzung können jedoch nur aus der Berufsgruppe und von den einzelnen Musikern selbst kommen. In vielen Orchestern mit guter Arbeitsatmosphäre ist dies bereits verwirklicht. Dabei erfordert die Herstellung eines vertrauensvollen Klimas den Willen sowie die aktive Anstrengung und den Einsatz aller Beteiligten.

Das kollektive Bewusstsein, schwierige berufliche Anforderungen gemeinsam zu meistern und eine Kultur des professionellen Austauschs untereinander in allen Orchestern zu entwickeln, wäre ein enorm wichtiger Schutzfaktor für Gesundheit. Auch wenn hier vielversprechende Veränderungen durch die Etablierung der Musikermedizin in den letzten Jahren bereits zu verzeichnen sind, sollte eine Tabuisierung berufsrelevanter Themen wie Lampenfieber und Unsicherheiten im Umgang mit beruflichen Anforderungen vollständig abgebaut und diese endlich »salonfähig« gemacht werden. In einem gemeinsamen, professionellen Umgang mit diesen Themen und in gegenseitiger Unterstützung liegen ungenutzte Ressourcen für die kollektive Gesundheit des Berufsstands und die individuelle Gesundheit des einzelnen Musikers. Der alte Spruch »geteiltes Leid, ist halbes Leid« kann noch durch den Spruch »geteilte Freude ist doppelte Freude« gesteigert werden.

Systemische versus individuelle Prävention

Die Frage, wie effektiv Prävention sein kann, entscheidet sich nicht nur an der Motivation des einzelnen Musikers und seinem individuellen Verhalten, sondern auch daran, ob die Themenstellung auf individueller Ebene sinnvoll zu lösen ist. Ein Beispiel hierfür ist der Gehörschutz, bei dem sich Verhaltensprävention – individueller Gehörschutz – und Verhältnisprävention – z. B. Verbesserung der akustischen Raumbedingungen – gegenseitig ergänzen müssen.

Darüber hinaus gibt es jedoch auch Themen, die nur mit strukturellen Maßnahmen aufgefangen werden können. Das Älterwerden im Orchester ist ein solches Thema. Wie andere Arbeitnehmer auch unterliegen Musiker mit zunehmenden Berufsjahren altersbedingt bestimmten Veränderungsprozessen (Kap. I.3). Nach wie vor wird dieser natürliche Vorgang jedoch wie ein individueller (Krankheits-)Fall behandelt. Hier wäre eine systemische Prävention, die Spielraum schafft für individuelle Lösungen, sinnvoll.

Gembris und Heye (2012) fragten deutsche Orchestermusiker (n=2536), wie sich ihre musikalische Leistungsfähigkeit in verschiedenen Altersphasen verändert habe. Hier ergab sich eine weitgehend konstante Einschätzung (Wert 4 auf eine Skala von 1–5) über verschiedene Altersphasen zwischen ‹30 Jahren bis ›60 Jahren. Ab dem Alter von 40 Jahren sank die Leistungsfähigkeit in der Selbsteinschätzung nur gering, wenn auch stetig auf 3,5 Punkte. Gleichzeitig nahmen in derselben Stichprobe körperliche Beschwerden mit zunehmendem Alter zu und bei den über 50-Jährigen lag der Prozentsatz, die unter körperlichen Beschwerden leiden, bei mehr als 65% (Gembris und Heye 2012). Ältere Orchestermusiker (›50 J.) erwähnten auch deutlich häufiger Schmerzen und beschrieben die Beschwerden als stärker.

Die Befunde weisen einerseits auf einen zu erwartenden Anstieg körperlicher Einschränkungen mit zunehmendem Alter hin, zeigen jedoch gleichzeitig, dass sich die älteren Musiker trotzdem noch als leistungsfähig auf ihrem Instrument einschätzen. Diesbezüglich fanden sich keine instrumentenspezifischen oder positionsbedingten – Tutti oder Solo – Unterschiede. Gembris und Heye interpretieren die Ergebnisse so, dass ältere Musiker unter voller Ausschöpfung ihrer Reservekapazität, d.h. am Rande ihrer Leistungsgrenzen arbeiten. Eindrücke aus der musikermedizinischen Sprechstunde bestätigen, dass ältere Musiker bis zum Ende ihrer regulären Berufstätigkeit leistungsfähig sind, jedoch weniger Reserven haben und in Situationen zusätzlicher Belastungen schneller körperliche Symptome entwickeln. Im Sinne eines systemischen Herangehens wäre deshalb die Frage zu stellen, ob diese Situation älterer – aber auch junger, gefährdeter – Musiker nicht von vornherein hinsichtlich Dienstbelastung und Aufgabenverteilung im Orchester Berücksichtigung finden könnte. Eine weitere Möglichkeit wäre es, bei Solobläsern von Anfang an optional einen Wechsel auf die zweite Stelle mit einzuplanen. Viele Bläser tun dies individuell bereits. Die hier genannten Vorschläge bedeuten keinesfalls, dass ältere Musiker aussortiert oder auf das Abstellgleis geschoben werden sollen. Es handelt sich eher um Optionen, welche die Flexibilität im Umgang mit individuellen Belastungsgrenzen erhöhen. Bisher liegen diese Maßnahmen zumeist ausschließlich in der Verantwortung der einzelnen Musiker, die sich beispielsweise aus manchen Diensten durch selbst bezahlte Vertretungen »freikaufen«. Die hier angesprochenen Möglichkeiten erfordern ein präventives Denken auch auf Ebene der Administration und Künstlerischen Leitung. Hier könnten durch vorausschauende Planung Überlastungen, mit deren gesundheitlichen Konsequenzen oft schon im Vorfeld zu rechnen ist, abgefangen werden. Ohne Zweifel sollten künstlerische Kriterien bei der Auswahl von Werken im Vordergrund stehen, jedoch sind die Leistungsgrenzen des Klangkörpers und der einzelnen Musiker ebenfalls mit zu berücksichtigen. So hat beispielsweise die Tatsache, dass seit einigen Jahren kleinere Theater auch Opern von Wagner – die allein ihrer Dauer wegen besonders hohe Anforderungen an die Musiker stellen – in ihren Spielplan aufnehmen, zu einem merkbaren Anstieg von Musikerpatienten mit Überlastungsbeschwerden in unserer musikermedizinischen Sprechstunde geführt, die in eindeutigem zeitlichem Zusammenhang mit Proben und Aufführungen dieser Werke standen. Die Konsequenz hieraus kann natürlich nicht sein, diese Werke nicht mehr aufzuführen – ganz im Gegenteil! Jedoch sollten gesundheitliche Risiken realistisch eingeschätzt und entsprechend – z.B. durch Verteilung von Probezeiten, Einplanen ausreichender Erholungszeiten, Auswahl weniger anstrengender Werke in der restlichen Spielzeit, präventiven Einsatz von Aushilfen – berücksichtigt werden. Hier wird auch Dirigenten Rücksichtnahme auf die Leistungsgrenzen der Orchestermusiker abverlangt.

Die Aktivitäten von Orchestern im Education-Bereich, die – wie die eingangs berichteten Zahlen zeigen – einen hohen Anteil ausmachen, eröffnen für Orchestermusiker neue Tätigkeitsfelder. Auch für die Prävention entstehen hierdurch neue Möglichkeiten. So können Belastungen, die durch das ausschließliche Proben und Konzertieren entstehen, durch stärker pädagogisch orientierte Tätigkeiten kompensiert werden (vgl. S. 103).

*Hörgefährdung und Gehörschutz**

Hinführung zum Themenkomplex

Wenn man sich mit der Wirkung von lauter Musik auf die Gesundheit von Musikern beschäftigt, sind vorrangig zwei Fragen zu klären:

- Ist laute Musik ein potenziell schädigender Einflussfaktor?
- Welche Organsysteme können durch laute Musik möglicherweise geschädigt werden?

Dass die Exposition von zu hohen Schalldruckpegeln zu einer Schwerhörigkeit führen kann, ist seit Langem bekannt. Bereits im 19. Jahrhundert befassten sich mehrere Autoren mit der Lärmschwerhörigkeit und differenzierten hierbei vorwiegend zwischen beispielsweise durch Gewehrschüsse erzeugtem Lärm und Hörverlust infolge langjähriger Arbeit, z.B. bei Kesselschmieden und Schlossern (Fosbroke 1831; Habermann 1890). Im Jahr 1929 erfolgte die Aufnahme der »durch Lärm verursachten Taubheit oder an Taubheit grenzenden Schwerhörigkeit« in die Liste der Berufskrankheiten (aktuell Nr. 2301 der Berufskrankheiten-Liste).

Da es in der Natur genuin keine lauten Geräusche gibt, die evolutionär von Belang waren, hat das Ohr – leider – keine Schutzmechanismen für hohe Schalldruckpegel entwickelt. Hier besteht ein grundlegender Unterschied zu anderen potenziell schädigenden Außeneinflüssen wie beispielsweise Hitze: Wenn wir etwas sehr Heißes berühren, zucken wir unwillkürlich mit der Hand zurück, um den Schaden durch eine Verbrennung im Voraus abzuwehren.

Die Schallexposition hat sich in den letzten 200 Jahren durch das Eindringen von Maschinen- und Verkehrslärm in unsere Umwelt dramatisch verändert. In den vergangenen 50–100 Jahren ist zudem auch eine deutliche Zunahme von lauten musikalischen Ereignissen zu beobachten.

Musiker und speziell auch Orchestermusiker waren nicht zu allen Zeiten gleichermaßen hohen Schalldruckpegeln ausgesetzt. Unsere Arbeitsgruppe konnte – in Zusammenarbeit mit Beat Hohmann von der Schweizer Unfallversicherungsanstalt (SUVA Luzern) – die Schalldruckpegelbelastung von Musikern messen, die auf historischen Instrumenten (z.B. barocke Bauart, Verwendung von Darmsaiten, tiefe Stimmung [Kammerton a' = 431 Hz]) in historisch informierter Aufführungspraxis musizieren (Richter et al. 2007). Hier lagen die Dauerschallpegel L_{eq} bei einem der weltweit führenden Ensembles selten oberhalb von 85 dB(A). In einer Gegenüberstellung der Messwerte dieses Ensembles mit den Werten eines modernen Orchesters (moderne Instrumente, Stahlsaiten, hohe Stimmung [Kammerton a' = 443 Hz]), das von derselben Arbeitsgruppe ebenfalls mit ohrnahen Mikrofonen gemessen wurde, sind deutliche Unterschiede in den Schalldruckpegeln erkennbar (Tab. II.7).

Neben den Unterschieden in der Bauart der Instrumente, der Besaitung, der Stimmung sowie der Orchestergröße ist zur Erklärung der Messergebnisse auch die gespielte Literatur zu berücksichtigen. Bei unseren Messungen im Barockensemble standen unterschiedliche Werke von Vivaldi auf dem Programm, bei den Messungen im modernen Symphonieorchester kam mit der Suite Romeo und Julia von Sergei Prokofjew ein Werk aus dem 20. Jahrhundert zur Aufführung.

Arten der Lärmschädigungen am Ohr

Die Arbeitsgruppe um Chlodwig Beck konnte schon Mitte des 20. Jahrhunderts zeigen, dass eine chronische Lärmexposition zu strukturellen Schäden im Innenohr führt (Beck 1955). Wenn direkte Schallereignisse das Ohr schädigen, spricht man auch von Schall- oder Lärmtraumata, die resultierende Schwerhörigkeit bezeichnet man als Lärmschwerhörigkeit. Man unterscheidet *akute* von *chronischen* Lärmtraumata.

Unter einem *akuten Schalltrauma* oder einem *akuten akustischen Trauma* wird die Schädigung des Hörorgans durch ein einmaliges Schallereig-

* Die Ausführungen in diesem Kapitel lehnen sich in Teilen an bereits veröffentliche ausführliche Darstellungen unserer Arbeitsgruppe an (Richter et al. 2007a und b; Zander et al. 2008; Richter et al. 2011).

Instrument	L_{eq}, Barock	L_{max}, Barock	L_{eq}, Modern	L_{max}, Modern
Referenz /Dirigent	78.5	88.9	**82.9**	**99.4**
Violine 1 (beim barocken Ensemble Konzertmeister mit Solo)	93.7	113.1	**92.8**	**108.0**
Violine 2 (beim barocken Ensemble Stimmführerin mit Solo)	86.6	103.0	–	–
Bratsche	84.5	103.0	**86.2**	**100.9**
Cello	77.9	89.4	**84.2**	**99.0**
Kontrabass	76.4	88.0	**85.8**	**103.5**
Flöte	83.6	98.0	–	–
Oboe	80.4	92.4	–	–
Fagott	79.4	94.1	–	–
Piccolo	–	–	**93.3**	**112.5**
Posaune	–	–	**88.8**	**108.6**
Trompete	–	–	**91.6**	**110.4**
Kleine Trommel	–	–	**90.3**	**111.0**

Tab. II.7: Vergleich der Schalldruckpegel eines Barockorchesters und eines modernen Orchesters (nach Richter et al. 2007a)

nis verstanden. Bei einem Knall- oder Explosionstrauma ist das Ereignis meist extrem laut (›135 dB (A)) und kurz (‹2 ms bei einem Knall-, ›2 ms bei einem Explosionstrauma). Diese Art der Schädigung kommt bei ohrnahen Gewehrschüssen oder sonstigen Detonationen vor; bei Musikern treten solche Situationen äußerst selten auf – etwa in Werken mit Einsatz von Pistolen- oder Gewehrschüssen oder ähnlichen Schallereignissen.

Daneben gibt es eine Unterform einer akuten Schädigung des Gehörs – den sog. akustischen Unfall –, der bei Musikern häufiger auftritt. Zu diesem Geschehen trägt das Zusammentreffen zweier verschiedener Komponenten bei: erstens der Position einer ungewöhnlich »verdrehten« Halswirbelsäule – wie sie bei asymmetrischen Haltungen des Kopfes entstehen kann, die zu einer Minderdurchblutung der im Hals verlaufenden Blutgefäße führt, die wiederum das Ohr mit Nährstoffen versorgen; zweitens eines Schalldruckpegels – zumeist im Bereich von 110–120 dB(A) –, der laut ist, aber dennoch deutlich unter den sonst für akute Schädigungen des Ohres verantwortlichen Schalldruckpegeln liegt. Diese Konstellation ist bei Musikern angesichts der häufigen asymmetrischen Spielhaltungen bei vielen Instrumenten und der tatsächlich vorhandenen Spitzenpegel im Orchester durchaus nicht selten. Verschärft werden kann diese Situation noch dadurch, dass das Schallereignis plötzlich und unerwartet eintritt (Richter 2011b, S. 279).

Hinsichtlich der *chronischen Lärmtraumata* ist seit etwa Mitte des 20. Jahrhunderts allgemein anerkannt, dass chronische Dauerbelastungen von ≥85 dB(A) bleibende Gehörschäden verursachen können. Diese Grenze von 85 dB (A) geht davon aus, dass während einer 40-stündigen Arbeitswoche der Expositionspegel im Durchschnitt bei diesem Wert liegt ($L_{EX, 40h}$); entsprechend bedeutet $L_{EX, 8h}$ acht Stunden Exposition am Tag.*

In der Jahresstatistik der als entschädigungspflichtig anerkannten Berufskrankheiten nimmt die Lärmschwerhörigkeit weiterhin einen Spitzenplatz ein. So wurden im Jahr 2012 in Deutschland insgesamt 15 949 Fälle von Berufskrankheiten anerkannt, wobei es sich in 6 800 Fällen um eine Lärmschwerhörigkeit handelte (EU-OSHA 2012). Die absolute Zahl der bei Musikern als Berufskrankheit anerkannten Lärmschwerhörigkeiten ist jedoch gering: In einem Zehnjahreszeitraum (2000–2009) wurden bei Musikern in Deutschland nur 80 Fälle von Lärmschwerhörigkeit anerkannt (Fendel 2011).

Musik als Lärm?

Folgt man der Definition des Begriffs »Lärm« nach der weit verbreiteten Deutschen Industrie-Norm (DIN 1320), so handelt es sich um Hörschall, der die Stille oder eine gewollte Schallaufnahme stört

* Diese und zahlreiche weitere Begriffsdefinitionen zu Schall und Gehör sind in einem Ratgeber (Safe and Sound – Ratgeber zur Gehörerhaltung in der Musik- und Entertainmentbranche) der Bundesanstalt für Arbeitsschutz und Arbeitsmedizin (BAuA) kompakt zusammengestellt und über die Homepage www.baua.de der BAuA herunterladbar (BAuA 2010) (letzter Zugriff: 23.07.2015).

oder auch zu Belästigungen oder Gesundheitsstörungen führt. Musik als Lärm anzusehen, erscheint für Musiker spontan völlig unpassend. Dies liegt daran, dass Musik in der Regel nicht wie Lärm als unerwünscht oder störend erlebt wird und auch kein Abfallprodukt – wie Maschinenlärm, Verkehrslärm, Schienenlärm oder Fluglärm – darstellt. Der Begriff »Lärmbekämpfung« weist darauf hin, dass Lärm möglichst vermieden bzw. bekämpft werden sollte (Hoffmann und Richter 2015). Im Gegenteil ist Musik für den Musiker und für den freiwilligen Hörer kein unerwünschter Schall, sondern es wird musiziert, um den Schall zu Ohren zu bringen und seine Produzenten und Zuhörer zu erfreuen. Trotz dieser gegensätzlichen Aspekte von Musik und Lärm wird im Arbeitsschutz vom Gesetzgeber nicht zwischen beiden differenziert, da hier allein die physikalisch messbaren Schalldruckwerte maßgeblich sind. Die Auswirkungen von Lärm auf das Gehör sind in zwei international gültigen Standards (International Organization for Standardization, kurz: ISO) festgelegt: ISO 1999 (ISO 1999:2013 Estimation of noise-induced hearing loss), welche die zu erwartende Anzahl von Gehörschäden in Abhängigkeit der Lärmdosis zeigt, und ISO 7029 (ISO 7029:2000 Statistical distribution of hearing thresholds as a function of age), welche Gehörschäden in Abhängigkeit vom Lebensalter darstellt.

Lärm kann über die direkt gehörschädigenden Wirkungen hinaus Gesundheitsstörungen verursachen, welche das vegetative Nervensystem (vgl. S. 59) negativ beeinflussen und beispielsweise zu Blutdruckerhöhungen führen; diese Schädigungen können z. B. durch Verkehrslärm hervorgerufen werden (van Kempen und Babisch 2012).

Sind klassische Musiker gehörgefährdenden Schalldruckpegeln ausgesetzt?

Diese Frage ist klar mit Ja zu beantworten. Schon in den 60er-Jahren des 20. Jahrhunderts gab es erste Studien über die Gehörgefährdung bei Musikern durch das Spiel ihres Instruments (Flach und Aschoff 1966). Die in der Folgezeit durchgeführten Studien bestätigten bezüglich der Exposition im Wesentlichen die gehörgefährdenden Schalldruckpegel (Behroozi und Luz 1997). Auch in neueren – systematischen – Studien fand sich, dass die Schalldruckpegel in den professionellen klassischen Symphonieorchestern schon für die Einzelinstrumente über den unteren und oberen Auslösewerten liegen [80 dB (A) bzw. 85 dB (A)] und in der Gruppe den Expositionsgrenzwert von 87 dB (A) überschreiten (Hohmann et al. 2003). Wichtig ist dabei die Tatsache, dass die höchsten Schalldruckpegel für das Ohr vom eigenen Instrument herrühren und nicht von den subjektiv häufig als »lauter« empfundenen Instrumenten der Kollegen. Dies ist dadurch begründet, dass für die Berechnung des Schalldruckpegels (dBSPL) der Abstand von der Schallquelle von großer Bedeutung ist: In die Formel zur Berechnung des Schalldruckpegels L_2 geht – z. B. im Rahmen der Ermittlung einer Schalldruckpegelbelastung – der Abstand (r) als quadratische Funktion ein.*

Eine Vergrößerung des Abstands von der Schallquelle führt also zu einer exponentiellen Abnahme der Schalldruckpegelbelastung. Im Internet gibt es zu diesem physikalischen Phänomen auch automatische Umrechnungsprogramme, in welchen auf Knopfdruck dargestellt werden kann, wie sich die Abnahme (sog. Dämpfung) des Schallpegels (in dB) in Abhängigkeit von einer Änderung der Entfernung verhält.**

Im Hinblick auf die schallbezogene Gesamtbelastung von Musikern sind die systematischen Untersuchungen von Beat Hohmann von der SUVA als Referenzwerte besonders aussagekräftig, da sie auch die individuellen Übezeiten der Musiker berücksichtigen und zwischen Unterrichten und Spielen im Orchester unterscheiden. Sie sind über das Internet in Tabellenform leicht zugänglich.***

Zu diskutieren ist bei Musikern auch die Frage, ob die langfristige Dosis der Musik überschätzt wird, weil Messungen meist bei lauten Werken stattfinden. Diese Verzerrung der Messwerte versuchten die Messingenieure der SUVA zu vermeiden, indem sie zur Bestimmung ihrer Referenzwerte nicht nur bei lauten Werken Messungen vornahmen.

---

* $L_2 = L_1 - 10 \cdot \lg \left(\frac{r_1}{r_2} \right)^2$

** Beispielsweise http://www.sengpielaudio.com/Rechner-entfernung.htm (letzter Zugriff: 23.07.2015).

*** www.suva.ch/waswo/86496 (letzter Zugriff: 23.07.2015).

Kommt es bei klassischen Musikern zu einer erhöhten Anzahl von lärminduzierten Innenohrschwerhörigkeiten?

Diese Frage ist bisher wissenschaftlich nicht abschließend geklärt, kann also weder mit Ja noch mit Nein beantwortet werden, obschon es zahlreiche Studien gibt, die versucht haben, hierauf eine eindeutige Antwort zu finden. Einer Reihe von Untersuchungen, die eine musikinduzierte Lärmschwerhörigkeit bei klassischen Orchestermusikern bejahen, steht eine ebenso gewichtige Anzahl von Studien entgegen, die eine solche Lärmschädigung verneinen (vgl. Überblick bei Holstein 2008). Interessanterweise wurden von einigen Autoren geringere Schäden gefunden, als sie nach ISO 1999 und 7029 zu erwarten gewesen wären (Kähari et al. 2001; Obeling und Poulsen 1999).

Zu der teils widersprüchlichen Datenlage ist anzumerken, dass die Vergleichbarkeit dieser wissenschaftlichen Untersuchungen durch verschiedene methodische Unschärfen zum Teil erheblich erschwert ist. Zudem sind die meisten Studien Einpunkterhebungen, die keine Aussagen über eine mögliche Progredienz der audiometrisch gefundenen Einschränkungen im zeitlichen Verlauf ermöglichen. Lediglich die Studie von Kähari und Mitarbeitern aus dem Jahre 2001 kann zu der zeitlichen Dimension bedingt eine Aussage treffen, da die untersuchten Musiker bereits 16 Jahre zuvor untersucht worden waren. Hier fand sich bei den Musikern im Nachbeobachtungszeitraum von 16 Jahren keine signifikante Verschlechterung der Hörfähigkeit.

Als weiterer möglicher Einflussfaktor ist zu diskutieren, inwiefern Musiker mit ihrem geschulten Gehör – und ihrem Druck, in der vom Arbeitgeber veranlassten audiometrischen Untersuchung ein gutes Gehör vorzuweisen – beim Hörtest eventuell konzentrierter und besser reagieren als Industriearbeiter. Gerade beim Audiometrieren im sog. Störlärm, d. h. in einer Situation mit Umgebungsgeräuschen, ist der Musiker vermutlich besser und früher in der Lage, den Prüfton zu erkennen. Dies könnte die audiometrischen Ergebnisse bei Musikern verzerren. Ein ohrprotektiver Faktor bei Musikern könnte die Tatsache sein, dass die Gehörbelastung durch Musik durch ständige Schwankungen und kleine Belastungspausen gekennzeichnet ist. Das Konzept der L_{eq}-Messungen vernachlässigt aber den vermutlich vorhandenen positiven Effekt von Erholungszeiten, wie sie bei Orchesterproben und bei Aufführungen immer wieder – je nach Werk – dank leiser Passagen regelhaft vorkommen.

Wichtig scheint außerdem die eigene emotionale Einstellung zu den aufgeführten Musikstücken zu sein: Bei Musikern, welche die Musik, die sie aufführen, mit einer positiven affektiven Kopplung versehen können, scheint bei gleicher Belastung das Ausmaß von Gehörschäden geringer zu sein (Lindgren und Axelsson 1983; Swanson et al. 1987).

Jedoch sollten die offenen – und manchmal kontrovers diskutierten – Fragen über die tatsächliche Häufigkeit von lärminduzierten Innenohrschwerhörigkeiten bei Musikern sowie die Auflistung möglicher ohrprotektiver Faktoren nicht in dem Sinne falsch interpretiert werden, dass es bei Musikern keine lärminduzierten Schwerhörigkeiten gäbe: Natürlich sehen HNO-Ärzte, Phoniater, Musikermediziner und Arbeitsmediziner im klinischen Alltag Musiker, die eine lärminduzierte Schwerhörigkeit mit den typischen Zeichen im Audiogramm in der Frühphase der Erkrankung (c5-Senke, vgl. S. 66) und mit einem Fortschreiten der Einschränkungen bei weiterer ungeschützter Lärmexposition aufweisen! Die Frage, *ob* Schäden auftreten können, kann demnach eindeutig mit Ja beantwortet werden, lediglich die Frage, wie häufig dies geschieht, ist wissenschaftlich noch nicht abschließend geklärt.

Welche Regel zum Schutz des Gehörs sieht der Gesetzgeber vor?

Im Jahr 2007 wurde – in Folge der EG-Arbeitsschutzrichtlinie »Lärm« 2003/10/EG – eine neue Lärm- und Vibrations-Arbeitsschutzverordnung in Deutschland eingeführt. Da, wie oben bereits erwähnt, der Arbeitsschutz keinen Unterschied zwischen Musikern und Arbeitern in einem Sägewerk macht, gilt sie für alle Musiker, die bei einem öffentlichen Arbeitgeber beschäftigt sind. Für freiberufliche Musiker sollten dieselben Grundsätze Anwendung finden, nur ist dies aufgrund der schwierigen Überprüfbarkeit nicht per Gesetz geregelt.

Im Folgenden werden einige wenige Eckpunkte dieser Verordnung dargestellt:*

Es werden die Auslösewerte und Schutzmaßnahmen bei Lärm genannt, auch werden die Unterweisung der Beschäftigten und die arbeitsmedizinische Vorsorge geregelt.

Als Werte sind für den unteren Auslösewert ($L_{EX,8h}$ = 80 dB (A)) und für den oberen Auslösewert ($L_{EX,8h}$ = 85 dB (A)) festgesetzt.

Wird der untere Auslösewert erreicht, sind vom Arbeitgeber folgende Maßnahmen zu treffen:

- Der Arbeitgeber muss nach §7 technische und organisatorische Maßnahmen zur Minderung der Schallexposition ergreifen, z. B. Begrenzung von Dauer und Ausmaß der Exposition und Arbeitszeitpläne mit ausreichenden Zeiten ohne belastende Exposition.
- Falls durch diese Maßnahmen die unteren Auslösewerte nicht eingehalten werden, hat der Arbeitgeber dem Beschäftigten einen geeigneten persönlichen Gehörschutz zur Verfügung zu stellen.
- Der Arbeitgeber hat dem Beschäftigten die in §13 Abs. 2 Satz 2 Nr. 1 und 2 genannten arbeitsmedizinischen Vorsorgeuntersuchungen anzubieten (Erst- und regelmäßige Nachuntersuchung der Beschäftigten).

Wird der obere Auslösewert erreicht, gilt zusätzlich:

- Der Arbeitgeber hat dafür Sorge zu tragen, dass die Beschäftigten den persönlichen Gehörschutz bestimmungsgemäß verwenden.
- Der Arbeitgeber hat die genannten arbeitsmedizinischen Vorsorgeuntersuchungen regelmäßig zu veranlassen (Erst- und regelmäßige Nachuntersuchung der Beschäftigten).

Dabei folgen alle Maßnahmen einem klaren Stufenplan: Zunächst rangieren technische Maßnahmen vor organisatorischen Maßnahmen. Wenn diese beiden Stufen nicht greifen, sollte individueller Gehörschutz getragen werden. Daraus folgt, dass Schallschutzmaßnahmen in Probe- und Arbeitsräumen des Orchesters und des Chores aus arbeitsmedizinischer Notwendigkeit erforderlich sind und dass diese technischen Maßnahmen nach Maßgabe der Verordnung auch vor organisatorischen und individuell gehörschützenden Maßnahmen zu erfolgen haben.

Wie relevant ist die Verordnung für Musiker im Alltag?

»Gehörschutz im Orchester« stellt im Alltag ein wichtiges Thema dar, wie eine umfangreiche Untersuchung unserer Arbeitsgruppe zeigte, die wir im Jahr 2006 im Auftrag des Bundesministeriums für Arbeit und Soziales durchführten. Die Studie wurde bei 429 Orchestermusikern aus neun professionellen Orchestern in Deutschland mit dem Ziel durchgeführt, den aktuellen Stand der Information und Praxis zum Thema Hörgefährdung und Gehörschutz in deutschen Orchestern zu erheben. Zudem muss festgestellt werden, dass die Verordnung nun seit einigen Jahren geltendes Recht darstellt und damit nicht einfach ignoriert werden kann.

Um ein möglichst differenziertes Meinungsbild zu erhalten, haben wir die schriftliche Befragung der Musiker mittels Fragebogen durch Interviews ergänzt. Diese wurden mit Vertretern der administrativen und künstlerischen Leitung sowie mit den Orchestervorständen der teilnehmenden Orchester geführt.

Im Folgenden werden die wichtigsten Ergebnisse der Studie zusammengefasst.**

Die unterschiedlichen Möglichkeiten des individuellen Gehörschutzes waren den Musikern sehr gut bekannt. Persönliche Erfahrungen mit der Verwendung der verschiedenen Gehörschutztypen hatten jedoch weniger als die Hälfte der Befragten. Tatsächlich wurde Gehörschutz nur maximal von etwa einem Sechstel der Befragten – und zwar in den Situationen Üben, Proben und Auftritt zusammengenommen – verwendet. Die Tatsache, dass individueller Gehörschutz recht selten angewendet wird, erscheint umso bemerkenswerter, als gleich-

* Die Verordnung findet sich im Wortlaut unter der nachfolgenden Adresse: http://www.gesetze-im-internet.de/bundesrecht/l_rmvibrationsarbschv/gesamt.pdf (letzter Zugriff: 23.07.2015).

** Die ausführlichen Studienergebnisse wurden in einer deutschsprachigen Monografie in der Schriftenreihe »Freiburger Beiträge zur Musikermedizin« (Richter et al. 2007) und in einer wissenschaftlichen Publikation im Journal Noise and Health publiziert (Zander et al. 2008).

zeitig etwa zwei Drittel der Befragten mitteilten, sich Sorgen darüber zu machen, dass ihr Gehör durch die Arbeit im Orchester Schaden nehmen könnte. Nahezu die Hälfte der Befragten gab sogar an, dass sie befürchten, ihr Gehör könnte im Rahmen ihrer beruflichen Tätigkeit einmal so belastet werden, dass sie ihren Beruf nicht mehr ausüben können. Es wird demnach ein Widerspruch zwischen Informationsstand, eigener Erfahrung und konkreter Anwendung von individuellen Gehörschutzmitteln sowie den Sorgen und Befürchtungen der Musiker deutlich. Bei der Bewertung der aktuell zur Verfügung stehenden individuellen Gehörschutzmittel zeigte sich als beste Note ein »befriedigend« (Schulnote »3«).

Auf die Frage, welche Punkte den Musikern beim Tragen eines Gehörschutzes besonders wichtig erscheinen, wurden vornehmlich klangliche und musikalische Aspekte genannt, die nach Meinung der Musiker jedoch durch den bestehenden Gehörschutz bisher nicht ideal umgesetzt sind. Besonders wurde außerdem bemängelt, dass durch den Gehörschutz das Klangbild des eigenen und der übrigen Instrumente verfälscht und das Zusammenspiel im Orchester behindert werde. Zudem wird besonders bei Bläsern über den sog. Okklusionseffekt, d.h. eine störend verstärkte Wahrnehmung des über den Knochen geleiteten Schalls, geklagt (vgl. Kap. I.1.5, S. 62).

Alle Befragten waren sich darin einig, dass das Thema Gehörschutz im Orchester relevant sei, dass jedoch die künstlerische Freiheit durch entsprechende Gehörschutzmaßnahmen nicht eingeschränkt werden dürfe.

Wie kann man als Musiker sein Gehör bewusst schützen?

Zunächst sollte man anerkennen, dass ein 100-prozentiger Schutz für Musiker schwer bis unmöglich zu realisieren ist: Dies zu propagieren wäre lebensfremd. Es kann beim Thema Gehörschutz bei Musikern nicht um die Herstellung eines hypothetischen Idealzustands gehen, sondern um die Optimierung der tatsächlichen Verhältnisse. Informationen und auch Wissen helfen den Musikern, deutlich besser mit der Situation umzugehen.

Eine zu wenig bekannte und beachtete Möglichkeit zur Erholung des Gehörs nach einer starken Lärmbelastung sind Pausen. Zwischen zwei »großen« Proben oder Aufführungen mit starker Belastung sollten acht bis zehn Stunden Ruhepause eingehalten werden. Wie sinnvoll dies ist, haben viele Musiker schon im Alltag am eigenen Leib erfahren, wenn sich nach einem Diskobesuch alles merkwürdig »dumpf« angehört hatte, man dann ins Bett ging und sich das Gehör am nächsten Morgen wieder normalisiert hatte: Dann hatte man eine vorübergehende Abwanderung der Hörschwelle (sog. TTS, vgl. Kap. I.1.5, S. 66) erlebt.

Auch kann das Wissen darüber helfen, wie deutlich die Schallbelastung durch konsequente Nutzung eines individuellen Gehörschutzes reduziert werden kann. Hier ist wiederum im Internet ein sehr musiker- und bedienungsfreundliches Programm zu finden, welches man sich auf den heimischen Rechner herunterladen kann: Das »Auswahlprogramm für Orchestermusiker«.*

Es wurde von Martin Liedtke vom Institut für Arbeitsschutz (IFA) der Deutschen Gesetzlichen Unfallversicherung (DGUV) entwickelt und eröffnet die Möglichkeit, für jedes Orchesterinstrument und jeden Gehörschutz einzeln herauszufinden, *wie viel* Reduktion der Schallbelastung durch den Gehörschutz möglich ist und *wie lange* ein Musiker damit spielen kann, bevor der Grenzwert von 85 dB(A) erreicht wird.

Wie sollten Musiker mit individuellem Gehörschutz umgehen?

Auf diese Frage gibt es eine klare Antwort: Musiker sollten individuellen Gehörschutz auf jeden Fall ausprobieren!

Die Kosten für die Anschaffung eines individuell angepassten linearen Gehörschutzes, z.B. Elacin®, sind vertretbar, bei festangestellten Musikern werden sie vom Arbeitgeber übernommen. Man sollte die Kosten gedanklich immer in Relation dazu setzen, was beispielsweise der Satz Saiten einer Geige, die neue Bespannung eines Cellobogens oder die Stimmung eines Flügels o.Ä. kostet

* Herunterladbar unter: http://www.dguv.de/ifa/Fachinfos/Lärm/Softwarehilfen/Gehörschutz-für-Orchestermusiker/index.jsp (letzter Zugriff: 23.07.15).

und dass die »Pflege« des Gehörs und sein Schutz sicherlich ebenso wichtig sind wie die optimale Pflege eines Instruments. Man sollte auch schon während der Ausbildung mit dem Gehörschutz beginnen, nicht erst im Beruf und vor allem auch nicht erst dann, wenn man schon eine Höreinschränkung bemerkt. Besonders erfreulich wäre es, wenn das Thema Gehör und Gehörschutz bereits im Rahmen eines Pflichtmoduls in der Hochschulausbildung von angehenden Orchestermusikern verankert werden könnte, da im geschützten Rahmen der Hochschulausbildung eine Gewöhnung an den Gehörschutz und eine Enttabuisierung des Themas noch leichter zu bewerkstelligen sind als im Berufsleben. Hierzu liegen bereits positive Erfahrungen vor (vgl. Kap. II.3.3).

Ganz wichtig ist es, eine Phase der Gewöhnung an den Gehörschutz einzuplanen, die durchaus einige Wochen dauern kann. Man sollte hier nicht ungeduldig sein. Ebenso, wie man virtuose Stücke, beispielsweise eine Zigeunerweise von Pablo de Sarasate, nicht über Nacht neu lernt, muss man auch das Tragen des Gehörschutzes geduldig üben.

Es soll jedoch nicht verschwiegen werden, dass die Verwendung von Gehörschutz im Orchester mit einer Reihe von Schwierigkeiten verbunden ist, die überwunden werden müssen, um sinnvollen individuellen Gehörschutz im Orchester im Sinne der gefährdeten Musiker zu ermöglichen.

Zum einen entspricht die technische Ausführung von individuellen Gehörschutzmitteln derzeit noch nicht in allen Belangen den spezifischen Anforderungen der Orchestermusiker. Dies ist sicherlich ein Hauptgrund, warum Gehörschutz bisher noch vergleichsweise selten angewendet wird. Die technische Weiterentwicklung – insbesondere auch hinsichtlich einer Verminderung bzw. Aufhebung des Okklusionseffekts (vgl. S.159) – wird allerdings voraussichtlich noch mehrere Jahre in Anspruch nehmen, so dass hierauf nicht gewartet werden kann. Zum anderen entsteht die psychologisch eigenartige Situation, dass sich der Musiker vor seinem selbst erzeugten Schall – dem Ausdruck seiner höchsten Kunst – schützen soll, da die höchsten Schallpegel für das Ohr vom eigenen Instrument herrühren. Hinzu kommt noch, dass die gemeinsame Klangproduktion eines Orchesters eine intensive Kommunikation der Musiker mit dem Dirigenten und untereinander erfordert und dass Gehörschutz diese notwendige Kommunikation – akustisch oder psychologisch – behindern kann.

In einzelnen Fällen, bei ausgeprägtem Okklusionseffekt, kann es dem einzelnen Musiker trotz bestem Bemühen unmöglich sein, sich an den Gehörschutz positiv zu gewöhnen. Trotzdem sollte man den Versuch wagen und die Flinte keinesfalls zu früh ins Korn werfen!

In bestimmten Fällen können auch Schallschutzwände eingesetzt werden. Leider werfen sie ihrerseits Fragen und Probleme auf – wie beispielsweise Schall-Reflexionen für die Musiker hinter den Schirmen. Speziell an die Bedürfnisse von Orchestermusikern angepasste Wände wurden in Zusammenarbeit mit der DOV von der Physikalisch-Technischen Bundesanstalt in Braunschweig entwickelt und befinden sich aktuell in der Alltagserprobung.

Über die Empfehlungen zur Verwendung von Gehörschutz hinaus raten wir jedem Orchestermusiker, die vorgeschriebenen betriebsärztlichen Untersuchungen zum Hörscreening tatsächlich wahrzunehmen und diese Untersuchungen nicht als negative Überwachung seitens des Arbeitgebers, sondern als notwendige Kontrolle zum eigenen Nutzen anzusehen. Besonders wichtig ist eine Dokumentation der Hörleistung zu Beginn der Berufstätigkeit, d. h. vor beruflich bedingter Schallexposition, da im Falle eines späteren Gehörschadens zur gutachterlichen Anerkennung der Berufskrankheit Lärmschwerhörigkeit auf diese Befunde zurückgegriffen werden kann. Gleichzeitig sollten neben der audiometrischen Untersuchung eine ausführliche Besprechung der Hörbefunde sowie eine individuelle Beratung zum Gehörschutz durch den Betriebsarzt erfolgen. Für weitere Informationen und Beratung ist es bei Bedarf auch möglich, sich an einen HNO-Arzt, Akustiker oder eine musikermedizinische Einrichtung zu wenden.

Musiker sind Schalldruckpegeln ausgesetzt, die zur Entwicklung einer lärminduzierten Innenohrschwerhörigkeit führen können. Die Wochenexpositionspegel liegen dabei, nach Angaben der SUVA, für die Mehrzahl der Orchesterinstrumente bei 90 dB(A). Seit 2007 ist die EU Richtlinie in Deutschland in nationales Recht umgesetzt und gilt für alle angestellten Musiker. Neben technischen und organisatorischen Maßnahmen sollten beim Üben, Proben und im Konzert sowie beim Unterrichten sowohl ausreichend Pausen eingeplant werden, in denen sich das Gehör wieder erholen kann, als auch der Abstand von der Schallquelle so günstig wie möglich räumlich gewählt werden. Jeder Musiker sollte schon im Studium aktive Erfahrungen mit individuellem Gehörschutz sammeln und diesen, soweit möglich, verwenden. Die Teilnahme an den Untersuchungen zum Hörscreening sollte als notwendige Kontrolle zum eigenen Nutzen angesehen werden.

Probespiel

Bedeutung für Gesundheitsförderung und Prävention

Personelle Wechsel im Orchester – als einer formellen Gruppe (vgl. Kap. I.2.2) – führen definitonsgemäß auch zu Veränderungen der Gruppendynamik in der Instrumentengruppe und in der Gesamtgruppe des Orchesters. Der Eintritt eines Musikers in das Orchester wirkt sich somit nicht nur auf die musikalische Qualität, sondern auch auf die Arbeitsatmosphäre und die Kommunikation im Orchester aus. Diese wiederum besitzen – vermittelt über die Arbeitszufriedenheit, wie oben bereits ausgeführt (vgl. S. 151) – maßgeblichen Einfluss auf die psychische und körperliche Gesundheit der Orchestermusiker. Dem Probespiel als Einstellungsverfahren kommt deshalb – neben den rein künstlerischen Aspekten – auch im Sinne der Prävention und Gesundheitsförderung eine entscheidende Bedeutung zu. Dabei liegt in einer gelungenen Personalentscheidung ein hohes positives Potenzial, im Falle einer unpassenden Stellenbesetzung kann es jedoch auch zu negativen Konsequenzen für die Gruppe oder das gesamte Orchester kommen.

Auch die Gesundheit der Bewerber steht auf dem Spiel. Frustration, Verunsicherung hinsichtlich der musikalischen Leistungsfähigkeit und des Selbstbilds als Musiker stellen sich ein, wenn eine Serie von Probespielen ohne Erfolg verläuft. Nicht selten entstehen hieraus psychische Krisen, die sogar die Aufgabe des Berufswunsches Musiker nach sich ziehen können. Die derzeitigen Bedingungen und Abläufe des Probespiels führen häufig zu leistungsbeeinträchtigendem Lampenfieber und Auftrittsangst.

Allgemeine Qualitätskriterien für Einstellungsverfahren

Als Grundlage zur Beurteilung des derzeit praktizierten Probespiels sollen Qualitätskriterien herangezogen werden, die im Assessment-Center-Bereich (von engl. *assessment,* »Beurteilung«) formuliert wurden. Sie entstanden aus den umfangreichen Erfahrungen mit Einstellungsprozessen in verschiedenen anderen Berufsfeldern. Diese sind in den ersten beiden Spalten von Tab. II.8 zusammengefasst.

Die angestrebte Qualität der Assessment-Verfahren besteht darin, einen für alle Beteiligten möglichst transparenten und nachvollziehbaren Prozess zu gestalten, in dem der Bewerber hinsichtlich seiner Eignung für das spezifische Anforderungsprofil beurteilt wird. Wichtige Methoden sind hierbei das persönliche Gespräch mit dem Bewerber in einem strukturierten Interview oder in der Diskussion in einer Gruppensituation sowie die Verhaltensbeobachtung in einer typischen Arbeitssituation. Voraussetzung für dieses Vorgehen ist die Bereitschaft der Mitglieder, sich auf eine gemeinsame Diskussion hinsichtlich erwünschter Eigenschaften des potenziellen Stelleninhabers einzulassen und sich darauf zu einigen, welche Kriterien der Bewerber erfüllen soll. Dabei wird davon ausgegangen, dass die Formulierung eines Anforderungsprofils grundsätzlich bestimmte Bereiche abdecken sollte, im Einzelfall jedoch immer wieder neu angepasst werden muss.

Qualitätskriterium	Durchführung	Probespielverfahren (bisher üblich)
Anforderungs-orientierung	Im Vorfeld wird festgelegt, welche Anforderungen der Bewerber erfüllen und welche Kompetenzen er dafür mitbringen soll. Kompetenzen werden formuliert in den Bereichen tätigkeitsspezifische, personale und soziale Kompetenz sowie Führungskompetenz.	Anforderungen werden nicht explizit formuliert. Musikalische Anforderungen sind – vermeintlich – klar. Personale und soziale Kompetenz sowie Führungskompetenz sind nicht enthalten.
Verhaltensorientierung	Das Verhalten der Bewerber wird anhand vereinbarter Kriterien eingeschätzt. Methoden sind das strukturierte Interview, Gruppendiskussionen etc.	Gemeinsame Einschätzungskriterien sind nicht vereinbart. Die Mehrheit entscheidet. Verbale Kommunikation mit dem Bewerber findet in der Regel nicht statt.
Prinzip der kontrollierten Subjektivität	Die Beobachter werden darin geschult, wie sie das Verhalten des Bewerbers beurteilen. Damit sollen subjektive, willkürliche Einschätzungen möglichst minimiert werden. Mindestens zwei Beobachter sollten in der Bewerbungssituation anwesend sein.	Die Beobachter sind hinsichtlich der musikalischen Beurteilung sehr erfahren. Die Beurteilungsmaßstäbe sind subjektiv und die Kriterien nicht definiert. Die Beobachter sind hinsichtlich der Einschätzung und Formulierung sozialer und personaler Kompetenzen nicht vorgebildet. Es sind mehr als zwei Beobachter anwesend.
Simulationsprinzip	Reale und typische Anforderungen aus der Arbeitswelt werden simuliert, um vorhandene Fähigkeiten und Entwicklungspotenziale beobachten und einschätzen zu können.	Die Vorspielsituation erfüllt nicht die typischen Anforderungen der Arbeitswelt. Unter diesen Bedingungen können Entwicklungspotenziale schwer eingeschätzt werden.
Transparenzprinzip	Alle Beteiligten sollen über Durchführung, Ziel, Ablauf und anschließende Nutzung des Ergebnisses umfassend informiert sein.	Die Abläufe des Probespiels sind bekannt. Die Entscheidungsprozesse sind pseudo-transparent.
Individualitätsprinzip	Jeder Bewerber soll individuell beobachtet und eingeschätzt werden und nach Abschluss des Bewerbungsverfahrens eine individuelle, fundierte Rückmeldung erhalten.	Das Vorspielsetting findet einzeln statt und berücksichtigt die Individualität des Spiels. Eine individuelle Einschätzung der gesamten Person des Spielers ist nicht möglich. Eine fundierte individuelle Rückmeldung an die Bewerber findet nicht statt.
Systemprinzip	Das Bewerbungsverfahren soll in den größeren Kontext der Institution eingebunden sein.	Entscheidungsprozesse von Untergruppen blockieren sich gegenseitig, so dass in manchen Orchestern über lange Phasen hinweg keine Bewerber eingestellt werden.
Lernorientierung des Einstellungsverfahrens	Das Verfahren sollte fortwährend neuen Anforderungen angepasst werden und laufend weiterentwickelt werden.	Die Musterprobespielordnung für Orchester in Deutschland datiert aus dem Jahr 2006. In vielen Orchestern finden Weiterentwicklungen statt, z. B. Vorrunden, Beobachtung des Bewerbers in einer Probesituation mit dem Dirigenten etc.
Organisierte Prozess-steuerung	Die Entwicklung, Durchführung und Auswertung des Einstellungsverfahrens stellen einen komplexen Prozess dar, dessen Abläufe organisiert werden müssen.	Der organisatorische Aufwand stellt wegen der hohen Bewerberzahlen schon jetzt ein Problem dar. Orchestermusiker sind durch die Probespiele zeitlich stark belastet.

Tab. II.8: Qualitätskriterien von Einstellungsverfahren (Arbeitskreis Assessment-Center 1996) im Vergleich zum bisher üblichen Probespielverfahren

Vorzüge und Kritikpunkte am Probespiel

Das Probespiel in seiner derzeitigen Form kennen bereits Generationen von Musikern und es hat sich in diesem Sinne bewährt. Allerdings sagen viele ältere Musiker, dass die musikalischen Ansprüche sehr gestiegen seien.

Ein positives und in jedem Fall zur erhaltendes Grundcharakteristikum ist die Tatsache, dass die Musiker als Berufsgruppe weitgehend selbst bestimmen, wen sie in das Orchester als Kollegen aufnehmen wollen. Allerdings erwachsen aus dieser Autonomie auch Verpflichtungen und Aufgaben, die nicht immer einfach zu lösen sind. So erfordert die Selbstständigkeit Einsatz, Bereitschaft zur konstruktiven Auseinandersetzung über Wertorientierungen innerhalb der Gruppe, Einigung hinsichtlich gemeinsamer künstlerischer Perspektiven und v. a. m. Diese Aufgabe ist – gelinde gesagt – höchst anspruchsvoll. Dass Orchestergemeinschaften an diesem Punkt immer wieder in Schwierigkeiten geraten, ist nicht verwunderlich, denn für Entscheidungsprozesse dieser Art sind Orchestermusiker nicht ausgebildet und fühlen sich zu Recht damit überfordert. Trotzdem ist Hilfe von außen nur schwer annehmbar, da ein Teil der Musiker den Bereich vor Veränderungen schützen möchte und Anregungen schnell als bedenkliche Einmischung erlebt werden können. Viele – meist jüngere – Musiker nehmen dagegen wahr, dass Erneuerung überfällig ist, und suchen nach Empfehlungen zur Gestaltung dieses Prozesses.

Vergleicht man die Qualitätskriterien von Einstellungsverfahren (Tab. II.8) mit der Realität des Probespiels, so werden einige verbesserungswürdige Punkte deutlich. Beispielsweise fällt ins Auge, dass – trotz der hinlänglich bekannten Erfahrung, wie wichtig auch die verbale Kommunikationsebene im Orchester ist (vgl. Kap. I.2.2, S. 81 f.) – Kompetenzen im personalen und sozialen Bereich bisher nicht berücksichtigt werden. Ganz besonders deletär wirkt sich dies aus, wenn Führungsstellen im Orchester besetzt werden, ohne dass geprüft wird, ob der Bewerber auch hinsichtlich seiner Führungskompetenz die notwendigen Voraussetzungen mitbringt. Die Verschiebung dieser Fragen in das Probejahr kann sowohl für den Bewerber als auch für das Orchester eine unangenehme Durststrecke bedeuten. Das Argument, dass sich eine diesbezügliche Eignung nicht in einem Einstellungsverfahren beurteilen lasse, kann nicht gelten, da hierzu bewährte und geeignete Methoden (Interviews, Gruppendiskussionen etc.) aus vielen anderen Bereichen zur Verfügung stehen. Hinzu kommt, dass bislang in der Regel gar keine Gespräche mit den Bewerbern geführt werden, so dass dieser Bereich systematisch ausgeklammert wird.

Verbesserungsbedürftig scheint weiterhin das Setting des Probespiels. Das Ziel, eine berufstypische Situation zu simulieren, ist hier doch weitgehend verfehlt; die Bedingungen des Probespiels erfüllen eher die Kriterien eines unspezifischen Stresstests. Die Situation, hinter einem Vorhang – mit einem unbekannten Korrepetitor – alleine Stellen vorzuspielen, die musikalisch eigentlich in einen Orchesterzusammenklang eingebunden sind, erscheint höchst untypisch für die Arbeitssituation eines Orchestermusikers. Außerdem wird üblicherweise in der ersten Runde des Probespiels ein Solokonzert verlangt, welches ebenfalls nicht dem Repertoire eines Orchestermusikers entspricht. Am meisten leiden die Bewerber jedoch in der Regel darunter, dass die kommunikative Vermittlung der Musik in der Beziehung zum Zuhörer ganz oder größtenteils wegfällt und sie in ihrem ursprünglichsten Gefühl, Freude beim Spielen zu vermitteln, behindert sind. Besonders bei konzertierenden Orchestern, die auf der Bühne zu sehen sind, führt die Ausschaltung der visuellen Wahrnehmung des Bewerbers zu einer problematischen Verzerrung, zumal wissenschaftliche Untersuchungen schon lange zeigen konnten, dass die visuelle Wahrnehmung des Spielers einen hohen Anteil an der Gesamtwahrnehmung durch das Publikum hat (Platz und Kopiez 2012).

Weiterhin ist zu problematisieren, inwiefern die musikalischen Beurteilungen der Bewerber durch die Beobachter – trotz der angestrebten Objektivität mittels des Vorhangs – valide sein können. Bei psychologischen Wahrnehmungsexperimenten haben sich die Reihenfolge der Wahrnehmung bestimmter Ereignisse und die Konzentrationsdauer als wichtige Einflussfaktoren erwiesen. So ist zu hinterfragen, ob ein Musiker in der Jury des Probespiels beim Anhören beispielsweise des G-Dur Violinkonzerts von Mozart (KV 216) beim 20. Bewerber noch aufmerksam sein kann. Das Setting des Probespielverfahrens stellt – so gesehen – nicht nur für die Bewerber, sondern auch für die Orchestervertreter eine große Belastung dar.

Als letzter Punkt soll die unsystematische oder fehlende Rückmeldung an die Bewerber thematisiert werden. Hier gilt es, unter präventiven Gesichtspunkten Schaden abzuwenden. Für die Bewerber sind Abläufe und Entscheidungskriterien für den Erfolg beim Probespiel schwer einzuschätzen. Angesichts dieser Unsicherheit beschließen zunehmend mehr junge und gute Musiker, sich den Bedingungen des Probespiels nicht mehr auszusetzen. Andere legen sich das Konzept zurecht »ich bleibe immer bei meiner Art, irgendwann wird es schon klappen«. Dagegen ist nichts einzuwenden, die Erfahrungen der Bewerber aber zeigen, dass im bisherigen Probespiel keine sinnvollen Lernerfahrungen möglich sind. So sind junge Musiker oft umso verunsicherter, je mehr Probespiele sie absolviert haben – aufgrund der größeren Erfahrung würde man eigentlich das Gegenteil erwarten.

Ein zugrunde liegendes Missverständnis könnte sein, dass die Auswahl eines Musikers für ein Orchester objektiv und ohne Berücksichtigung dessen individueller Person erfolgen sollte. Ganz im Gegenteil sind jedoch das Musizieren und die Präsenz eines Musikers im Orchester stark von dessen Persönlichkeit abhängig. Die Individualität mehr in den Vordergrund zu stellen, könnte deshalb ein wichtiger Veränderungsvorschlag sein. Hierdurch wandelt sich die – aus Sicht der Bewerber schicksalhaft erlebte – Beurteilung in die Frage um, ob dieser Musiker hinsichtlich seiner musikalischen Auffassung und Interpretation sowie seiner Person an diese Stelle in dieses Orchester passt. Aus der Botschaft »Sie sind zu schlecht« wird dadurch die Botschaft »Sie passen (nicht) zu uns«. Dies können junge Musiker besser verstehen und auch akzeptieren.

Ausblick

Eine Modernisierung des Probespielverfahrens erscheint unter den dargelegten Gründen nicht nur sinnvoll, sondern notwendig. Die Erprobung neuer Elemente muss äußerst behutsam unter Beibehaltung der bewährten Strategien erfolgen. Die Entscheidung über diese Abläufe muss in der Selbstbestimmung der Musiker bleiben. Es ist schön, wenn Musiker dabei Anregungen und Hilfe vertrauenswürdiger und kompetenter Experten annehmen.

4.2 Musikpädagogen

Instrumental- und Gesangspädagogen

Die größte Gruppe der Beschäftigten im Musikleben stellen die Pädagogen dar, die Instrumental- und Gesangsunterricht an öffentlichen oder privaten Musikschulen sowie bei Musikverbänden oder im Privatunterricht erteilen. Im Jahr 2013 unterrichteten 37902 Instrumentalpädagogen an 929 öffentlichen Musikschulen. Von diesen waren 7,7% vollbeschäftigt und 23,3% teilbeschäftigt mit mindestens einer halben Stelle angestellt (Deutsches Musikinformationszentrum 2015). Die Zahlen verdeutlichen, dass in Musikschulen heute überwiegend freiberufliche, auf der Grundlage von Honorarverträgen beschäftigte Musikpädagogen tätig sind.

Gesundheitsförderung und Prävention beziehen sich bei Instrumental- und Gesangspädagogen sowohl auf die eigene Person als auch auf die des Schülers. Die Trennung der beiden Anwendungen ist wichtig, da eigene Erfahrungen nicht in jedem Fall auf andere Personen, wie den Schüler, eins zu eins übertragbar sind.

Spezifische Aspekte der Prävention

Instrumental- und Gesangspädagogen öffentlicher Musikschulen arbeiten unter einer Vielzahl unterschiedlicher Bedingungen. Häufig kommt es jedoch vor, dass kommunale Musikschulen nicht über ein eigenes Gebäude mit speziellen Unterrichtsräumen verfügen, sondern dass die Lehrer in Klassenzimmern von Grund- oder Realschulen unterrichten. Dies bedeutet für den Lehrer, dass er Wege zwischen den Unterrichtsstunden einplanen und zurücklegen muss und dass er darüber hinaus das – u. U. sehr umfangreiche und schwere – Lehrmaterial transportieren muss. Nicht selten liegen hier Auslöser für körperliche Schmerzen, die nichts mit dem Musizieren selbst zu tun haben. Gehört diese Situation zum Unterrichtsalltag, so lohnt es sich, Transportmöglichkeiten zu realisieren, bei denen das Gewicht nicht getragen werden muss, sondern gezogen werden kann.

Die räumliche Situation trägt auch dazu bei, dass Instrumental- und Gesangspädagogen nicht selten als »Alleinkämpfer« arbeiten. Oft unterrichten sie am Nachmittag ihre Schüler – einen nach dem anderen, ohne Pause. Nach solch einem Unterrichtstag, an dem sich der Lehrer zudem auf verschiedene Personen unterschiedlichen Alters einstellen musste, ist der Pädagoge selbst erschöpft und nicht selten stellen sich Verspannungen, Kopfschmerzen oder andere Überlastungssymptome ein. Hier kann helfen, was der Lehrer auch seinen Schülern beibringt: rechtzeitig Pausen machen. So lohnt sich eine etwas längere Pause von 20 Minuten an einem Unterrichtsnachmittag und zahlt sich positiv aus, da der Abend danach in besserem Zustand erreicht werden kann. Ein weiterer Tipp ist es, die Auf- und Abwärmübungen, die der Lehrer zu Beginn und am Ende der Stunde mit dem Schüler durchführt (vgl. S. 132), auch zur eigenen Erholung zu nutzen. Hierdurch entstehen über den Nachmittag verteilt regelmäßige kleine Unterbrechungen, die verhindern, dass sich Verspannungen aufbauen.

Entscheidend ist dabei die Einstellung, als Lehrer auch auf sich selbst achten zu dürfen. Gerade Pädagogen sind von Berufs wegen auf die Schüler ausgerichtet; die eigene Person kann im Berufsalltag leicht aus dem Blick geraten. Die Selbstwahrnehmung ist dann zeitweise »abgeschaltet« und erst am Ende des Unterrichts oder später zu Hause wird die eigene Anstrengung spürbar.

Auch psychologisch gesehen sind Instrumental- und Gesangspädagogen gefordert. Von ihnen wird insgesamt eine hohe Flexibilität und Vielseitigkeit erwartet. So müssen sich heutige Instrumental- und Gesangslehrer auf Schüler aus dem gesamten Altersspektrum einstellen können (Kap. II.3). In der Gestaltung der Lehrer-Schüler-Beziehung sind sie als Pädagogen oder Geragogen individuell gefordert. Gerade sehr engagierte Lehrer stehen hier in der Gefahr, sich zu sehr zu verausgaben.

Ein Teil der Lehrer leidet auch darunter, dass sie ihr künstlerisches Niveau auf dem Instrument im Unterricht nicht einbringen können, weil sie Schüler unterrichten, die hinsichtlich ihrer Motivation und ihres Könnens davon weit entfernt sind. Die Erfolgserlebnisse sind dann dünn gesät, und Frustration im Beruf macht sich breit. Eine derartige Entwicklung sollte durchaus alarmieren, da sie in ein Burn-out-Syndrom münden kann. Entsprechend rechtzeitige Beratung und psychotherapeutische Hilfe sind in solchen Fällen angezeigt.

Auch der eigene Wunsch zu konzertieren kann zum Problem werden, wenn es nicht gelingt, neben dem Unterrichtsalltag regelmäßig zu üben. Dies ist bei einem vollen Lehrdeputat sicherlich nicht einfach. Unbedingt sollten die eigenen Grenzen beachtet werden, zumal Üben in übermüdetem Zustand mit einem erhöhten Risiko für Überlastungsbeschwerden behaftet ist. Hier gelten die in Kap. II.5 dargestellten Grundsätze der individuellen Prävention sowie die instrumentenspezifischen Aspekte.

Auch Instrumental- und Gesangspädagogen sind nicht unerheblichen Lärmbelastungen ausgesetzt, insbesondere im Gruppenunterricht. Im Unterschied zum Orchestermusiker, der seine eigene Position im Orchester nicht einfach verändern kann, haben Pädagogen jedoch die Möglichkeit, den Abstand zur Schallquelle zu vergrößern, indem sie beim Unterrichten anstelle eineinhalb Meter beispielsweise drei Meter Abstand vom Instrument des Schülers halten, der gerade vorspielt, um damit die Schalldruckpegelbelastung signifikant zu verringern.

Gesundheitsförderung bei Schülern

Wie bereits in Kap. II.3.2 beschrieben, gehören die Grundlagen gesunden Musizierens von Anfang an zum Instrumental- und Gesangsunterricht. Pädagogen werden deshalb in den heutigen musikpädagogischen Studiengängen hierin ausgebildet. Für bereits im Beruf stehende Pädagogen kann eine Nachqualifizierung in diesem Thema in Fort- und Weiterbildungsangeboten erfolgen. Ein Beispiel ist die von einem Dozententeam des Freiburger Instituts für Musikermedizin durchgeführte Mentorenausbildung im Rahmen des Projekts »gesunde musikschule« der Musikakademie Schloss Kapfenburg.

Außer der Vermittlung von Gesundheitsförderung und Prävention im Unterricht sind Pädagogen heute auch in anderer Weise mit dem Thema Gesundheit konfrontiert. Bei Kindern und Jugendlichen kommt es nicht selten zu psychischen Krisen oder Essstörungen in der Pubertät. Da der Instrumental- oder Gesangspädagoge für den Umgang mit solchen Erkrankungen nicht ausgebildet ist, empfiehlt es sich in solchen Fällen, die Eltern zu informieren und einen Arzt hinzuzuziehen. Der Musiklehrer ist für Schüler häufig eine besondere Vertrauensperson. Es kann in bestimmten Phasen des Unterrichts deshalb wichtig sein, den Unterricht vonseiten des Lehrers nicht infrage zu stellen, auch wenn der Schüler nicht übt. Dieses Vorgehen muss jedoch individuell abgestimmt werden.

Musiklehrer am Gymnasium

Die berufliche Realität der Musiker »Lehramt an Gymnasien im Fach Musik« – kurz als »Schulmusiker« bezeichnet – entspricht weitgehend derjenigen anderer Fachlehrkräfte an Gymnasien. Allerdings sind Musiklehrer nicht nur für den Musikunterricht zuständig, sondern bieten darüber hinaus wichtige Arbeitsgemeinschaften wie Chor, Orchester, Big Band etc. an und bereichern damit in unvergleichlicher Weise das Kultur- und Sozialleben einer Schule. Mit diesen Aktivitäten sind sie wichtige Multiplikatoren für musische Bildung im Schulsystem. Durch die Schulpolitik haben diese von Schülern, Eltern und Schulkollegien geschätzten Arbeitsgemeinschaften Gegenwind erhalten: einmal durch erhöhte Zeitnot im Rahmen der Schulzeitverkürzung von neun auf acht Schuljahre und zum anderen durch die Kürzung entsprechender Entlastungsstunden in den Lehrdeputaten. Die Lehrer selbst bringt dies nicht selten in Konflikte zwischen innerer Überzeugung und Engagement und zunehmenden organisatorischen und administrativen Schwierigkeiten. Schüleraufführungen fordern außerdem den Pädagogen enorme Kräfte ab, so dass ein schmaler Grat zwischen positiver Verausgabung und Überlastung besteht. Musiklehrer sollten sich am Gesundheitstyp G (vgl. Kap. II.2, S. 119) orientieren und das Risiko einer chronischen Stressreaktion vermeiden.

Die entscheidenden Präventionsmaßnahmen fallen hier in den Bereich der Verhältnisprävention. So sollte die Schulpolitik die Arbeit der Musiklehrer nachhaltig unterstützen und nicht durch unüberlegte Strukturmaßnahmen wichtige kulturelle Traditionen aufs Spiel setzen.

4.3 Freiberufliche Musiker

Nicht wenige Musiker entscheiden sich heute für eine freiberufliche Tätigkeit.

Diese eröffnet gegenüber der Beschäftigung im Orchester oder einer ausschließlichen pädagogischen Tätigkeit größere persönliche und künstlerische Freiheit, bringt jedoch, was die Regelmäßigkeit und Höhe des monatlichen Einkommens betrifft, Einbußen mit sich. Die größere Unabhängigkeit ist somit durch geringere soziale Sicherheit und häufig auch durch ein niedrigeres finanzielles Einkommen erkauft.

Freiberuflich tätige Musiker üben in der Regel eine gemischte Tätigkeit aus, die zum einen Teil aus Instrumental- und Gesangsunterricht und zum anderen Teil aus Konzertieren – sog. Muggen – besteht. Die präventiven Maßnahmen sind hinsichtlich der einzelnen Tätigkeiten dieselben wie in den jeweiligen Kapiteln beschrieben.

Ein Spezifikum von freiberuflichen Musikern ist jedoch die Schwierigkeit, hinsichtlich der Vorbereitung auf Konzerte planen zu können. Dies ist besonders bei freiberuflichen Musikern der Fall, die ausschließlich vom Konzertieren leben. Hier können sich Zeiten mit wenigen Konzerten oder ohne Engagement abwechseln mit Zeiten starker Inanspruchnahme. Eine Herausforderung besteht darin, die Übezeiten nicht ständig sprunghaft zu ändern und auch in Phasen intensiver Beschäftigung auf die eigenen Belastungsgrenzen zu achten. Dies entscheidet sich bereits daran, wie viele und welche Engagements angenommen werden können und sollen. Freiberufliche Musiker erwerben große Erfahrung im Umgang mit diesen Fragen. In das Musikstudium sind diese Vorbereitungen auf die Berufspraxis bisher noch wenig eingebracht.

Hinsichtlich der Aspekte Hören, Gehörprävention, Gehörgefährdung und Gehörschutz gelten bei freiberuflich tätigen Musikern dieselben Grundsätze wie bei festangestellten. Jedoch kommt es in vielen Fällen zu Unterschieden in den Expositionszeiten, der Anzahl der erteilten Unterrichtsstunden und der Häufigkeit von Proben und Aufführungen. Da freiberufliche Musiker gleichzeitig auch selbstständige Unternehmer sind, sind sie selbst und allein für die Beachtung und Einhaltung der in Kap. II.4.1 beschriebenen Richtlinie verantwortlich.

4.4 Kirchenmusiker

Bei Kirchenmusikern stellt das Instrumentalspiel nur einen Teil der beruflichen Tätigkeit dar, so dass zu den Gesichtspunkten einer instrumentenbezogenen Prävention viele weitere Aspekte hinzukommen. Diese sind auf körperlicher Seite die Anforderungen der Chorleitung und des Dirigierens, für die in Kap. II.6 entsprechende Übungen dargestellt sind.

Der Kontext der Kirchengemeinde, in dem Kirchenmusiker arbeiten, erfordert über die musikalische Expertise hinaus auch hohe kommunikative Fähigkeiten. Die Zusammenarbeit mit dem Gemeindepfarrer, der Umgang mit Menschen verschiedenen Alters, mit professionellen und Freizeitmusikern, die Vereinbarkeit künstlerischer Ansprüche mit den kirchlichen Rahmenbedingungen und Strukturen – all dies sind Anforderungen, die Kirchenmusiker miteinander vereinbaren müssen. Angesichts der Vielzahl der Aufgaben ist eine frühzeitige Stressprophylaxe mit entsprechenden Entspannungsübungen und regelmäßigem sportlichem Training wichtig. Im Falle zwischenmenschlicher Konflikte kann rechtzeitige Beratung oder Supervision hilfreich sein. Neben den körperlichen Belastungen besteht für Kirchenmusiker das größte Risiko darin, mittel- und langfristig in eine psychische Überforderungssituation bis hin zum Burnout zu geraten. Die Einstellung zum Beruf, wie sie in Kap. II.2.5 erläutert wird, ist für Kirchenmusiker besonders relevant. Im Sinne des Gesundheitstyps G sollten Engagement, Einhalten eigener Leistungsgrenzen und Erholung in einer guten Balance stehen. Gelingt dies, ist der Beruf des Kirchenmusikers einer der vielseitigsten und interessantesten und bietet zudem auch ökonomische Sicherheit.

4.5 Sänger

Jährlich verlassen über 300 ausgebildete Sängerinnen und Sänger die deutschen Musikhochschulen und Konservatorien; hiervon finden jedoch nur ca. zehn Prozent dauerhaft einen Arbeitsplatz als Berufssänger (Solo-, Konzertgesang, Opern- oder Rundfunkchöre) (Mertens 2015). Neben den in Deutschland ausgebildeten Sängerinnen und Sängern ist die Deutsche Musiklandschaft auch für ausländische Sänger sehr attraktiv, so gibt es in Deutschland immer noch über 80 Opernhäuser, während in Frankreich in »La Réunion des Opéras de France« nur 24 Mitglieder gelistet sind. Freiwerdende Stellen an deutschen Opernhäusern (Solo- oder Chorstellen) sind demzufolge international sehr begehrt.

Die generelle Feststellung, dass Maßnahmen, die eine präventive Perspektive haben, so früh wie möglich begonnen werden sollten (vgl. Kap. II.2.2), trifft in besonderem Maße für Sänger zu. Prävention setzt – da das Instrument eines Sängers sein eigener Körper ist – immer direkt und ungefiltert an der Person des Sängers an und greift deshalb auch in sein persönliches Leben ein. Aus diesem Grund wäre eine Sensibilisierung für Prävention und Gesundheitsförderung schon im Jugendalter wünschenswert. Spätestens sollte diese jedoch in der professionellen Hochschulausbildung erfolgen, was heute durch die musikermedizinischen Lehrangebote im Fach »Stimmphysiologie« an den meisten deutschen Musikhochschulen verwirklicht ist. Bei späterem Beginn ist eine präventiv geprägte Denkweise sehr viel schwieriger zu vermitteln, da hier die Entwicklung der sängerischen Identität bereits fortgeschritten ist und fest etablierte Gewohnheiten und Denkmuster bestehen.

Da die berufliche Situation von Sängern je nach Beschäftigung als Solist oder Chorist, Opern-, Konzert- oder Liedsänger maßgebliche Unterschiede aufweist, sollen im Folgenden die einzelnen Sparten gesondert betrachtet werden.

Opernsolisten

Arbeitsbedingungen

Anders als bei Orchestermusikern und Choristen an einem Opernhaus, die nach einem »gewonnenen« Probespiel bzw. Vorsingen – und nach erfolgreichem Bestehen der Probezeit – zumeist einen Festvertrag erhalten, sind unkündbare Verträge für Solisten an Opernhäusern eher eine Seltenheit. Sänger bekommen solche Verträge normalerweise erst nach 14 Jahren ununterbrochener Zugehörigkeit zu einem Haus. Dies ist jedoch selten der Fall. Viel häufiger werden die Verträge verdienter Sänger kurz vor Ablauf dieser Frist nicht verlängert, um seitens des Theaters die verpflichtende Festanstellung zu vermeiden. Die Dauer eines Engagements beträgt deshalb häufig nur ein oder zwei Spielzeiten. Eine Sängerin beschrieb die Auswirkungen ihrer unsicheren beruflichen Situation einmal treffend mit dem Satz: »Ich kaufe immer nur Blumensamen für einjährige Pflanzen.« Diese permanente Unsicherheit erzeugt bei Sängern nicht unerheblichen Stress und bringt auch für präventive Überlegungen spezielle Herausforderungen mit sich. So müssen Sänger immer wieder von Neuem Vorsingen erfolgreich bestehen. Zudem sind die Einkommensverhältnisse für die meisten Sänger vergleichsweise niedrig, nur sehr wenige bekannte Sänger verdienen »ordentlich« – nur eine Handvoll »außerordentlich«.

Auch die sonstigen Rahmenbedingungen, unter denen Sänger solistisch an einem Opernhaus arbeiten, sind sehr »speziell«. Je nach Hausgröße variiert die Belastung deutlich. Größere Häuser mit größeren Sängerensembles können die Belastungen für den einzelnen Sänger besser dosieren; kleinere Häuser, die ebenfalls Spielpläne mit einem breiten Repertoire aufweisen, aber nur ein überschaubares festes Ensemble haben, muten ihren Sängern sehr vielseitige Aufgaben zu. So wurden beispielsweise an einem Stadttheater von denselben Mitgliedern eines Opernensembles in ein und derselben Spielzeit tragende Rollen in Werken von so unterschiedlichen Komponisten wie Händel, Mozart, Marschner, Verdi, Tschaikowsky, Kander und Maderna gesungen.

Stimmkrisen

Stimmkrisen sind kein neues und kein seltenes Phänomen. Schon von der zu ihrer Zeit weltberühmten schwedischen Sängerin Jenny Lind (1820–1887), die bereits als 17-Jährige mit der Agathe aus dem Freischütz debütierte, ist bekannt, dass sie mit 21 Jahren eine existenzielle Stimmkrise erlebte. Sie war während eines ganzen Jahres Schülerin von Manuel García *fils* – dem berühmten Gesangspädagogen und Erfinder des Kehlkopfspiegels –; er konnte sie stimmlich wiederherstellen. Als weiteres Beispiel kann Enrico Caruso (1873–1921) genannt werden. Er wurde in seiner Karriere zweimal an den Stimmlippen operiert, wie sein Biograf Springer berichtet. Caruso musste unabhängig von diesen Operationen zusätzlich im Jahr 1911 eine siebenmonatige Auftrittspause einlegen, die auf eine allgemeine Erschöpfung zurückgeführt wird (Springer 2002). Auch Christa Ludwig litt in der Mitte ihrer Karriere unter wiederkehrenden Stimmlippenhämatomen (Ludwig 1999). Sängerinnen und Sänger berichten im geschützten Rahmen der ärztlichen Stimmsprechstunde häufig über Probleme, die durch Überlastung und Überforderung entstehen. Längst nicht bei allen betroffenen Sängern gelangen diese – glücklicherweise – in den Fokus der öffentlichen Aufmerksamkeit. Eine stimmliche Überlastung ist bei kompetenter stimmärztlicher Behandlung und angemessener Mitarbeit des Sängers in der Regel gut zu meistern (Richter und Echternach 2011).

Prävention

Individuelle Prävention

Prävention bei Opernsängern fußt ebenso wie bei anderen Sängern auf dem Fundament der Stimmhygiene. Diese schließt allgemeine körperliche und psychologische Maßnahmen ebenso ein, wie Übestrategien, Maßnahmen des sängerspezifischen Warm-ups und Cool-downs sowie auch Erkenntnisse der Karriereplanung in der Lebenszeitperspektive.*

* Interessierte Leser finden im Buch Die Stimme von Bernhard Richter in Kap. 7, 8, 10 und 11 systematische Darstellungen und ausführliche Erläuterungen zu stimmhygienischen Maßnahmen; Kap. 5 enthält detaillierte Darstellungen zu Besetzungs- und Fachfragen (Richter 2014).

Ein wichtiger Grundsatz der Prävention für Sänger ist die Fähigkeit, sich abgrenzen zu können und Nein sagen zu lernen.

Allerdings können sich dies nur sehr berühmte Opernsänger leisten, ohne dass ihre Karriere Schaden erleidet. Ein Beispiel hierfür ist Anna Netrebko, die im November 2014 zwei Wochen vor der Premiere von Puccinis Oper Manon Lescaut, die sie unter der Regie von Hans Neuenfels an der Bayrischen Staatsoper singen sollte, wegen unüberbrückbarer Differenzen mit dem Regisseur über die Auffassung ihrer Rolle das Handtuch warf. Bei Sängern dagegen, die nie lernen, Nein zu sagen, sind Überlastungen und Stimmkrisen vorprogrammiert. Wenn es hierzu kommt, sollte ein Sänger deshalb – im Sinne der Sekundärprävention (vgl. S. 122) – wissen, wie er mit dieser Situation umgehen kann.

Stimmentwicklung und Stimmfach

Bei allen präventiven Überlegungen muss berücksichtigt werden, dass sich die Stimmen der Sänger im Laufe einer Sängerkarriere weiterentwickeln, so dass Fachwechsel notwendig sein können, die eine komplette Änderung des Repertoires sowie veränderte stimmliche und körperliche Anforderungen mit sich bringen (Spahn und Richter 2006; Echternach und Richter 2012, 2014). Hierfür bilden die einzelnen Stimmfächer von »lyrisch« bis »dramatisch« heute ein recht starres Korsett für Sänger.

Dies war jedoch nicht immer so. Noch bis zum Beginn des 20. Jahrhunderts war eine große Individualität der einzelnen Stimmen, die eine klare Facheinteilung fast unmöglich machte, nicht nur zulässig, sondern sogar erwünscht. Ein instruktives Beispiel bietet die Sopranistin Margarethe Siems (1879–1952), die in den Uraufführungen dreier Hauptwerke von Richard Strauss Hauptpartien sang: 1909 war sie die erste Chrysothemis in Elektra, 1911 sang sie die Feldmarschallin im Rosenkavalier, 1912 die Zerbinetta in der Erstfassung der Ariadne auf Naxos. Nach der heute in der Theaterpraxis gängigen Facheinteilung, wie sie in dem von Rudolf Kloiber begründeten Standardwerk Handbuch der Oper (Kloiber et al. 2007) vorgenommen wird, wechselte Siems innerhalb von nur vier Jahren durch drei verschiedene Fächer. Angesichts dieser erstaunlichen Vielseitigkeit war es ihr damals gestattet, die unterschiedlichen Partien jeweils mit ihren eigenen stimmlichen Mitteln zu gestalten.

Seit Einführung der technischen Aufnahmemöglichkeiten auf Schellack- und Schallplatte kann man eine zunehmende »Uniformisierung« der auf dem Markt befindlichen Stimmen beobachten, die zum großen Teil der »Vereinheitlichung« des Publikumsgeschmacks geschuldet ist, nach dem sich Sänger, Intendanten, Manager und Produzenten heute ausrichten. Der erste Protagonist dieser Entwicklung war Enrico Caruso, an dessen Stimme sich – laut Sidney Homer – durch Verbreitung mittels Tondokumenten fast alle Sänger anzugleichen versuchten (Homer 1939, S. 191). Dies hängt sicherlich auch damit zusammen, dass Caruso der erste Sänger war, der durch seine Aufnahmen ein reicher Mann wurde.

Korrepetitoren, Dirigenten und Regisseure

Wer trägt heute Verantwortung für eine gesunde Entwicklung von Sängern in ihrer beruflichen Karriere? Und wer kann die Förderung von Sängerkarrieren übernehmen?

Früher waren es häufig die *Korrepetitoren* und *Kapellmeister* an den Theatern, welche die Sänger behutsam an ihre Aufgaben heranführten. Im schnelllebigen Betrieb heutiger Theater ist dies jedoch nur noch schwer möglich. Zudem ist die Frage zu stellen, ob die Kapellmeister aktuell noch gut genug ausgebildet sind, um Sänger in ihrer stimmlichen Entwicklung positiv zu begleiten. Angehende Korrepetitoren kommen derzeit überwiegend aus dem Klavierfach. Umso wichtiger ist es, dass sie im Studium auf die Besonderheiten der Stimmentwicklung – nicht zuletzt unter präventiven Gesichtspunkten – vorbereitet werden. Dies schließt auch den kompetenten Umgang mit Besetzungs- und Fachfragen mit ein.

Gleiches gilt auch für *Dirigenten*. Es ist ein Desiderat für die Dirigentenausbildung, über Stimmen Bescheid zu wissen. Leider spielt dies bisher in den Hochschulausbildungen eine untergeordnete Rolle. Eine der Folgen ist, dass Orchester fast regelmäßig zu laut sind – ein Umstand, der nicht selten zu den stimmlichen Überlastungsproblemen der Sänger beiträgt.

Eine weitere wichtige Berufsgruppe sind die *Opernregisseure*. Häufig sind sie heute Quereinsteiger oder kommen aus anderen Kunstsparten, so dass ihnen musikalisches Grundwissen fehlt. Dies zeigt das Beispiel der Probenarbeit eines – als Filmregisseur prominenten – Opernregisseurs, der sich stimmlich anspruchsvolle Arien mit der Begründung, er wolle die Musik gerne kennenlernen, von den Sängern mehrfach vorsingen ließ. Opernregie offenbart heutzutage manchmal eine Art »Neglekt« dahingehend, die notwendigen Voraussetzungen zum Schutz der Gesundheit und der stimmlichen Leistungsfähigkeit auf der Bühne einzuhalten. Wie in eigenen Untersuchungen festgestellt werden konnte, zählen hierzu u. a. gesundheitsschädigende Bedingungen wie das Einatmen von Staub und Schadstoffen (Richter et al. 2002) oder andere inszenatorisch begründete Verhaltensweisen auf der Bühne, die der stimmlichen Performance abträglich sind.

Für die Ausbildung von Dirigenten und Regisseuren gibt es deshalb hinsichtlich des Wissens über Sänger und das Singen – insbesondere auch unter präventivem Aspekt – viel zu tun!

Choristen in Oper und Rundfunk

Die Zahl der zu besetzenden Stellen bei den Opernchören der Musiktheater in Deutschland ist seit 1993 um mehr als elf Prozent auf nunmehr ca. 2900 Stellen im Jahr 2014 zurückgegangen. An deutschen Musiktheatern besteht – einschließlich der Gesangssolisten – ein jährlicher Bedarf von ca. 160 Sängern. Die Bewerberzahlen auf diese Stellen sind wesentlich höher, jedoch ist es zum Teil nicht einfach, freie Stellen mit geeigneten Chorsängern nachzubesetzen (Mertens 2015). Bei den Rundfunkchören hat die Verpflichtung von professionellen Sängerinnen und Sängern auf Projektbasis zugenommen, während die Zahl der Planstellen seit 1990 ebenfalls kontinuierlich gesunken ist. Gegenwärtig gibt es in Deutschland sieben Rundfunkchöre in Hamburg, Köln, Stuttgart, München, Leipzig und zwei in Berlin (Mertens 2015).

Für Sänger, die festangestellt in Opern- oder Rundfunkchören singen, gelten hinsichtlich der Fragen der Stimmhygiene ähnliche Grundsätze wie für Solisten. Es sollte jedoch bedacht werden, dass die Sängerausbildung in noch stärkerem Ausmaß als die der Instrumentalisten auf eine solistische Tätigkeit hin ausgerichtet wird. Die Tätigkeit als Chorsänger genießt deswegen unter Sängern nicht den gleichen hohen Stellenwert wie die Tätigkeit als Orchestermusiker unter Instrumentalisten.

So steht die solistische Identität bei Gesangsstudierenden immer noch stark im Vordergrund, obwohl an den Musikhochschulen zunehmend Angebote im Fach Ensemblegesang gemacht werden. Immer wieder wird sogar die Frage aufgeworfen, ob in einer solistisch orientierten Ausbildung Chorgesang als potenziell stimmschädigend anzusehen ist. Wenn bestimmte Grundvoraussetzungen beachtet werden, kann diese Frage – glücklicher Weise – verneint werden. Die Fragen betreffen vor allem die sängerische Erfahrung und den Ausbildungsstand hinsichtlich der kinästhetischen Kontrolle (vgl. Kap. I.1.5, S. 68) und des Stimmklangs (Stimmsitzes).

Chorgesang findet im Störlärm statt. Hierdurch ist hinsichtlich des Gehörsinns bei Sängern zwar keine erhöhte Gefährdung festzustellen (Dupasquier et al. 2002), durch die Stimmen der Mitsänger wird jedoch die auditive Wahrnehmung der eigenen Stimme erschwert. Bei Umgebungsgeräuschen, deren Pegel größer als etwa 70 dB ist, steigert jeder Mensch reflektorisch mehr oder weniger die Lautstärke und die Tonhöhe seiner Sprech- und Singstimme. Dies entsteht dadurch, dass das auditive Rückkopplungssystem bei der Stimmproduktion durch die erhöhte Umgebungslautstärke behindert wird (Schultz-Coulon 2016). Dieses Phänomen ist nach dem französischen Wissenschaftler Étienne Lombard (1868–1920) benannt und wird auch als Lombard-Effekt bezeichnet. Dieser lässt sich gut bei Menschen beobachten, die beim Hören von lauter Musik über Kopfhörer – oder auch am Handy im Zug – plötzlich viel lauter und höher sprechen als vorher. Sängerisch relevant wird dieser Effekt bei ungeübten Chorsängern, die dazu neigen, lauter zu singen als der Chornachbar, damit sie die eigene Stimme hören und kontrollieren können. Trainierte Sänger können dagegen auch dann richtig singen, wenn sie ihre Stimme nicht mehr oder nur noch unvollständig hören können

(Schultz-Coulon 1980; Mürbe et al. 2004), da sie sich nicht nur über den Gehörsinn, sondern auch kinästhetisch kontrollieren.

Des Weiteren gilt es zu beachten, dass neben Tonhöhe und Lautstärke eines Tones auch der Klang einer Stimme individuell kontrolliert werden muss. Auch hierbei spielen die sängerische Erfahrung und der Ausbildungsstand eine wichtige Rolle, wie Johan Sundberg ausführlich beschreibt (Sundberg 2015a). Er kommt anhand der Ergebnisse wissenschaftlicher Untersuchungen zu der Feststellung, dass Sänger beim Chorsingen vermutlich andere Klang- und Tragfähigkeitsstrategien verwenden als beim solistischen Singen. Wenn Sänger also bereits gut ausgebildet sind und sich ihres Stimmklangs und ihrer Tragfähigkeit gut und flexibel bedienen können, ist ein Wechsel zwischen Chor- und Sologesang aus stimmhygienischer Sicht unbedenklich. Wenn der Ausbildungsstand jedoch noch nicht erreicht ist, kann es beim Chorgesang zu stimmlichen Problemen kommen, da die Eigenkontrolle der Stimme im Störlärm noch nicht ausreichend entwickelt ist. Da diese Kontrolle erlernbar ist – wie die Studien der Arbeitsgruppe um Dirk Mürbe zeigen – kann Chorgesang grundsätzlich ohne stimmliche Probleme ausgeübt werden.

Einen Vorteil stellt die vertragliche und soziale Absicherung von Sängern in Chören, die von öffentlichen Trägern finanziert werden, dar, die im Vergleich zu Solisten zumeist besser ist.

Trotzdem kann es besonders bei Chorsängern, welche die erträumte solistische Laufbahn nicht erreichen konnten, zu Unzufriedenheit mit der eigenen Karriere kommen. Die für das Singen im Chor notwendige Fähigkeit, sich in der Gruppe einzuordnen, kann bei einer solistisch ausgeprägten Sängeridentität zum Dauerkonflikt werden. Die Kränkung, nicht solistisch in Erscheinung zu treten, wird teilweise noch dadurch verstärkt, dass Chorsänger aus der Perspektive mancher Dirigenten eher als Klaviertasten denn als Individuen angesehen und behandelt werden. Dabei leiden Choristen in der Zusammenarbeit mit Dirigenten und Regisseuren unter ähnlichen Problemen wie die Solisten (s. o.). Die Anforderungen an Opernchoristen in Bezug auf stimmliche Vielseitigkeit und Flexibilität sind sehr hoch. Sie müssen sich je nach Inszenierung auf ganz unterschiedliche akustische Gegebenheiten einstellen, von der massiven Lautstärke der Chorkollegen, die auf engem Raum singen, bis zur Vereinzelung und quasi solistischen Stimmführung bei auseinandergezogener Aufstellung mit Auflösung des Chorverbands. Die Kontrolle der eigenen Stimme im Chorverband stellt ein Spezifikum dar (s. o.), auf das Chorsänger besonders in Rundfunkchören achten müssen. Alle genannten Faktoren sind Risikofaktoren für die Stimmgesundheit.

Gelingt allerdings die positive Identifizierung mit der Rolle des Chorsängers – der eine äußerst anspruchsvolle gesangliche Leistung zu erbringen hat –, so kann der Beruf sehr zufriedenstellend sein und birgt auch gesundheitlich hohe Schutzfaktoren. Ist ein Chorsänger respektiert und in seiner Leistung geschätzt und herrscht im Chor eine positive kollegiale Atmosphäre, so stellt die Gruppensituation eine wichtige Ressource dar.

Konzert-, Oratorien- und Liedsänger

Sänger, die sich mehr auf Lied, Konzert, Oratorium etc. spezialisieren, sind meist nicht an eine feste Institution gebunden. Dies bedingt – entsprechend des Typus des freiberuflichen Musikers – projektbezogen einen Wechsel zwischen Phasen hoher Arbeitsintensität und solchen, in denen wenige oder keine öffentlichen Auftritte geplant sind. Damit ist von diesen Sängern ein besonderes Maß an intrinsischer Motivation und Disziplin gefordert – auch im Hinblick auf die Prävention. Hinzu kommt die Notwendigkeit, sich ständig in schnellem Wechsel auf neue Ensembles und Dirigenten einstellen zu müssen. Hierzu ist sehr viel Erfahrung und Selbstbehauptung notwendig. In noch höherem Maße als bei Opernsolisten und Chorsängern sind demzufolge in diesem Bereich Fähigkeiten des positiven Selbstmanagements gefragt.

In den letzten Jahren hat sich mit der historisch informierten Aufführungspraxis für Sänger ein neues Feld eröffnet. Häufig findet man hier Sänger, die besonders reflektiert und offen für neue musikalische Interpretationen sind. Dieser »neue« Sängertypus ist vielseitig einsetzbar, solistisch wie im Ensemble. Auch ist bei diesen Sängern eine größere Nähe zu den Instrumentalisten zu beobachten, als dies bei traditionellen Sängern üblich ist. Diese Feststellung trifft auch in umgekehrter Richtung zu, da sich die historisch informierten Instrumentalisten ebenfalls bemühen, das barocke Ideal des »imitare la voce« in kooperativer Weise mit den Sängern zu verwirklichen.

4.6 Solisten

Für Solisten gelten grundsätzlich die gleichen Empfehlungen für Gesundheitsförderung und Prävention wie für Sänger und Instrumentalisten, die in Ensembles musizieren. Trotzdem unterscheidet sich das Leben eines Solisten in entscheidender Weise von demjenigen anderer Musiker, so dass auch hinsichtlich gesundheitlicher Fragen zusätzliche Faktoren eine Rolle spielen.

An erster Stelle sind der Erfolg und die überragende künstlerische Leistung zu nennen, die sie von anderen unterscheidet. Auf dem künstlerischen Olymp wird die Luft allerdings schnell dünn, und es gehört eine gute Konstitution dazu, sich in dieser Höhe langfristig aufhalten zu können, ohne »Atemnot« zu verspüren. Dies betrifft in besonderer Weise – viel mehr noch als die körperliche – die psychische Stabilität, die hierbei gefordert ist. An erster Stelle ist der psychische Druck zu nennen, der mit der hohen Erfolgserwartung an den Künstler verbunden ist. Der Grad an Perfektion, der heute vorausgesetzt wird, ist so angestiegen, dass Solisten sich kaum mehr Schwächen erlauben können.

Weibliche Solisten leiden – ebenso wie männliche Künstler mit kleinen Kindern – häufig unter der Schwierigkeit, Beruf und Familie zu vereinbaren. Besonders Frauen mit ausgeprägter Mütterlichkeit sind hier oft in schweren Konflikten. Das Leben eines Solisten ist mit einer hohen Reisetätigkeit verbunden und erfordert häufige Ortswechsel. Auch Partnerschaften sind unter diesen Bedingungen schwierig zu leben und aufrechtzuerhalten. Insgesamt sind demnach die Opfer, die der Erfolg kostet, beträchtlich.

Die besonderen Lebens- und Arbeitsbedingungen von Solisten führen dazu, dass sie – zu Recht – nur wenigen Personen in ihrer Umgebung vertrauen. Damit kommen manche gut zurecht, andere führt dieser Umstand letztendlich häufig in die Einsamkeit. Die Situation nach dem Konzert – alleine im Hotelzimmer – ist vielfach beschrieben.*

Treten gesundheitliche Probleme auf, so sind diese bei Sängern hauptsächlich auf eine Überforderung aufgrund zu vieler oder unter stimmlichen Gesichtspunkten falsch gewählter Engagements zurückzuführen. Bei Instrumentalisten sind ähnlich gelagerte Gründe für Überlastungssyndrome verantwortlich. Brechen die künstlerischen Leistungen ein, ist große Verunsicherung die Folge. Angesichts des Ausmaßes des Erfolgs ist auch die Fallhöhe für Solisten besonders hoch und verursacht entsprechende Angst. Mit diesen Situationen – angesichts einer Entourage von Management, Veranstaltern und Publikum – umzugehen, ist nicht einfach.

Allerdings gibt es auch Solistenkarrieren, die zeigen, dass Krisen bewältigbar sind und dass Erfolg glücklich machen kann. Diesen Künstlern scheint eine Form der Einfachheit und Spontaneität eigen, die sie sich in innerer Unabhängigkeit von äußerem Erfolg bewahren. Letztendlich sind die jeweilige Persönlichkeit und Biografie eines Solisten entscheidend dafür, welche Maßnahmen er ergreifen sollte und welche Unterstützung er braucht, um in seinem Beruf gesund zu bleiben.

4.7 Dirigenten

Beim Thema Prävention sind Dirigenten – ebenso wie andere Musiker auch – hinsichtlich ihrer eigenen Gesundheit angesprochen. Gleichzeitig üben sie jedoch – in ähnlicher Weise wie Instrumental- und Gesangspädagogen bei ihren Schülern – auch in ihrer Funktion einen maßgeblichen Einfluss auf die Gesundheit der Musiker ihres Klangkörpers aus. Im Folgenden werden diese beiden Perspektiven der Prävention – soweit wie möglich – getrennt besprochen.

* Eindrückliche Reflexionen zu dieser Thematik finden sich bei Gidon Kremer in seinem Buch Obertöne, 1997.

Gesundheit von Dirigenten

Viele Dirigenten erfreuen sich bis ins hohe Alter eines guten Gesundheitszustands. Namen wie Günter Wand (1912–2002), Pierre Boulez (*1925), Neville Marriner (*1924) und Nikolaus Harnoncourt (*1929), die mit über 80 Jahren als Dirigenten aktiv waren und sind, sowie Kurt Sanderling (1912–2011) und Stanisław Skrowaczewski (*1923), die dies sogar noch im zehnten Lebensjahrzehnt vermochten bzw. vermögen, dokumentieren eine erstaunliche Leistungsfähigkeit im hohen Alter. Bei diesen Dirigenten wirken die große Machtfülle, über die sie als Chefdirigenten verfügen, sowie das hohe Maß an geistig fordernder Tätigkeit offenbar in salutogenetischer Weise. Die soziobiologisch lebensverlängernde Wirkung einer außergewöhnlich hohen hierarchischen Position ist auch aus anderen Bereichen wie der Politik bekannt. Beispiele hierfür sind die früheren Bundeskanzler Konrad Adenauer (1876–1967) und Helmut Schmidt (*1918).

Es gibt jedoch auch gegensätzliche Beispiele. Einer der ersten berühmten Dirigenten, der infolge seiner Berufstätigkeit verstarb, ist Jean-Baptiste Lully (1632–1687). Er verwendete zum Dirigieren einen langen Stab, mit dem er auf dem Boden den Takt »klopfte«; bei einer Aufführung seines Te Deum rammte er sich diesen Stab in den Fuß. Die Wunde entzündete sich heftig, und er starb drei Monate später an einer Blutvergiftung. Dieser Vorfall ist sicherlich als tragischer Einzelfall einzuordnen.

Auffallend viele Dirigenten jedoch verstarben in deutlich jüngeren Jahren als die oben Genannten an einem Herzinfarkt, zum Teil sogar während des Dirigats. Als Auslöser werden hier neben der körperlichen Anstrengung die vegetativen Auswirkungen von Dystress genannt. Ein trauriges und tragisches »Zwillingspaar« bilden hier die Dirigenten Felix Mottl (1856–1911) und Joseph Keilberth (1908–1968). Beide ereilte während einer Aufführung von Wagners Tristan und Isolde ein Herzinfarkt; bei beiden ereignete sich dies im Münchner Nationaltheater. Keilberth starb unmittelbar auf der Bühne, Mottl einige Tage nach der Aufführung. Die beiden Genannten sind kein Einzelfall, auch hier lässt sich eine längere Liste anlegen: Dimitri Mitropoulos (1896–1960) starb während der Probe von Mahlers Dritter Sinfonie in Mailand an einem Herzinfarkt, Giuseppe Sinopoli (1946–2001) erlitt während einer Aufführung von Aida in Berlin einen tödlichen Herzinfarkt und Israel Yinon (1956–2015) starb während eines Konzerts, als er gerade die Alpensinfonie von Richard Strauss in Luzern dirigierte. Auch diese Auflistung ließe sich noch weiter fortführen.

Die unterschiedlichen Lebensdauern und die Todesursache Herzinfarkt bei so auffällig vielen Dirigenten lassen vermuten, dass die Ausprägung der Widerstandsfähigkeit gegen Stress eine wichtige Rolle spielt. Die Sterbefälle während der Aufführung weisen eindrücklich darauf hin, dass Dirigieren sowohl hinsichtlich des Herz-Kreislauf-Systems, der Atmung und der muskulären Kraftausdauer sowie der geistigen Konzentration, Gedächtnisleistung und Reaktionsschnelligkeit als auch hinsichtlich der emotionalen Beteiligung und der psychologischen Führungsaufgaben insgesamt eine außerordentliche Höchstleistung darstellt. Herbert von Karajan förderte in seiner gleichnamigen Stiftung wissenschaftliche Untersuchungen zum Musizieren und stellte sich bereits in den 1970er-Jahren für Messungen vegetativer Parameter während des Dirigierens zur Verfügung, da er sich für die Verbindung zwischen Emotionen und Körperreaktionen interessierte.

Für die Prävention bei Dirigenten lässt sich aus diesen Beobachtungen ableiten, dass eine gute körperliche Fitness sowie eine hohe Stresstoleranz entscheidend sind. Letztere kann durch Entspannungsübungen unterstützt werden. Da Dirigenten natürlicherweise im mentalen Üben eine hohe Erfahrung und Expertise besitzen, bieten sich mentale Techniken für Dirigenten besonders an. Spezifische Übungen zur Prävention von Muskelverspannungen in Rücken und Armen finden sich in Kap. II.6.10 und in Kap. III.

Einflüsse auf die Gesundheit der Orchestermusiker

Das Verhalten des Dirigenten hat von Berufs wegen einen großen Einfluss auf die Musiker des Orchesters, allerdings nicht nur im musikalischen

Bereich, sondern auch für deren Gesundheit. An einem einfachen Beispiel lässt sich ablesen, wie unmittelbar sich Eigenschaften des Dirigenten auf das Orchester auswirken. Jennen und Gembris (2000) konnten in einer Untersuchung statistisch nachweisen, dass das Alter des Dirigenten das Tempo beeinflusst, in dem das Werk aufgeführt wird. Jenseits von 60 Jahren dauern die Aufführungen der Werke umso länger, je älter der Dirigent ist.

Hinsichtlich der Frage der Gehörgefährdung sind Dirigenten maßgeblich für die Dynamik und Gesamtlautstärke eines Orchesters verantwortlich. Da sie jedoch von den einzelnen Instrumenten einen genügend großen räumlichen Abstand von mehreren Metern haben, sind die Schalldruckpegel, die ohrnah bei Dirigenten gemessen werden können, in Summe unterhalb des Expositionsgrenzwertes von 85 dB (A) (Richter et al. 2007). Hieraus ergibt sich die Schwierigkeit, dass ein Dirigent als diejenige Person, welche die Einhaltung der Grenzwerte positiv mitgestalten könnte, den Gesamtklang als weniger laut erlebt als die Musiker, die den Klang gemäß seiner Vorstellungen von Dynamik produzieren müssen. Zur Realisierung und Optimierung einer »gehörfreundlichen« Lautstärke ist demnach beim Dirigenten eine »freiwillige« Selbstbeschränkung erforderlich. In diesem Punkt lohnt es sich, intensive Aufklärungsarbeit zu leisten, da Dirigenten in der Regel auf Informationen zu diesem Thema offen und verständnisvoll reagieren. Aufklärung über eine Verhaltensprävention des Dirigenten kann hier zu einer Verhältnisprävention für den Musiker im Orchester führen.

Zu der Frage, ob es grundsätzlich zu den Aufgaben eines Dirigenten gehört, Verantwortung für die Gesundheit der ihm anvertrauten Musiker zu übernehmen und seinen Teil hierzu beizutragen, scheinen die Meinungen unter Dirigenten auseinanderzugehen (Spahn 2013). Manche Dirigenten sind der Ansicht, dass die Gesundheit des einzelnen Musikers dessen private Angelegenheit ist, andere wiederum sehen es durchaus als ihre Pflicht, für eine positive Arbeitsatmosphäre zu sorgen. Manche Dirigenten scheinen sich über ihren eigenen Einfluss auf das Befinden der Musiker völlig im Unklaren.

Im Zusammenspiel zwischen Dirigent und Musikern spielen die Themenfelder Dominanz, Respekt und Selbstbestimmung eine zentrale Rolle. Der Dirigent Scott Sandmeier äußerte in einem Interview, er persönlich glaube, das Wichtigste sei es, dass ein Dirigent seinem Orchester mit Respekt entgegentrete (Spahn 2013). Zahlreiche Anekdoten beleuchten das Spannungsfeld zwischen Dirigent und Orchester. Pars pro toto sei eine Probensituation von Claudio Abbado mit den Berliner Philharmonikern angeführt. Abbado soll zu einem der Schlagzeuger – den er als Chefdirigent dieses Klangkörpers gut persönlich mit Namen kannte – gesagt haben: »Kleine Trommel bitte an dieser Stelle etwas lauter.« Der Musiker zahlte dem Dirigenten diese – aus seiner Sicht – zu unpersönliche und wenig respektvolle Anweisung mit gleicher Münze heim und antwortete: »Jawohl, Taktstock.«

Auch die Frage der Selbstbestimmung spielt aus Sicht der Orchestermusiker eine wesentliche Rolle (s. Kap. II.2.1, S. 113). Der Dirigent steht hier vor der Aufgabe, einerseits seine Autorität als Führungsperson zu behaupten und gleichzeitig der Selbstbestimmung der Musiker genügend Freiraum zu lassen. Dies miteinander zu vereinbaren, ist nicht immer leicht.

Überhaupt stellt die Leitung eines Orchesters den Dirigenten vor schwierige Aufgaben, und nicht immer sind Orchestermusiker ihrerseits offen für eine konstruktive Zusammenarbeit. Auf diese anspruchsvollen Anforderungen sind Dirigenten in ihrer Ausbildung kaum vorbereitet. Hier liegt der Fokus fast ausschließlich auf den musikalischen Fähigkeiten, alles Weitere – so die gängige Einstellung – wächst mit der Erfahrung. Gemessen am musikalischen Niveau eines Dirigenten mutet dies jedoch nahezu unprofessionell an. Es gibt im Bereich der Arbeits- und Organisationspsychologie wichtige Erkenntnisse und praktische Fertigkeiten zur Führungskompetenz zu erlernen (Kap. I.2.2), die man heutzutage Dirigenten in der Ausbildung nicht mehr vorenthalten sollte. Hierbei sind für alle Beteiligten positive Effekte – auch im Sinne der Gesundheit – zu erwarten.

4.8 Orchestermanager

Nach Mertens (2010) umfasst Orchestermanagement »alle Tätigkeiten der inhaltlichen, künstlerischen, personellen und organisatorischen Führung, der nachhaltigen Finanzierung und der optimalen Vermarktung eines Orchesters«. Die Definition macht deutlich, welch umfangreichen Aufgabenbereich Orchestermanager zu bewältigen haben und dass sie in ihrer jeweiligen Institution eine Position einnehmen, die an der Schnittstelle mehrerer Berufsgruppen liegt. Dabei sind die meisten Orchestermanager selbst ausgebildete Musiker, nicht wenige waren früher Orchestermusiker oder Sänger, andere wiederum kommen aus dem Verwaltungsbereich. Wer einmal beim Deutschen Orchestertag in Berlin – der jährlichen Tagung der Orchestermanager – gemeinsam mit ihnen musiziert hat, kann erleben, wie viel ihnen das Musizieren bedeutet. Aus Sicht der Orchestermusiker allerdings wird diese inhaltliche Gemeinsamkeit wenig wahrgenommen, sie sehen in den Managern nicht selten nur die Repräsentanz der Arbeitgeberseite und begegnen ihnen mit einer gewissen Grundskepsis. Nichtsdestotrotz sind Orchestermanager in fast allen Belangen Ansprechpartner und Vertraute der Musiker, ebenso sind sie wichtige Gesprächspartner der Generalmusikdirektoren (GMDs) – generell der Dirigenten – und der Intendanten in Theatern und Opernhäusern, deren Vertretung im operativen Geschäft sie während Abwesenheitszeiten häufig übernehmen. Die kursorische Beschreibung der diversen Zuständigkeiten von Orchestermanagern macht schnell nachvollziehbar, dass diese Berufsgruppe gut daran tut, sich nicht nur um die Gesundheit ihrer Künstler, sondern auch um die eigene zu kümmern.

Mit dem Thema Gesundheit kommen Orchestermanager fast täglich bei ihren Musikern in Berührung. Zwischen Orchestermanagement und musikermedizinischen Einrichtungen besteht deshalb eine enge Zusammenarbeit. Orchestermanager nutzen diese Kontakte auch zunehmend, um durch Prävention und Gesundheitsförderung die Situation der Orchestermusiker zu verbessern.

Gesundheitliche Schutzfaktoren und Risiken

Im Beruf des Orchestermanagers bestehen eine Reihe von Schutzfaktoren und Risiken, aus deren Analyse sich Ansatzpunkte für Prävention und Gesundheitsförderung ergeben.

Die Vielseitigkeit des Berufs, eine relativ hohe Selbstbestimmung in den Arbeitsabläufen und die Sinnhaftigkeit der Tätigkeit sind positive Grundaspekte, die gesundheitsförderlich gestaltet und genutzt werden können.

Die Risiken für Überlastung bis zum Burn-out entstehen – wie bereits oben skizziert – daraus, dass der Orchestermanager leicht zum generellen Ansprechpartner für alle Sorgen und Nöte und insbesondere auch für Konflikte unter den Musikern sowie Konflikte zwischen Dirigent und Musikern werden kann. Hinzu kommt die anspruchsvolle Zusammenarbeit mit anderen künstlerischen und administrativen Führungspersonen sowie mit Partnern außerhalb der Institution. Neben all diesen kommunikativen Anforderungen ist er auch auf unterschiedlichen Sach- und Kompetenzebenen (vom Gesundheitsproblem des Musikers bis zu Versicherungsproblemen der Instrumente) gefordert. Allein die Menge und Bandbreite der Anforderungen ist gewaltig, ob diese aber zu Stressoren (s. Kap. II.2.1, S. 115) werden, liegt auch daran, wie gut sich der einzelne Orchestermanager schützen kann und welche persönlichen Möglichkeiten ihm hierfür zur Verfügung stehen.

Leider erhalten Orchestermanager häufig – zu – wenig Anerkennung für ihre Tätigkeit. Dies mag daran liegen, dass ihre Arbeit erst dann bemerkt wird, wenn sie Kritik auslöst. Ein gängiges Beispiel hierfür ist die Gestaltung des Spielplans. Unzufriedenheit mit dem Spielplan wird von Orchestermusikern spontan geäußert, Lob dagegen wird fast nie gespendet. Hinzu kommt, dass die Tätigkeit von Orchestermanagern eher im Verborgenen stattfindet, selten stehen sie im Fokus positiver Aufmerksamkeit und im Gegensatz zu Orchestermusikern und Dirigenten gelangen sie nicht ins Rampenlicht. Der Austausch innerhalb der Berufsgruppe ist eingeschränkt, da pro Orchester in der Regel nur *ein* Orchestermanager beschäftigt ist.

Individuelle und systemische Gesundheitsförderung

Die gesundheitlichen Risiken im Beruf des Orchestermanagers machen deutlich, dass Gesundheitsförderung und Prävention sowohl auf individueller als auch auf systemischer Ebene notwendig sind.

Für die individuelle Gesundheitsförderung steht ein breites Repertoire an Maßnahmen in Form von Entspannungsverfahren, Körpertraining, Bewegung und mentalen Techniken zur Verfügung. Hierfür können auch die in Kap. III vorgestellten Übungen genutzt werden. Da der kommunikative Anteil in der Arbeit von Orchestermanagern sehr hoch ist, empfiehlt sich zudem eine gezielte Weiterbildung in Gesprächsführung oder ein Kommunikationstraining (Kap. I.2.2). Im Einzelfall kann außerdem Supervision einzeln oder in der Gruppe hilfreich sein.

Darüber hinaus erscheint es aber besonders wichtig, systemische Maßnahmen zu ergreifen, da die angesprochenen Probleme zwischen den Berufsgruppen nicht ausschließlich individuell gelöst werden können. Bereits die Erkenntnis, an welchen Punkten ein systemisches Herangehen sinnvoll ist, stellt einen wichtigen Schritt dar. Grundsätzlich sollte das Ziel sein, Konflikte, die ungerechtfertigterweise beim Orchestermanager landen, zu den ursprünglichen Konfliktpartnern zurückzubringen.

Folgende Maßnahmen erscheinen hierfür sinnvoll:

- *Kommunikationsstrukturen innerhalb des Orchesters fördern*
  Eine wenig ausgeprägte Kommunikationskultur im Orchester führt dazu, dass der Orchestermanager mit Fragen beansprucht wird, die besser unter den Orchestermusikern gelöst werden können. Abb. II.14a veranschaulicht diese Situation. Hierbei spielt auch eine Rolle, wie Konzertmeister und Stimmführer ihre Führungsfunktion wahrnehmen. Besteht innerhalb des Orchesters nämlich eine klare Führungsstruktur, findet eine geordnetere Kommunikation mit dem Orchestermanager statt (Abb. II.14b). Dies drückt sich nicht nur in der Häufigkeit der Gespräche, sondern auch in der Angemessenheit der Anliegen aus.
- *direkte Kommunikation zwischen Dirigent und Orchester verbessern*
  Gleiches gilt für die Kommunikation zwischen Dirigent und Orchester. Auch hier können Situationen entstehen, in denen Konflikte zwischen der musikalischen Leitung und dem Orchester an den Orchestermanager delegiert werden (vgl. Substitutionskonflikt, Kap. I.2.2).
- *Unterstützung außerhalb der Institution suchen*
  Fragen von Orchestermusikern wegen gesundheitlicher Probleme werden häufig an den Orchestermanager herangetragen. Hier stehen die Institutionen der Musikermedizin als Ansprechpartner zur Verfügung.
- *die eigene Arbeit sichtbar machen*
  Eine Voraussetzung für mehr Verständnis und Anerkennung ist es, Informationen über die Tätigkeit des Orchestermanagers zu vermitteln. Damit auch Musiker den Arbeitskontext besser kennen, in dem sie arbeiten, wäre ein Vorschlag, in die Ausbildung von Orchestermusikern und Diri-

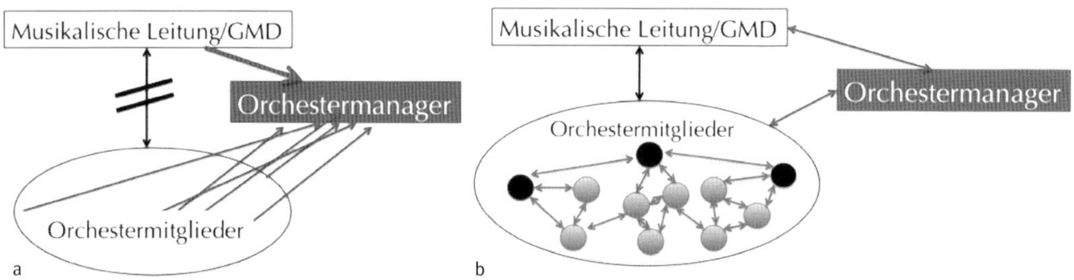

Abb. II.14a und b: a) Unklare Führungsstrukturen im Orchester und mangelnde Kommunikation zwischen Orchester und GMD (Generalmusikdirektor) führen zur Überbeanspruchung des Orchestermanagers, b) klare Führungsstrukturen im Orchester und direkte Kommunikation zwischen Orchester und GMD (Generalmusikdirektor) entlasten den Orchestermanager genten ein Praktikum im Orchestermanagement zu integrieren. In manchen Situationen ist es vielleicht auch möglich, die Musiker des Orchesters an den Lösungswegen teilhaben zu lassen, damit sie das Bemühen erkennen und schätzen können. Beispielsweise könnte die ursprüngliche, aus verschiedenen Vorgaben entstandene, *nicht* orchesterfreundlich bereinigte Fassung des Spielplans zuerst präsentiert werden.

4.9 Musiker im Bereich popularer Musik

Popular und klassisch ausgebildete Musiker im Vergleich

Entgegen der verbreiteten – wenngleich etwas klischeehaften – Annahme, Musiker aus dem Bereich der popularen Musik würden sich in Fragen der Gesundheit generell von Musikern aus dem Bereich der Klassik unterscheiden, ist zu konstatieren, dass die Ergebnisse wissenschaftlicher Untersuchungen mehr Gemeinsamkeiten zwischen den Musikbereichen offenbaren als vielleicht gemeinhin erwartet.

Ähnlichkeiten konnten wir beispielsweise schon hinsichtlich der Ausprägung von Lampenfieber zwischen Jugendlichen klassischer Ausbildung und Jugendlichen einer Musikschule mit Schwerpunkt Jazz, Pop und Rock finden: Beide Gruppen zeigten ähnlich hohe Ausprägungen von Lampenfieber, wobei bei den jugendlichen Musikern aus dem Jazz, Pop, Rock das Lampenfieber im Alter von 16–18 Jahren sogar höher war als bei den klassisch ausgebildeten Musikern (Nusseck et al. 2015).

Die körperlichen Belastungen und präventiven Empfehlungen hinsichtlich des Instrumentalspiels gelten im popularen Bereich in gleicher Weise wie bei klassischen Musikern. Hier seien als häufige Instrumente die E-Gitarre, das Keyboard und unter den Blasinstrumenten Saxophon, Klarinette, Trompete und Posaune sowie das Schlagzeug genannt (vgl. Kap. II.6). Die im popularen Gesang angewendeten Gesangstechniken wie das Belting u. a. bringen bei guter gesangstechnischer Ausführung keine höheren Gesundheitsrisiken mit sich als der klassische Gesang.*

Auch das Gesundheitsverhalten bei Musikern im Bereich des Pop und Rock muss differenziert betrachtet werden. Bei Weitem nicht alle Musiker konsumieren ständig Drogen und Alkohol. So gibt es mittlerweile prominente Vertreter wie Mick Jagger, Eric Clapton oder Paul McCartney, die sich öffentlich zu einer ausgesprochen gesunden Lebensweise bekennen.

Unterschiede sind trotzdem in der Einstellung zum Musizieren festzustellen. So sind Herangehensweisen wie Improvisieren und Komponieren im Sinne der Singer-Songwriter-Identität mit einer freieren Einstellung verbunden, die sich auch mental und körperlich positiv auswirken kann. Allerdings zeigen die eingangs erwähnten Untersuchungen zum Lampenfieber, dass Musiker aus dem popularen Bereich keineswegs unter geringeren Selbstansprüchen stehen als klassische Musiker.

Insgesamt ist zu wünschen, dass differenzierte Beobachtungen und Studien hinsichtlich gesundheitlicher Belastungen und Prävention in den vielfältigen Bereichen der popularen Musik in den nächsten Jahren weiter zunehmen.

Hörgefährdung und Gehörschutz

Hinsichtlich der Fragen der Prävention von Lärmschwerhörigkeit sind auch für Musiker des Rock/Pop- oder Unterhaltungsmusik-Sektors schon seit vielen Jahren Messergebnisse bekannt, die eine erhöhte Belastung durch Schalldruckpegel von 105–110 dB belegen (Rintelmann und Borus 1968).

Jedoch ist – ähnlich wie bei den klassisch ausgerichteten Orchestern beschrieben (vgl. Kap. II.4.1) – auch im Bereich Rock/Pop bzw. Unterhaltungsmusik die Studienlage zur Inzidenz von Schwerhörigkeiten, die durch die Musik induziert sein sollen, noch recht uneinheitlich. In einer Übersichtsarbeit fanden Størmer und Stenklev hier Angaben in sieben unterschiedlichen Studien, die mit Prozentangaben von 5 % bis 41 % eine

* Eine ausführliche Darstellung der Gesangstechniken im popularen Gesang findet sich bei: Wienhausen, S.: Non-classical Singing in Pop und Musical, in: Richter, B.: Die Stimme. Grundlagen. Künstlerische Praxis. Gesunderhaltung, Henschel, Leipzig 2014.

sehr breite Streuung aufwiesen (Størmer und Stenklev 2007).

Axelsson und Lindgren berichteten bereits 1978, dass die Anzahl der Musiker mit Hörstörungen im Bereich des Rock und Pop in Relation zu den Schalldruckpegeln, denen sie ausgesetzt waren, erstaunlich gering war (Axelsson und Lindgren 1978). Die Arbeitsgruppe um Axelsson konnte in einer Verlaufsstudie nach 16 Jahren bei 53 Rock/Pop-Musikern zeigen, dass die Mehrzahl der Musiker auch nach jahrelanger Exposition mit großen Schalldruckpegeln ein völlig normales Hörvermögen aufwies (Axelsson et al. 1995).

Analog zu der Studie bei 429 klassischen Orchestermusikern (Richter et al. 2007; vgl. Kap. II.4.1) hat Paul Muhle aus der Arbeitsgruppe des Freiburger Instituts für Musikermedizin (FIM) eine Fragebogenerhebung bei 101 Musikern aus zehn renommierten deutschen Big Bands durchgeführt (Muhle 2015). Wiederum stand im Zentrum der Untersuchung die Frage nach dem aktuellen Stand der Information und der Praxis zum Thema Hörgefährdung und Gehörschutz. Die Ergebnisse zeigen hinsichtlich des Informationsstandes über und der Verwendung von Gehörschutz Werte mit einer ähnlichen Tendenz wie bei den klassischen Musikern: 89 % der Musiker ist individuell angepasster Gehörschutz bekannt, jedoch berichteten nur 29 % über persönlich gute Erfahrungen mit dieser Art des Gehörschutzes. Bezüglich der Umsetzung der »Trageaspekte« sahen die Musiker den Tragekomfort, die Ästhetik/Optik und die Handhabung verhältnismäßig gut verwirklicht. Weniger gut wurde die Umsetzung hinsichtlich des allgemeinen Klangbilds der übrigen Instrumente und der Agogik/Dynamik bewertet. Der von den Musikern zuvor beschriebene wichtigste Aspekt – das Klangbild des eigenen Instruments – wurde am schlechtesten bewertet. Im Unterhaltungssektor ist die Verwendung von Gehörschutz bei den Proben und im Konzert jedoch deutlich weiter verbreitet als in der Klassik. Die Daten belegen dennoch, dass auch im popularen Bereich die Verwendung von individuellem Gehörschutz aus präventiver Sicht weiterhin unbefriedigend ist.

Wissenschaftliche Arbeiten können den protektiven Effekt von individuellem Gehörschutz auf die Hörfähigkeit von Musikern aus dem Bereich Rock/Pop nachweisen (Schmuziger et al. 2006).

Ein kurzes und prägnantes Beispiel zur Verwendung von Gehörschutz in der Unterhaltungsmusik ist in dem letzten filmischen Dokument von Michael Jackson THIS IS IT enthalten. Man sieht hier Michael Jackson in einer Probensituation. Er trägt im Titel I WANT YOU BACK ein sog. In-Ear-Monitoring; diese Monitore, deren primärer Zweck darin besteht, den Sound direkt dem Ohr des Künstlers zuzuführen, haben gleichzeitig auch einen dämmenden Effekt, ähnlich wie ein individueller Gehörschutz. Nach wenigen Takten nimmt Jackson mit deutlich genervter Körpersprache die Stöpsel aus dem Ohr. Er kommt aus dem Takt und richtet sich nach Beendigung des Songs direkt an die Regie im Saal. Eindrücklich beschreibt er sein Gefühl beim Tagen der Ohrstöpsel: »Es ist, als würde jemand eine Faust auf mein Ohr drücken, es ist sehr schwierig (...) ich versuche mich jedoch daran zu gewöhnen.« Auf Nachfrage ergänzt er, dass die Verstärkung der Musik und seines Gesangs durch die In-Ear-Kopfhörer sehr ungewohnt für ihn sei, da er damit aufgewachsen sei, sich nur über sein eigenes Ohr, über den »normalen« Weg zu hören. Er schließt mit den Worten: »Ich versuche zu hören und ich kann es nicht.« Diese Worte begleitet Michael Jackson mit eindrucksvollen Gesten und einer Prosodie, welche das Ausmaß der Schwierigkeit und seine Verzweiflung in der Situation unterstreichen.

5. Prävention und Gesundheitsförderung für den einzelnen Musiker

Die häufigste Diagnose im körperlichen Bereich bei Instrumentalisten ist das Überlastungssyndrom. Dabei handelt es sich um eine Überbeanspruchung von Muskeln, Faszien und Sehnen sowie Bändern im Bereich der oberen Extremitäten. Typische Anzeichen sind Schmerzen. Im Laufe des Musikerlebens leidet die überwiegende Mehrzahl der Musiker einmal an spielbezogenen Schmerzen. Ebenso haben fast alle Musiker Erfahrungen mit psychischen Krisen. Zweierlei ist dabei wichtig:

Vorübergehende gesundheitliche Phänomene, die keinen eindeutigen Krankheitswert besitzen, sollten ernst genommen, auf keinen Fall aber pathologisiert oder überbewertet werden. Gleichzeitig sollten Musiker das Idealbild des unverletzlichen Musikers relativieren. Musikerbiografien ohne jegliche gesundheitliche Krise sind äußerst selten. Die allermeisten Musiker sind und bleiben gesund, weil sie Krisen gut bewältigt haben. Es wäre ein großer positiver Schritt, wenn alle Musiker diese Erkenntnis miteinander teilen könnten – und sich für präventive und gesundheitsförderliche Maßnahmen öffnen würden.

Im folgenden Kapitel werden deswegen Empfehlungen gegeben, wie jeder Musiker selbst für seine Gesundheit sorgen kann. Hierfür werden Themen vorgestellt, die alle Musiker gemeinsam betreffen. Zusätzliche spezifische Ansätze, die sich darüber hinaus hinsichtlich der Lebensphase, des Instruments und der Art der professionellen oder nicht-professionellen Musikausübung ergeben, werden in Kap. II.3, 4 und 6 besprochen.

5.1 Gesundheitsförderliche Einstellungen

Im Folgenden werden besondere Ressourcen für den einzelnen Musiker herausgehoben und vorgestellt. Allgemeine Schutzfaktoren für Gesundheit sind in Kap. II.2.1 beschrieben.

Gesundheitsressourcen

An erster Stelle soll die Gesundheitsressource genannt werden, die für Musiker vermutlich am wichtigsten ist: die Liebe zur Musik. Es mag banal oder pathetisch klingen, aber es trifft doch den Kern. Die innere Freude am Musizieren ist tief verankert bei allen Musikern – egal welcher Couleur – und sollte im Mittelpunkt stehen. Zudem ist nachgewiesen, dass Musizieren vielfältige direkte gesundheitsfördernde Wirkungen hat (vgl. Kap. II.1, S. 109). Besonders in Krisen kann die Musik als solche gerade für professionelle Musiker die wichtigste Ressource sein. Mozart zeigt uns in der ZAUBERFLÖTE hierfür ein gutes Beispiel: Papageno erinnert sich in der Not an sein Glockenspiel. Die Zauberkraft der Musik rettet ihn. »Könnte jeder brave Mann solche Glöckchen finden ...«, singt er gemeinsam mit Pamina. Wohl dem also, der Zugang zu dieser Ressource hat.

Grundpfeiler der Prävention und Gesundheitsförderung sind die zehn umfassenden Empfehlungen zur Gesundheitsförderung, die im Programm »The road to resilience« (Tab. II.9) zusammengefasst sind, welches von der American Psychological Association verabschiedet wurde, um die Ergebnisse der Resilienzforschung (vgl. Kap. II.2.1, S. 116) für alle nutzbar zu machen. Die Kernbotschaft lautet, dass Resilienz von jedem Menschen erlernt werden kann und einen lebenslangen Prozess darstellt (Bengel und Lyssenko 2012). Die zehn Wege zur Entwicklung von Resilienz bilden auch für Musiker die Grundpfeiler der Gesundheitsorientierung.

Einstellung im Musikerberuf

Für die Gesundheit von professionellen Musikern ist es wichtig, eine positive Einstellung zum Beruf über die lange Berufszeit hinweg aufrechtzuerhalten. Dies bedeutet, den Beruf mit Engagement, Anspruch und Einsatzbereitschaft auszuüben sowie Probleme offen und aktiv anzugehen und zu

Zehn Wege zur Entwicklung von Resilienz

1. Bemühen Sie sich um soziale Beziehungen.
2. Betrachten Sie Krisen als überwindbare Probleme.
3. Akzeptieren Sie, dass Veränderung Teil des Lebens ist.
4. Streben Sie danach, Ihre Ziele zu erreichen.
5. Entschließen Sie sich zum Handeln.
6. Suchen Sie nach Möglichkeiten, um »sich selbst zu finden«.
7. Fördern Sie ein positives Selbstbild.
8. Betrachten Sie Situationen nüchtern.
9. Behalten Sie eine optimistische Erwartungshaltung bei.
10. Sorgen Sie für sich selbst.

Tab. II.9: »The road to resilience« (American Psychological Association 2008)

bewältigen. Hier erfordert jede Lebensphase neue Motivation, die jedoch nicht von selbst entsteht, sondern immer wieder aktiv durch neue Ziele und Suchen von Anregungen hergestellt werden muss.

Besonders wichtig für die psychische und körperliche Gesundheit sind Erholungsphasen – sowohl Pausen nach dem Konzert und während des Alltags als auch längere Phasen, in denen ganz abgeschaltet werden kann.

Eine wichtige Quelle für Gesundheit ist die gegenseitige soziale Unterstützung unter Kollegen. Tragen Sie deshalb ihren Teil bei zu einer positiven Arbeitsatmosphäre und machen Sie den ersten Schritt. Es dauert zu lange, darauf zu warten, bis sich äußere Verhältnisse ändern oder bis andere Personen aktiv werden. Pflegen Sie professionellen Austausch über Probleme am Arbeitsplatz, die offensichtlich alle Musiker betreffen. Anforderungen gemeinsam zu bewältigen, wirkt ungemein entlastend. In Kap. III, S. 247f. finden sich sowohl Übungen, die allein, aber auch solche, die zu zweit oder in der Gruppe durchgeführt werden können. Nutzen Sie diese als Möglichkeiten für Kontakt untereinander. Ein Zwischenschritt kann sein, einen Ort einzurichten, an dem individuell Übungen zu mehreren durchgeführt werden können.

Stressbewältigung

Es gibt vielfältige Gründe für Stress und sie sind individuell und situationsabhängig verschieden. Haben Sie auf die Auslöser keinen Einfluss, dann konzentrieren Sie sich darauf, ihre eigene innere und äußere Balance aufrechtzuerhalten. Aktivieren Sie in solchen Situationen alle Ressourcen, die Ihnen zur Verfügung stehen und die sich in anderen Situationen schon bewährt haben. Unterstützende Übungen zur Stressbewältigung finden Sie in Kap. III (S. 265). Bei Problemen, die Sie für lösbar halten, lohnt es sich, diese möglichst zügig anzugehen.* Stress im Musikerberuf entsteht häufig aus Konflikten unter Kollegen oder mit Dirigenten, Vorgesetzten oder anderen Personen. Setzen Sie sich gleich damit auseinander, warten Sie nicht, bis die Konflikte chronisch werden. Denken Sie über Ihren eigenen Anteil nach und versetzen Sie sich in die Situation des Gegenübers. Beurteilen Sie danach die Situation neu. Wagen Sie einen konstruktiven Vorstoß, manchmal lassen sich Spannungen leicht lösen (S. 81). Ist dies nicht der Fall, nehmen Sie professionelle Unterstützung durch Mediation oder persönliche Beratung in Anspruch.

Perfektionismus und Leistungsansprüche

Perfektionismus ist eine weit verbreitete Einstellung unter Musikern und es gibt viele Beispiele dafür – man denke an den Pianisten Claudio Arrau, der bei einer einzigen Ungenauigkeit seines Spiels seine ganze Darbietung für wertlos hielt (Kenny 2011, S. 74).

Perfektionismus kann in unterschiedlichen Formen auftreten. Er kann sich in hohen Leistungsansprüchen äußern, die an die eigene Person oder

* Umfangreiche und weiterführende Empfehlungen zur Stressbewältigung finden Sie in: Kaluza, G.: Stressbewältigung. Trainingsmanual zur psychologischen Gesundheitsförderung, Springer, Berlin und Heidelberg 2011.

an andere gerichtet sind, oder darin, dass jemand glaubt, von ihm werde jederzeit eine perfekte Leistung erwartet. Spontan könnte man annehmen, dass eine hochanspruchsvolle Tätigkeit wie das Musizieren von einer perfektionistischen Einstellung profitiert, d.h., dass Musiker mit höherem Perfektionsanspruch erfolgreicher sind. Dies hat sich jedoch nicht bestätigt. Eine Reihe von Studien untersuchte die Auswirkungen des Perfektionsanspruchs auf die Qualität der Bewältigung einer Aufgabe. Es zeigte sich, dass Personen mit höherem Perfektionsanspruch dazu neigen, Fehler zu finden, wo keine sind, und damit weniger konzentriert sind auf die eigentliche Aufgabe (Stoeber und Eysenck 2008). Perfektionistischer Leistungsanspruch, der sich u.a. in einer extrem selbstkritischen Haltung zu Fehlern niederschlug, war zudem mit erhöhtem sozialem Stress verbunden (Alden et al. 2002).

Eine Untersuchung zum Perfektionismus bei Berufsmusikern im klassischen Bereich machte deutlich, dass die Musiker mit hohem Leistungsanspruch – »ich muss immer alles geben«, »meine Kollegen erwarten von mir, dass ich alles perfekt abliefere« – mehr Lampenfieber und körperliche Anzeichen von Angst hatten und mit ihrem Spiel unzufriedener waren als die Musiker mit niedrigerem Leistungsanspruch (Mor et al. 1995). Besonders bei solistisch sehr erfolgreichen Musikern nimmt die Angst vor Konzerten mit dem Grad des Perfektionismus zu (Kenny 2011, S. 77). Insgesamt zeigte sich, dass schon bei adoleszenten Musikern im Alter von ca. 16 Jahren die eigenen Leistungsansprüche diejenigen von Eltern und Lehrern übertrafen (Stoeber und Eismann 2007). Dies weist darauf hin, dass eine innere Übernahme bestimmter Grundeinstellungen zum Musizieren bereits früh erfolgt. Gerade deshalb ist es besonders wichtig, im Rahmen der musikalischen Ausbildung an Musikschulen und Musikhochschulen darauf zu achten, dass ungünstige Einstellungen wie Perfektionismus nicht tradiert werden.

5.2 Körperwahrnehmung und Bewegung

Grundsätzlich ist es als Musiker wichtig, sich klarzumachen, dass Musizieren einen körperlichen Bewegungsvorgang darstellt (vgl. Kap. I.1). Die Funktionsfähigkeit des Körpers liefert die Voraussetzung für optimales Singen und Spielen. Dass der Körper ständig im Einsatz ist und funktioniert, ist für viele Musiker in gewisser Weise eine Selbstverständlichkeit. Dass er beim Musizieren leicht in Vergessenheit gerät, ist nicht so erstaunlich, da die Aufmerksamkeit auf die musikalischen Anforderungen gerichtet ist. Nicht selten passiert es, dass ein Musiker erst nach Ende des Spielens seine körperliche Müdigkeit oder muskuläre Anspannung bemerkt, weil er auf andere Aspekte konzentriert war. Wünschenswert wäre jedoch, dass der Musiker dies vorher wahrnimmt und ein solcher Zustand möglichst gar nicht oder sehr selten eintritt.

Eine Grundvoraussetzung hierfür stellt die Fähigkeit dar, die Wahrnehmung von Körper und Bewegung in den Vorgang des Musizierens zu integrieren. Darüber hinaus wird hierbei auch immer die gesamte Person des Musikers erfasst, da sich körperliches Empfinden nicht von Gedanken und Gefühlen trennen lässt. Dies gilt auch für die im Folgenden dargestellten Übungen und Methoden.

Die körperorientierten präventiven Maßnahmen sind breit gefächert; Abb. II.15 gibt einen Überblick über die unterschiedlichen Anwendungsbereiche. Die zugehörigen Übungen sind in Kap. II.6 und III zusammengestellt.

Körperwahrnehmung

Eine zentrale Grundkompetenz stellt für jeden Musiker eine gut ausgeprägte Körperwahrnehmung dar. Hierfür steht eine Reihe von Methoden zur Verfügung, die für Musiker ideal geeignet sind und sich seit Jahren in der Praxis bewährt haben.*

* Eine Darstellung der für Musiker bewährten Körpermethoden mit Übungsbeispielen finden Sie in: Spahn, C. (Hg.): Körperorientierte Ansätze für Musiker, Huber, Bern 2016 (in Vorbereitung).

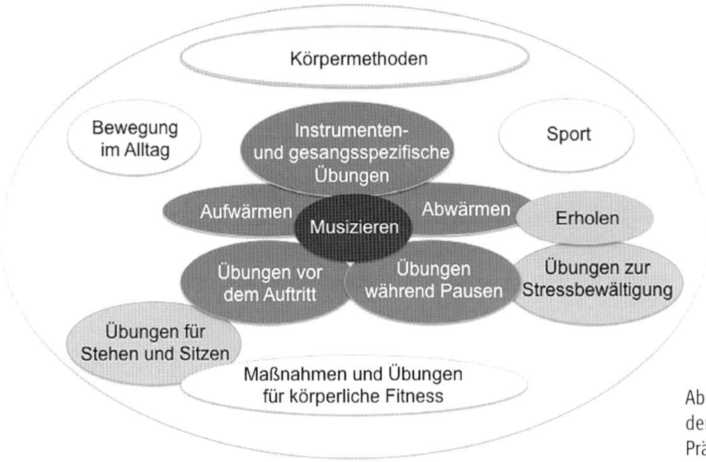

Abb. II.15: Überblick über verschiedene Ansätze körperorientierter Prävention für Musiker

Heutige Musikergenerationen erhalten an den meisten Musikhochschulen Angebote in der Feldenkrais-Methode, der Alexander-Technik, der Atemlehre Schlaffhorst-Andersen und der Ideokinese, in Entspannungsverfahren und asiatischen Körperphilosophien wie Yoga, Qigong u. a. Begleitend zur Ausbildung und zum Beruf können diese Methoden Musikern dazu verhelfen, hinsichtlich der Spielbewegungen wach und flexibel zu bleiben und eine Balance im körperlichen Befinden zu erreichen. Die verbesserte Körperwahrnehmung sowie das differenzierte Wahrnehmen von Bewegungsabläufen und funktionellen Zusammenhängen im Körper versetzen Musiker in die Lage, diese Erfahrungen bei der Gestaltung von Spielbewegungen zu nutzen. Insbesondere können auch Vorstellungsbilder während des Musizierens die Bewegungsabläufe positiv unterstützen.

Musizierbewegungen

Für Instrumentalisten besteht ein zentraler Inhalt von Prävention darin, die Spielbewegungen möglichst ökonomisch, d. h. mit der geringsten Belastung für die Strukturen des Körpers, zu gestalten.

Ziel körperorientierter präventiver Maßnahmen ist die Optimierung der Spielbewegungen im Hinblick auf die musikalische Darbietung bei gleichzeitiger Gesunderhaltung der körperlichen Leistungs- und Funktionsfähigkeit.

In der Spielpraxis gehen beide Aspekte erfreulicherweise Hand in Hand, d. h., gesunde und ökonomische Spielbewegungen sind nicht nur vereinbar mit einem optimalen musikalischen Ergebnis, sondern verbessern dieses sogar. Deshalb werden heute körperorientierte Ansätze an den Musikhochschulen in erster Linie als unterstützende Methoden für das instrumentale Lernen vermittelt, so dass idealerweise Lernen und Gesundheit eine unmittelbare Einheit bilden.

Musikalisch erfolgreiches Spielen muss andererseits nicht zwangsläufig gesund sein, da der Körper auch physiologisch ungünstige Spielbewegungen und -positionen manchmal über Jahre hinweg kompensiert und Beschwerden erst unter besonderen Belastungen – Alterungsprozesse, erhöhte musikalische Anforderungen, psychosozialer Stress – auftreten. Für einen Musiker, der dies erlebt, ist es dann spontan nicht einsichtig, warum er Bewegungsgewohnheiten, die »immer« funktioniert haben, ändern sollte. Dieses Beispiel zeigt, warum es so wichtig ist, dass heute Musikpädagogen gerade im Bereich der Musikphysiologie darin ausgebildet werden, von Anfang an auf gesunde Musizierbewegungen zu achten (vgl. Kap. II.3.2, S. 132 f.).

Die in anderen Kapiteln (vgl. auch Kap. I.1.2, II.3.2 und II.6) zum Teil bereits ausführlich dargestellten Aspekte und Kriterien für gesunde Spielbewegungen und für die Prävention von Spielbeschwerden seien hier nochmals zusammengefasst:

- Die ideale Grundposition des Körpers beim Musizieren im Stehen und Sitzen entspricht der Aufrichtung entlang der gedachten physikalischen Mittelachse des Körpers (vgl. Kap. I.1.2, Abb. I.23, S. 28). Aus dieser Ausgangsposition können die Musizierbewegungen der oberen und unteren Extremitäten mit größtmöglicher Freiheit ausgeführt werden, da die Extremitäten idealerweise davon befreit sind, zur Aufrechthaltung des Köpers gegen die Schwerkraft beitragen zu müssen. In der Aufrichtung entlang der Mittelachse besitzt auch die Atmung eine optimale Exkursionsfreiheit.
- Das jeweilige Instrument sollte in der Spielposition an den Körper des Spielers so angepasst werden, dass eine möglichst geringe Abweichung von der idealen Aufrichtung notwendig ist. Hierfür sind je nach Instrument spezifische ergonomische Hilfen (am Instrument selbst sowie eine adäquate Sitzgelegenheit und angepasste Position des Notenpults) notwendig, um die Passung des Instruments an den Körper des jeweiligen Spielers in der jeweiligen Spielsituation zu ermöglichen. Da diese Abstimmung höchst individuell ist – sowohl hinsichtlich des Musikers (unterschiedliche Größe, Körperbau, Proportionen etc.) als auch des Instruments (unterschiedliche Größe, Klang, Spieleigenschaften) –, müssen die ergonomischen Maßnahmen grundsätzlich im Einzelfall – gegebenenfalls unter individueller Beratung des Musikers mit seinem Instrument in der musikermedizinischen Sprechstunde – erfolgen.
- Die Spielbewegungen laufen in Muskelfunktionsketten ab, deren Koordination an die jeweilige Spielanforderung angepasst wird. Grundsätzlich besitzt eine Bewegung die höchste Durchlässigkeit, wenn entlang der Gelenkstationen alle Muskelpartien – je nach Spielanforderung in unterschiedlicher Intensität – an der Aufgabe beteiligt sind. Bleibt beispielsweise in der Funktionseinheit Schulterblatt–Schlüsselbein–Schultergelenk–Ellenbogengelenk–Hand das Ellenbogengelenk unbeweglich, so muss dies durch verstärkte Bewegungsarbeit in den anderen Gelenken ausgeglichen werden. Gelenke wie das Handgelenk oder das Schultergelenk können dann in ihren Muskel- und Sehnenstrukturen einem erhöhten Risiko für Überlastung ausgesetzt sein.
- Hinsichtlich der Muskelarbeit ist zwischen Ausdauerkraft und Schnellkraft zu unterscheiden (vgl. Kap. I.1.1, S. 18). Viele Instrumente – wie hohe Streichinstrumente und Blasinstrumente – müssen während des Spielens auch gehalten werden, so dass sowohl Halte- als auch Bewegungsarbeit geleistet werden muss. Beim gezielten Muskelaufbau muss zwischen den beiden Funktionen differenziert werden, d. h., schnelle Bewegungen werden eher durch dynamisches Training optimiert und Haltearbeit wird eher durch statisches Training verbessert.
- Kraftvolle, schnelle Bewegungen in Extrempositionen von Gelenken – woraus allein schon erhöhte Spannungszustände der Muskeln und Sehnen resultieren – stellen eine besonders hohe Anforderung dar und bergen ein großes Risiko für Überlastung. Sie sind deshalb möglichst zu vermeiden oder – sofern sie nicht zu umgehen sind – nur für kurze Dauern von wenigen Minuten anzuwenden.
- Haltung und Bewegungen beim Spielen eines Instruments und beim Singen sind ein dynamisches Geschehen, welches vielen Einflüssen ausgesetzt ist und eine ständige Anpassung sowie lebenslanges Lernen erfordert.
- Die Wechselwirkung zwischen Bewegung und emotionalem Erleben ist sehr eng. So spielt gerade für die Bewegungen beim Musizieren die Stimmung des Spielers – Freude oder Angespannt-Sein, gelöste Stimmung oder Ärger etc. – eine entscheidende Rolle. Eindrücklich erlebbar ist für jeden Musiker der Zusammenhang zwischen Körper, Gefühlen und Gedanken beim Lampenfieber. Aufregung und Stress führen zu einer generellen Erhöhung der Muskelanspannung und lassen damit das Risiko für Überlastungssyndrome ansteigen.

Maßnahmen rund ums Musizieren

In enger Verbindung mit der Spielpraxis stehen alle Maßnahmen, welche die körperlichen und mentalen Voraussetzungen für das Spielen vorbereiten und verbessern. Es empfiehlt sich deshalb, Basiselemente der gesundheitsorientierten Pflege des eigenen Körpers als Standardrepertoire in die unmittelbaren Abläufe der Musikausübung, z. B. in das Üben, zu integrieren und nicht nur bei Bedarf oder situationsabhängig durchzuführen.

Aufwärmen

Bevor wir in Kontakt mit dem Instrument treten, sollten wir selbst – unser Körper und Geist – im Fokus der Aufmerksamkeit stehen. Der Pianist Kit Armstrong sagte kürzlich in einem Rundfunkinterview, dass er sich immer wieder auf sein Instrument freuen wolle und er deshalb nur zum Klavier gehe, wenn er wirklich darauf vorbereitet sei. In diesem Sinne sollte die Selbstwahrnehmung unserer gesamten Verfassung – Grad der Wachheit, gedankliche Konzentration auf das Spielen, Stimmungslage, körperliches Befinden – vor dem Kontakt mit dem Instrument stehen.

Hierzu gehören körperliche Aufwärmübungen. Sie verfolgen unter physiologischem Aspekt das Ziel, das Herz-Kreislauf-System und die Atmung zu aktivieren, die Durchblutung der Muskulatur zu steigern und die Gelenkflüssigkeit in den Gelenken gleichmäßiger zu verteilen. Die entsprechenden Körpersysteme werden so auf die nachfolgende Beanspruchung beim Musizieren vorbereitet, die Spielbewegungen sind von Anfang an flüssiger und die Koordination ist besser. Gleichzeitig wird auch das Gehirn durch sensorische Impulse auf die Bewegungen beim Spielen eingestellt. Der Effekt von Aufwärmübungen ist sowohl leistungssteigernd als auch präventiv: Koordination und Präzision beim Spielen verbessern sich und das Verletzungsrisiko sinkt.

In Kap. III, S. 251 finden Sie Beispiele für Aufwärmübungen. Grundsätzlich sind zum Aufwärmen Mobilisationsübungen, Koordinationsübungen und leichte Dehnübungen (keine maximalen Dehnpositionen) geeignet. Die allgemeinen Aufwärmübungen können mit instrumentenspezifischen Übungen aus Kap. II.6 verknüpft werden. Leiden Sie unter kalten Händen, kann die Übung »Warme Hände« des Autogenen Trainings (vgl. S. 251) hilfreich sein.

Pausen

Körperliche Bewegung ohne Instrument ist in den Pausen wichtig, um muskuläre Spannung nach dem Üben, Proben und Unterrichten wieder abzubauen und Anspannungsmuster aufzulösen. Da es beim Spielen zur Verkürzung bestimmter Muskelgruppen kommt, sind in Pausen auch Dehnungsübungen als Ausgleich zu empfehlen. Darüber hinaus wirkt sich Bewegung auch auf die Erholung der Konzentrationsfähigkeit positiv aus. Hierfür können auch Entspannungsübungen wie das Autogene Training und die Progressive Muskelrelaxation durchgeführt werden (Spahn 2016). Übungsvorschläge finden sich in Kap. III, S. 263.

Abwärmen*

Nach dem Spiel des Instruments dient das Abwärmen der Regeneration aller beteiligten Körperfunktionen, insbesondere wird die Durchblutung der Muskulatur angeregt und Muskelanspannungen können gelöst werden. Abwärmübungen sind auch deshalb wichtig, da sie die Unterbrechung von Spielen und Alltag markieren und hierdurch instrumentenspezifische Haltungsmuster aufgelöst werden können. Als Abwärmübungen eignen sich lockere, nicht zu anstrengende Übungen, die den ganzen Körper einbeziehen, sowie leichte Dehnübungen. Beispiele für Abwärmübungen finden Sie in Kap. III, S. 255.

Instrumenten- und gesangsspezifische Übungen

Hierunter fallen Übungen, die sich an den Besonderheiten des jeweiligen Instruments orientieren, und auch Übungen, welche zum Ausgleich der spezifischen Bewegungsmuster mit dem jeweiligen Instrument dienen. Sie sind in Kap. II.6 zusammengestellt.

---

* Der im Deutschen korrekterweise verwendete Fachterminus Abwärmen lehnt sich an den englischen Term Cool-down an.

Stehen und Sitzen

Instrumentalisten benötigen aufgrund der lange anhaltenden Spielposition eine gute Tiefenstabilisation. Typische Anforderungssituationen an die Tiefenstabilisation sind das Sitzen in langen Orchesterdiensten oder beim Unterrichten sowie das Stehen beim Üben. Beides ist unabhängig vom jeweiligen Instrument anstrengend für den Bewegungsapparat (vgl. Kap. I.1.2, S. 23).

Insbesondere Organisten, Schlagzeuger und Posaunisten sollten in ihrem Übungsprogramm einen Schwerpunkt auf die Tiefenstabilisation der Rückenmuskulatur legen. Aufgrund der Hebelwirkungen beim Spielen ihrer Instrumente sind sie besonders auf eine gute Stabilisationsfähigkeit angewiesen.

Körperliche Fitness als Basis

Für einen Musiker gilt ähnlich wie für einen Sportler, dass eine gute körperliche Verfassung und Funktionsfähigkeit in den motorischen Grundeigenschaften Ausdauer, Kraft, Schnelligkeit, Beweglichkeit und Koordination wichtige Voraussetzungen für die Leistungsfähigkeit beim Musizieren darstellen.

Beim Instrumentalspiel ist Kraft in verschiedenen Muskelbereichen des Körpers notwendig. Hierbei handelt es sich sowohl um statische Kraft wie beim Halten des Instruments als auch um dynamische Kraft wie bei den Fingerbewegungen. Zusätzlich sind unterschiedliche Kraftarten wie u. a. Kraftausdauer und Schnellkraft zu unterscheiden. Wenn in einem Stück über viele Takte hinweg hohe Schnelligkeit gefordert ist, sind beide Kraftarten gleichzeitig gefragt. Das Training von Kraftausdauer und Schnelligkeit (Schnellkraft) der Muskulatur von Hand und Unterarm erfolgt am besten zielgerichtet beim Instrumentalspiel selbst, zumal Schnellkraft gleichzeitig von der Koordinationsfähigkeit abhängig ist. Bei untrainierten Spielern stellt das leichte Zusammendrücken der Daumenkuppe mit den anderen Fingerkuppen eine einfache Kräftigungsübung für die Muskeln der Mittelhand sowie die Stabilisierung der Fingerendgelenke (vgl. Kap. I.1.2, S. 40 f.) dar. Grundsätzlich darf nicht vergessen werden, dass die Hände sich bereits durch ihren täglichen Gebrauch in einem permanenten Trainingszustand befinden.

Außerhalb des Instrumentalspiels ist eine Kräftigung der tiefliegenden Muskulatur des Rumpfes und der Wirbelsäule wichtig und sinnvoll. Hierfür sowie für Beweglichkeit, Dehnung und Koordination finden sich entsprechende Übungen in Kap. III.1 und III.4.

Da beim Musizieren immer der ganze Körper im Einsatz ist, wirkt sich eine allgemeine körperliche Fitness positiv auf das Musizieren aus. Hierzu sind insbesondere Sportarten geeignet, die möglichst viele Muskeln beanspruchen. Als geeignete Sportart für Musiker hat sich Nordic Walking erwiesen, da hier der gesamte Schultergürtel aktiviert wird und weniger Gewichtsbelastung als beim Joggen auf die Knie- und Fußgelenke einwirkt. Gerade für Musiker ist eine korrekte Technik der Armbewegung und der Führung der Stöcke sehr wichtig, da sonst die Gefahr besteht, dass die Handgelenke belastet werden. Nordic Walking kann dem Joggen vergleichbar in schnellem Tempo durchgeführt werden.

Weitere empfehlenswerte Sportarten sind Schwimmen und Wandern. Beim Fahrradfahren sollte wegen der Belastung des Rückens und der Handgelenke genau auf die Einstellung von Sitzhöhe und Lenker geachtet werden. Sportarten mit Verletzungsgefahr für die Hände – insbesondere Ballsportarten – oder Sportarten mit ähnlicher Belastung wie beim Musizieren – Tischtennis, Tennis und Badminton – bringen für Musiker Risiken mit sich. Sehr zu empfehlen sind dagegen klassischer Tanz, Modern Dance, Stepptanz, Jazzdance, Hip-Hop, Folklore und Gesellschaftstanz.

In jedem Fall sollte ein Trainingsprogramm genau auf die Person und die Erfordernisse der Bewegungen beim Instrumentalspiel abgestimmt sein. Auf einen Trainingsplan mit angemessener Steigerung der Trainingszeiten ist außerdem zu achten. Insgesamt gilt für alle sportlichen Tätigkeiten, dass sie nur dann zu einer relevanten Verbesserung der körperlichen Fitness führen, wenn sie regelmäßig drei- bis viermal pro Woche und mit ausreichender Intensität durchgeführt werden.

Nicht zuletzt ist die Bewegung im Alltag ein nicht zu vernachlässigender Faktor. Hierbei sollten Musiker bewusster vorgehen als andere Personen. Fahrradfahren als Transportmittel stellt bereits ein Bewegungselement ohne zusätzlichen Zeitbedarf dar. Umgekehrt sollten belastende Tätigkeiten wie Gartenarbeit, Fensterputzen und andere handwerkliche Tätigkeiten nur in kontrolliertem Maße durchgeführt werden.

5.3 Üben

Das Thema Üben ist von zentraler Bedeutung für die Prävention spielbezogener Beschwerden, da in Auffassung, Ausmaß und Art des Übens – oft intensiviert durch weitere Belastungsfaktoren wie dysfunktionelle Spielbewegungen, Stress u.a. – die häufigsten Gründe für ein Überlastungssyndrom (S. 179) liegen. Wie geübt wird, ist nicht nur entscheidend für die musikalische Entwicklung eines Musikers, sondern Ansprüche und Umgang prägen auch zu großen Teilen dessen Selbstbild und Befinden. In vielfältiger Weise wirkt deshalb das Thema auf die psychische und körperliche Gesundheit von Musikern ein.

- mit Freude, Konzentration und Gelassenheit üben
- Warm-up vor dem Üben und Cool-down nach dem Üben
- Einhalten regelmäßiger Pausen; spätestens nach 45 Minuten Üben 5–8 Minuten Pause
- Pausen aktiv und bewusst gestalten (Körperübungen, Atmung, Konzentration)
- fraktioniertes Üben anstelle langen Übens am Stück
- konstantes tägliches Übepensum, Übepensum nur schrittweise steigern
- Literaturstellen mit belastenden Spielbewegungen in einer Übeeinheit maximal siebenmal wiederholen
- abwechslungsreich üben
- mit dem Üben aufhören, bevor Ermüdungserscheinungen oder Beschwerden eintreten

Tab. II.10: Prinzipien gesunden Übens zur Prävention spielbedingter Beschwerden

Im Alltagsverständnis eines Musikers bedeutet Üben, alleine auf seinem Instrument zu spielen oder zu singen, um instrumentenspezifische oder gesangsspezifische Fertigkeiten zu trainieren und zu verbessern. Die kurz- und mittelfristigen Ziele des Übens sind dabei meist bestimmt durch innere oder äußere Vorgaben, die an den Musizierenden vom Lehrer – z.B. in Form von Hausaufgaben – oder durch bevorstehende Konzerte herangetragen werden. Gesundheitliche Risiken liegen in verschiedenen Aspekten des Übeverhaltens begründet, die ihren Ursprung meist in bestimmten Auffassungen und Überzeugungen hinsichtlich des Übens haben. Auf diese soll im Folgenden in allererster Linie eingegangen werden. Die hieraus resultierenden Verhaltensweisen spielen dann hinsichtlich der Organisation sowie der qualitativen und quantitativen Durchführung des Übens ebenfalls eine bedeutende Rolle für die Prävention. Eine Zusammenfassung der wichtigsten Empfehlungen für Gesundheit beim Üben findet sich in Tab. II.10.*

Einstellung zum Üben

Bei jedem Musiker – ob jung oder alt, Studierender, Profi- oder Freizeitmusiker, Instrumentalist oder Sänger – löst das Thema Üben Reaktionen aus, die seiner jeweiligen »Biografie des Übens« entspringen. Dabei ist anzunehmen, dass es sich – unabhängig von ihrem Inhalt – um tief verankerte Überzeugungen und intensive Gefühle handelt, die einem freien und lustbetonten Umgang mit dem Thema im Wege stehen können. Um aber nicht von vornherein in etablierten Denkmustern zu verharren, soll hier der Versuch unternommen werden, sich dem Thema einmal auf andere Weise anzunähern. Hierzu soll – quasi gleichnishaft – ein Beispiel aus einem anderen Bereich der Kunst

* Umfangreiche Informationen zum Thema Üben finden sich in: Mahlert, U.: Handbuch Üben, Breitkopf & Härtel, Wiesbaden 2006.

herangezogen und die uns hier vertrauten Erfahrungen – mit Ernsthaftigkeit, aber in lockerer und humorvoller Weise – auf das Üben übertragen werden; Letzteres sei den persönlichen Assoziationen des Einzelnen überlassen.

Eine unter präventiven Aspekten hochwertige Übeeinheit weist viele Ähnlichkeiten mit einem hochwertigen Essen auf und kann ebenso zelebriert werden. Auch die Essenszubereitung erfolgt jeden Tag und beginnt immer wieder von Neuem. Schauen wir also, welche Anregungen wir von der Kochkunst für das Gelingen guten Übens erhalten können.

Der Ausblick auf ein schönes Essen erzeugt Vorfreude. Eine genaue Planung wird durchgeführt. Ein geeigneter Zeitpunkt wird ausgewählt, der sich nach den Tätigkeiten und Verpflichtungen davor und danach richtet; am Abend wird ein Essen nicht zu spät begonnen, damit es nicht unverträglich ist. Für den zeitlichen Ablauf werden ausreichend Pausen zwischen den Gängen eingeplant. Bei der Reihenfolge der Speisen und Getränke gibt es klare Regeln. Am Anfang steht die Eröffnung mit dem sog. Aperitif (von lat. *aperire,* »öffnen«). Dieser findet meist im Stehen statt, erst danach setzt man sich an den gedeckten Tisch. Raum und Tisch sind so dekoriert und gestaltet, dass sie den Genuss beim Essen unterstützen, denn »das Auge isst mit«. Die Raumatmosphäre ist angenehm temperiert und wohlriechend, die Lichtverhältnisse sind der Stimmung angepasst und dabei hell genug, um die Speisekarte gut lesen zu können; die Farben sind aufeinander abgestimmt, die Sitzgelegenheiten bequem. Dem eigentlichen Speisegang voraus geht das Amuse-Gueule (franz. *gueule*, »Maul«, *amuser qn.*, »jemanden amüsieren, erheitern«, »den Gaumen erfreuen«, engl. *appetizer*). Es soll das Geschmackssensorium anregen und auf die kommende Speisefolge einstellen. Diese besteht aus mehreren Abschnitten, zwischen denen entsprechende Pausen eingelegt werden. Für die Vorspeise und den Hauptgang – mindestens einen oder mehrere – gelten bestimmte Kriterien. Sie betreffen die Vermeidung von Wiederholungen der gleichen Rohstoffe und derselben Zubereitungsart. Auf helle Rohstoffe sollten im nächsten Gang dunkle folgen, auf gebundene Speisen ungebundene usw. Schließlich sollten alle Speisen ein harmonisches Zusammenspiel ergeben. Gute Küche zeichnet sich dadurch aus, dass die Portionen der einzelnen Gänge und die Länge der Pausen zwischen den Gängen so aufeinander abgestimmt sind, dass niemals ein Gefühl der Übersättigung eintritt. In der französischen Küche werden am Ende das süße Dessert oder der Käse angeboten. Die Wahl folgt dem individuellen Geschmack. Dabei wird immer darauf geachtet, wie der Organismus die Speisen verarbeitet. So hat in der europäischen Esskultur die Regel »Käse schließt den Magen« deshalb ihren festen Platz, weil dem Käse eine positive Wirkung auf die Verdauung zugeschrieben wurde. In diesem Sinne sind auch der Digestif (von lat. *digestio,* »Verdauung«) und der Café noir zu sehen, die ein Essen abrunden. Die hier dargestellten Grundelemente werden je nach Niveau der Küche weiter im Detail ausgeformt und (falls das Essen in einem Restaurant stattfindet) durch die Expertise eines Sommeliers – der die Kunst beherrscht, den zu den Speisen passenden Wein auszusuchen – ergänzt. Heutige hochstehende Kochkunst hat einen elaborierten Anspruch an Kreativität und Improvisation. Sie strebt einen umfassenden Genuss an, der außer dem Geschmackserlebnis auch andere Sinne anspricht. Ein gutes Essen zeichnet sich dadurch aus, dass es bekömmlich ist und mental sowie körperlich als angenehme Erfahrung in Erinnerung bleibt.

Gleiches wäre auch für das Üben zu wünschen. Leider fehlen aber nicht selten insbesondere die Freude und der Genuss beim Üben in der Musizierpraxis. Studierende äußern häufig, dass das Thema durchgängig ein Stressfaktor sei. Entweder wird der eigene Anspruch für sich selbst und im Vergleich mit anderen nicht erfüllt oder es herrscht Zeitmangel oder es ist kein Überaum frei oder die Sozialkontakte leiden etc. – es gibt viele Gründe für Unzufriedenheit und schlechtes Gewissen. Das Gefühl, nie genug geübt zu haben, ist u.a. auch ein Grund, warum Musikstudierende gegenüber Studierenden anderer Fächer kaum Abstand zum Studium gewinnen können, d.h. nie »Feierabend haben«. Dies wirkt sich insgesamt negativ auf die Gesundheit aus (vgl. S.118 f.).

Das obige Gleichnis enthält – wie wir sehen konnten – nicht nur wichtige Prinzipien des Übens, sondern darüber hinaus auch Anregungen zu seiner kreativen Gestaltung. Die Perspektive des Chefkochs kommt der gängigen Übesituation dabei vielleicht am nächsten, da dieser – letztendlich – auch ein »Alleinplaner und -spieler« ist, nicht umsonst heißt es: »Viele Köche verderben den Brei.« So besteht auch beim Üben ein wichtiger Teil darin, sich alleine auf die Aufgabe zu konzentrieren. Im Sinne der Kreativität wäre aber trotzdem zu fragen, ob nicht bei der Gestaltung des Übens zusätzlich neue Wege hilfreich sein könnten. So wäre es durchaus denkbar, das Üben beispielsweise bei Schülern und Studierenden geselliger zu gestalten. Im Probespieltraining (vgl. S. 144) erlebten Musikstudierende es als sehr gewinnbringend und hilfreich, sich nach einer Übeeinheit mit Kommilitonen zu verabreden, um sich gegenseitig vorzuspielen und bei spieltechnischen Fragen zu unterstützen. Hier sind noch viele Möglichkeiten denkbar.

Das oben beschriebene umfassende Sinneserleben hat seine Parallele beim Üben am ehesten im sog. Flow-Konzept. Dieser von dem amerikanischen Psychologen Mihály Csíkszentmihályi (*1934) beschriebene Zustand des völligen Aufgehens in einer Tätigkeit geht beim Üben einher mit der Integration von Bewegung, Klang und Selbsterleben (Burzik 2006). Für Prävention und Gesundheitsförderung stellt dieses Konzept eine wichtige Übemethode dar, da Üben im Flow mit einer hohen Bewegungsorganisation verbunden ist und psychologisch die Rückbesinnung auf die eigene Person und den Klang der Musik als zentrale Ressourcen fördert. Auch in Vorspielsituationen geht der Flow-Zustand mit positivem Lampenfieber einher (Abb. II.16).

Schließlich ist als wichtige Gesundheitsressource die Öffnung hin zu einem umfassenderen Verständnis von Üben zu nennen. Hierzu können die Ergebnisse der Lernforschung aus der Sicht verschiedener Disziplinen ermutigen (Klöppel und Altenmüller 2013, S. 139ff.). So kommt zwar der Beschäftigung des Musikers alleine mit seinem Instrument oder der Stimme eine zentrale Bedeutung zu, die musikalische Entwicklung wird jedoch durch eine Vielzahl weiterer Erfahrungen gestaltet. Eine ausschließliche Fixierung auf das herkömmliche Üben erscheint demnach verkürzt. Das Hören und Sehen eines anderen Künstlers auf demselben Instrument im Konzert führt beispielsweise durch Aktivierung der Spiegelneurone zu Lernvorgängen beim zuhörenden Musiker (vgl. S. 76). Dies erklärt, warum viele Musiker nach dem Hören exzellenter Konzerte ohne zwischenzeitliches Üben selbst auch besser spielen. Auch Schlaf nach dem Üben fördert die nachhaltige Verankerung der gelernten Inhalte.

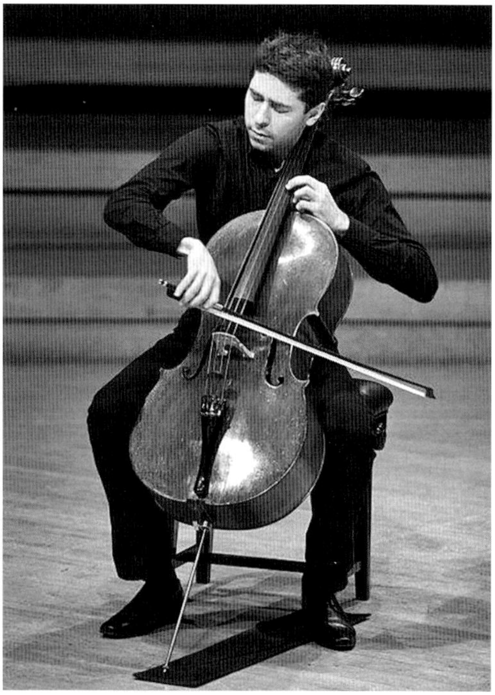

Abb. II.16: Spielen im Flow-Zustand

Organisation

Üben erfordert, wenn es erfolgreich und der Gesundheit zuträglich ablaufen soll, bestimmte äußere Rahmenbedingungen. So sollte die Umgebung ansprechend gestaltet sein. Viele Musiker, insbesondere Studierende, müssen in dieser Hinsicht leider Abstriche machen. Auch ein Überaum aber kann aufgeräumt und gut gelüftet sein. Eine mittlere Raumtemperatur ist wichtig, um die Muskeln warm

Planungsabschnitt	Zeitraum
Jahreszyklus	Ein-, Zwei- und Vierjahreszyklus (Olympiazyklus)
Makrozyklus	Langer Trainingszyklus auf Monatsbasis, meist ein bis zwölf Monate (Vorbereitungs-, Wettkampf-, Übergangsperioden)
Mesozyklus	Mittlerer Trainingszyklus auf Wochenbasis, meist zwei bis vier Wochen
Mikrozyklus	Kurzer Trainingszyklus, häufig eine Woche
Tagesprogramm	Tagesbasierte Einteilung mit bis zu vier Trainingseinheiten
Trainingseinheit	Kleinste funktionale Planungseinheit mit Warm-up, Hauptphase mit Schwerpunktinhalt, Cool-down

Tab. II.11: Planungsabschnitte des zyklischen Trainings im Sport (Hottenrot 2013, S. 457)

halten zu können. Die akustischen Raumverhältnisse und die Größe des Raumes spielen – insbesondere für Sänger und Bläser – eine wichtige Rolle. Die Position beim Üben sollte – sofern Sitzen und Stehen möglich sind – bewusst im Hinblick auf die Konzertsituation gewählt werden (vgl. S. 32). Die Sitzgelegenheit sollte die ergonomischen Anforderungen beim Spielen erfüllen. Die Positionierung des Spielers zum Instrument, das Einrichten des Notenständers und die Lesbarkeit des Notentextes sollten sorgfältig vorbereitet werden.

Auch der Zeitpunkt des Übens sollte möglichst nach dem zirkadianen Tagesrhythmus gewählt werden und in Phasen hoher Konzentrationsfähigkeit – z. B. nicht nach einer größeren Mahlzeit – erfolgen. Um einen Überblick über die persönlichen Übezeiten und -inhalte zu behalten, empfiehlt es sich, ein Übetagebuch anzulegen. Dies erleichtert auch die vorausschauende Planung des Übens in besonders anstrengenden Zeiten von Prüfungen, Konzerten, Wettbewerben und Spielplänen, um einen plötzlichen Anstieg von Übe- und Spielzeiten zu vermeiden. Die Systematik der Trainingsplanung im Wettkampfsport kann hier Vorbild sein (Tab. II.11).

Qualität

Die Qualität des Übens entscheidet in erheblichem Maße darüber, ob es zu gesundheitlichen Beschwerden kommt und wie groß der Lernerfolg ist. Hohe Qualität beim Üben senkt gesundheitliche Risiken und spart Quantität. Zuallererst entsteht Qualität beim Üben durch reflektiertes Vorgehen und Planen. Dem Flow-Konzept folgend sollte Üben nicht sinnentleert und entfremdet sein, sondern mit hoher Konzentration, Freude und der Anteilnahme der ganzen Person erfolgen.

Dabei hilft es, Üben als einen langfristigen Prozess zu begreifen und nicht nur kurzfristig ergebnisorientiert zu üben. Auch im Sinne der Gesundheit ist dies wichtig, da sonst die Gefahr besteht, sich an einer Aufgabe »festzuüben«. Ergebnisse der Lernforschung zeigen, dass durch Nachverarbeitungsprozesse im Gehirn Lernprozesse insbesondere in Pausen stattfinden und deshalb Spielprobleme sich auch ohne direktes Üben nach Stunden und Tagen »plötzlich« lösen können.

Mentales Üben gehört bei professionellen Musikern zu den effektivsten Lernmethoden. Gleichzeitig beansprucht es die Muskeln und Gelenke deutlich weniger und stellt so bei drohender Überlastung eine gute Alternative dar.

Vor und nach dem Üben sollten unbedingt Auf- und Abwärmübungen durchgeführt werden (S. 251 f.). Weitere Empfehlungen sind Variationen in der Bewegungsführung auszuprobieren, mit geschlossenen Augen zu üben, um den kinästhetischen Sinn zu schulen, Tempovariationen bis in die Extreme (sehr langsam oder sehr schnell) durchzuführen und das Vorspielen in die Übesituation zu integrieren (S. 192).

Quantität

Konkrete Richtzahlen, mit welcher Übedauer pro Tag – beim Üben mit dem Instrument – die besten Lernergebnisse zu erzielen sind, liegen für Musiker nicht vor, da außer dem Faktor der Übelänge eine Vielzahl weiterer Einflüsse beim Üben eine Rolle spielen. Bläser und Sänger geraten aus physiologischen Gründen viel früher an körperliche

Belastungsgrenzen als Streicher, Pianisten, Gitarristen und Harfenisten.

Unter gesundheitlichem Aspekt ist interessant, unter welchen Umständen beim Üben mit einem erhöhten Risiko für Überlastungsbeschwerden oder andere musikerspezifische Erkrankungen zu rechnen ist. Ähnlich wie bei der Gestaltung der Spielbewegungen weisen Lernzuwachs und Gesundheit hierbei in dieselbe Richtung.

Grundsätzlich ist das sog. fraktionierte Üben (vom lat. *frangere,* »brechen« und *fractio,* »Bruchstück«) mit dem Instrument, d. h. das Üben in wiederholten Übeeinheiten mit dazwischen liegenden Pausen, effektiver und schonender als das Üben am Stück. Nach einer Übeeinheit von maximal ca. 45 Minuten sollte eine Pause eingelegt werden. In der Pause (ca. 5–8 Minuten) können entsprechende Übungen ohne Instrument durchgeführt werden (S. 263) und es sollte auch gedanklich Ruhe einkehren. Eine zweite und gegebenenfalls dritte Übeeinheit kann angeschlossen werden. Ein solcher Übeblock kann auf die erste und zweite Tageshälfte verteilt werden.

Generell sollte nicht in müdem und unkonzentriertem Zustand geübt werden, da hierbei das Risiko für Verspannungen und Schmerzen durch unpräzise und schlecht koordinierte Bewegungen stark ansteigt. Mehr Wiederholungen derselben Aufgabenstellung bringen nicht in jedem Fall auch einen größeren Lernzuwachs. Diese Beobachtung, die auf eine Untersuchung von Hettinger (1975) zurückgeht, wird als sog. Penelope-Effekt bezeichnet. Hierbei zeigte sich, dass trotz einer höheren Anzahl von Wiederholungen einer motorischen Lernaufgabe der Lernzuwachs abnahm und unpräzise Bewegungen mit zunehmender Müdigkeit auftraten. So wie in der griechischen Sage die spartanische Prinzessin Penelope, die als treue Ehefrau auf die Heimkehr ihres Gatten Odysseus warten wollte, sich die Freier vom Leib hielt, indem sie das Totentuch für ihren Schwiegervater zwar tagsüber webte, es jedoch nachts wieder auftrennte, verschlechtert zu langes Üben die zuvor erlernte Qualität der Spielbewegungen.

Auch wenn dieser Zusammenhang für Musiker relevant ist und sie von endlosen Wiederholungen eines Bewegungsvorgangs unbedingt abhalten sollte, kann hieraus nicht präzise abgeleitet werden, bei welcher Anzahl von Wiederholungen einer Übungsaufgabe der maximale Lernzuwachs liegt und wann der Penelope-Effekt eintritt. Der Musiker ist beim Üben deshalb auf seine Selbstbeobachtung angewiesen. Hier hilft gelegentlich auch eine pragmatische Einschätzung der Situation – auch als »gesunder Menschenverstand« bezeichnet. In jedem Fall sollte nicht zu lange am Stück geübt werden, da es keinen Nutzen bringt und sogar das gesundheitliche Risiko wegen der Ermüdung erhöht. Auch ist dringend davor zu warnen, das Üben bis an die Grenzen der Belastbarkeit, d. h., bis Schmerzen oder Übermüdungszeichen auftreten, auszuweiten. Hierdurch etabliert sich im Schmerzgedächtnis der Zusammenhang zwischen Spiel und Beschwerden, welcher zu einer Chronifizierung führt und nur schwer wieder »verlernt« werden kann.

Von Bedeutung für die Gesundheit ist weiterhin, dass das Üben regelmäßig und im gleichen Umfang stattfindet. Auch dies ist gleichzeitig für den Lernzuwachs am günstigsten. Sprunghaftes Üben mit plötzlicher Steigerung von Übezeiten ist ebenfalls ein Risikofaktor. Er tritt sehr häufig bei Schülern oder Studierenden auf, die wegen ihres Stundenplans nicht regelmäßig Zeit zum Üben haben und vor Prüfungen und Wettbewerben die Übezeiten plötzlich um mehrere Stunden steigern. Hieran sind die Strukturen des Bewegungssystems nicht adaptiert und es kann zu einer Überreizung mit Schmerzen kommen. Bei professionellen Musikern – Orchestermusikern wie Musikpädagogen – findet das persönliche Üben neben einem anstrengenden Berufstag statt. Auch hier sind Risiken wegen mangelnder Konzentration und zusätzlich wegen einer Überlastung des Körpers durch die Gesamtdauer des Spielens zu befürchten. Da viele Musiker bei auftretenden Beschwerden so reagieren, dass sie noch mehr üben, verschlimmert sich häufig der Zustand. Oftmals gehen diese Musiker nur von der alleine am Instrument verbrachten Spielzeit aus und beachten die additive Gesamtbelastung des Spielens nicht ausreichend. Hier sparen qualitativ hochwertiges sowie mentales Üben Zeit ein, so dass die Strukturen des Bewegungssystems mehr geschont werden.

5.4 Lampenfieber

Grundlegende Strategien

Lampenfieber gehört zum Leben eines Musikers. Gäbe es kein Lampenfieber, wären viele Konzerte weniger prickelnd und reizvoll. Prävention kann sich deshalb also keinesfalls darauf beziehen, Lampenfieber beseitigen zu wollen. Trotzdem kennt jeder Musiker Situationen vor oder während Auftritten, in denen manche Erscheinungen des Lampenfiebers den musikalischen Vortrag mehr stören als unterstützen. Dies zu erleben, kann sehr unangenehm sein. Hilflosigkeit und Angst stellen sich ein. Wiederholen sich diese Erlebnisse, entsteht schon im Vorfeld die Angst, dass es wieder so negativ werden könnte wie beim letzten Mal. Mit jeder schlechten Erfahrung wird das Risiko höher, eine Auftrittsangst (vgl. S. 90) zu entwickeln.

Was kann ein Musiker tun, um Schlimmeres zu verhindern? Und wie kann er es von vornherein vermeiden, in eine solche Situation zu geraten?

Ausgehend von diesen beiden Fragen werden im Folgenden Ansätze zum Umgang mit Lampenfieber vorgestellt.

Das erste Ziel besteht darin, die Kontrolle über die Situation wiederzugewinnen. Einige – häufig eingeschlagene – Wege sind *nicht* zu empfehlen. So greifen viele Musiker zu Medikamenten, tauschen aber dabei die Abhängigkeit vom Lampenfieber gegen die Abhängigkeit vom Medikament ein. Alkohol verringert zwar teilweise die unangenehmen Erscheinungen des Lampenfiebers, verschlechtert aber gleichzeitig die Leistungsfähigkeit auf der Bühne. In der jüngsten Studie bei über 2000 deutschen Orchestermusikern waren die häufigsten Antworten auf die Frage »Zu welchen Mitteln greifen Sie, um Lampenfieber in den Griff zu bekommen?« mit jeweils ca. 44 % der Befragten »mehr üben« und »Sport« (Gembris und Heye 2012). Gegen diese Maßnahmen ist grundsätzlich nichts einzuwenden, aber sie werden bei diesem Problem kaum nachhaltig helfen. Schlechte Vorbereitung kann zwar Lampenfieber verstärken, aber negatives Lampenfieber kann auch bei allerbester Vorbereitung auftreten. Üben allein hilft nicht immer. Sportliche Aktivität senkt dagegen nachgewiesenermaßen das Aufregungsniveau, ist jedoch recht unspezifisch. Insgesamt ist den genannten Maßnahmen gemeinsam, dass sie Ausdruck einer gewissen Ratlosigkeit sind, was zu tun ist.

Genau an diesem Punkt setzt die Prävention an. Ein Musiker, der Ansätze zum Umgang mit Lampenfieber kennt und sie bereits angewendet hat, bleibt »cool«, weil er über ein Konzept verfügt, wie er mit der Situation umgehen kann. Einfach gesagt, lässt er sich von den unangenehmen Erscheinungen des Lampenfiebers weniger beeindrucken. Hierin besteht eine der wirkungsvollsten Strategien im Umgang mit Lampenfieber, nämlich die Überzeugung, die Situation aus eigener Kraft meistern zu können und die Einengung des Denkens auf Katastrophisieren und Scheitern zu überwinden (vgl. Kap. I.2.5, S. 92). Dies bedeutet nicht, dass sich die Schwierigkeiten in der Auftrittssituation gleich auflösen, aber es gibt in der Vorstellung einen Weg, wie dieses Ziel erreicht werden kann. Werden von vornherein Kompetenzen im Umgang mit Lampenfieber erlernt, können negative Erfahrungen mit Lampenfieber früher korrigiert und abgefangen werden.

Einzelne Maßnahmen

Übungen, die vor dem Auftritt eingesetzt werden sollen, müssen vorher regelmäßig praktiziert werden. Dies gilt sowohl für das Autogene Training als auch für andere Körper- und Atemübungen.

Schnellentspannung: Das Autogene Training stellt einen Ansatz dar, mit dem das vegetative Erregungsniveau reguliert werden kann. Aus der Grundform (Spahn 2012) können einzelne Übungsformeln herausgegriffen werden. Hierfür bieten sich besonders die Schwere- und Wärmeübung an. Unter der Vorstellung, dass der rechte und der linke Arm »schwer« und »strömend warm« sind, kann die entsprechende Körperempfindung hervorgerufen werden. Dies kann mit geschlossenen oder offenen Augen erfolgen. Insgesamt werden Atem und Herzschlag ruhiger und das gesamte Körpergefühl ist intensiviert. Auf diese Weise kann eine Schnellentspannung innerhalb weniger

Sekunden herbeigeführt und kurz vor dem Auftritt erreicht werden. Für Musiker, die besonders beim Auftritt unter kalten Händen leiden, ist die Schwere- und Wärmeübung ebenfalls empfehlenswert. Bei Zittern in der Auftrittssituation kann unter der Vorstellung eines vorher eingeübten Signalworts, z.B. »Ruhe«, die Schnellentspannung abgerufen werden.

Mentales Auftrittstraining: Bei den mentalen Techniken – wie auch beim mentalen Üben – wird generell die Möglichkeit genutzt, Situationen in der Vorstellung positiv zu verankern. Das mentale Auftrittstraining wird in den Wochen vor dem Auftritt als Vorbereitung durchgeführt. Hierbei geht es darum, den Auftritt in Gedanken vorwegnehmend zu üben. Es ist erwünscht, dass sich durch die Vorstellung der Auftrittssituation Lampenfieber einstellt. Ist dies der Fall, wird mittels einer Entspannungstechnik – z.B. des Autogenen Trainings – versucht, die Aufregung in einen positiven Bereich zu bringen. Auf diese Weise wird die Erfahrung eingeübt, dass die Auftrittssituation mit einer optimalen Verfassung verbunden ist. Der mentale Anteil der Übung kann variiert werden. Als Teil einer Übeeinheit kann beispielsweise unter Vorstellung des Publikums und der Vorspielsituation ein Stück real gespielt oder gesungen werden.

Rituale: Rituale vermitteln durch ihre Vertrautheit und Wiederholung Sicherheit. Ein Beispiel hierfür findet sich in Kap. III (S. 265).

Atemübungen: Kurz vor dem Auftritt sind Atemübungen, die gleichzeitig die Konzentration auf die Durchführung der Übung lenken, wirkungsvoll und helfen dabei, die körperlichen Reaktionen wie erhöhten Herzschlag und schnelle Atmung zu regulieren. Eine Übung findet sich in Kap. III (S. 265).

Während des Auftritts sollte die gesamte Konzentration im Musizieren aufgehen. Schweifen die Gedanken ab, so sollten sie energisch auf die Situation im Auftritt zurückgeführt werden.*

5.5 Spezifische Schutzmaßnahmen

Eine besondere Rolle kommt bei Musikern dem Schutz des Gehörs zu. Es ist der einzige Organbereich, der tatsächlich vor einer möglichen Schädigung durch die Musik selbst geschützt werden sollte. Dass laute Musik ein physikalisches Schallereignis darstellt, welches das Gehör schädigen und zu einer Lärmschwerhörigkeit führen kann, trifft überall dort zu, wo laute Musik viele Stunden konsumiert wird – auch in der Disco oder bei elektronisch verstärkter Musik. Musiker bilden hier eine ganz spezielle Gruppe, denn sie sind keine »normalen« Zuhörer, sondern die Konsumenten der von ihnen selbst erzeugten Musik. Die Grundsituation ist zunächst für alle Musiker gleich, denn es ist nicht möglich, dem Schall des eigenen Instruments zu entfliehen. Darüber hinaus richtet sich die Gefährdung nach der Dauer und Höhe der Schallexposition und nach den Möglichkeiten, wie groß die Freiräume des einzelnen Musikers sind, die Belastung selbst zu steuern. Hier haben Instrumental- und Gesangspädagogen – obwohl sie grundsätzlich den gleichen Gefährdungen ausgesetzt sind – Vorteile gegenüber Orchestermusikern. Diese sind unter den professionellen Musikern dem höchsten Risiko ausgesetzt. Eine ausführliche Darstellung des Themas Prävention von Schwerhörigkeit und Gehörschutz findet sich deshalb in Kap. II.4.1 (S. 154 f.).

An dieser Stelle soll noch auf weitere Aspekte aufmerksam gemacht werden, vor denen sich professionelle Musiker schützen müssen. Dies trifft auch auf andere Berufe mit besonderen Leistungsanforderungen zu. Wie beispielsweise ein Herzchirurg auf seine Schlaf- und Ruhezeiten achten muss, um sich für operative Eingriffe wach und fit zu halten, muss ein Musiker hinsichtlich körperlicher Aktivitäten an seine Spiel- und Singfähigkeit denken. So sind neben den musikalischen auch außermusikalische körperliche Belastungen zu beachten.

* Weitere Übungen zum Umgang mit Lampenfieber finden Sie im Buch: Spahn, C.: Lampenfieber. Handbuch für den erfolgreichen Auftritt, Henschel, Leipzig 2012.

Ein Beispiel sind anstrengende grobmotorische Arbeiten wie z. B. Gartenarbeiten, Renovierungsarbeiten, Umzüge etc., die während der Tage vor einem Konzert nicht zu empfehlen sind, da durch Ermüdung der Muskulatur die feinmotorische Kontrolle beim Spielen eingeschränkt ist. Im Alltag gibt es Situationen besonderer Belastungen von Händen, Armen und Schultergürtel, die für den Musiker gesundheitliche Risiken bergen und deshalb minimiert werden sollten, wie beispielsweise das exzessive manuelle Zusammenschrauben von Möbeln o. Ä. Allerdings ist es wichtig, ein angemessenes Maß der Rücksichtnahme auf den Beruf zu finden. So gibt es auch Beispiele übertriebener Zurückhaltung und Ängstlichkeit, was zu unnötigen Einschränkungen führt. Nicht jeder kalte Luftzug, den ein Sänger verspürt, führt zu einer Kehlkopfentzündung. Auch bei sog. Muggen außerhalb der hauptberuflichen Tätigkeit muss eine Abwägung erfolgen, ob durch die Gesamtbelastung eine gesundheitliche Gefährdung entsteht.

5.6 Früherkennung und Reaktion bei Beschwerden

Beschwerden wahrzunehmen und frühzeitig darauf zu reagieren, sind äußerst wichtige Maßnahmen der Prävention. Hierdurch kann verhindert werden, dass sich chronische Krankheitszustände entwickeln.

Durch die Etablierung musikermedizinischer Institute und Anlaufstellen sind in den letzten Jahren positive Veränderungen im Umgang mit Beschwerden bei Musikern zu beobachten. Musiker kommen früher in die musikermedizinische Sprechstunde und stellen sich offener gesundheitlichen Problemen. Das Thema Gesundheit scheint auch insgesamt weniger tabuisiert und schamhaft besetzt. Im Schutze der ärztlichen Schweigepflicht sprechen viele Musiker, die wegen körperlicher Beschwerden in die Sprechstunde kommen, auch über psychische Probleme und sind zum großen Teil offen für psychosomatische Zusammenhänge. Diese Entwicklungen sind sehr erfreulich, denn sie schaffen die Grundlage für eine adäquate therapeutische Versorgung.*

Die musikermedizinische Sprechstunde kann nicht zu früh, höchstens zu spät aufgesucht werden. Körperliche Beschwerden sollten Instrumentalisten dann zum Arzt führen, wenn sich innerhalb mehrerer Tage kein Erholungseffekt einstellt. Besteht Unsicherheit in der Einschätzung der Spiel- oder Singfähigkeit und der Beschwerden, so sollte hiermit nicht gezögert werden. Sänger suchen meist früher als Instrumentalisten den Musikermediziner auf, da sie schneller in ihrer Funktionsfähigkeit auf der Bühne beeinträchtigt sind und um ihre Stimme fürchten. Auch Bläser sind bei Ansatzproblemen direkt beim Spielen betroffen. Streicher, Pianisten und andere Instrumentalisten dagegen können oft auch unter Schmerzen noch musizieren.

Mehrheitlich hat sich mittlerweile auch unter Musikern die Haltung durchgesetzt, dass Spielen unter Schmerzen nicht akzeptabel ist. Diese Erkenntnis kann nur nachhaltig bekräftigt werden. Auf das Spielen unter Medikation trifft dies jedoch gleichfalls zu. Musizieren ist keine Krankheit!

Bei körperlichen Problemen kann in Ausnahmefällen die Gabe von Medikamenten unter ärztlicher Behandlung einen Musiker in die Lage versetzen, trotz einer Erkrankung zu spielen oder zu singen. Dies muss allerdings eine Ausnahme bleiben. Zudem erfordert es eine hohe Professionalität und Kooperation des Musikers, da unter der Einnahme von Medikamenten die Konsequenzen der Belastung nicht direkt spürbar sind und der Musiker deshalb dazu verleitet wird, in der Aufführungssituation trotzdem bis an die Belastungsgrenzen zu gehen. Die Konsequenzen sind eine Verschlimmerung der Beschwerden und eine längere Heilungsdauer.

Besonders problematisch ist die Medikamenteneinnahme ohne ärztliche Verschreibung. Als Selbstmedikation verbreitet sind hauptsächlich Beta-Rezeptorenblocker oder Beruhigungsmittel – ein Beleg dafür, dass Auftrittsangst von vielen Musikern noch nicht als behandlungswürdiges gesundheitliches Problem angesehen wird. Dies ist

* Für weitere Informationen zu musikerspezifischen Erkrankungen und ihrer Behandlung verweisen wir auf das Lehrbuch: Spahn, C., Richter, B., Altenmüller, E. (Hg.): MusikerMedizin. Diagnostik, Therapie und Prävention von musikerspezifischen Erkrankungen, Schattauer, Stuttgart 2011

schade, da es in der Musikermedizin wirkungsvolle Behandlungsmöglichkeiten für Auftrittsangst gibt, die ein breites Spektrum nebenwirkungsfreier Ansätze anbieten (Spahn 2011c; 2015d).

Einer rechtzeitigen und adäquaten Behandlung psychischer Probleme kommt – genauso wie im körperlichen Bereich – präventive Bedeutung zu, da hierdurch sekundäre gesundheitliche Probleme verhindert werden können. Im Sinne der Prävention wäre es deshalb wünschenswert, wenn sich Musiker noch häufiger auch wegen psychischer gesundheitlicher Probleme wie z. B. Auftrittsangst in die musikermedizinische Sprechstunde begeben würden. Ähnlich wie körperliche sind auch psychische Probleme im musikermedizinischen Behandlungssetting gut zu behandeln und erfordern in der Regel keine jahrelange ambulante Psychotherapie. Allerdings empfiehlt es sich hierfür, musikermedizinisch erfahrene Fachärzte für Psychosomatische Medizin oder psychologische Psychotherapeuten aufzusuchen.

Musiker erhalten von Kollegen meist vielerlei »wertvolle« Tipps für Therapeuten und Behandlungsansätze. Oftmals ist es dann für den Einzelnen schwierig, sich zu entscheiden. Ein Nebeneinander verschiedener Behandlungsansätze – und seien sie für sich allein noch so gut – kann jedoch ohne ein integriertes Behandlungskonzept dazu führen, dass Körper und Geist überfordert werden und die Heilung eher verzögert wird. Hier ist es wichtig, dass bei einem therapeutischen Ansprechpartner die Fäden zusammenlaufen.

6. Instrumenten- und gesangsspezifische Prävention

Einführung

In diesem Kapitel werden instrumentenspezifische Anforderungen und Risikofaktoren sowie Übungen und Vorschläge zur Prävention im Hinblick auf das Spiel des jeweiligen Instruments sowie für Sänger und Dirigenten beschrieben.

Instrumentenspezifische Prävention erfolgt unter der Grundannahme, dass das Spielen jedes Instruments bei angemessenem Umgang mit seinen spezifischen Anforderungen nicht nur beschwerdefrei möglich ist, sondern sich im Gegenteil sogar körperlich und psychisch bereichernd für den Spieler auswirkt.

Zentrale Themen sind die ökonomische Gestaltung instrumentenspezifischer Bewegungsabläufe und die Anpassung des Instruments an den Spieler. Häufig treten hierbei Berührungspunkte mit spieltechnischen Fragen auf, wodurch deutlich wird, wie eng Prävention und Spieltechnik verknüpft sind. Grundsätzlich ist davon auszugehen, dass Spielbewegungen, bei welchen die körperlichen Voraussetzungen optimal und ökonomisch genutzt werden, sowohl gesund sind als auch das musikalische Resultat verbessern. Dies kennt jeder Musiker aus der eigenen Musizierpraxis: Bei Spielbewegungen, die als fließend erlebt werden – hierin sind auch die inneren Körpervorgänge bei Bläsern und Sängern eingeschlossen –, entsteht ein positives Klangresultat. Stockt dagegen der Bewegungsfluss, verändert sich auch der Klang entsprechend zum Nachteil. Der physiologische Hintergrund dieser Erfahrung ist, dass ein positiver Bewegungsfluss dann entsteht, wenn Gelenk- und Muskelketten optimal ineinandergreifen und in ihrem optimalen Funktionsbereich arbeiten können (vgl. Kap. I.1.2, S. 41). Damit sich dieses Potenzial jedoch entfalten kann, sind bestimmte Voraussetzungen notwendig. Die in diesem Kapitel ausgesprochenen Empfehlungen entspringen einem Denken in physiologischen Zusammenhängen und geben die Erfahrungen in der Ausbildung, Weiterbildung, Beratung und Behandlung von Musikern wieder. Sie sind jedoch nicht als starre Regeln aufzufassen, sondern sollen dazu einladen, selbst alternative Spielbewegungen mit dem eigenen Instrument zu erproben.

Für die Gesundheit des Musizierenden ist es entscheidend, die bestmöglichen Varianten von Bewegung für das jeweilige Instrument und den jeweiligen Spieler unter Berücksichtigung der physiologischen Gegebenheiten mit dem Ziel eines hervorragenden musikalischen Ergebnisses herauszufinden und anzuwenden.

Für eine langfristige Gesunderhaltung sind besonders ungünstige Bewegungsmuster riskant, die sich als Gewohnheiten etablieren. Flexibilität und ein breites Bewegungsrepertoire, d. h. Bewegungsabläufe schnell umstellen zu können, spielen für die Prävention eine wichtige Rolle. Hierzu lässt sich der berühmte Pianist und Klavierpädagoge Heinrich Neuhaus (1888–1964) zitieren: »Die beste Stellung der Hand auf dem Klavier ist jene, die man am leichtesten und schnellsten verändern kann« (Neuhaus 1967, S. 88).

So sind Bewegungen, die auf Dauer zu Beschwerden führen können – beispielsweise die Schultern hoch oder nach vorn zu ziehen –, dann unbedenklich, wenn sie nur für kurze Zeit – gemeint sind wenige Minuten – eingenommen und danach wieder aufgelöst werden. Um diese differenzierten Vorgänge aktiv steuern zu können, ist eine gut ausgeprägte Körperwahrnehmung eine unverzichtbare Voraussetzung (vgl. Kap. II.5.2).

Auch die Anpassung des Instruments an den Spieler mittels ergonomischer Hilfen, wie beispielsweise Schulterstützen und Kinnhalter, oder durch Veränderungen am Instrument, wie beispielsweise Anbringen oder Verschieben von Daumenstützen

u. a. m., und sogar schon die Auswahl des Instruments, etwa hinsichtlich der Instrumentengröße, sollten nach physiologischen Gesichtspunkten mit dem Ziel erfolgen, die jeweiligen Körperstrukturen möglichst wenig zu belasten und eine gesunde Spielweise zu ermöglichen. Auf die vielfältigen ergonomischen Aspekte jedes einzelnen Instruments kann im Folgenden nicht im Detail eingegangen werden. Vielmehr soll gezeigt werden, welche übergeordneten Gesichtspunkte bei der individuellen Anpassung berücksichtigt werden sollen.

Neben den körperlichen Anforderungen zeichnen sich die unterschiedlichen Instrumente auch durch spezifische psychologische Anforderungen und besondere Bedingungen in der Spielpraxis aus. Diese sind ebenfalls Gegenstand des vorliegenden Kapitels, da die Reflexion über diese Inhalte wesentlich zur instrumentenspezifischen Prävention beitragen kann.

Auf die Grundpositionen Stehen und Sitzen und andere grundlegende Aspekte wird im vorliegenden Kapitel dann genauer eingegangen, wenn instrumentenspezifische Aspekte hierbei eine besondere Rolle spielen.

Am Ende eines jeden Abschnitts finden Sie Übungen, die spezifisch auf die Besonderheiten des jeweiligen Instruments zugeschnitten sind. Diese Übungen sind allein jedoch für eine wirksame Prävention nicht ausreichend. Sie sollten deshalb grundsätzlich mit Basisübungen (Kap. III) und anderen Maßnahmen (Kap. II.5) kombiniert werden. Bevor Sie mit der Praxis beginnen, empfiehlt es sich daher, diese Kapitel einzubeziehen.

Aus den verschiedenen Übungen können Sie sich Ihr persönliches Präventionsprogramm zusammenstellen. Es sollte zur Hälfte aus Basisübungen und zur Hälfte aus instrumentenspezifischen Übungen bestehen und eine tägliche Gesamtdauer von mindestens 15 Minuten umfassen. Weitere Übungen finden Sie auch in der angegebenen Literatur zu diesem Thema.*

* Türk-Espitalier, A.: Musiker in Bewegung: 100 Übungen mit und ohne Instrument, Zimmermann, Frankfurt a. M. 2008.

6.1 Tasteninstrumentalisten

Spieler von Tasteninstrumenten machen zahlenmäßig einen großen Anteil aller Instrumentalisten aus. 42,6% aller Instrumente, die in Deutschland gespielt werden, sind Tasteninstrumente (miz, Angaben aus dem Jahr 2012, SOMM-Studie). Etwa ein Viertel (21,5%) der Schüler an Musikschulen wird in einem Tasteninstrument unterrichtet, davon 16,5% in Klavier, 3,2% in Keyboard und E-Orgel, 1,4% in Akkordeon und 0,2% u. a. in historischen Tasteninstrumenten. Insgesamt ergibt sich daraus für das Jahr 2014 eine Zahl von 204 629 Tasteninstrumentalschülern, die an Musikschulen unterrichtet werden (miz, Angaben aus dem Jahr 2015).

Das Musikleben hat seit der Entwicklung des Klaviers unzählige bekannte Pianisten aus allen musikalischen Stilrichtungen hervorgebracht. Jungen Pianisten stehen im klassischen Klavierfach insgesamt ca. 90 regionale, nationale und internationale Klavierwettbewerbe zur Auswahl, um sich zu beweisen. Die Zahlen verdeutlichen, dass das Spiel von Tasteninstrumenten – und hier insbesondere des modernen Klaviers – in der Musikwelt eine enorme Bedeutung besitzt.

Im Folgenden wird zunächst auf übergeordnete Gemeinsamkeiten der klassischen Tasteninstrumente Klavier, Orgel und Cembalo eingegangen. Anschließend erfolgt eine Besprechung der einzelnen Instrumente Klavier, Orgel, historische Tasteninstrumente, Keyboard und Akkordeon. Am Ende des Kapitels finden Sie Übungen zur instrumentenspezifischen Prävention.

Spielposition: Hinsichtlich der körperlichen Grundposition beim Spielen haben Pianisten wie Organisten und Cembalisten den Vorteil, symmetrisch vor ihrem Instrument sitzen zu können und keine Haltearbeit leisten zu müssen – anders als beim Spiel von Streich- oder Blasinstrumenten. Allerdings bringt dies die besondere Anforderung mit sich, dass der Musiker sich sehr stark dem Instrument anpassen muss, da dieses nicht auf seine individuelle Körpergröße eingestellt werden kann und die Spielposition nur wenig –

d. h. lediglich hinsichtlich Sitzhöhe und Abstand zum Instrument – variabel ist.

Eine weitere Gemeinsamkeit von Tasteninstrumentalisten in der Musizierpraxis besteht im langen Sitzen. Dies bedeutet eine Belastung für Bandscheiben und Wirbelsäule und einen erhöhten Kraftaufwand der Rückenmuskulatur. Allen Tasteninstrumentalisten ist deshalb als wichtige Präventionsmaßnahme ein regelmäßiges Kraftausdauertraining der Tiefenmuskulatur des Rückens zu empfehlen (vgl. Kap. III, S. 260). Auch sollten häufige kurze Pausen beim Spielen eingelegt werden, in denen der Spieler vom Instrument aufsteht und entsprechende Ausgleichs- und Dehnungsübungen (vgl. Kap. III, S. 148 f. und 263) durchführt.

Hände: Die Hände stehen bei Tasteninstrumentalisten seit jeher ganz besonders im Fokus der Aufmerksamkeit. Bereits François Couperin (1668–1733) machte sich in seinem Instrumentalwerk L'ART DE TOUCHER LE CLAVECIN im Jahre 1717 Gedanken über die Fingerbeweglichkeit beim Cembalospiel (Couperin 1717). Von Interesse war im Laufe der Musikgeschichte immer wieder die anatomische Beschaffenheit der Hände berühmter Pianisten – man denke beispielsweise an die Abguss-Plastik der linken Hand Frédéric Chopins (1810–1849), welche am Morgen nach seinem Tod angefertigt wurde.

Seit den 1970er-Jahren hat der Musiker, Arzt und Wissenschaftler Christoph Wagner (1931–2013) – Nestor der Musikphysiologie und Musikermedizin in Deutschland und Gründer der »Deutschen Gesellschaft für Musikphysiologie und Musikermedizin« (DGfMM) – umfangreiche wissenschaftliche Untersuchungen der Hände von Instrumentalisten, darunter auch derjenigen Hunderter Pianisten, durchgeführt (Wagner 2005). Hinsichtlich der Konsequenzen für die Spielpraxis kam er dabei zu dem Schluss, dass Handgröße und -breite, Flexibilität in den Finger- und Handgelenken, Handspannen zwischen Daumen und kleinem Finger und Binnenspannen zwischen den einzelnen Fingern wichtige Faktoren dafür sind, wie leicht einzelne Spieler bestimmte Spielanforderungen bewältigen können. Er stellte jedoch auch fest, dass die physische Beschaffenheit der Hände für die musikalische Qualität und den Erfolg eines Interpreten nicht allein ausschlaggebend ist.*

Unter den großen Pianisten und Organisten finden sich Spieler mit Händen und Fingern unterschiedlicher Größe, Länge und Proportion (Wagner 2005). Es bleibt dennoch ein wichtiger Aspekt instrumentenspezifischer Prävention, bei der Wahl des Repertoires auch die funktionellen Möglichkeiten der Hände des Spielers zu berücksichtigen. Hier kommt Pianisten, Organisten wie historischen Tasteninstrumentalisten die Breite des Repertoires zugute, so dass keine Qualitätsabstriche bei der Literaturauswahl in Kauf genommen werden müssen. Sind im Rahmen des Repertoirestudiums trotzdem Werke zu erarbeiten, die für die Hände des Spielers eine Herausforderung darstellen – insbesondere Stücke mit besonders großen Tonspannen, hoher Schnelligkeit und Lautstärke –, so sollten diese mit größter Umsicht geübt werden. Ein angemessenes Übeverhalten ist dann äußerst wichtig. Dies bedeutet, körperlich belastende Passagen nur wenige Minuten am Stück zu spielen und mit Passagen abzuwechseln, die für die Hand angenehm sind. Darüber hinaus ist besonders darauf zu achten, konsequente Pausen (Kap. II.5.3) einzuhalten und entsprechende Übungen – Aufwärm-, Abwärm-, Aufmerksamkeits- und Entspannungsübungen (Kap. III) u. a. – vor, während und nach dem Spielen durchzuführen. Längeres und wiederholtes Spielen in Grenzstellungen der Gelenke und unter Anspannung der ganzen Hand ist ein Hauptrisikofaktor für die Überlastung von Muskulatur, Sehnen und Gelenken.

Besondere Spielbedingungen: Tasteninstrumentalisten sind zwar davon befreit, ihr Instrument transportieren zu müssen – im Fall von Klavier, Flügel und Orgel –, sie sind aber damit konfron-

* Dem interessierten Leser sei folgende Lektüre empfohlen: Wagner, C.: Hand und Instrument. Musikphysiologische Grundlagen. Praktische Konsequenzen. Ein Hand-Buch für Musiker, Instrumentalpädagogen, Instrumentenhersteller, Ärzte und Physiotherapeuten im Bereich Musikermedizin, unter Mitarbeit von Ulrike Wohlwender, Breitkopf & Härtel, Wiesbaden 2005.

tiert, auf wechselnden und ihnen fremden Instrumenten zu spielen. Dies erfordert eine hohe Flexibilität der Bewegungsabläufe beim Spielen und eine besondere Konzentration und Aufmerksamkeit v.a. in der Konzertsituation. Professionelle Pianisten tragen dieser Tatsache Rechnung, indem sie Einspielzeiten auf dem Instrument einplanen (s.u. S. 199), gerade weniger geübte Spieler sollten von Anfang an im Musikunterricht und bei Vorspielen hierzu Gelegenheit erhalten und angeleitet werden.

Pianisten

Körperliche Anforderungen

Sitzposition: Die Positionierung des Spielers zum Instrument erfolgt durch das Einstellen der Sitzhöhe und des Abstands zum Klavier. Bereits geringe Veränderungen dieser beiden Parameter haben bei den komplexen koordinativen Anforderungen des Klavierspiels einen großen Einfluss auf die Spielbewegungen und sollten unter präventivem Gesichtspunkt sehr ernst genommen werden (vgl. Abb. I.52, S. 45).

Für die Einrichtung der Sitzposition spielen sowohl die Körpergröße als auch die jeweiligen Proportionen von Armen und Beinen zueinander und zum Rumpf eine große Rolle. Welche unterschiedlichen körperlichen Voraussetzungen allein hinsichtlich der Körpergröße bei Pianisten vorzufinden sind, zeigt die Verteilung der Körpergröße bei einer unselektierten Stichprobe von 78 Klavierstudierenden an einer deutschen Musikhochschule (Abb. II.17; Spahn 2010).

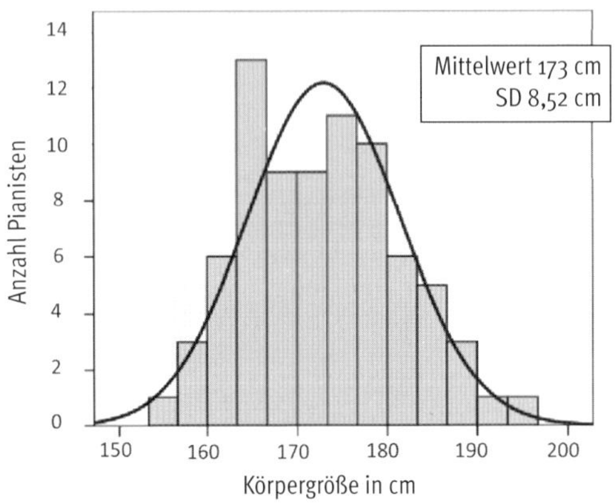

Abb. II.17: Verteilung der Körpergröße bei 78 Studierenden im Hauptfach Klavier an einer deutschen Musikhochschule

Aufgrund der individuellen Körpermerkmale muss die optimale Sitzpositionierung für jeden Musiker individuell eingerichtet werden. Im Folgenden wird anhand grundlegender Kriterien eine physiologische und gesunde Sitzhaltung am Klavier erläutert. Grundsätzlich sollte der Spieler Tasten und Pedale gut erreichen können. Die Klavierbank sollte in Höhe und Abstand zum Klavier so eingestellt werden, dass eine Sitzposition auf den Sitzhöckern gut möglich ist (Kap. I.1.2, S. 32). Von dieser Position aus kann der Spieler flexibel – je nach musikalischen und spieltechnischen Anforderungen des Stückes – in alle Richtungen agieren. Eine Sitzposition hinter den Sitzhöckern mit einem Rundrücken mag kurzfristig das Gefühl von mehr Schwere und Sicherheit geben und ein übergerades Sitzen vor den Sitzhöckern im Hohlkreuz ein Gefühl der Aufrichtung vermitteln, beide Positionen sind jedoch als Ausgangspositionen ungünstig, da sie keine Flexibilität der Bewegungsrichtungen beim Spielen zulassen. Die Wahrnehmung, direkt auf den Sitzhöckern zu sitzen, sollte während des Übens am Klavier immer wieder aktiviert werden.

Wegen der Belastung durch das lange Sitzen beim Spielen sind Übungen zur Stabilisierung der tiefen Rückenmuskulatur zu empfehlen (Kap. III, S. 260).

Kraftübertragung Schulterblatt/Schlüsselbein – Arm – Hand: Aus physiologischer Sicht ist eine ökonomische Kraftübertragung auf die Klaviatur ein entscheidender Faktor für eine gesunde Spieltechnik. Voraussetzung hierfür ist die Wahrnehmungsschulung der Kraftübertragung aus dem Rücken und Schulterblattbereich entlang der Schulter-Arm-Kette bis in die Fingerspitzen (Abb. I.47, S. 41). Die Wahrnehmung muss letztendlich so schnell und fein geschehen, dass die Verbindung zwischen Schulterblatt und Fingern auch bei unterschiedlichen Anschlagsdynamiken auf verschiedenen Instrumenten automatisiert und jederzeit abrufbar ist. Dies wirkt der Gefahr entgegen, zu viel Kraftaufwand und Druck in die Tasten zu geben, wenn etwa das klangliche Ergebnis für den Pianisten unbefriedigend ist. Das Spiel mit unökonomischem Krafteinsatz stellt insbesondere bei professionellen Pianisten, die mehrere Stunden täglich am Instrument üben, ein Risiko für Überlastungsbeschwerden dar.

Eigenschaften des Instruments

Das Instrument kann aufgrund seiner mechanischen Eigenschaften die Fingeraktivität mehr oder weniger unterstützen. Das Verhältnis zwischen Niederdruckschwere und Aufgewicht ist das entscheidende Kriterium für die Beurteilung der Spielart eines Flügels oder Klaviers. Die Niederdruckschwere heutiger Instrumente liegt etwa bei 50 g. Damit wird beschrieben, wie groß das Gewicht sein muss, bis sich die Taste senkt. Das Aufgewicht ist jedoch ebenso entscheidend, da es anzeigt, wie leicht die Taste wieder nach oben kommt und wie sehr sie die Aktivität der Finger unterstützt. Das Aufgewicht sollte etwa bei 45% der Niederdruckschwere liegen, damit eine gute Repetitionsfähigkeit vorhanden ist. Wird das Instrument, auf dem regelmäßig geübt wird, gewechselt, so empfiehlt es sich, dies zu beachten, da bei gleicher Übedauer früher eine muskuläre Erschöpfung eintritt, wenn sich das Verhältnis zwischen Niederdruckschwere und Aufgewicht negativ verschiebt.

Repertoireauswahl

Wie bereits oben ausgeführt, sollten die funktionellen Möglichkeiten der Hände des Spielers bei der Repertoireauswahl berücksichtigt werden. Grundsätzlich gilt hier, dass ein gesundheitliches Risiko der Überlastung weitgehend vermieden werden kann, wenn der Spieler klug mit seinen Ressourcen und Grenzen umgeht. Hierzu zählt ein reflektiertes Üben, bei dem Passagen, die für die Hände anstrengend sind – z.B. schnelle Oktav- oder Duodezimverbindungen im Forte, Akkorde mit weiten Spannen, insbesondere zwischen viertem und fünftem Finger (vgl. auch S. 138), Pianissimo-Stellen, die einen kontrollierten Kraftaufwand erfordern etc. –, nur wenige Minuten am Stück gespielt werden. Mentales Üben stellt hier eine sehr gute Alternative dar, da es hoch effektiv ist und gleichzeitig die Übezeit am Instrument und damit die Belastung der körperlichen Strukturen einspart (vgl. Kap. II.5.3).

Psychische Anforderungen

Hinsichtlich der Entwicklung von leistungsbeeinträchtigenden Formen des Lampenfiebers und Auftrittsangst sind Pianisten durch verschiedene Faktoren gefährdet. Ganz besonders trifft dies für solistische Auftritte zu, da Pianisten hierbei außerordentlich exponiert sind.

Es lastet der Anspruch auf ihnen, die heute allgemein hohen Erwartungen an Spieltechnik und Ausdruck, an makelloses Auswendigspiel und an eine souveräne Bühnenpräsenz zu erfüllen. Zu Zeiten von Klaviervirtuosen wie Franz Liszt (1811–1886) und selbst noch Arthur Rubinstein (1887–1982) herrschte eine andere Fehlerkultur und es wurde weniger Perfektion erwartet. Arthur Rubinstein behauptete von sich selbst, dass er in Konzerten manchmal bis zu 30% der Noten unter den Tisch habe fallen lassen (Spahn 2012, S. 39).

In der Konzertsituation kommt erschwerend hinzu, dass Pianisten in der Regel ein ihnen unbekanntes Instrument vorfinden, dessen Qualität nicht immer dem Grad ihres Könnens entsprechen muss. Nur sehr erfolgreiche Pianisten – wie beispielsweise Vladimir Horowitz (1903–1989) und Arturo Benedetto Michelangeli (1920–1995) – konnten es sich leisten, mit eigenem Flügel zu reisen. Auf fremden und wechselnden Instrumenten zu spielen, erfordert nicht nur die bereits erwähnte spieltechnische Flexibilität, sondern verlangt dem Pianisten auch ab, sich auf das Instrument einzulassen und herausfinden, wie er ihm seine Klangvorstellungen entlocken kann. Grigory Sokolov (*1950) spielt vor einem Konzert gern mehrere Stunden lang auf dem Flügel im Konzertsaal. Er begründet dies so: »Man braucht Stunden, um ein Klavier zu verstehen, denn jeder Flügel hat seine eigene Persönlichkeit, und schließlich sollen wir am Ende zusammen Musik machen« (CD-Booklet zu Sokolov: The Salzburg Recital, Deutsche Grammophon 2015).

Eine weitere Belastung stellt die große Konkurrenz unter Pianisten dar, die in den vergangenen Jahren weiter zugenommen hat. Unter diesen Bedingungen ist es schwierig geworden, sich hinsichtlich der eigenen Fähigkeiten einzuordnen und eine eigene positive Identität aufzubauen. Obwohl eine musikalisch und wirtschaftlich erfolgreiche solistische Karriere nur sehr wenigen vorbehalten bleibt, machen sich viele Pianisten unrealistische Hoffnungen auf eine Solokarriere. Der Vergleich mit den »Großen« des Faches ist in der klassischen instrumentalen Ausbildung noch immer übermächtig und führt leider häufig zu Frustration, wenn die hochgesteckten Ziele nicht erreicht werden.

Für die Prävention von leistungsbeeinträchtigendem Lampenfieber und Auftrittsangst ist es deshalb besonders wichtig, dass Konzerte – insbesondere solistische Auftritte in der Phase der professionellen Ausbildung (vgl. Kap. II.3.3) – für den Spieler keine Überforderung darstellen. Um einen positiven Umgang mit Auftritten und Lampenfieber zu erlernen, ist es wichtig, hinsichtlich der eigenen Rolle und des Selbstwerts als Pianist eine möglichst große Klarheit anzustreben. Dazu zählt auch, die eigenen pianistischen Fähigkeiten realistisch wahrzunehmen und positiv anzunehmen. Werden die pianistischen Leistungsgrenzen permanent nicht beachtet, kann es zu belastenden Ausprägungen von Lampenfieber kommen.

Außerdem besteht die Gefahr, dass unreflektiert ein Übeverhalten perpetuiert wird, das sich ausschließlich am Repertoire hochvirtuoser solistischer Klavierliteratur orientiert. So fallen bei Pianisten überdurchschnittlich häufig zu lange Übedauern – nicht selten kombiniert mit der Auswahl der technisch anspruchsvollsten Klavierwerke – auf, welche Ausdruck einer einseitigen Fixierung auf das Image des solistischen Klaviervirtuosen sein können.

Besondere Bedingungen

Das Klavier ist nicht nur Soloinstrument, sondern es bietet eine Vielzahl anderer Spielmöglichkeiten und Funktionen in der Musik und im Musikleben. So steht es stellvertretend für die Entwicklung der europäischen Musik, repräsentiert deren harmonische und musiktheoretische Grundlagen, nimmt einen zentralen Part im Bereich der Kammermusik (u. a. in der Liedbegleitung) ein, verfügt über eine stilistische Vielseitigkeit von Klassik über Jazz bis Pop und spielt im Bereich der Korrepetition eine wichtige Rolle an Theatern und Opernhäusern. Darüber hinaus kommt dem Klavier auch in der Freizeitmusik eine zentrale Bedeutung beim häuslichen Musizieren und für die Harmonisierung und Begleitung des Liedgesangs zu. Das Klavierspiel war für die Ausbildung von Grundschullehrern lange Zeit obligatorische Voraussetzung, wofür Erich Kästner (1899–1974) ein berühmtes Beispiel ist. Um ihm die Ausbildung zum Volksschullehrer zu ermöglichen, sparte die Familie Geld für die Anschaffung eines Klaviers. In der Ausbildung und Praxis von Musiklehrern an Gymnasien nimmt das schulpraktische Klavierspiel heute mehr denn je einen zentralen Stellenwert ein. Angesichts dieser Vielzahl an möglichen Aufgaben zählen Pianisten zu den gefragtesten Instrumentalisten und haben zahlreiche Gestaltungsmöglichkeiten.

Die Klavierliteratur bietet ein riesiges Repertoire und erfordert deshalb ein besonders hohes Arbeitspensum. Effektive Übemethoden sind darum für professionelle Pianisten äußerst wichtig, da sonst die Gefahr besteht, sich durch lange Übezeiten körperlich – und letztlich auch psychisch – zu überlasten. Dieses Risiko schlägt sich nieder in den Erkrankungszahlen bei Pianisten: Sie zählen neben Violinisten zu den Instrumentalisten, die sehr häufig unter dem sog. Überlastungssyndrom leiden (Bragge et al. 2006). Bei Klavierspielern tritt diese mechanische Überbelastung der Muskulatur und Sehnen gehäuft im Unterarm- und Handgelenksbereich auf (Spahn et al. 2011, S. 95). Die Gründe hierfür liegen in einer Kombination unterschiedlicher Faktoren, die letztendlich jedoch fast immer aus einem gefährdenden Übeverhalten resultieren. Um als Pianist gesund und beschwerdefrei zu bleiben, steht daher ein durchdachtes Üben mit geschickter Zeiteinteilung, physiologischer Spieltechnik und regelmäßigen Ausgleichsübungen, wie etwa Dehnungen der Muskulatur am Unterarm, an erster Stelle.

Organisten

Besondere Bedingungen

Die für die Pianisten beschriebene Situation, sich nicht auf das immer gleiche, eigene Instrument einstellen zu können, wird bei Organisten noch bei Weitem dadurch übertroffen, dass Orgelinstrumente in ihrer Bauweise grundsätzlich uneinheitlich sind. Anders als beim modernen Konzertflügel gibt es im Orgelbau keine Normierung von Konstruktionsmaßen und Bauarten. Ein Organist findet je nach Aufführungsort ein Instrument vor, das aus verschiedenen Jahrhunderten stammen kann. Dies schafft – zusammen mit der besonderen Akustik der Kirchenräume, der Architektur und kunsthistorischen Ausstattung der Kirchen und der Einbettung in einen religiösen Rahmen – einen Spielkontext, der sich von dem aller anderen Instrumente in einmaliger Weise abhebt. Hierzu gehört auch, dass der Organist in der Regel für das Publikum nicht sichtbar und seine Auftrittssituation deshalb ebenfalls eine andere ist. Dies kann sich im Einzelfall günstig auf die Ausprägung des Lampenfiebers auswirken.

Körperliche Anforderungen

Die größte körperliche Herausforderung beim Orgelspielen liegt in der fehlenden Abstützmöglichkeit beider Beine am Boden. Während Pianisten zumindest das linke Bein und auch die Ferse des rechten Beins zum Abstützen benutzen können, ist dies für Organisten gar nicht möglich. Nur in Pedalpausen können sie sich entweder unter der Orgelbank oder vorn etwas mit den Füßen abstützen. Die meiste Zeit jedoch arbeiten sie sozusagen »freischwebend«, denn auch die Finger auf den Tasten bieten nur in wenigen Situationen, wie z. B. bei lange gehaltenen Tönen, eine geringe Stütze als Gegenpol. Organisten benötigen daher eine hervorragende Sitzbalance auf der Orgelbank, für welche eine gute und ausdauernde Tiefenstabilisationsfähigkeit der Rückenmuskulatur die entscheidende Voraussetzung darstellt. In jedem Fall sollten Organisten deshalb einen Schwerpunkt auf die Optimierung der Kraftausdauer dieser Muskeln legen.

Manche Spieler bewältigen die Anforderungen an die Sitzhaltung, indem sie sich mit geradem Rücken aus der Lendenwirbelsäule etwas nach hinten zurücklehnen. Andere Spieler bleiben mit dem Becken eher aufrecht, fallen jedoch im Brustwirbelsäulen- und Schultergürtelbereich in die Beugung. Eine leichte derartige Kompensation ist kaum zu vermeiden, jedoch sollte sie nicht zu stark ausgeprägt sein. Der Hauptanteil der Stabilisationsarbeit sollte von der tiefen Rückenmuskulatur verrichtet werden. Entsprechende Übungen zur Tiefenstabilisation finden sich in Kap. III (S. 260).

Die Proportion der Extremitäten – besonders der Beinlänge – und des Rumpfes hat bei Organisten einen noch größeren Einfluss auf Sitzhaltung und Spielbewegungen als bei Pianisten. Insbesondere die äußeren Pedale sind für Spieler mit kurzen Beinen oft schwer und nur unter unbequemen Positionen des Oberkörpers zu erreichen. Ebenso verhält es sich mit dem dritten oder vierten Manual. Wer kurze Arme hat, kommt nicht umhin, die Schultern nach vorn zu bringen und einen Rundrücken zu bilden, um die oberen Manuale erreichen zu können.

Eine weitere Belastung kann durch das Gewicht der Tasten entstehen, das insbesondere bei historischen Instrumenten und Koppeln im Extremfall bis zu 500 g pro Taste beträgt. Ohne eine gesundheitsbewusste Gestaltung des Übens (Kap. II.5.3) besteht ein hohes Risiko, Beschwerden zu entwickeln. Die meist niedrigen Temperaturen in Kirchen sind einer guten Durchblutung der Muskulatur abträglich und erhöhen zusätzlich das Risiko für Spielbeschwerden. Organisten ist deshalb besonders zu empfehlen, sich vor dem Spielen ausreichend aufzuwärmen, rechtzeitig Pausen beim Üben einzulegen und die Körperwahrnehmung zu schulen, so dass Spielbewegungen flexibel an das Instrument angepasst werden können.

Die auf S. 203 beschriebene Übung »Scheibenwischer« ist hierfür besonders geeignet, da sie die Beweglichkeit der Hüftgelenke verbessert.

Historische Tasteninstrumentalisten

Bei historischen Tasteninstrumenten wie dem Cembalo, Clavichord, Hammerklavier, Virginal oder der Truhenorgel spielen der Transport und die Pflege des Instruments eine große Rolle. Meist besitzen die Spieler eigene Instrumente, die sie selbst an den Konzertort bringen und dort stimmen. Das Tragen des Instruments kann bereits vor dem Konzertieren für den gesamten Bewegungsapparat und die Hände des Spielers äußerst belastend sein. Viele Spieler haben daher für den Transport des Instruments eigene Trage- oder Rollensysteme.

Die Beziehung des Spielers zum Instrument ist bei den historischen Tasteninstrumenten oft eine ganz besondere, persönliche. Die heute historisch nachgebauten Instrumente entstehen in enger Abstimmung zwischen Instrumentalist und Instrumentenbauer, so dass auch individuelle Anpassungen an die Wünsche des Spielers möglich sind.

Musikalische Vielseitigkeit und Flexibilität hinsichtlich der Spielbewegungen sind bei Spielern von historischen Tasteninstrumenten unbedingt erforderlich. Der Wechsel zwischen verschiedenen Instrumenten unterschiedlicher Klangfarben und Anschlagsarten schützt jedoch auch vor einer einseitigen mechanischen Überlastung, da beim Üben die Bewegungen immer den unterschiedlichen Instrumenten angepasst werden müssen. Hierunter können sich jedoch auch Instrumente befinden, die eher wenig Bewegungsfreiheit zulassen. So haben beispielsweise Truhenorgeln nur geringen oder gar keinen Freiraum unter der Tastatur, so dass der Spieler weit vom Instrument entfernt sitzen muss, um seine Knie noch unterzubringen. Da solche und vergleichbare Anforderungen an die Spielposition nicht veränderbar sind, ist es umso wichtiger, dass Spieler historischer Tasteninstrumente hinsichtlich der eigenen körperlichen Voraussetzungen möglichst kräftig und flexibel sind. Ein Schwerpunkt sollte deshalb auch hier, insbesondere für Cembalisten, auf einem Dehnungs- und Kraftausdauertraining der Tiefenmuskulatur des Rückens liegen (s. Kap. III, S. 260).

E-Piano- und Keyboard-Spieler

E-Piano und Keyboard sind in der popularen Musik in fast allen musikalischen Formationen und im klassischen Bereich in der Neuen Elektronischen Musik vertreten. Mit zunehmender Verbesserung der Anschlagsdynamik und des Klangs werden E-Pianos heute auch im traditionellen klassischen Bereich eingesetzt, allerdings überwiegend aus pragmatischen Gründen, z. B. wegen des geringeren Platzbedarfs, des einfacheren Transports oder wegen der Möglichkeit, mit Kopfhörern und damit für andere unhörbar zu üben. Klavierpädagogen an öffentlichen und privaten Musikschulen unterrichten häufig auch Keyboard und E-Piano, da wachsende Nachfrage nach dem Erlernen dieser Instrumente wegen der Beliebtheit von Musikstücken aus dem Pop und Rock besteht.

Keyboard und E-Piano haben – je nach Klangeinstellung und Anschlagsgewichtung – gegenüber dem Klavier den Vorteil, dass die Tasten sehr viel leichtgängiger sind und deshalb weniger Kraft beim Anschlag benötigen. Bei manchen Instrumenten ist auch der Tonambitus um eine bis zwei Oktaven verringert, so dass die Spitzentöne in Bass und Diskant leichter erreicht werden können. Die Spielposition ist variabel, da die Höhe der Tastatur durch den verstellbaren Unterbau genau angepasst werden kann. Hinzu kommt, dass sich die Musiker bei Konzerten im popularen Bereich auf der Bühne generell mehr bewegen. Dies sind alles günstige Faktoren. Hinsichtlich der grundsätzlichen Bewegungsabläufe gelten jedoch dieselben Prinzipien wie beim Klavierspiel. Gesundheitliche Risikofaktoren bestehen eher in den stundenlangen Spieldauern bei Proben und Auftritten, wie sie im Pop und Rock und in der Unterhaltungsmusik die Regel sind, und in der daraus resultierenden Übermüdung der Spieler.

Akkordeonisten

Das Akkordeon hat sich im letzten Jahrhundert als Konzertinstrument insbesondere in der zeitgenössischen Musik entwickelt, ist aber auch in zahlreichen anderen Musikgenres mit sehr vielen unterschiedlichen Bauvarianten verbreitet. Im Freizeitmusikbereich erfreut sich das Akkordeon großer Beliebtheit. Der Deutsche Harmonika-Verband e.V. (DHV) ist mit über 120.000 Aktiven, von denen 75% jugendlichen Alters sind, einer der größten Laienmusikverbände Deutschlands.

Körperlich fordert das Akkordeon vom Spieler eine hohe Kraftausdauerleistung der Rückenmuskulatur im Bereich der Brustwirbelsäule, da sich das Instrument vor dem Oberkörper befindet und sein Gewicht (ca. 12 kg) den oberen Rücken nach vorn in die Beugung zieht. Dieser Vorgang betrifft sowohl das Spielen im Stehen als auch im Sitzen.

Ebenso ist ein hoher Kraftaufwand der Arme beim Spielen des Akkordeons erforderlich. Der rechte Arm ist dabei eher stabil, während der linke Arm neben virtuosen Fingerbewegungen zusätzlich noch Zugarbeit leisten muss. Akkordeonisten profitieren deshalb neben allgemeinen Kräftigungsübungen für den Rücken (vgl. Kap. III, S. 260) auch von einem Krafttraining der Arme. Geeignete Übungen finden sich außerdem bei den spezifischen Übungen für Tasteninstrumentalisten (»Säule«), Schlagzeuger (»Paralleler Armzug«, »Kniebeugen«) und Hohe Streicher (»Fensterputzen«).

Übungen für Tasteninstrumentalisten

Im Folgenden werden Übungen gezeigt, mit denen alle Tasteninstrumentalisten ihre körperlichen Grundvoraussetzungen trainieren und verbessern können. Ziele sind die physiologische Aufrichtung der Wirbelsäule, die Dehnung des unteren Rückens, die Verbesserung der Wahrnehmung im Schulterblatt- und Armbereich sowie die Lockerung der Nackenmuskulatur. Übungen zur Verbesserung der Kraftausdauer der stabilisierenden Rückenmuskulatur sind in Kap. III, S. 260, beschrieben.

Ü **Scheibenwischer** (insbesondere für Organisten)

Stabil stehen und ein Bein 90° anheben. Nun den Unterschenkel und Fuß nach rechts und links bewegen (Abb. II.18). Dies entspricht einer Innen- und Außenrotation im Hüftgelenk. Achten Sie darauf,

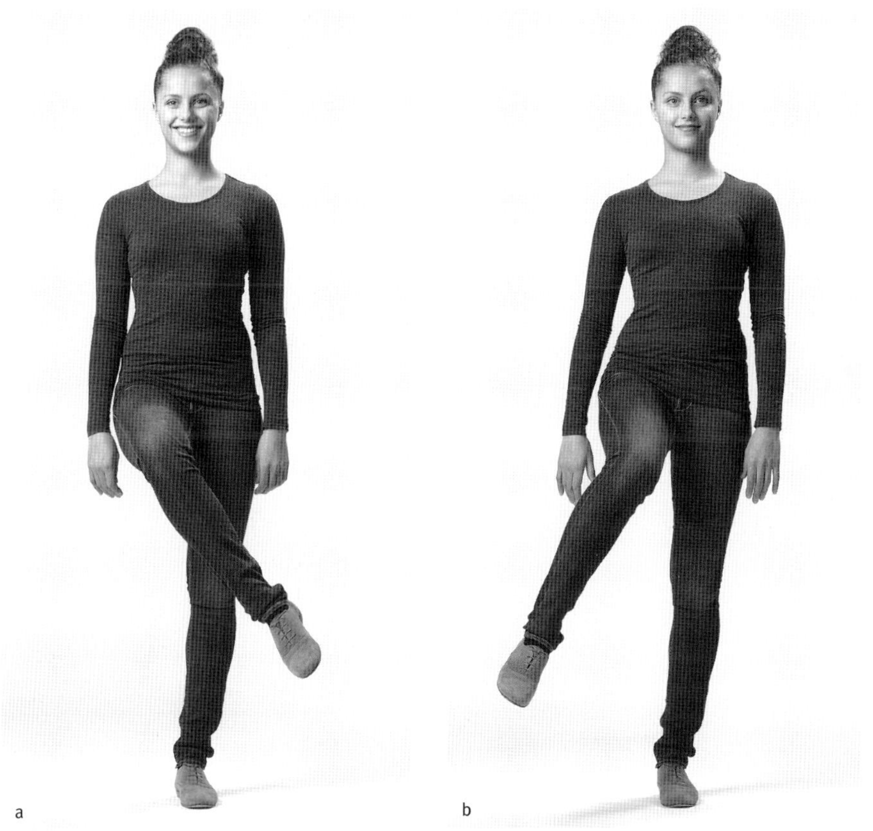

Abb. II.18a und b: Scheibenwischer: a) Bewegung des Unterschenkels nach links, b) Bewegung des Unterschenkels nach rechts

dass das Standbein stabil ist und beim bewegenden Bein der Oberschenkel in der Horizontalen bleibt. Wenn die Übung richtig ausgeführt wird, bewegt sich der Unterschenkel wie ein Scheibenwischer im Raum.

10–20 Wiederholungen, dann die Seite wechseln.

Ü Säule

Mit aufrechter Wirbelsäule auf einem Hocker sitzen. Achten Sie darauf, dass Sie über den Sitzhöckern sitzen (vgl. S. 32 ff.) und diese gut spüren. Die Arme gerade nach vorn ausstrecken, die Handflächen nach innen drehen, die Daumen zeigen nach oben. Nun mit geradem Rücken nach vorn lehnen (Abb. II.19a). Der Oberkörper darf dabei nicht einsinken, die Schultern bleiben locker, die Arme sind horizontal. Die Position fünf Sekunden halten, dann mit geradem Rücken zurückkommen und nach hinten lehnen (Abb. II.19b). Auch hier bleiben die Schultern locker und die Arme horizontal. Die hintere Position 5 Sekunden halten, dabei keinen Rundrücken machen.

3–5 Wiederholungen.

Ü Tablett

Auf den Rücken legen und die Beine mit angezogenen Füßen gerade nach oben Richtung Decke strecken. Beide Beine aus den Hüftgelenken nach außen drehen, so dass die Fußspitzen zur Außenseite zeigen und die Fersen aneinander liegen (Abb. II.20a). Die Knie bleiben dabei gestreckt und die Fußsohlen zeigen parallel zur Decke. Nun beide Knie beugen (Abb. II.20b) und dann langsam wieder strecken. Während des Bewegungsablaufs darauf achten, dass die Fußsohlen die ganze Zeit gerade wie ein Tablett bleiben und die Fersen sich nicht voneinander entfernen.

10 Wiederholungen.

Ü Stütz aus der Bauchlage

Auf den Bauch legen, das rechte Bein angewinkelt zur Seite legen, den linken Arm in Verlängerung des Körpers nach oben ausstrecken und den Kopf darauf ablegen, der Blick geht nach rechts. Den rechten Arm angewinkelt nahe zum Körper legen. Die rechte Hand liegt auf Schulterhöhe mit der Handfläche nach

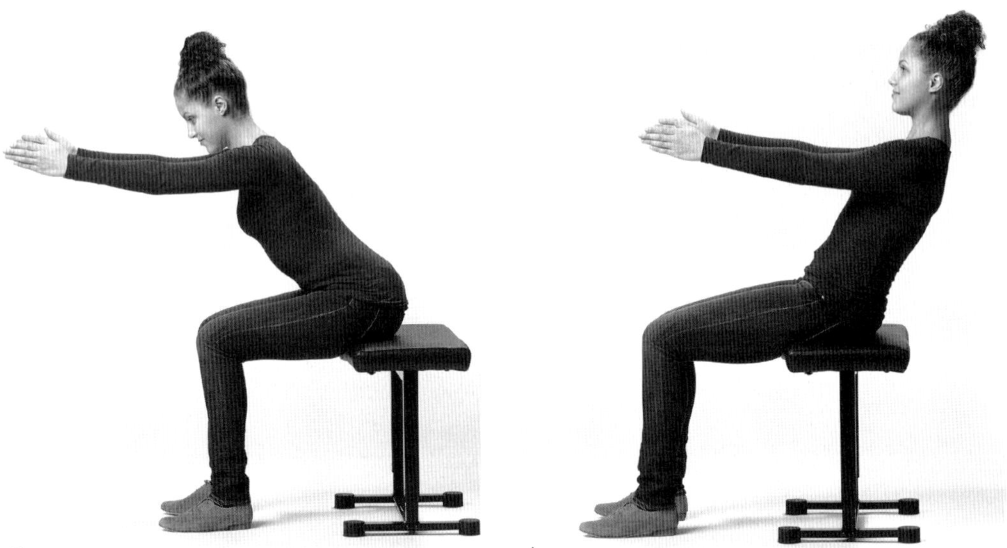

a b

Abb. II.19a und b: Säule, mit geradem Rücken: a) nach vorn lehnen, b) nach hinten lehnen

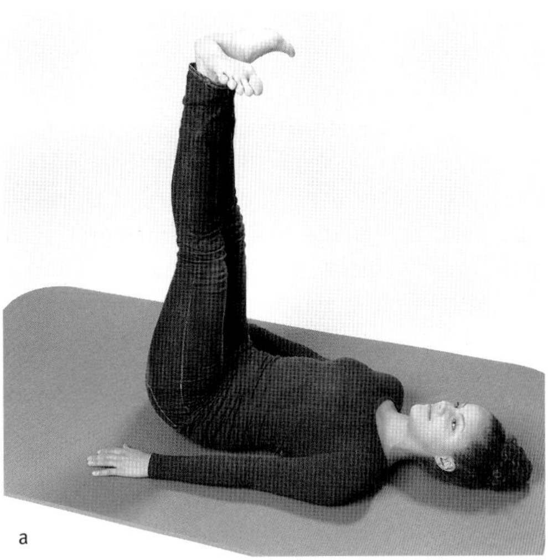
a

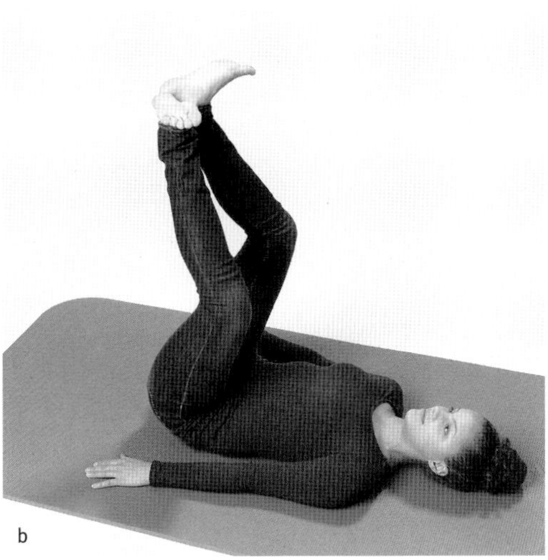
b

Abb. II.20a und b: Tablett: a) gestreckte Beine, Füße sind angezogen, b) gebeugte Kniegelenke, Fersen berühren sich

unten, die Finger der rechten Hand zeigen nach oben (Abb. II.21a). Nun mit der rechten Hand gegen den Boden drücken, so dass sich der Arm streckt und der Ellenbogen sich vom Körper abhebt. Als weiterlaufende Bewegung geschieht eine Drehung des Oberkörpers (Abb. II.21b). Bei dieser Übung ist es wichtig, die Verbindung zwischen dem Druck der Hand und dem Auffangen der Kraft im Schulterblattbereich zu spüren.

10–20 Wiederholungen mit weichen, elastischen Bewegungen, dann die Seite wechseln.

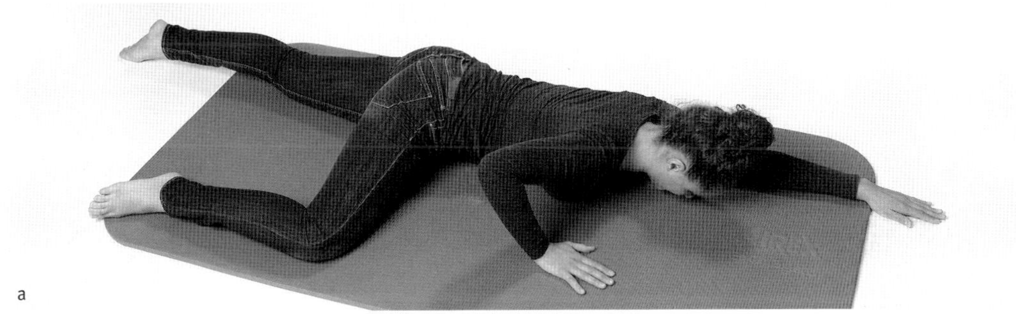
a

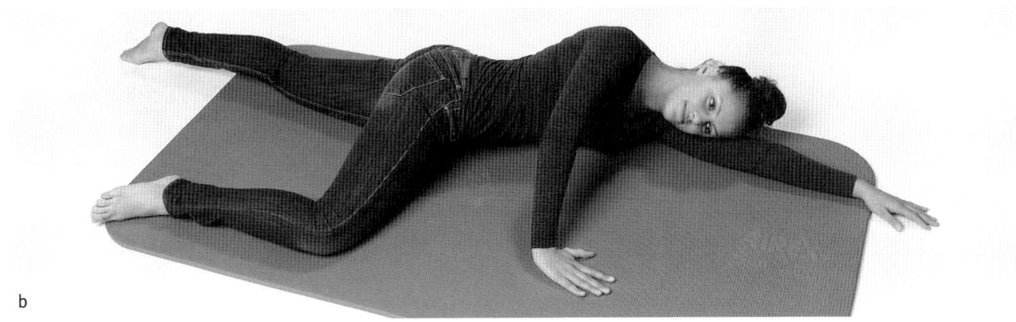
b

Abb. II.21a und b: Stütz aus der Bauchlage: a) Ausgangsposition, b) mit der rechten Hand gegen den Boden drücken

Ü Kopfpendel

In den Vier-Füßler-Stand oder – bei empfindlichen Handgelenken – in den Unterarmstütz gehen. Den Kopf locker nach unten hängen und in kleinen, leichten Achterbewegungen hin und her pendeln lassen (Abb. II.22). Auch den Unterkiefer locker hängen lassen. Darauf achten, dass der Schultergürtel nicht unnötig angespannt wird. 1–2 Minuten pendeln.

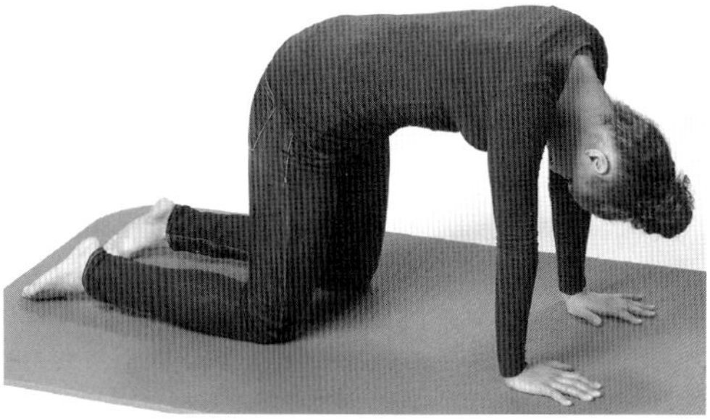

Abb. II.22: Kopfpendel

Ü Welle

Die Hände locker ineinander falten. Mit leichten Wellenbewegungen Hände und Handgelenke bewegen (Abb. II.23). Nach und nach die Bewegung größer werden lassen, so dass die Unterarme, Oberarme und Schultern mit dazukommen.

Die Übung mit fließender Bewegungsqualität 1–2 Minuten durchführen.

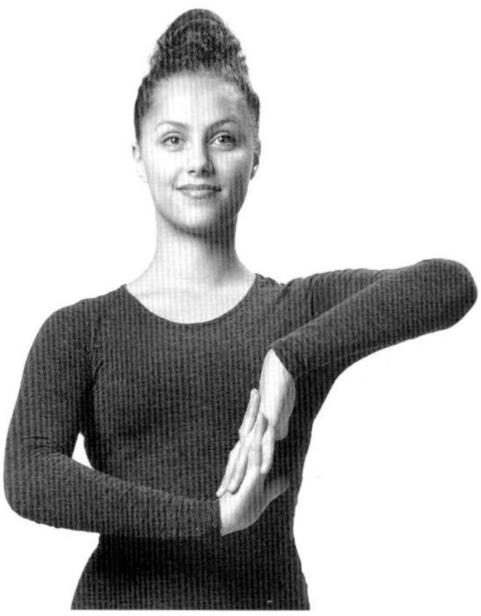

Abb. II.23: Welle

6.2 Streicher

Streicher besitzen durch ihr breit gefächertes musikalisches Repertoire vielfältige Möglichkeiten sowohl im Bereich der Orchester- und Kammermusik als auch der solistischen Literatur sowie in unterschiedlichen Musikgenres. In der Orchesterbesetzung bilden Streicher die zahlenmäßig größte Gruppe.

In der Instrumentalpädagogik stehen Streichinstrumente – mit 10,8 % aller Schüler an öffentlichen Musikschulen – nach Tasteninstrumenten, Holzblas- und Zupfinstrumenten an vierter Stelle der Instrumentenwahl. Violine allein ist das dritthäufigste Instrument nach Klavier und Gitarre (Angaben aus dem Jahr 2014, miz 2015). Im Jahr 2014 wurden insgesamt 102 879 Schüler an deutschen Musikschulen in Streichinstrumenten unterrichtet. Darunter waren die Instrumente Violine (72 463 Schüler) und Violoncello (22 119 Schüler) häufiger vertreten als Bratsche und Kontrabass (jeweils etwa 3 500 Schüler, miz 2015). Zu diesen Zahlenangaben sind noch die Schüler hinzuzuzählen, die an privaten Musikschulen unterrichtet werden oder Privatunterricht erhalten – genaue Zahlen liegen hier jedoch nicht vor. Im Freizeitmusikbereich spielen in Deutschland fast 68 000 Streicher in verschiedenen Orchesterformationen (miz 2015).

Streicher gehören neben Pianisten zu der Instrumentengruppe, die ebenfalls häufig von spielbedingten Beschwerden betroffen ist (Silva et al. 2015). Gründe hierfür sind vermutlich die hohe Übeintensität und die Komplexität der Bewegungsabläufe beim Streichinstrumentenspiel. Besonders Violinisten haben ein großes Repertoire zu bewältigen und stehen unter enormem Konkurrenzdruck. Bei Hohen Streichern stellt die asymmetrische Spielposition eine spezifische Anforderung dar. Diese sollte jedoch nicht als zu problematisch bewertet werden, da Violinisten und Bratschisten bei einer physiologischen Spieltechnik und gesundheitsbewusstem Üben ebenso wie andere Instrumentalisten langfristig beschwerdefrei musizieren können.

6.3 Hohe Streicher

Körperliche Anforderungen

Spielpositionen Stehen und Sitzen: Sowohl Violinisten als auch Bratschisten sind häufig langen Spielzeiten im Stehen oder im Sitzen ausgesetzt. Für eine stabile Aufrichtung in diesen Grundpositionen (vgl. Kap. I.1.2, S. 23) ist eine ausreichende Kraftausdauer der tiefliegenden Rückenmuskulatur sehr wichtig. Entsprechende Übungen hierzu sind in Kap. III, S. 260, beschrieben.

In Untersuchungen unserer Arbeitsgruppe bei Violinisten (Spahn et al. 2014; Wasmer und Eickhoff 2011; vgl. auch Kap. I.1.2, S. 36) fanden sich grundsätzliche *Unterschiede zwischen dem Spielen im Stehen und Sitzen* hinsichtlich der Gewichtsverteilung zwischen rechter und linker Körperseite sowie in den Bewegungen entlang des Rückens und im Bogenarm. Im Stehen war das Körpergewicht auf beiden Füßen im Mittel über die gemessene Zeit zwischen rechter und linker Seite gleich verteilt, im Sitzen dagegen fand sich eine Gewichtsverlagerung auf den linken Sitzhöcker. Bei den Bewegungen im Bogenarm war das Bewegungsausmaß des Ellenbogengelenks im Sitzen kleiner als im Stehen; dies führte im Sitzen zu einer geringeren Streichgeschwindigkeit sowie einer geringeren Nutzung der gesamten Bogenlänge. Während im Stehen großzügige Bewegungen entlang der gesamten Wirbelsäule zu beobachten waren, blieb im Sitzen der untere Rückenbereich nahezu bewegungslos (Spahn et al. 2014; Wasmer und Eickhoff 2011). Aus diesen Ergebnissen ist für die Spielpraxis von Violinisten zu folgern, dass beim Spielen im Stehen und Sitzen auf die Unterschiedlichkeit der Bewegungsabläufe geachtet werden muss und dass die Spielposition beim Üben bewusst im Hinblick auf die Konzertsituation ausgewählt werden sollte. Insbesondere beim Spiel im Sitzen ist darauf zu achten, dass die Beweglichkeit im Rücken im Übergang von Brust- zu Lendenwirbelsäule erhalten bleibt. Hierfür eignen sich unter anderem die Übungen »Stütz aus der Bauchlage« (S. 205), »Brustkorb-8er« (S. 226) oder »Drehsitz« (S. 236). Es ist anzunehmen, dass die Ergebnisse der Untersuchung in entsprechender Weise auch bei Bratschisten zutreffen. Dies darf jedoch – solange entsprechende Messungen nicht eigens bei Bratschisten durchgeführt wurden – nicht als gesichert angesehen werden. Grundsätzliche Kriterien einer funktionellen Aufrichtung im Stehen und Sitzen sind in Kap. I.1.2, S. 28 f., erläutert und gelten auch für Hohe Streicher. Für das Spiel im Sitzen sind Sitzgelegenheiten notwendig, deren Höhe auf den Spieler eingestellt werden kann. Der Winkel zwischen Oberschenkel und Rumpf des Spielers sollte im Sitzen etwa 90° betragen.

Der Stand beim Spielen von Violine und Viola erfordert sowohl Flexibilität als auch Stabilität, sollte aber in keinem Fall starr sein. Auf zwei ungünstige und häufige Ausweichbewegungen beim Stehen, die besonders bei Violinisten und Bratschisten vorkommen, soll im Folgenden eingegangen werden.

Viele Hohe Streicher lehnen sich im Stand mit dem oberen Rücken zurück und schieben dabei das Becken nach vorn. So scheint der obere Brustbereich weiter aufgerichtet zu sein und das Instrument liegt besser und sicherer auf dem Schlüsselbein auf, da dieses durch die Rücklage weiter in die Horizontale gerät. Auch wenn diese Position das Spielen erleichtern mag, so führt sie, wenn sie häufiger oder grundsätzlich eingenommen wird, mit hoher Wahrscheinlichkeit zu muskulären Schmerzen im unteren Rücken.

Eine weitere typische Ausweichbewegung ist eine übermäßige Gewichtsverlagerung auf das linke Bein. Dies kann besonders bei engagiertem Spiel passieren. Der Spieler gerät dann immer weiter mit dem Körpergewicht auf das linke Bein und verliert mit dem rechten Fuß den Bodenkontakt – so weit, dass rechts nur noch die Zehenspitzen den Boden berühren. Diese Position ist als Grundposition jedoch ebenfalls nicht zu empfehlen, da sich zu viel muskuläre Spannung in der linken Körperseite aufbaut. Insbesondere beim Üben sollte deshalb auf abwechslungsreiche Bewegungen und eine möglichst ausgeglichene Gewichtsverteilung geachtet werden.

Schultergürtel-Schulter-Arm-Hand-Kette: Im Bereich der Schultergürtel-Schulter-Arm-Hand-Kette (vgl. Kap. I.1.2) haben rechte und linke Seite beim Spielen von Violine und Bratsche unterschiedliche Aufgaben zu erfüllen. Das Instrument wird auf der linken Seite gehalten und die Greifhand hat schnelle und präzise Bewegungen auf dem Griffbrett auszuführen. Der Bogenarm auf der rechten Seite agiert dynamisch beim Auf- und Abstrich sowie beim Saitenwechsel.

Der linke Arm befindet sich in Spielstellung im Schultergelenk in maximaler Außenrotation und im Ellenbogengelenk in maximaler Supination (vgl. S. 43). Für eine optimale Bewegungsfreiheit der Finger sorgen die Stabilität des Schultergürtels und die Muskulatur des Schulterblatts am Rücken. Der linke Arm sollte frei aus dem Schultergelenk heraus in alle Richtungen arbeiten können. Ist die Stabilität des Schultergürtels vor allem links nicht ausreichend gegeben, hat der Spieler das Gefühl, dass sein Instrument abrutscht. In der Folge hält er sowohl das Instrument als auch sich selbst am Instrument fest. Beides verringert Schnelligkeit, Beweglichkeit und Präzision der Fingerbewegungen.

Die Anpassung des Instruments an die individuellen körperlichen Gegebenheiten des Spielers stellt in diesem Zusammenhang eine Grundvoraussetzung für funktionell unbeeinträchtigtes und beschwerdefreies Spielen dar. Aufgrund der sehr unterschiedlichen Ausprägungen von Halslänge, Armlänge, individuellem Bewegungsgrad aller Gelenke der Schulter-Arm-Kette in Verbindung mit den Eigenschaften des Instruments – Mensur, Abstand zwischen Saiten und Griffbrett etc. – können hier ausschließlich die Prinzipien einer funktionellen Anpassung beschrieben werden. Die Anwendung starrer Regeln, ob und welche Art der ergonomischen Anpassungshilfen Schulterstütze und Kinnhalter zu verwenden sind, birgt Gesundheitsrisiken für den Spieler.

Hierfür ein einfaches Beispiel: Die Länge des Halses hat einen Einfluss darauf, wie viel Platz zwischen Instrument und Kinn des Spielers entsteht und wie sehr er die Halswirbelsäule beugen muss, um das Instrument zu berühren. Unter gesundheitlichem Aspekt ist es wichtig, dass der Kopf nicht allzu weit nach links geneigt werden muss, um die Belastung der Halswirbelsäule auf Dauer so gering wie möglich zu halten (vgl. S. 37). Ein Spieler mit kurzem Hals könnte demnach viel eher ohne Schulterstütze oder Kinnhalter auskommen, da das Instrument den Raum bis zum Kinn ausfüllt. Ein Spieler mit langem Hals dagegen müsste eine gesundheitlich ungünstigere Seitneigung in der Halswirbelsäule einnehmen, um den Abstand zwischen Instrument und Unterkiefer zu überbrücken.

Auch für Form und Material von Schulterstütze und Kinnhalter gilt, dass diese individuell – nicht selten als Spezialanpassung oder unter eigenem handwerklichem Einsatz – ausgewählt oder angepasst werden müssen.

Übergeordnetes Ziel sollte sein, dass das Instrument sicher aufliegt, dass der linke Arm und die Finger sich frei bewegen können und der Spieler sich in dieser Position wohl fühlt. Der Kopf kann auf dem Kinnhalter abgelegt werden, ohne gegen ihn zu drücken. Wenn die Geige oder Bratsche auf dem Schlüsselbein und dem Brustbereich balanciert, muss sie nicht zwischen Trapezmuskel und Kinn eingeklemmt oder durch Hochziehen des Schultergürtels festgehalten werden. Das »Einklemmen« des Instruments ist eine der häufigsten Kompensationsbewegungen bei Hohen Streichern, die maßgeblich zu einer Vielzahl von Beschwerden wie schmerzhaften muskulären Verspannungen im Nacken, Arthrose der Halswirbelsäule und des Kiefergelenks, Kopfschmerzen und Schwindel beiträgt. Auch Schmerzen im linken Unterarm oder ein nicht genügend flexibles Handgelenk haben ihre Ursache oft in einer erhöhten Spannung im Bereich der linken Schulter und des Nackens. Grundsätzlich sollte deshalb eine erhöhte Spannung im Schulter-Nackenbereich aus gesundheitlichen Gründen vermieden werden.

Eine dauerhaft stark gebeugte Stellung und erhöhte Spannung im linken Handgelenk stellen ebenfalls ein Risiko für Überlastungsschmerzen dar. Erhöhte Spannung im Handgelenk entsteht beispielsweise beim Vibrato, wenn der Spieler zu viel Kraft aus dem Handgelenk und der Unterarmmuskulatur aufwendet, um das gewünschte Vibrato zu erreichen. Auch Doppelgriffe stellen eine besondere Belastung für die linke Hand dar. Wenn solche körperlichen Belastungen vorherzusehen sind, ist es wichtig, entsprechende Literaturstellen von vornherein nur in kurzen Einheiten von wenigen Minuten zu üben und diese Einheiten dann – nach einer längeren Pause – zu wiederholen.

Die rechte Seite übernimmt bei Violine und Bratsche die Gestaltung von Phrasierung, Klang und Ausdruck mittels dynamischer Muskelarbeit. Hierbei stellt die Bogenführung mit den verschiedenen Stricharten einen sehr komplexen Bewegungsvorgang dar. Die Armbewegung ist je nach gestrichener Saite unterschiedlich. Beim Spiel auf der G-Saite der Geige und der C-Saite der Bratsche muss der Arm über die Horizontale hinaus gehoben werden (vgl. Abb. I.13, S. 23 in Kap. I.1.2). Auf den tiefen Saiten und an der Bogenspitze entsteht eine große Hebelwirkung, während das Spiel auf den höheren Saiten und in der Nähe des Frosches weniger Kraftaufwand im Schultergürtel erfordert. Orchestermusiker in der zweiten Geige sind durch häufiges Spiel auf den tiefen Saiten deshalb stärker belastet als erste Geigen. Aber auch repetierende Bewegungen über lange Passagen wie Tremoli sind anstrengend für die Muskeln der Schulter-Arm-Kette. Hierbei wirkt eine optimale Verteilung der Kraftanstrengung auf die beteiligten Gelenkabschnitte präventiv (vgl. Kap. I.1.2, S. 41 f.). Beim Streichen von langen und leisen Tönen wird die Bewegung fast statisch, wodurch mehr Bewegungskontrolle erforderlich ist als beim schnelleren Auf- und Abstreichen. Übungen wie das unten beschriebene »Fensterputzen« (S. 214) kräftigen die Schultermuskulatur, verbessern ihre Kraftausdauer und wirken präventiv bei Belastungen der rechten Schulter.

Psychische Anforderungen

Bei Streichern – insbesondere bei den Hohen Streichern – kann es unter Lampenfieber zu Bogenzittern kommen. Dies ist besonders bei langen Tönen im Pianissimo der Fall, die beim solistischen Vortrag oder an exponierten Stellen im Orchester gut hörbar sind. Das Zittern lässt sich sowohl durch gezielte Vorbereitung als auch durch eingeübte Techniken während des Auftritts mildern. Zwei Ansatzpunkte sollen hier kurz erwähnt werden. Es hilft in der Auftrittssituation, sich zu vergegenwärtigen, dass ein vom Spieler sehr stark erlebtes Zittern von außen deutlich schwächer oder gar nicht wahrgenommen wird. Um die Aufmerksamkeit vom Pianissimo und dem Bogenstrich abzulenken, kann sich der Spieler außerdem eine imaginäre »zweite Stimme« – rhythmisch oder auch melodisch, aber nicht zu komplex – ausdenken. Der leise Ton wird dann zur »Begleitstimme« und verliert seine übergroße Bedeutung. Weitere Ansatzpunkte und Maßnahmen zum Umgang mit Lampenfieber finden sich in Kap. II.5.3 sowie bei Spahn 2012.

Violinisten

Die Violine erfordert intensives Üben, professionelle Musiker haben in der Regel in ihrer frühen Kindheit damit begonnen. Violinisten sind es gewohnt, hart zu arbeiten, denn Klangschönheit und Intonationssicherheit müssen erst erworben werden und das Violinspiel ermöglicht in der Regel keine schnellen Erfolge. Die Verknüpfung von feinmotorischen Bewegungen höchster Präzision mit sehr genauem Hören auf den eigenen Klang erfordert eine besondere Fähigkeit der Konzentration und des Nach-innen-gerichtet-Seins.

Kemp fand in seinen umfangreichen Studien zur Persönlichkeit von Musikern (Kemp 1996; Kap. I.2.3) heraus, dass sich Violinisten im Vergleich zu anderen Instrumentalisten durch eine größere Introvertiertheit und Zurückhaltung auszeichnen. Weitere typische Persönlichkeitseigenschaften waren Gewissenhaftigkeit, Pflichtgefühl und Willensstärke.

Violinisten haben eine besonders enge Beziehung zu ihrem Instrument, da die Geige selbst einen hohen Anteil an der Klangqualität hat. Sie ist oft Lebensbegleiter des Musikers – ebenso wie der Violinkasten, der in seinem Inneren nicht selten mit persönlichen »Devotionalien« gespickt ist.

Neben der Anforderung, sich unter den zahlreichen Violinisten zu behaupten und seinen Platz zu finden oder als Freizeitmusiker mit dem eigenen spielerischen Können zufrieden zu sein, müssen Geiger auch in der Lage sein, zwischen der Rolle des Solisten und des Tuttisten wechseln zu können. So ist bei Violinisten – ähnlich wie bei Pianisten – die Orientierung an den großen Solovirtuosen sehr präsent, im Kammermusik-Ensemble oder im Orchester ist jedoch das Sich-Einfügen in die Gruppe notwendig. Hier kann es zu inneren Konflikten und zu Unzufriedenheit kommen. Eine bewusste Auseinandersetzung mit diesen Themen wäre bei professionellen Musikern während des Musikstudiums wünschenswert. Auf diese Weise könnte eine bessere Einstellung auf den Beruf, z. B. auf die Arbeitssituation im Orchester, erfolgen und späteren Frustrationen vorgebeugt werden. Grundsätzlich betrifft dies alle Musiker, wegen der hohen Zahl an Orchestermusikern im Fach Violine erscheint das Thema bei Violinisten jedoch besonders relevant.

Bratschisten

Zusätzlich zu den oben schon beschriebenen körperlichen Anforderungen bei Hohen Streichern spielt bei Bratschisten die Instrumentengröße eine besondere Rolle. Bratschen können in ihrer Größe stark variieren, was sich wiederum auf die Spielhaltung und die Spielbewegungen auswirkt. Im Vergleich zur Violine wirken beim Bratschenspiel stärkere Hebelkräfte auf die Arme ein, da die Greifhand weiter entfernt von der Körpermitte agiert. Deshalb muss besonders viel muskuläre Haltearbeit geleistet werden. Auch das Herunterdrücken der Saiten mit den Fingern erfordert bei der Bratsche mehr Kraft als bei der Geige, was eine höhere Belastung für die Beuger am linken Unterarm mit sich bringt. Zusätzlich müssen die Finger größere Abstände beim Greifen einnehmen. Es ist daher sehr wichtig, die Größe des Instruments an die anatomischen Eigenschaften des Spielers anzupassen (Abb. I.53, S. 45), um keine Überlastungssituationen zu provozieren. Im sozialen Miteinander werden Bratschisten von den Mitmusikern manchmal belächelt und sind leider immer wieder mit dem Klischee konfrontiert, langsam und begriffsstutzig zu sein. Dieses Ansehen wird durch ein mittlerweile stark angewachsenes Repertoire an Bratscherwitzen perpetuiert. In wissenschaftlichen psychologischen Untersuchungen allerdings zeichneten sich Bratscher in positiver Weise dadurch aus, dass sie emotional stabil und besonnen waren (Kemp 1996). Auf die in den Witzen unterstellten Eigenschaften fanden sich keine Hinweise.

Übungen für Hohe Streicher

Die folgenden Übungen für Hohe Streicher verbessern die Beweglichkeit der Schultergelenke, die Kraftausdauer der tiefen Schultermuskulatur, die muskuläre Stabilität des Schultergürtels und die Stabilität der Halswirbelsäule. Übungen zur Verbesserung der Kraftausdauer der tiefen Wirbelsäulenmuskulatur sind in Kap. III, S. 260 zusammengestellt.

Ü Teetasse

Stabiler Stand. Die rechte Hand zeigt seitlich mit den Fingern zum Körper, die Handfläche dabei nach oben, der Ellenbogen nach außen (Abb. II.24a). Nun den Arm und die Hand drehen, so dass die Finger nach hinten zeigen. Die Hand und den Arm weiterdrehen, bis die Fingerspitzen nach außen zeigen (Abb. II.24b). Der Ellenbogen wird dabei fast gestreckt, die Handfläche zeigt weiterhin nach oben. Dann den Arm weiterdrehen, so dass die Finger nach vorn zeigen. Es ergibt sich dabei eine starke Verwringung in der Schulter und im Arm. Die Hand geht nun nach vorn/oben (Abb. II.24c) und der Arm beschreibt einen großen Kreis über dem Kopf, bis die Fingerspitzen am Ende wieder nach hinten zeigen, der Arm sich senkt und man wieder in der Ausgangsstellung ankommt. Die Herausforderung der Übung liegt darin, die Handfläche immer nach oben zeigen zu lassen. Nur so werden die Schulter und der Schultergürtel gut mobilisiert. Als Unterstützung der Bewegung kann man die Vorstellung nutzen, dass man eine Teetasse auf der Handfläche balancieren würde, die nicht herunterfallen darf.

5–6 Wiederholungen, dann die Seite wechseln.

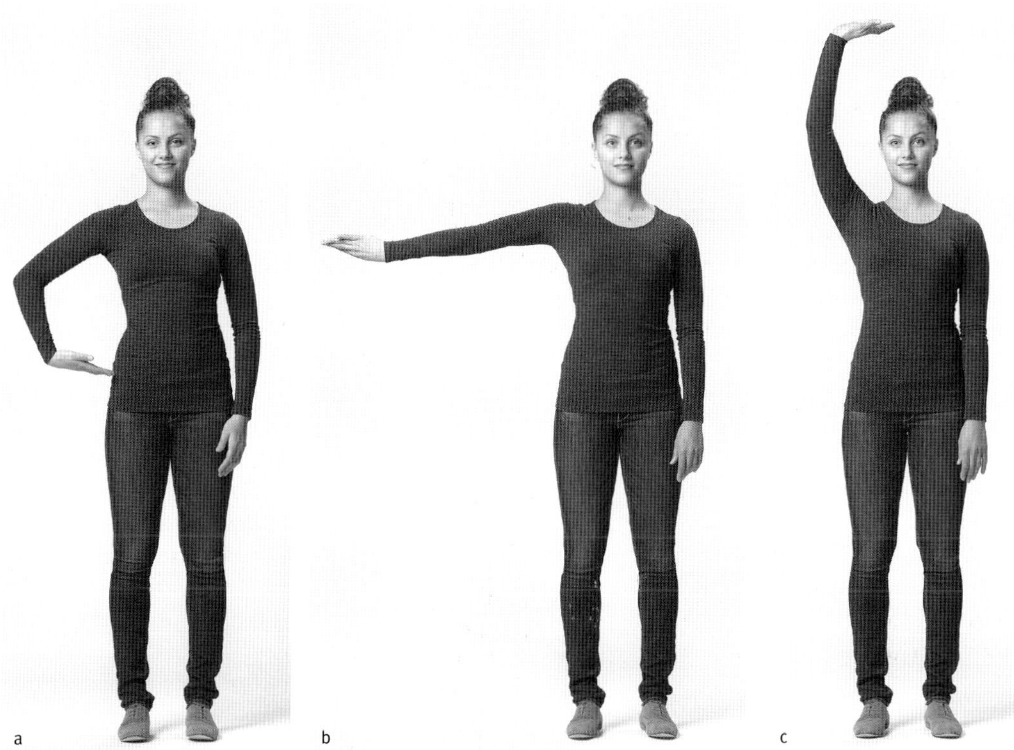

Abb. II.24a–c: Teetasse: a) auf der rechten Handfläche wird in der Vorstellung eine Teetasse balanciert, b) auf der Handfläche, die nach oben zeigt, ruht weiterhin die Teetasse, c) die Hand zeigt nach hinten, auf ihr liegt die Teetasse

Ü **Bogenschießen mit Gymnastikband**

Stabiler Stand. Ein Gymnastikband zwischen den Händen spannen und die Arme auf Schulterhöhe heben. Nun den linken Ellenbogen nach hinten beugen und den Arm stabil in dieser Position lassen (Abb. II.25). Die Schulter darf dabei nicht hochgezogen werden. Den rechten Ellenbogen nach vorn gegen den Widerstand des Bandes ausstrecken und beugen. Auch hier den Schultergürtel entspannt lassen.

20–25 Wiederholungen, dann die Seite wechseln.

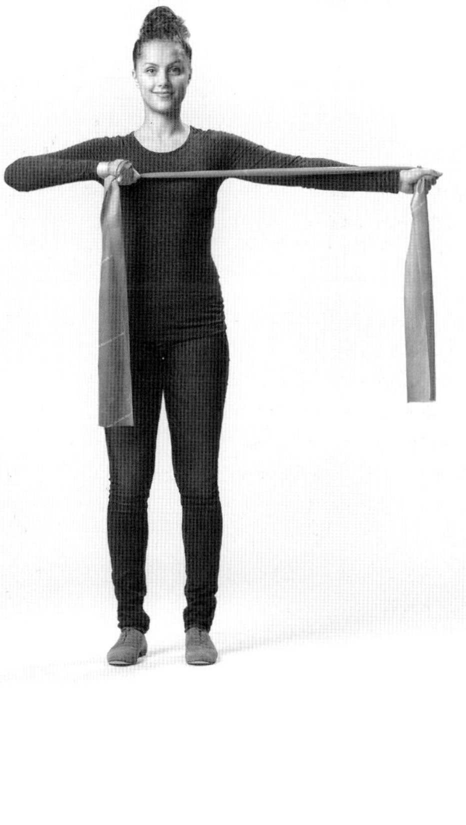

Abb. II.25: Bogenschießen mit Gymnastikband

Ü Wahrnehmung und Kräftigung der Halswirbelsäulenmuskulatur

Auf die linke Seite legen. Die Hände und Arme sowie Füße und Beine liegen aufeinander und im rechten Winkel zum Körper. Nun den Kopf heben, so dass das rechte Ohr in Richtung der rechten Schulter geht (Abb. II.26a). 6x wiederholen. Dann den Kopf ablegen – es wird kein Kopfkissen verwendet – und ihn 6x vor und zurück beugen, ohne ihn von der Matte abzuheben. Danach 6x den Kopf locker um seine eigene Achse drehen.

Nun die gleichen Bewegungen mit Unterstützung der rechten Hand durchführen (Abb. II.26b). Mit der rechten Hand den Kopf umfassen und ihn 6x anheben, so dass sich das rechte Ohr der rechten Schulter nähert. Dann den Kopf von vorn umfassen und ihn passiv 6x in Beugung und Streckung bewegen (Abb. II.26c). Zuletzt die rechte Hand über die Stirn legen und den Kopf mithilfe der Hand 6x nach links und rechts drehen (Abb. II.26d).

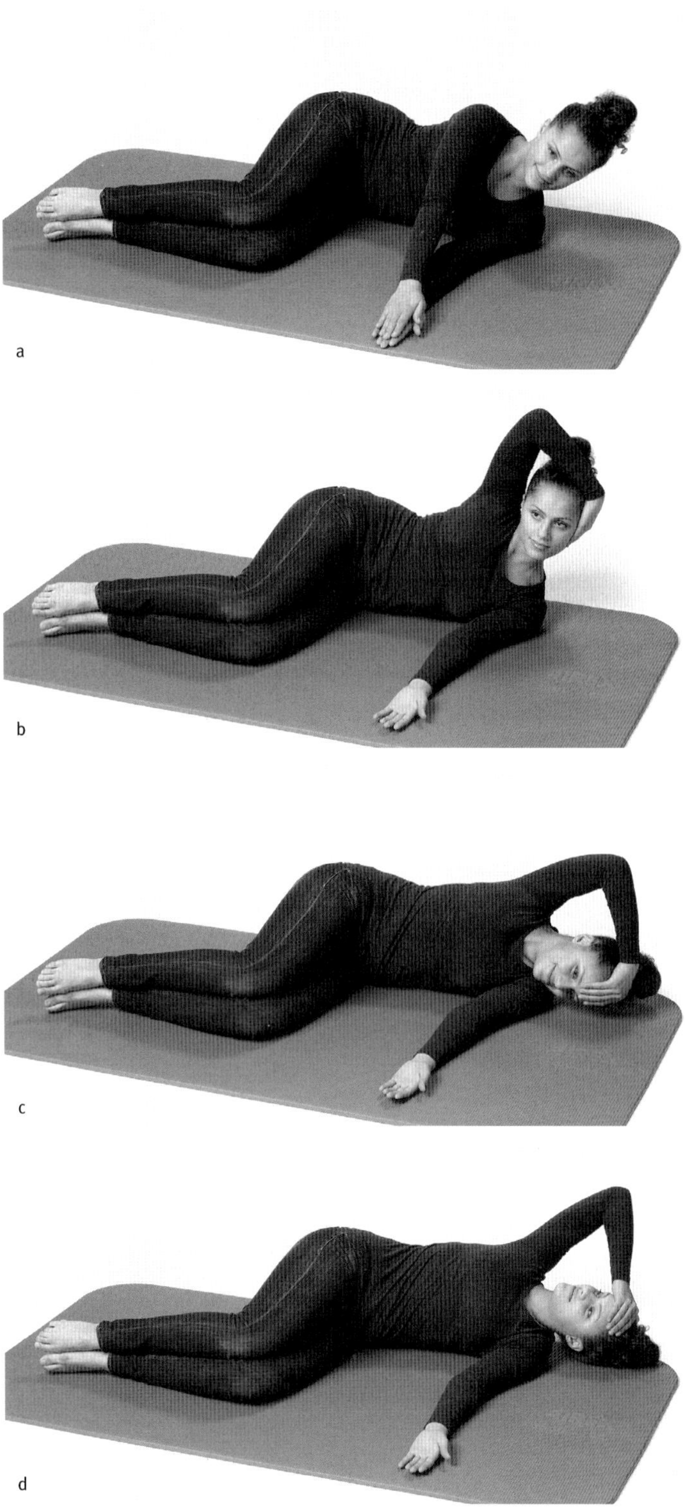

Abb. II.26a–d: Wahrnehmung und Kräftigung der Halswirbelsäulenmuskulatur: a) Kopf anheben, rechtes Ohr zur rechten Schulter, b) dieselbe Bewegung mit Unterstützung der rechten Hand, c) Kopf mit Hilfe der rechten Hand beugen und strecken, d) Kopf mit Hilfe der rechten Hand nach links und rechts drehen

Bei der Übung ist es wichtig, dass man den Unterschied zwischen den aktiven und passiven Bewegungen wahrnimmt. Ist man wirklich entspannt und passiv oder hilft man doch immer ein bisschen mit?

Die gleiche Übungsfolge auf der anderen Seite wiederholen.

Ü Schulterblatt-8er

Stehen oder sitzen. Mit der Schulter nach vorn-oben gehen (Richtung »vor das Ohr«), dann einen Kreis nach hinten-unten beschreiben, als ob man die Bewegung um die Ohrmuschel herum ausführen würde. Hinten-unten einen kleinen Schlenker machen, so dass man mit der Bewegung wieder vorn-oben endet. Hilfreich ist die Vorstellung einer »8«, die neben dem Körper oder dem Ohr steht und deren Konturen man mit der Schulter abfährt (Abb. II.27).

Zuerst beide Schultern alleine üben, später bei guter Koordination auch gleichzeitig.

Mit fließender Bewegungsqualität 1–2 Minuten durchführen.

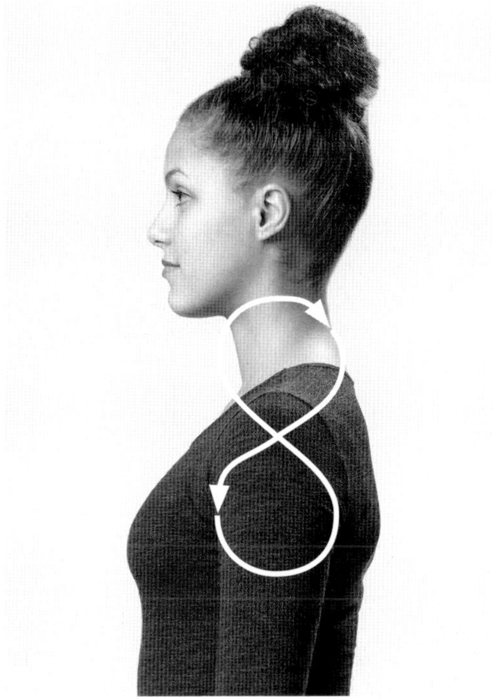

Abb. II.27: Schulterblatt-8er

Ü Pflug*

Auf den Rücken legen und die Beine aufstellen. Die Arme liegen neben dem Körper mit den Handflächen nach unten. Nun etwas abstützen, die Beine vom Boden abheben und die Füße hinter dem Kopf abstellen (Abb. II.28). Im Idealfall sind die Knie dabei gestreckt. Sollte die hintere Oberschenkelmuskulatur noch zu kurz sein, können die Knie auch ganz gebeugt werden und neben den Ohren abgestellt werden. 3–4 Atemzüge halten, dann langsam Wirbel für Wirbel zurück rollen.

4–5 Wiederholungen.

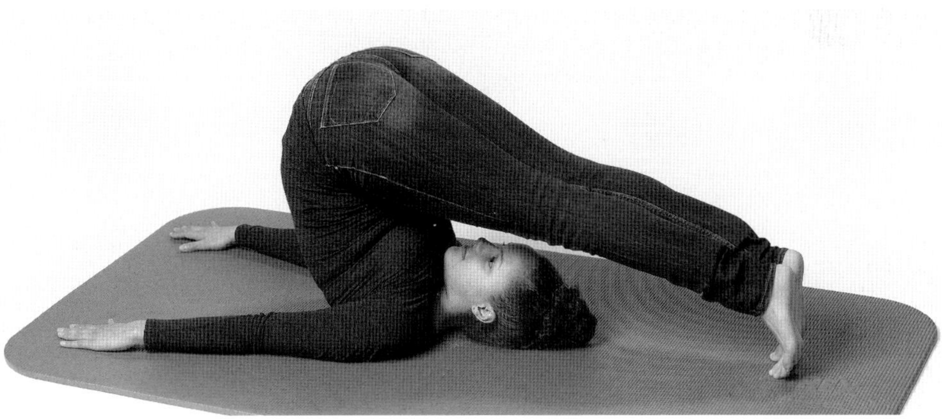

Abb. II.28: Pflug

* Bei erhöhtem Blutdruck sollten Sie diese Übung auslassen.

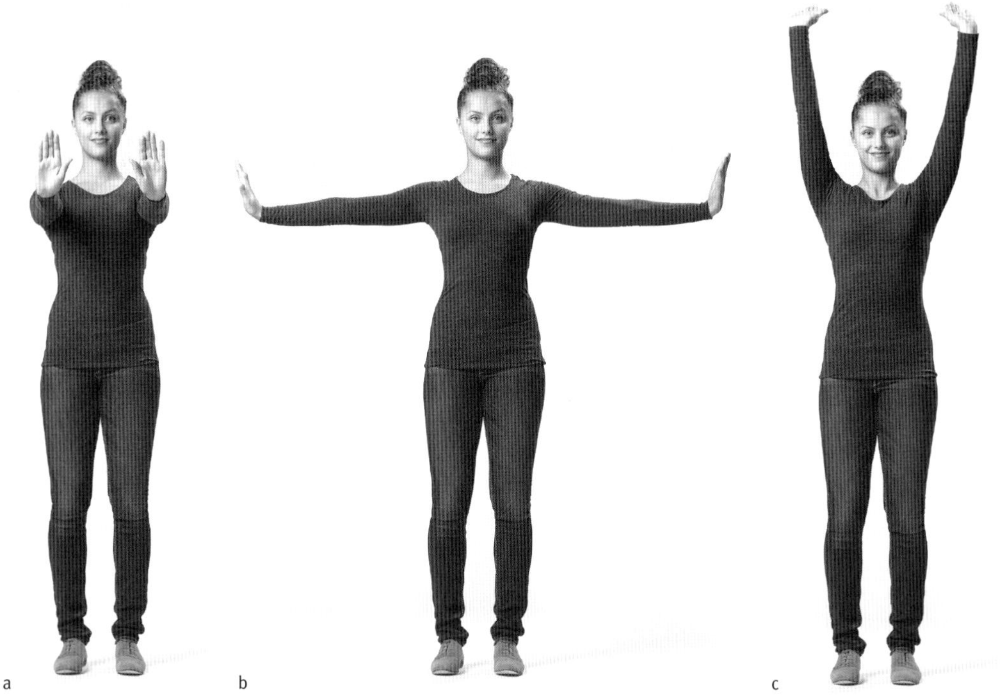

Abb. II.29a–c: Fensterputzen in drei Positionen: a) Arme nach vorn, b) Arme zur Seite, c) Arme nach oben

Ü Fensterputzen

Stabiler Stand. Beide Arme gestreckt nach vorn halten, die Hände zeigen im rechten Winkel nach oben (Abb. II.29a). Nun kleine schnelle Kreise beschreiben, als ob man runde Fenster putzen würde. Die Bewegung soll aus dem Schultergelenk kommen, d. h., der Arm soll die ganze Zeit gestreckt bleiben.

10 Kreise nach außen, 10 Kreise nach innen ausführen.

Danach die Arme zu den Seiten ausstrecken (Abb. II.29b) und 2x10 Wiederholungen durchführen. Zuletzt die Arme nach oben Richtung Decke strecken (Abb. II.29c) und noch einmal 2x10 Wiederholungen machen.

Die Übung ist recht anstrengend und sollte daher nicht direkt vor einem Konzert oder einer Probe durchgeführt werden.

6.4 Tiefe Streicher

Violoncello und Kontrabass zählen gemeinsam zu den tiefen Streichinstrumenten, unterscheiden sich jedoch hinsichtlich vieler Parameter wie u. a. Instrumentengröße und Anforderungen an Spielposition und Spielbewegungen deutlich voneinander.

Kontrabassisten sind neben ihrer Präsenz im Orchester auch im nicht-klassischen Bereich, insbesondere im Jazz, vertreten: Der Kontrabass deckt somit im Unterschied zum Cello mehrere musikalische Genres ab. Obwohl der Kontrabass bei Kindern in der Regel sehr beliebt ist, wird vermutlich wegen der Größe des Instruments häufig dem »handlicheren« Cello der Vorzug gegeben. Damit schon früh ein großes Instrument wie der Kontrabass erlernt werden kann, werden in der Instrumentalpädagogik heute bei Kindern Sechzehntel-Kontrabässe eingesetzt. Bei den anderen Streichinstrumenten haben kleinere Instrumente speziell für Kinder bekanntermaßen bereits eine längere Tradition.

Violoncellisten

Noch im 19. Jahrhundert wurde das Cellospiel bei Frauen wegen der als unzüchtig empfundenen Spielposition – ähnlich wie beim Reiten, bei dem die Damen mit geschlossenen Beinen seitlich im Damensattel sitzen mussten – für unziemlich gehalten (Rieger 1990). Der Künstler Man Ray (1890–1976) dagegen hat die weibliche Symbolik des Instruments in seiner Foto-Collage LE VIOLON D'INGRES verewigt, auf welcher der nackte Rücken von Kiki de Montparnasse – der Pariser Muse der 20er-Jahre – mit Schalllöchern eines Violoncellos zu sehen ist.

Hinsichtlich der besonderen Integration des Instruments in das Körperschema des Spielers hebt sich das Violoncello von anderen Instrumenten ab. Violoncellisten wurden in wissenschaftlichen Untersuchungen zur Persönlichkeit von Musikern als zurückhaltend und gleichzeitig als scharfsinnig beschrieben (Kemp 1996).

Spielposition: Für Cellisten ist das Spiel im Sitzen vorgegeben und eine physiologische Sitzhaltung als Grundposition deshalb eine wichtige Voraussetzung für ökonomische und gesunde Spielbewegungen. Wie in Kap. I.1.2 ausgeführt, besteht die optimale Aufrichtung darin, dass der Rumpf über den Sitzhöckern balanciert wird und dass die Hüftgelenke eine freie Beweglichkeit zulassen. Bei einer optimalen Aufrichtung im Sitzen sollte sich der Spieler mit dem Becken, der Wirbelsäule und dem Instrument leicht in alle Richtungen bewegen können, so dass eine effiziente und differenzierte Kraftübertragung auf das Instrument möglich ist. Bewegungsrichtung und Bewegungsausmaß variieren dabei je nach Stück, Bogenstrich und gespielter Saite. Der Stachel muss ebenfalls so eingestellt werden, dass seine Position diese Bewegungsfreiheit nicht einschränkt.

Der Stuhl des Spielers sollte in der Höhe so angepasst sein, dass sich die Oberschenkel parallel zum Boden befinden oder leicht zu den Kniegelenken hin abfallen und die Fußsohlen vollständigen Kontakt zum Boden haben. Das Instrument liegt am linken Bein stabil an und hat auch mit dem rechten Bein Kontakt. Eine leichte Schrägstellung des Violoncellos vom Spieler aus nach links ermöglicht es, dass die Wirbel am Hals des Instruments genügend Abstand zum Hals des Spielers haben. Hierdurch kann vermieden werden, dass der Kopf – um den Wirbeln auszuweichen – nach rechts hinten gedreht wird und es zu Folgeerscheinungen wie Verspannungen der Halswirbelsäulenmuskulatur und Kopfschmerzen kommt. Eine andere Möglichkeit besteht darin, die Wirbel kürzen zu lassen oder sie in den Wirbellöchern zu tauschen, damit auf diese Weise zumindest der unterste Wirbel nicht mehr die Halsregion berührt.

Spielbewegungen: Die Wahrnehmung von Rücken und Schultergürtel als stabilem Zentrum, von dem die Bewegungen der Arme und Hände ausgehen, sollte den Ausgangspunkt der Spielbewegungen beim Cellospiel darstellen. Ist dies nicht der Fall, übernehmen andere Glieder der Funktionskette die Muskelarbeit und es kann dort zu Überlastungen kommen. Besonders die Schultergelenke sind hierbei gefährdet, da sie sich in der Gelenk- und Muskelkette zwischen Hand und Rücken bzw. Schultergürtel befinden und zwar für hohe Flexibilität und einen großen Bewegungsspielraum, weniger jedoch für Kraft- und Ausdauerleistungen ausgelegt sind. Bei mangelnder Wahrnehmung und Kraftausdauer des oberen Rückens und Schulterblattbereichs fallen oft die Schultern nach vorn. Dies ist besonders bei der *rechten Schulter* bei intensivem Bogenstrich im Forte oder Fortissimo zu beobachten und führt dazu, dass das Gewicht von Arm und Bogen weniger deutlich wahrgenommen und deshalb weniger effizient eingesetzt werden kann. Nicht nur Klangqualität und Phrasierung leiden hierunter, es kann auch zu einer Belastung der langen Bizepssehne (vgl. S. 16) im vorderen Schulterabschnitt und zu Verspannungen der Schulter-Nacken-Muskulatur kommen. Nicht selten finden sich in diesem Zusammenhang auch Schmerzen und Verspannungen in der rechten Daumenballenmuskulatur.

Die *linke Schulter* fällt aufgrund der Spielposition seltener nach vorn. Im Gegenteil kann bei zu starker Anhebung des linken Ellenbogengelenks in der tiefen Lage die linke Schulter sogar nach hinten ausweichen. In der Daumenlage besteht die Gefahr, die linke Schulter nach vorn und oben zu ziehen und den Rücken rund zu machen (vgl. S. 35). Hier kann die Gewissheit, dass in der Regel der Arm des Spielers lang genug ist, um die hohen Lagen zu erreichen, vor unnötigen und belastenden Bewegungen schützen.

Die *Greifhand* wird durch Literaturstellen mit unbequemen und sehr weiten Griffen belastet. Um Überlastungssymptome zu vermeiden, ist es wichtig, auf ausreichende Pausen beim Üben entsprechender Passagen zu achten. Bei Spielern mit sehr beweglichen Gelenken können sich die Fingerendgelenke beim Druck auf die Saiten durchbiegen und in eine Überstreckung geraten. Auch wenn dies kurzfristig nicht zu Beschwerden führt, so stellt doch die Gelenküberbeweglichkeit langfristig einen Risikofaktor für Überlastungssyndrome dar (Brandfonbrener 1990). In der Instrumentalpädagogik sollte daher schon bei jugendlichen Schülern darauf geachtet werden, dass die Fingerendgelenke der linken Hand in einer leicht gerundeten, physiologisch günstigen Position aufgesetzt werden. Die Vorstellung, dass Hand und Finger sich um einen Ball legen, kann dabei helfen.

Wie bereits erwähnt, sind auch die *rechte Hand* und vor allem der Daumen anfällig für muskuläre Überlastungen oder Gelenkentzündungen. Eine Überlastung der Daumenballenmuskulatur kann durch die Bogenhaltung bedingt sein, etwa wenn der Bogen nicht zwischen dem Zeige- und Ringfinger balanciert wird und der Daumen zu viel Haltearbeit leisten muss. Voraussetzung für eine Entspannung der Daumenballenmuskulatur ist hierbei die Eindrehung des Unterarms in die Pronation, so dass der Spieler den Kontakt des Mittelfingers zur Bogenstange gut spüren kann.

Auch der Transport des schweren Instruments kann eine körperliche Belastung darstellen. Mittlerweile sind jedoch leichte Cellokästen und Rucksacktragesysteme sehr verbreitet und bringen eine große Entlastung.

Kontrabassisten

Der Schriftsteller Patrick Süskind (*1949) hat mit seinem Einakter Der Kontrabass aus dem Jahre 1981 – dem Monolog eines Kontrabassisten über die Vorzüge seines Instruments – dem Kontrabass und seinem Spieler ein Denkmal gesetzt. Das Stück ist seit seiner Uraufführung ein Publikumserfolg. Die Eigenschaften des Protagonisten, der sich im Stück als zunehmend misanthropisch und frustriert entpuppt, können allerdings nicht auf andere Kontrabassisten übertragen werden. Laut der bereits zitierten Studie von Kemp sind Bassisten sehr ähnlich wie Violinisten eher zurückhaltend und pflichtbewusst (Kemp 1996).

Spielposition: Bei der Spielhaltung von Kontrabassisten sind viele Aspekte zu berücksichtigen. Augenfällige Themen sind die Größe des Instruments, die asymmetrische Spielhaltung – die oft bereits bei der Fußposition beginnt – sowie ein im Vergleich mit anderen Streichinstrumenten höherer Kraftaufwand. Eine gut entwickelte Körperwahrnehmung und reflektierte Spieltechnik sind deshalb gerade bei Kontrabassisten wichtige Grundlagen gesunden Musizierens.

Für die *sitzende Spielhaltung* eröffnen spezielle Stühle im Orchester die Möglichkeit, Sitzfläche und Fußrasten individuell einzustellen. Obwohl es sich anbietet, den linken Fuß höher als den rechten Fuß abzustellen, damit das Instrument besser am linken Knie anliegt, bringt diese Spielposition den Nachteil mit sich, dass dabei das Becken in eine Verwringung kommt und die Lendenwirbelsäule sowie die restliche Wirbelsäule diesen Schiefstand ausgleichen müssen und dabei stark belastet werden. Wenn die sitzende Spielhaltung, z. B. im Orchester, unumgänglich ist, empfiehlt es sich deshalb eher, trotz der Fußrasten beide Füße auf dem Boden abzustellen. Hierdurch wird ausgehend von den Füßen über die Beine und das Becken eine stärker symmetrische Aufrichtung hergestellt.

Beim *Spielen im Stehen* ist das Ziel, diejenige Position und diejenigen Bewegungsvarianten zu finden, welche die geringsten gesundheitlichen Risiken mit sich bringen. Als bestmögliche Lösung erscheint die Position, in welcher der Bass mit der Zarge an der linken Leiste und am Bauch des Spielers anliegt. Das rechte Bein ist dabei weiter vorn positioniert als das linke Bein. Aus dieser Position kann sich der Spieler über die rechte Hüfte mit geradem Rücken nach vorn beugen. Die Wirbelsäule bleibt dabei lang, der Spieler kann das Gewicht des rechten Arms gut spüren und der Bogenarm hat eine große Bewegungsfreiheit. Eine Belastung im Bereich der Lendenwirbelsäule ist allerdings nicht gänzlich zu vermeiden.

Insgesamt weniger empfehlenswert ist eine Spielposition, bei der das Körpergewicht hauptsächlich auf dem rechten Bein ruht und der linke Fuß nach oben angezogen wird, um mit der Fußspitze den Bass zu stabilisieren. Die rechte Körperseite wird dabei unverhältnismäßig stark belastet und die Schienbeinmuskulatur des linken Beins ermüdet rasch durch die statische Fußposition.

Spielbewegungen: Grundsätzlich sollten die Knie beweglich sein, damit der Körper in Kontakt mit dem Instrument den Spielbewegungen folgen kann. Das Vorbeugen des Oberkörpers ist beim Spiel des Kontrabasses meistens nicht zu umgehen, da die Armlänge des Spielers alleine nicht ausreicht, um die hohen Lagen zu erreichen.

Möglichst zu vermeiden ist allerdings ein *dauerhafter* Rundrücken mit Vorziehen der rechten Schulter. Hierbei ist zusätzlich zur Wirbelsäulenbelastung auch die Koordination des gesamten Bogenarms gestört, wodurch im Verlauf des Übens schmerzhafte Muskelverspannungen im Schultergürtel und in der Schulter auftreten können. Um Beschwerden vorzubeugen, empfiehlt es sich, besonders darauf zu achten, dass in jedem Fall der Kopf und der obere Rücken in eine aufrechte Position zurückgelangen, sobald wieder bequemer erreichbare Lagen gespielt werden.

Als überdauerndes Muster stellt der Rundrücken aus verschiedenen Gründen ein gesundheitliches Risiko dar: Er ist mit einer Überstreckung in der Halswirbelsäule verbunden, da der Spieler den Kopf heben muss, um die Noten – und den Dirigenten – zu sehen. Des Weiteren führt ein Rundrücken häufig zum Vorfallen der Schultern mit erhöhter Belastung der Sehnen im vorderen Schulterbereich. Dies kommt bei der französischen Bogenhaltung häufiger vor als bei der deutschen, da bei Letzterer der Untergriff des Bogens die rechte Schulter stärker zentriert. Insbesondere den Kontrabassisten mit französischer Bogenhaltung sind deshalb ähnliche Übungen zu empfehlen wie den Cellisten (s. S. 218).

Die *linke Schulter* hat beim Kontrabassspiel eher in den tiefen Lagen die Tendenz, nach vorn zu fallen. In der tiefen Lage müssen die Finger der linken Hand Kraft auf die Saite ausüben, während sich die Hand oberhalb der Schulterhöhe befindet. In dieser Position kommt es schnell zu einer Ermüdung der Schultermuskulatur. Bei längerem Spielen in tiefen Lagen muss der Spieler deshalb sehr darauf achten, dass die linke Schulter zentriert bleibt und sich möglichst nicht am Instrument anlehnt.

Der große Abstand von ca. 1,50 m zum Notenständer verführt dazu, den Kopf weiter als nötig nach vorn zu strecken. Dies kann zu einer Überlastung der Halswirbelsäule mit Muskelverspannungen führen; der Spieler sollte deshalb seine Kopfposition immer wieder überprüfen.

Besondere Anforderungen

Selbstverständlich können auch zierlich gebaute Menschen hervorragend Kontrabass spielen. Dennoch gehört der Kontrabass zu den Instrumenten, die besonders beim Herunterdrücken der Saiten Kraft erfordern, damit der Ton rund und voll klingt. Spieler, die instabile Fingergelenke besitzen, sollten gerade in der linken Hand darauf achten, die Gelenke nicht durchzudrücken und damit zu überlasten. Dies trifft vor allem beim Spiel in tiefen Lagen zu, bei dem die schräge Position des ersten Fingers unangenehm sein kann, sowie beim Daumengrundgelenk in der Daumenlage. Das gesundheitliche Risiko steigt mit der individuellen Instabilität der Gelenke.

Individuell unterschiedlich ist ebenfalls die Empfindlichkeit der Fingerkuppen. Die Fingerkuppen der linken Hand sind normalerweise durch Hornhautbildung geschützt. Beim Wechsel auf ein anderes Instrument mit größerem Abstand der Saiten zum

Griffbrett kann es jedoch zu einer Überempfindlichkeit der Fingerkuppen kommen. Diese kann auch an der rechten Hand auftreten, wenn viel gezupft werden muss und der Spieler dies nicht gewohnt ist. Bei Schmerzen im Bereich der Fingerkuppen sollte früh eine Pause eingelegt werden, um eine Chronifizierung zu verhindern. Kurzfristig können Silikonpflaster als Notlösung verwendet werden.

Für den Spieler schonende Transportmöglichkeiten des Kontrabasses sind angesichts der Größe und des Gewichts des Instruments sehr wichtig.

Übungen für Tiefe Streicher

Übungen für Cellisten

Übungen für Cellisten zielen darauf ab, die Stabilität des Schultergürtels zu gewährleisten und die Wahrnehmung für einen optimalen Krafteinsatz aus dem oberen Rücken zu schulen. Weiterhin verbessern sie die Beweglichkeit der Hüftgelenke

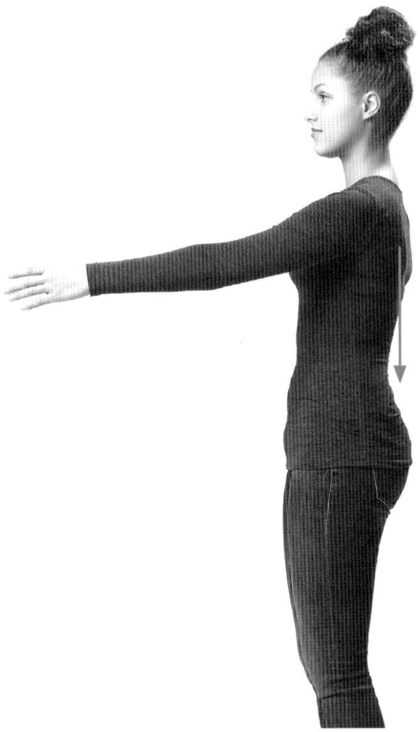

Abb. II.30: Stabiler Schultergürtel, Hand und Arm nach vorn heben, ohne dass sich das Schulterblatt nach oben bewegt

beim Sitzen. Allgemeine Übungen für die Stabilisation der Wirbelsäule beim Sitzen finden Sie in Kap. III (S. 260).

Ü **Stabiler Schultergürtel**

Stehen oder sitzen. Der Arm hängt locker am Körper herab. Das Schulterblatt nach hinten-unten ziehen und spüren, wie sich eine leichte Dehnung in der Schulter-Nacken-Muskulatur ergibt. Nun langsam die Hand und den Arm nach vorn heben, ohne dass sich das Schulterblatt nach oben bewegt (Abb. II.30).

Bei dieser Übung geht es darum zu spüren, dass die Hand und der Arm, nicht das Schulterblatt oder der Schultergürtel, nach vorn-oben gehen. Höher als 80–90° ist dies nicht möglich, da dann der Schultergürtel mitbewegt werden müsste.

Um die Übung realitätsnah zu gestalten, können Sie auch nach einem Gegenstand greifen.

Wiederholen Sie die Übung so oft, bis Sie ein gutes Gespür für eine zentrierte Schulter bekommen. Beide Seiten einbeziehen.

Ü **Dips**

Einen Stuhl an der Wand anlehnen und sich mit beiden Händen rückwärts auf der Stuhlkante abstützen. Nun den Körper nach unten absenken und sich dann mit den Armen wieder hochstützen (Abb. II.31). Während der Dips immer die Schulterblätter hinten-unten stabil halten. Die Schultern und Schulterblätter dürfen sich zu keiner Zeit nach vorn oder nach oben bewegen.

10–15 Wiederholungen.

Ü **Flexible Hüftgelenke**

Mit geraden Beinen und aufrechtem Rücken auf der Matte sitzen. Nun die Beine 15–20x abwechselnd nach rechts und links drehen, so dass jeweils die Fußinnen- und -außenkante den Boden berührt (Abb. II.32). Es ergibt sich eine weiterlaufende Bewegung in die Hüftgelenke, das Becken, den gesamten Oberkörper und in die Schultern. Wichtig für Cellisten ist vor allem die Wahrnehmung der Flexibilität der Hüftgelenke.

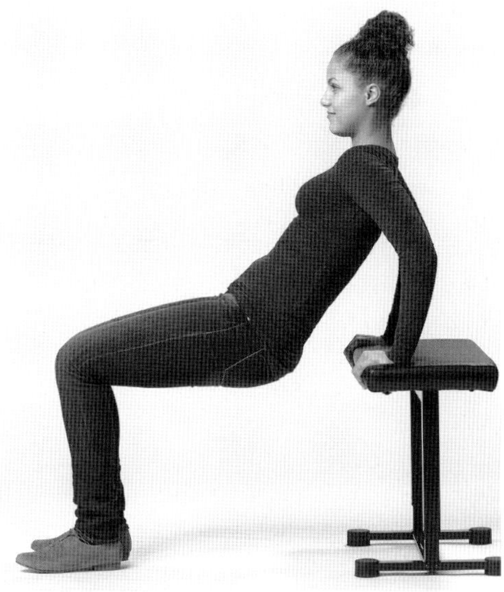

Abb. II.31: Dips, Absenken und Hochstützen des Körpers

Übungen für Kontrabassisten

Ziel der Übungen für Kontrabassisten ist die Stärkung der Rückenmuskulatur und die Einrichtung einer optimalen Kopfposition. Zur Stabilisierung der Schultern können die Übungen für Cellisten verwendet werden. Die Übungen zur Tiefenstabilisation des Rückens sind in Kap. III (S. 260) beschrieben.

Ü **Stuhl**

Mit geschlossenen Füßen stehen, die Arme lang zur Decke strecken. Dann langsam mit geradem Rücken in die Knie gehen, als ob man sich auf einen Stuhl setzen möchte (Abb. II.33). In dieser Position 7–10 Atemzüge bleiben. Der Rücken soll die ganze Zeit gestreckt und die Arme sollen lang bleiben.

3–4 Wiederholungen.

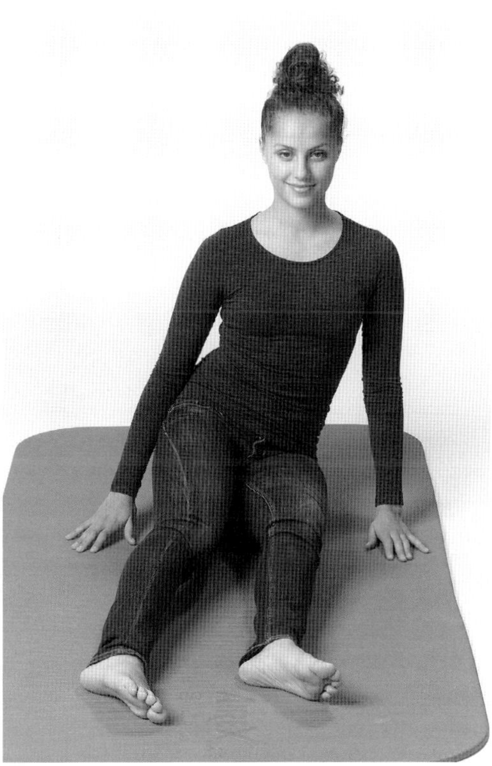

Abb. II.32: Flexible Hüftgelenke, Beine abwechselnd nach rechts und links drehen und dabei auf die Bewegung in den Hüftgelenken achten

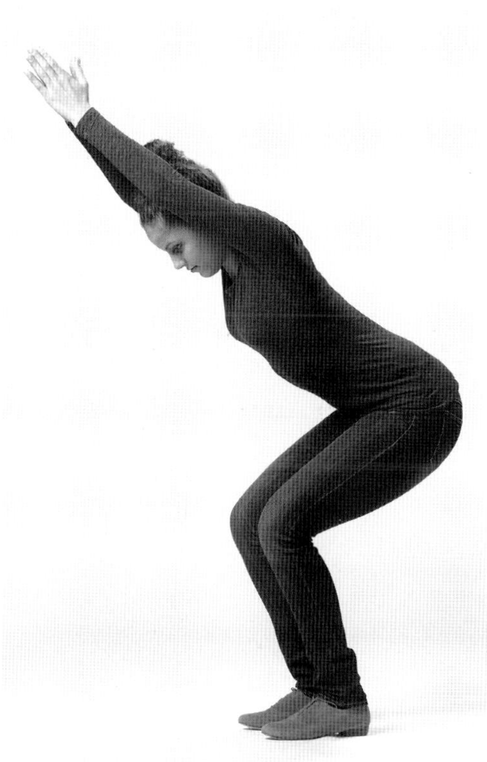

Abb. II.33: Stuhl, langer Rücken bei gestreckten Armen und gebeugten Knien

Ü Breiter Stand und gerader Rücken

So breit wie möglich stehen. Abwechselnd das Gewicht auf den rechten und linken Fuß verlagern. Nach und nach dabei immer weiter in die Knie gehen, bis sich das andere Bein ganz durchstreckt. Wenn das linke Knie gebeugt und das rechte Bein gerade ist, die linke Hand mit der Handfläche neben dem linken Fuß abstellen und den rechten Arm lang nach vorn-links ausstrecken (Abb. II.34). Diese Position 3–5 Sekunden halten. Dabei den Rücken so gerade wie möglich halten und die Beweglichkeit im linken Hüftgelenk spüren. Dann die Seite wechseln, so dass bei gebeugtem rechtem Knie die rechte Hand neben dem rechten Fuß abgestellt wird und der linke Arm lange nach vorn-rechts zieht.

Beide Seiten flüssig wechseln und in der jeweiligen Endposition ein paar Sekunden verharren.

Ü Doppelkinn

Stand oder Sitz. Den Kopf in der Horizontalen zurückziehen, so dass sich ein Doppelkinn ergibt. Darauf achten, dass der Kopf am Ende weder zu stark gebeugt oder gestreckt, sondern lediglich nach hinten geschoben wird (Abb. II.35). Der Schultergürtel bleibt bei der Übung unbeteiligt und locker. Die Endposition 5 Sekunden halten, dabei weiter atmen. Mit dem Kopf zur Mittelachse zurückkommen und diese wahrnehmen. Im Alltag auch außerhalb der Übung darauf achten, dass der Kopf sich in Verlängerung der Mittelachse des Körpers befindet.

10–15 Wiederholungen.

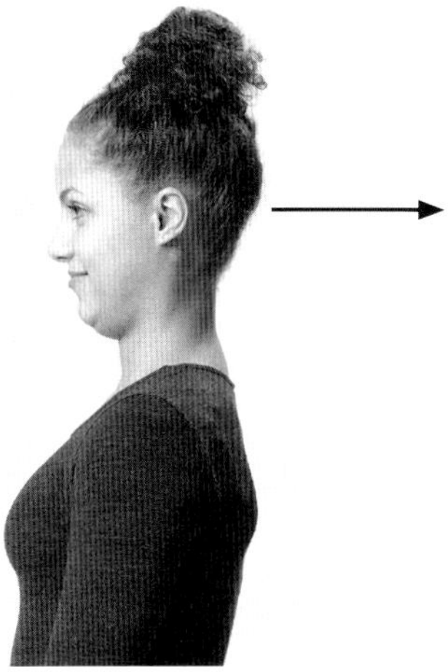

Abb. II.35: Doppelkinn, Kopf nach hinten schieben

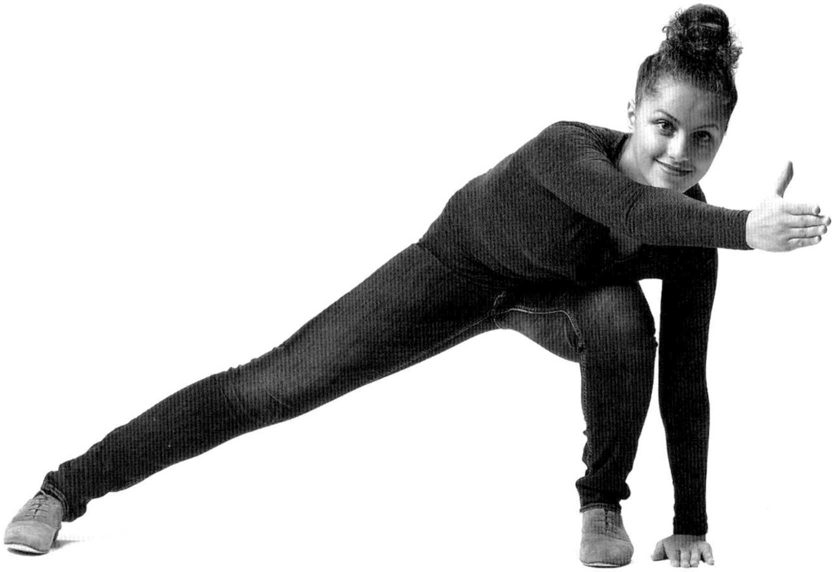

Abb. II.34: Breiter Stand und gerader Rücken

6.5 Bläser

Die instrumentale Ausbildung von Bläsern unterscheidet sich dadurch von Streichern und Pianisten, dass im Durchschnitt einige Jahre später damit begonnen wird, das Instrument zu erlernen, und dass bei der Wahl des Blasinstruments häufig eine natürliche Veranlagung für den spezifischen bläserischen Ansatz des jeweiligen Instruments eine Rolle spielt.

In der Instrumentalpädagogik sind die Holzblasinstrumente bei 17,9 % aller Musikschüler (170 589 Personen) an öffentlichen Musikschulen (Angaben aus dem Jahr 2014, miz 2015) – nach Klavier und Gitarre – am dritthäufigsten vertreten. Einen hohen Anteil nimmt hiervon die Blockflöte ein, sie ist das vierthäufigste Einzelinstrument. Rund 5 % der Schüler (48 755 Personen) an öffentlichen Musikschulen erlernen ein Blechblasinstrument, wobei die Trompete am häufigsten gewählt wird. Ein großer Teil der bläserischen Ausbildung von Kindern und Jugendlichen in Deutschland findet in den Blasmusikvereinen statt. Im Jahr 2013/14 spielten 286 600 Kinder und Jugendliche in Blasorchestern. Insgesamt engagierten sich 2013/14 1 150 300 Mitglieder aktiv oder fördernd in der Blasmusik in Deutschland (miz 2015).

Im Unterschied zu den anderen Instrumentalisten findet die Tonbildung bei Bläsern an der Schnittstelle zwischen Köper und Instrument statt (vgl. Kap. I.1.2 und I.1.3) und ist damit der direkten Beobachtung von außen spontan nicht zugänglich. In jüngster Zeit wurde für Bläser der Einblick ins Körperinnere mithilfe moderner medizinischer Technologie, der dynamischen Kernspintomografie und endoskopischer Verfahren, möglich. Bläser können so die Vorgänge im Innern des Körpers während des Blasinstrumentenspiels beobachten (Spahn et al. 2013).*

Bläser sollten sich neben der Beschäftigung mit Körperhaltung und Spielbewegungen hauptsächlich mit Atemführung, Artikulation und Ansatzbildung am Instrument befassen.

Hierbei spielen die Zähne und die Kieferstellung eine wichtige Rolle (Methfessel 2011; Lapatki 2011). Bei Kindern und Jugendlichen müssen sie deshalb in ihrer Rolle für das Blasinstrumentenspiel in der Entwicklung individuell berücksichtigt werden (Kap. II.3.2).

Nach Abschluss der Zahnentwicklung sollten alle Bläser – insbesondere professionelle Blasinstrumentalisten – in präventiver Absicht einen Abdruck ihres Gebisses anfertigen lassen. Dies ist bei Zahnverlust, z. B. durch Unfälle, für die Rekonstruktion des Gebisses und damit für die Aufrechterhaltung des Ansatzes von entscheidender Bedeutung.

Aufgrund der unmittelbaren, körperlichen Nähe zur Ton- und Klangerzeugung sind Bläser den Sängern näher als Streichern, Tasten- und Zupfinstrumentalisten oder als Schlagzeugern. Dementsprechend unterscheidet sich auch die Übepraxis: Die Übezeiten von Bläsern sind auch bei professionellen Musikern im Mittel kürzer als bei Streichern oder Pianisten. Dies trägt der Tatsache Rechnung, dass die Muskeln im Ansatzbereich und die Lippen schneller ermüden und weniger robust sind als Finger, Hände und Arme. Für die Prävention bei Bläsern ist es deshalb sehr wichtig, sich bewusst zu machen, dass Bläser in der Regel keine vergleichbaren maximalen Übedauern wie Streicher oder Pianisten ohne erhöhtes Verletzungsrisiko anstreben können. Professionelle Bläser im Orchester sollten neben ihrem Basistraining, mit dem sie die Muskeln im Ansatzbereich funktions- und belastungsfähig erhalten, nicht zu lange und zu anspruchsvolle regelmäßige Übeeinheiten durchführen. Insbesondere bei Spielunsicherheiten ist möglichst genau zu prüfen, ob eine Steigerung der Übezeiten oder eher eine Reduktion sinnvoll ist.

Spielposition und Atmung: Für alle Bläser ist eine aufrechte, stabile Haltung wichtig, damit das Zwerchfell optimal arbeiten kann. Das Zwerchfell

* Dem interessierten Bläser sei die DVD Spahn et al.: Das Blasinstrumentenspiel: Physiologische Vorgänge und Einblicke ins Körperinnere (2013, erschienen im Helbling-Verlag) empfohlen, auf welcher die inneren Vorgänge der Atmung und Artikulation bei Holz- und Blechbläsern in zahlreichen Filmen dargestellt sind.

ist der Hauptatemmuskel, welcher mit seinen Zwerchfellschenkeln an der Wirbelsäule befestigt ist. Eine tiefe und vollständige Atmung und eine dynamische und gleichzeitig stabile Wirbelsäule bedingen sich deshalb gegenseitig.

Die funktionellen Aspekte der Aufrichtung der Wirbelsäule sind in Kap. I.1.2 dargestellt.

Auch bei einer optimalen Aufrichtung kann es jedoch – häufig während der Einatmung – zu kurzzeitigen, physiologisch ungünstigen Bewegungsmustern kommen. Bei Klarinettisten und Oboisten ist beim Einatmen häufig eine komplette Rundung des Rückens, kombiniert mit einem »In-die-Knie-Gehen« und »Eng-Werden« im Brustbereich zu beobachten. Trompeter oder Posaunisten können aufgrund der Hebel ihres Instruments bei der Einatmung in ein vorübergehendes Hohlkreuz geraten, bei dem sie den Oberkörper zu weit zurücklehnen (vgl. S. 31). Bei Flötisten sind bei der Einatmung häufig große ausholende Bewegungen mit dem Instrument zu sehen. Diese verringern allerdings eher den Spielraum für die Atembewegung. Brustkorb und Rippen können sich nur dann optimal entfalten, wenn die Brustwirbelsäule stabil, aber dynamisch in ihrer Neutralstellung aufgerichtet bleibt (Kap. I.1.2 und I.1.3). Eine Bewegung in alle Richtungen im Raum sollte dabei möglich sein.

Eine dynamisch-stabile Aufrichtung ist auch die Grundlage für einen dem Instrument und dem Stück angemessenen Luftfluss sowie für eine angemessene Luftmenge und Luftgeschwindigkeit. Der Begriff »Stütze« ist in diesem Zusammenhang kritisch zu hinterfragen, da er seit Generationen von Bläsern unterschiedlich verstanden und interpretiert wird. Anschaulicher sollte von der Atemstützfunktion gesprochen werden, die nahelegt, dass es sich bei der Atmung um ein dynamisches Geschehen handelt. Die Atemdruckverhältnisse im Brustraum sind je nach Blasinstrument, Tonhöhe und Lautstärke unterschiedlich, ebenso die Luftmenge (vgl. Kap. I.1.3). Das individuelle Körpergefühl, d. h. wie viel Aufwand für die Tonproduktion – vor allem im Bauchbereich – notwendig ist, unterscheidet sich von Bläser zu Bläser und von Ton zu Ton.

Für alle Bläser bildet die Physiologie der Atmung die gemeinsame Grundlage. Der physiologische Ein- und Ausatemvorgang ist am besten mit einer dynamischen und stabilen Wirbelsäule möglich, so dass die Aufrichtung entlang der Körpermittelachse die entscheidende Voraussetzung für eine optimale Atmung bildet.

6.6 Blechbläser

Blechbläser sind sowohl im professionellen Bereich als auch im Bereich der Freizeitmusik und in mehreren Musikgenres – Klassik, Jazz und Pop – vertreten. Die Sozialisation von Blechbläsern ist dadurch geprägt, dass sie in der Regel bereits früh in Formationen – z. B. in Blasorchestern, Big Bands, Jugendorchestern – spielen, die nicht ausschließlich klassisch orientiert sind. Dies wird als Erklärung dafür herangezogen, dass sich Blechbläser in psychologischen Untersuchungen als extrovertiert und sozial orientiert zeigten – im Unterschied zu anderen Instrumentalisten, insbesondere Streichern, die eher als introvertiert beschrieben werden (Kemp 1996). Hinzu kommt, dass das Spielen von Blechblasinstrumenten traditionell eine männliche Domäne ist, die jedoch in den letzten Jahren zunehmend auch von Frauen erobert wird.

Eine besondere Gemeinsamkeit der Blechbläser liegt in der Ansatzbildung zur Tonerzeugung. Aus physiologischer Sicht ist hierzu grundsätzlich zu sagen, dass für ein gesundes Training der Ansatzmuskulatur (vgl. S. 48), insbesondere der Lippen, sowohl das regelmäßige – d. h. tägliche – Üben als Mindestmaß als auch die Einhaltung von Obergrenzen entscheidend ist. Ansatzprobleme entstehen – abgesehen von ganz spezifischen spieltechnischen oder gesundheitlichen Aspekten – meist durch Überlastung bei zu langen Spieldauern und zusätzlich anstrengenden Tonlagen. Erste Anzeichen einer Ermüdung im Ansatzbereich sollten deshalb insbesondere bei professionellen Bläsern sehr ernst genommen und nicht »überspielt« werden. Sofern der Spieler früh reagiert, sind kurze Erholungszeiten von wenigen Tagen oft ausreichend. Da das Zusammenspiel der Ansatzmuskulatur höchste feinmotorische Abstimmung erfordert, können psychische Unsicherheiten und Lampenfieber dieses leicht in Dysbalance bringen. Solche Situationen treten beispielsweise bei Hornisten häufig bei heiklen Einsätzen im Orchester auf. Professionelle Blechbläser sollten deshalb bereits in der Ausbildung auf den Umgang mit diesen möglichen Schwierigkeiten vorbereitet werden und entsprechende Techniken erlernen.

Trompeter

Trompeter sind hinsichtlich der Spielposition in einer günstigen Ausgangssituation, da die Trompete in der Körpermitte gerade nach vorn gehalten wird. Allerdings befinden sich die Arme und das Instrument fast auf Schulterhöhe, was nach einiger Zeit für den Spieler ermüdend ist. Folgen dieser Ermüdung können ein Absinken des Kopfes, des Instruments und der Arme nach unten sein. Auch legen Anfänger häufig die Oberarme am Körper an und sind noch nicht in der Lage, die Arme frei und leicht mit der Trompete vor dem Körper zu balancieren. Hierfür sind Übungen zur Verbesserung der Kraftausdauer der tiefen Schultermuskulatur, z.B. die Übung »Fensterputzen« (S. 214), zu empfehlen.

Grundsätzlich besteht die Gefahr, den oberen Rücken zu sehr in Richtung eines Rundrückens zu beugen (vgl. S. 33). Wie auch bei anderen Instrumenten ist diese Position ungünstig, da die Bandscheiben belastet werden, die Schultern nach vorn fallen und durch ein Vorstrecken des Kopfes die Kopfgelenke komprimiert werden. Durch einen Rundrücken ist ebenfalls die Ausdehnungsfähigkeit des Brustkorbs eingeschränkt. Um diesem vorzubeugen, sind für Trompeter die physiologische Aufrichtung der Brustwirbelsäule und eine gute Kraftausdauer in der tiefen Haltemuskulatur des Schultergürtels besonders wichtig (s. S. 225).

Die Trompete benötigt einen hohen Anblasdruck, jedoch sollte dies nicht zu einer *zu* hohen Spannung der Zwischenrippen- und Bauchmuskulatur führen. Dieses Risiko besteht, wenn im Bauch und Brustkorb zu sehr gepresst oder gehalten wird und die Muskulatur dort ihre Elastizität verliert. Trompeter sollten daher sowohl beim Spielen als auch durch Ausgleichsübungen ihren Brustkorb elastisch halten.

Weiterhin kann der höhere Blasdruck dazu verleiten, das Instrument mit der linken Hand zu fest zu fassen und zu sehr an die Lippen zu pressen. Ein verkrampftes Halten des Instruments kann zu Schmerzen im linken Schulterbereich und der linken Hand führen und wirkt sich darüber hinaus auch negativ auf die Klangqualität aus.

Posaunisten

Aufgrund des Posaunenzugs, der einen langen Hebel fern vom Körper bildet, wird bei Posaunisten die tiefe stabilisierende Muskulatur der Wirbelsäule sehr gefordert. Die Posaune weist bereits in ihrer minimalen Zugposition eine Länge auf, welcher die Wirbelsäulenmuskulatur einen Gegenhalt bieten muss (vgl. S. 30). Dieser physikalische Vorgang lässt sich gut anhand der Kräfteverhältnisse bei einem Kran erklären. Stellt man sich einen zweiseitigen Hebel vor, bei dem die Gelenke der Wirbelsäule den Drehpunkt bilden, so verläuft der Lastarm vom Drehpunkt bis zum Ende des Instruments. Der Kraftarm verläuft vom Drehpunkt bis zum Ansatzpunkt der Rückenmuskulatur. Auf dem ersten Posaunenzug ist der Lastarm ca. 74 cm lang, auf dem siebten Posaunenzug ca. 138 cm. Der Kraftarm der Rückenmuskulatur bei einem Erwachsenen dagegen beträgt nur ungefähr 7 cm. Entsprechend groß ist demnach die Kraft, welche die Muskulatur aufwenden muss, um den Spieler und sein Instrument im Gleichgewicht zu halten. Allgemein gültige Werte hierfür zu nennen ist schwierig, da die Größe der einwirkenden Last an der Posaune vom individuellen Instrumentengewicht abhängt und davon, ob die Posaune in ihrem oberen Teil ein Ausgleichsgewicht besitzt. Dieses entlastet die Rückenmuskulatur, da sie durch das körpernahe Gegengewicht weniger Kraft aufwenden muss.

Fehlende Kraft in der stabilisierenden Rückenmuskulatur kompensiert der Spieler oft damit, dass er das Becken nach vorn schiebt und gleichzeitig den oberen Rücken nach hinten lehnt. So setzt er dem nach vorn wirkenden Instrumentenhebel ein Gewicht entgegen (Abb. I.27, S. 31). Dieser sog. dorsale Überhang kann sich in dumpfen Schmerzen im unteren Rücken – vor allem beim Spielen im Stehen – äußern und sollte durch Training der Rückenmuskulatur und einen ausgeglichenen Stand im Lot vermieden werden.

Die Arme haben beim Posaunenspiel sehr unterschiedliche Aufgaben. Die linke Seite arbeitet überwiegend statisch und balanciert das Instrument oberhalb und vor der linken Schulter. Die rechte Hand und der rechte Arm hingegen agieren frei und beweglich, um die Distanzen zwischen den Zügen zu überwinden. Bei voller Armstreckung auf dem siebten Posaunenzug dreht der Oberkörper zusätzlich noch leicht nach links. Bei Spielern mit kürzerem Arm zieht zusätzlich das rechte Schulterblatt nach vorn, um noch mehr Abstand vom Körper zu erreichen. Dies ist dann unbedenklich, wenn die Linksrotation des Oberkörpers nicht zur Dauerhaltung wird.

Hornisten

Die Haltung beim Spielen des Horns ist durch eine große Natürlichkeit gekennzeichnet. Die Kompaktheit des Instruments sowie kurze Entfernungen vom Körper ermöglichen es dem Musiker, die Arme körpernah und in angenehmen Positionen zu halten.

Entscheidende Voraussetzungen für ein gesundes Spiel sind das Gefühl für die Balance des Instruments zwischen beiden Händen sowie ein stabiler Oberkörper als Basis für den Ansatz. Große Spieler mit langen Armen sollten zusätzlich auf ihren rechten Arm achten. Bei ihnen befindet sich die rechte Hand im Schallbecher häufig deutlich oberhalb des rechten Ellenbogens. Dies kann dazu führen, dass auch die Schulter angehoben wird. Da die Handposition sich zwangsläufig aus der Position des Horns und der Armlänge ergibt und deshalb nicht zu verändern ist, sollten Hornisten mit langen Armen darauf achten, dass sie trotz Ellenbogenbeugung nicht auch ihre rechte Schulter hochziehen. Bei Spielern mit kurzen Armen ist dieses Risiko weniger gegeben, da hier die rechte Hand im Becher locker an der Körperseite hängen kann.

Für ein freies Spiel ist die Position des Oberkörpers wichtig. Hornisten gehen beim solistischen Spielen eine geringe Rechtsdrehung des Oberkörpers ein. Im Orchester, wenn der Schallbecher auf dem rechten Oberschenkel abgestützt wird, kann sich jedoch auch eine leichte Linksdrehung des Oberkörpers ergeben. Unabhängig von der Drehrichtung ist das Ausmaß der Drehung in beiden Fällen nicht sehr groß und variiert je nach Spielposition, Ansatz, Zahnstellung und Kopfposition des Spielers. Die Drehung an sich verursacht noch keine Probleme, wenn der Spieler nicht zusätzlich in der Taille in eine Seitneigung abknickt. Diese nämlich würde den Atemraum auf einer Seite einengen und ungleichmäßige Spannungsverhältnisse im gesamten Rumpf aufbauen. Hieraus kann ein einseitiger Schulterhochstand mit Verspannungen im Schultergürtel entstehen.

Ein solches Abknicken in der Taille ist häufiger nach rechts zu beobachten. Durch die Position des Horns auf der rechten Körperseite sinkt der Oberkörper entweder zusammen mit dem Instrument nach rechts unten oder der Spieler macht eine Gewichtsverlagerung des Oberkörpers mit einer horizontalen Verschiebung nach links, was schließlich auch zu einem Knick in der rechten Taille führt. In beiden Fällen hebt sich zudem als Folge der linke Schultergürtel, so dass sich im gesamten linken Schulter- und Schlüsselbeinbereich eine erhöhte Muskelspannung aufbaut.

Da der linke Arm – neben der Haltearbeit des Horns – auch die Dosierung des Anpressdrucks vom Mundstück an die Lippen steuert, kann eine erhöhte Muskelspannung durch einen Schulterhochstand dazu führen, dass der Spieler das Instrument zu stark an die Lippen drückt. Dies schlägt sich dann nicht nur in muskulären Verspannungen in der linken Schulter, sondern auch in einer schlechteren Tonqualität nieder. Hierbei ist anzumerken, dass mit dem Begriff »Anpressdruck« nicht ein starker Kraftaufwand gemeint ist, sondern der adäquate Druck, der notwendig ist, um einen stabilen Sitz des Mundstücks an den Lippen zu gewährleisten.

Bei längeren Übedauern oder in langen Proben können die Arme beim Hornspiel – u. a. aufgrund der Haltearbeit – ermüden. Im Orchester ist es daher sinnvoll, entweder dauerhaft oder zumindest phasenweise den Schallbecher auf dem Oberschenkel abzustützen.

Tubisten

Bei der Tuba steht der geschickte Umgang mit der Größe und dem Gewicht des Instruments im Vordergrund. Dies betrifft nicht nur das Spielen, sondern auch das Tragen des Instruments. Eine Instrumentenhülle mit ergonomisch geformtem Tragesystem sollte daher selbstverständlich sein.

Beim Üben mit Aufsetzen der Tuba auf dem Oberschenkel sollte der Spieler in einer physiologischen Position auf den Sitzhöckern und mit aufrechter Wirbelsäule sitzen können (vgl. S. 32). Dies ist nicht immer selbstverständlich, da häufig die Länge des Instruments mit der Länge des Oberkörpers nicht übereinstimmt. Der Spieler muss sich dann entweder nach oben strecken oder in die Beugung sinken, um das Mundstück zu erreichen. Beide Möglichkeiten sind auf Dauer sehr ungünstig für den Bewegungsapparat, ebenso für die Atmung und den Ansatz. Eine Hilfe kann ein spezieller Tubastuhl sein, der vor der Sitzfläche für den Spieler noch eine höhenverstellbare Fläche für das Instrument bietet. Wer viel reisen muss und einen solchen Stuhl nicht immer mitnehmen kann, profitiert möglicherweise eher davon, das Rohr, das zum Mundstück führt, vom Instrumentenbauer in der Länge und im Winkel optimal anpassen zu lassen.

Die Tuba sollte außerdem so positioniert werden können, dass der Spieler nicht den Kopf nach vorn strecken muss, um zum Mundstück zu gelangen, und dadurch zu viel Spannung im Nackenbereich aufbaut. Hier ist die Länge des Mundstückrohrs entscheidend. Insgesamt sollte der Tubist ohne Instrument aufrecht und im Lot sitzen können, dann das Instrument zu sich nehmen und möglichst wenig an seiner ausbalancierten Haltung verändern müssen. Ein ausbalancierter aufrechter Sitz ist auch als Grundlage für eine gute Atmung wichtig, da das Spiel des Instruments große Luftvolumina erfordert und der Tubist hierfür optimale Arbeitsbedingungen für das Zwerchfell benötigt.

Übungen für Blechbläser

Übungen für Trompeter

Ziele der spezifischen Übungen für Trompeter sind die Aufrechterhaltung der Brustkorbbeweglichkeit sowie die Kraftausdauer im oberen Rücken und in der Schultermuskulatur. Zusätzlich zu den unten erläuterten Übungen sind die Übungen »Fensterputzen« (S. 214) und »Weiter Brustkorb« (S. 228) sinnvoll für Trompeter. Wer ein Instrument spielt, das mehr wiegt, muss unter Umständen ein zusätzliches Krafttraining für die Schultern im Trainingsplan hinzufügen. Hierfür eignen sich auch die Übungen für Schlagzeuger (S. 242 f.).

Ü **Brustkorb-8er**

Stabiler Stand oder Sitz. Beide Handrücken an die Seiten des Brustkorbs legen (Abb. II.36a). Die Ellenbogen zeigen nach außen. Nun mit dem Brustkorb eine 8er-Bewegung durchführen, als ob man eine liegende 8 nachzeichnet (Abb. II.36b). Die Ellenbogen bewegen sich dabei wie beim Rudern. Zehn 8er nach vorn und zehn 8er nach hinten durchführen. Wenn man die Bewegung beherrscht, können die Arme auch an den Seiten locker herabhängen. Wichtig ist, dass sich der Brustkorb und die Rippen bewegen. Die Ellenbogen dienen nur als Anzeiger der Bewegung.

Ü **Im Gleichgewicht mit Rotation**

Auf einem Stuhl sitzen und ein Knie in beide Hände nehmen. Der obere Rücken ist rund, die Arme sind gerade. Nun den oberen Rücken gegen das Gewicht des Beins aufrichten und strecken (Abb. II.37). Darauf achten, dass sich nicht die Ellenbogen beugen, sondern nur der Rücken arbeitet. Aus der aufrechten Position nun mit kleinen federnden Bewegungen nach rechts drehen.

10–15 Wiederholungen, dann nach links drehen.

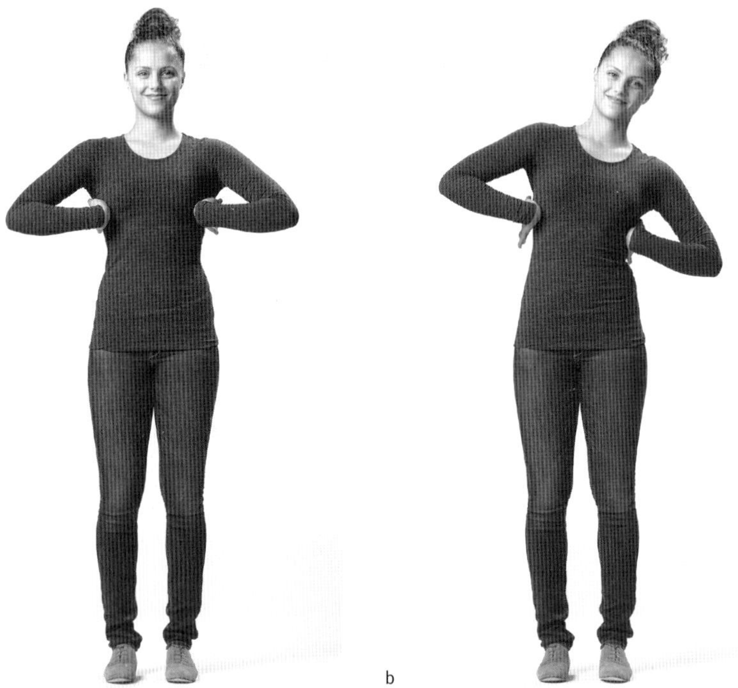

a b

Abb. II.36a und b: Brustkorb-8er: a) beide Handrücken an die Seiten des Brustkorbs legen, b) mit dem Brustkorb eine liegende 8 nachzeichnen

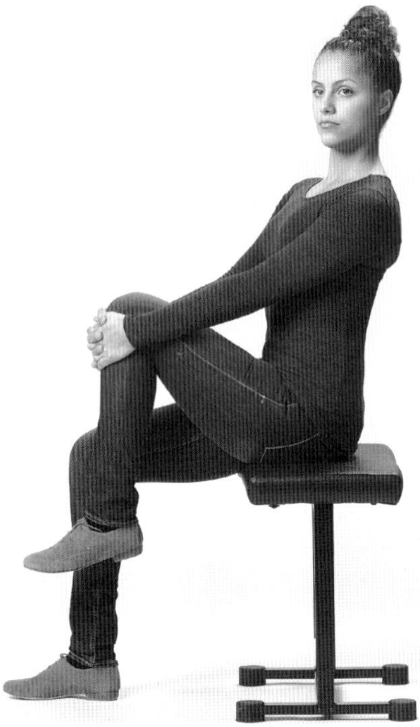

Abb. II.37: Im Gleichgewicht mit Rotation, den oberen Rücken gegen das Gewicht des Beins aufrichten

Übungen für Posaunisten

Für Posaunisten ist die allgemeine Stabilisationsfähigkeit der tiefliegenden Rückenmuskulatur von großer Bedeutung. Daher kommen zusätzlich zu den hier beschriebenen Übungen alle Tiefenstabilisationsübungen aus Kap. III, S. 260, infrage.

Ü Volle Streckung

Stand mit geschlossenen Füßen. Den Bauchnabel leicht einziehen, das Becken ist in Neutralstellung, die Wirbelsäule ist lang aufgerichtet. Nun beide Arme nach oben über den Kopf strecken (Abb. II.38). Die Oberarme sollten hinter den Ohren den Kopf berühren.

7–10 Atemzüge in dieser Position verharren. Im Rücken darf sich bei der Armhebung nichts verändern, d. h., man darf nicht den Oberkörper nach hinten lehnen oder ins Hohlkreuz fallen.

3–4 Wiederholungen.

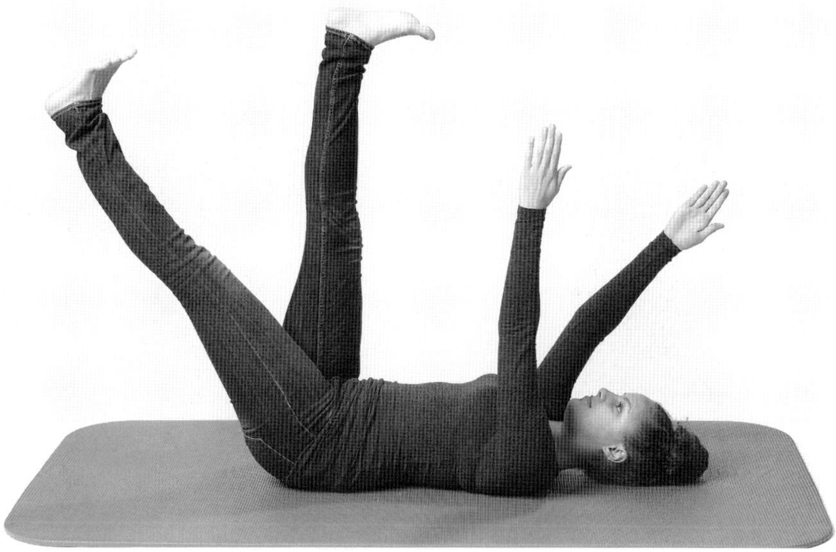

Abb. II.39: Arm- und Beinschere, rechter Arm und linkes Bein sinken gleichzeitig nach unten, linker Arm und rechtes Bein zeigen parallel nach oben

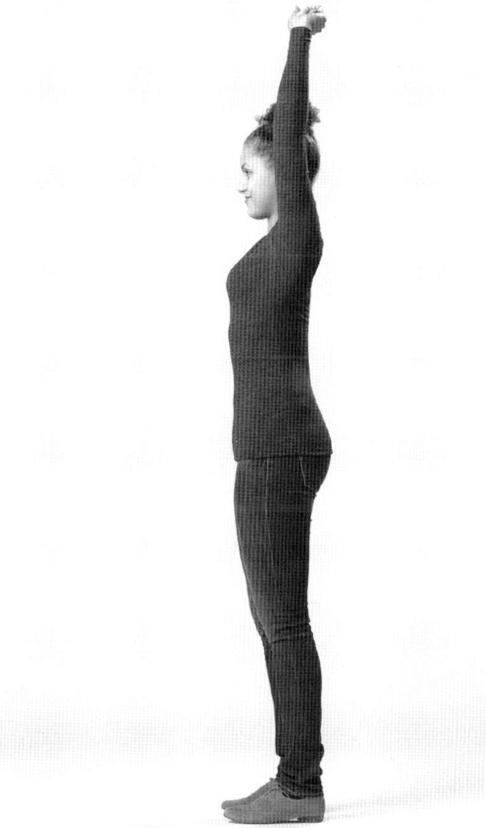

Abb. II.38: Volle Streckung, bei langem Rücken beide Arme nach oben ausstrecken

Ü **Arm- und Beinschere***

Auf den Rücken legen. Den Bauchnabel einziehen und den unteren Rücken ganz auf die Matte anlegen. Beide Arme und beide Beine zur Decke strecken. Nun das rechte Bein sehr langsam ca. 20° nach unten sinken lassen, parallel dazu den linken Arm nach hinten über den Kopf strecken. Arm und Bein wieder zurückholen und dann das linke Bein nach unten senken und den rechten Arm nach oben über den Kopf strecken (Abb. II.39).

3–4 Wiederholungen. Nach einer kurzen Pause noch zwei Sätze zu je 3–4 Wiederholungen durchführen.

Darauf achten, dass das Bein nicht zu weit abgesenkt wird. Der untere Rücken darf sich auf keinen Fall von der Unterlage entfernen.

Übungen für Hornisten

Die Übungen für Hornisten haben zum Ziel, die Stabilität des Oberkörpers bei gleichzeitiger Weite und Flexibilität des Brustkorbs zu fördern. Zusätzlich zu den unten beschriebenen Übungen eignen sich auch die Übungen »Säule« (S. 204) und »Fensterputzen« (S. 214).

* Diese Übung bei Vorschädigung der Bandscheibe auslassen.

Ü Drehstuhl

Mit geschlossenen Füßen stehen und langsam mit geradem Rücken in die Knie gehen, als ob man sich auf einen Stuhl setzen möchte. Die Handflächen vor dem Körper zusammenbringen, so dass die Ellenbogen gerade zu den Seiten zeigen. Der Brustbereich um die Schlüsselbeine herum soll maximal weit sein. Nun den Oberkörper so weit wie möglich nach links drehen (Abb. II.40), ohne dabei einen Rundrücken zu machen oder die Weite im Brustbereich zu verlieren. Die Position 7–10 Atemzüge lang halten, dann die Seite wechseln.

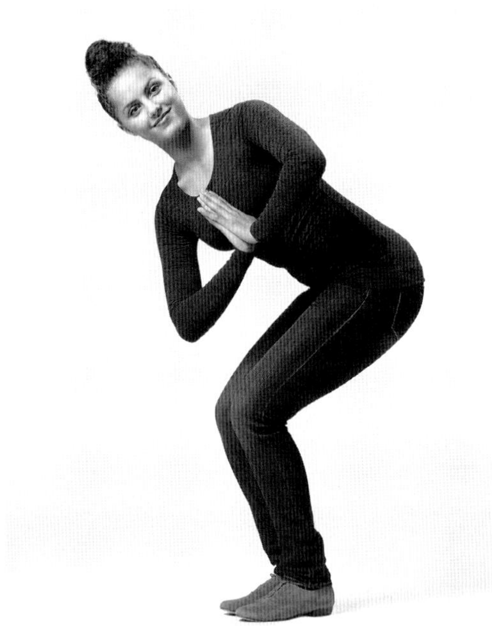

Abb. II.40: Drehstuhl, Linksdrehung mit Weite im Brustbereich

Ü Weiter Brustkorb

Eine Brücke auf dem Gymnastikball bilden. Das Becken steht in Neutralstellung, der Rücken ist gerade, der Kopf ruht auf dem Ball. Ausatmen und die Arme über dem Brustkorb kreuzen (Abb. II.41a). Beim Einatmen die Arme zu den Seiten in einer

a

b

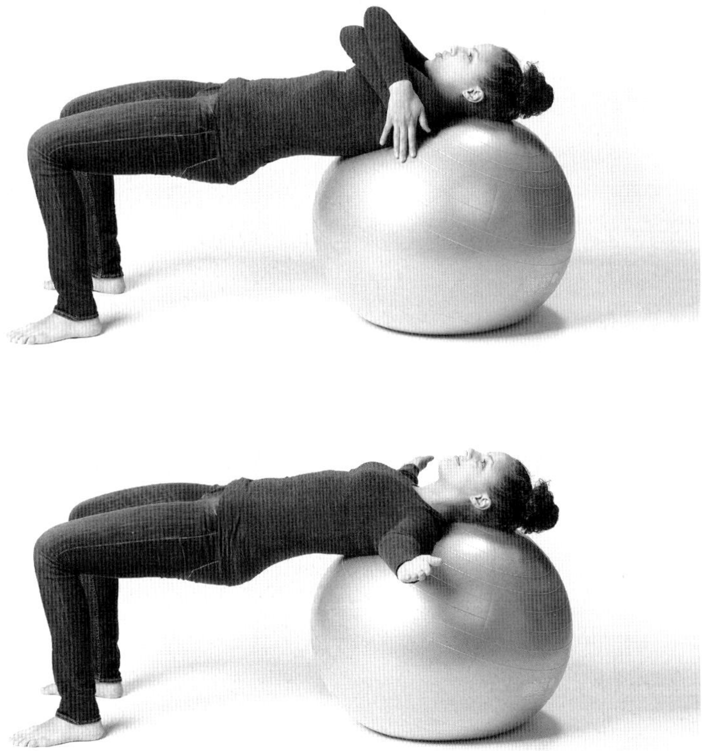

Abb. II.41a und b: Weiter Brustkorb: a) beim Ausatmen die Arme über dem Brustkorb kreuzen, b) beim Einatmen die Arme zu den Seiten öffnen weiten Bewegung öffnen (Abb. II.41b). Darauf achten, dass der Schultergürtel während der Übung so entspannt wie möglich ist und die Spannung im unteren Rücken und Becken gleichzeitig erhalten bleibt.

3–5 Atemzüge, dann eine kleine Pause machen und noch 2 Atemzyklen wiederholen.

Übungen für Tubisten

Für Tubisten ist das Thema »Sitzen« von großer Wichtigkeit (vgl. Kap. I.1.2, S. 31 f.). Weiterhin eignen sich die Übungen »Säule« (S. 204), »Tablett« (S. 204) und »Im Gleichgewicht mit Rotation« (S. 225, Ausführung ohne Rotation), außerdem die folgende Atemübung.

Ü

Atemwahrnehmung

Sitz auf dem Hocker, das Becken ist in Neutralstellung. Leicht mit geradem Rücken nach vorn lehnen und die Füße drehen, so dass die Fußspitzen nach außen zeigen (Abb. II.42a). Tief ein- und ausatmen und spüren, wie der untere Bauch locker lässt und sich bei der Einatmung entfaltet. Dann die Füße nach innen drehen (Abb. II.42b), sich etwas nach hinten lehnen und wahrnehmen, wie die Weite im Bauchraum bei der Einatmung in dieser Position eingeschränkt ist.

6.7 Holzbläser

Holzbläser im Orchester werden hinsichtlich ihrer Persönlichkeit als eigene Gruppe beschrieben. Im Vergleich zu anderen Instrumentalisten zeichnet sie aus, besonders einfallsreich zu sein und sehr klar zu ihren Überzeugungen zu stehen. Dabei zeigen Holzbläser eine Neigung zur Introvertiertheit – im Unterschied zu Blechbläsern (Kemp 1996).

Hinsichtlich der Spielweise der einzelnen Blasinstrumente bilden Holzbläser eine heterogene Gruppe und zeigen unterschiedliche Besonderheiten.

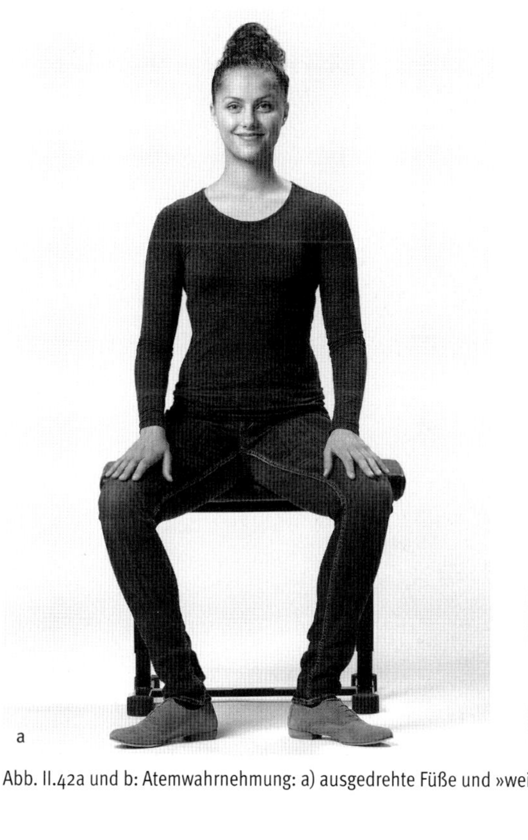

a

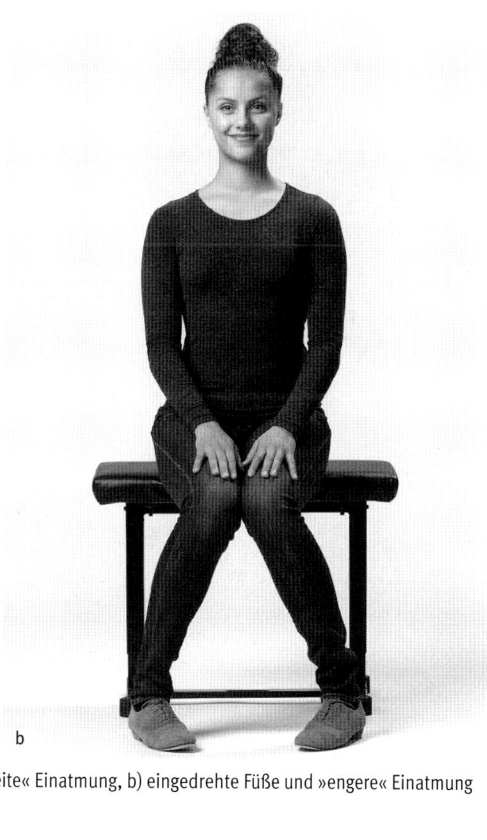

b

Abb. II.42a und b: Atemwahrnehmung: a) ausgedrehte Füße und »weite« Einatmung, b) eingedrehte Füße und »engere« Einatmung

Für Spieler von Doppelrohrblattinstrumenten ist das Anfertigen der Rohre von großer Wichtigkeit, da die Qualität des Rohrs direkten Einfluss auf die Klangproduktion und -qualität hat. Oboisten und Fagottisten fertigen ihre Rohre – zumindest im professionellen Bereich – häufig selbst an und sind hierdurch nicht nur musikalisch, sondern auch handwerklich gefragt. Die Besorgnis hinsichtlich der Qualität des Rohrs sollte den Spieler jedoch nicht über die Maßen beeinträchtigen.

Die Spieler von Einfachrohrblattinstrumenten haben einen musikalisch breit gefächerten Aufgabenbereich – sowohl in der klassischen Musik als auch im Jazz.

Die Querflöte ist nach der Blockflöte das häufigste Holzblasinstrument an öffentlichen Musikschulen in Deutschland (miz 2015). Bei der Bewerbung um eine Orchesterstelle besteht für Querflötisten eine besonders hohe Konkurrenz.

Die Blockflöte hat sich heute als Konzertinstrument im Bereich der historisch informierten Aufführungspraxis fest etabliert. Daneben ist sie ein sehr verbreitetes Instrument in Kindergarten und Grundschule sowie in der Musikschule. Blockflötisten sind hinsichtlich der beruflichen Orientierung sehr vielseitig und kreativ. Sie arbeiten meist im instrumentalpädagogischen Bereich, konzertieren in Ensembles für Alte Musik, entwickeln aber auch neue musikalische Interpretations- und Konzertformen.

Blockflötisten

Die Blockflöte ist in ihrer Grundanlage ein sehr angenehm zu spielendes Instrument, da sie dem Körper – mit Ausnahme spezifischer Anforderungen bei den tiefen Flöten – keine unphysiologischen Positionen und Bewegungen abverlangt. Blockflöten sind vergleichsweise leicht – je nach Holzart etwas unterschiedlich – und erfordern keine ermüdende Haltearbeit. Sie werden symmetrisch vor dem Körper gehalten und die Lippen umschließen locker den Schnabel der Flöte (weshalb die Blockflöte im Französischen auch *flûte à bec*, »Schnabelflöte«, heißt). Lediglich das Spiel auf der Tenorblockflöte bringt für Spieler mit kurzen Fingerspannen das Risiko einer erhöhten Handspannung und Muskelverspannung im Unterarm mit sich, da bei der Tenorblockflöte in historischer Bauweise die Abstände zwischen den Grifflöchern ohne Hilfe von Klappen überwunden werden müssen. Bei der Bass-, Großbass- und Kontrabassblockflöte werden große Löcherabstände durch Klappen ausgeglichen. In beiden Händen sollte grundsätzlich beim Spielen keine überflüssige Spannung bestehen und kein unnötiger Druck beim Abdecken der Grifflöcher ausgeübt werden, da hierdurch die Fingerbewegungen bei schnellen Läufen behindert werden und ein Risiko für Schmerzen in Handgelenk und Unterarm entsteht. In der rechten Hand ist hierauf besonders zu achten, da die Flöte auf dem rechten Daumen balanciert wird.

Saxophonisten

Die Instrumente der Saxophonfamilie stellen unterschiedliche Anforderungen an den Spieler. Das Sopransaxophon ähnelt hinsichtlich Haltungs- und Bewegungsfragen der Klarinette, das Tenorsaxophon dem Fagott.

Beim Tenorsaxophon spielt ebenso wie beim Fagott (S. 232) die Position der rechten Schulter in Verbindung mit dem rechten Ellenbogengelenk eine Rolle. Beim Sopran- und Altsaxophon stellt dies dagegen in der Regel kein Problem dar. Das Sopransaxophon kann wie die Klarinette vor dem Körper gehalten werden. Das Altsaxophon ist so kurz, dass sich der rechte Arm ebenfalls vor dem Körper befindet. Dagegen ist das Baritonsaxophon so lang, dass Spieler mit kurzen Armen den rechten Arm beim Greifen hängen lassen können. Spieler mit langen Armen kommen mit ihrem Ellenbogen jedoch wie Fagottisten hinter die Schulterebene und müssen daher darauf achten, dass die rechte Schulter nicht zu sehr nach vorn fällt.

Bei der Aufrichtung im Stehen und Sitzen ist es wichtig, dass es aufgrund der Position von Tenor- und Baritonsaxophon auf der rechten Körperseite nicht zu einer Seitneigung oder einem Abknicken in der Taille kommt.

Klarinettisten

Das Halten der Klarinette beim Spielen wird durch ihre symmetrische Ausrichtung als angenehm empfunden. Hinsichtlich der Grundposition im Stehen und Sitzen ist die Klarinette in vielen Punkten mit der Oboe vergleichbar. Eine optimale Aufrichtung und freie Beweglichkeit der Arme sind entscheidende Voraussetzungen. Besonders der rechte Daumen ist bei der Klarinette anfällig für Überlastung, da auf ihm das gesamte Gewicht des Instruments – etwa 750 g – liegt. Klarinettisten verwenden deshalb zumindest beim Üben zunehmend Tragegurtsysteme, um den rechten Daumen zu entlasten. Eine in Form, Winkel zur Klarinette und Höhe am Instrument optimal angepasste Daumenstütze ist zur Vorbeugung einer Überlastung der Daumenballenmuskulatur eine weitere entscheidende Maßnahme.

Eine ausreichende Stabilität im Segment der Brustwirbelsäule ist die Voraussetzung für eine flexible Atmung. Die Klarinette gehört zu den Instrumenten, die einen relativ geringen Anblasdruck, aber große Luftvolumina benötigen. Deshalb ist die Aufrichtung und Einstellung des Beckens entlang der Mittelachse wichtig, um eine effiziente Bauchatmung zu ermöglichen.

Ansatzprobleme bei Klarinettisten sind in der Regel durch muskuläre Überbeanspruchung bei zu langen Übezeiten und entsprechend anspruchsvoller Literatur verursacht.

Oboisten

Das Spiel der Oboe bietet für den Bewegungsapparat insgesamt günstige Ausgangsbedingungen. Eine körpernahe, symmetrische Haltung und ein relativ geringes Instrumentengewicht erfordern vergleichsweise wenig Haltearbeit.

Trotzdem können die Arme nach längerem Üben ermüden. Der Spieler sollte daher seine Körperwahrnehmung dahingehend schulen, das Gefühl von leichten, weiten Armen, die sich quasi selbst tragen, über lange Zeit aufrechterhalten zu können. Diese Vorstellung ist auch für den rechten Daumen sehr hilfreich. Auf ihm liegt das gesamte Gewicht der Oboe, was zu einer Überlastung der Daumenballenmuskulatur führen kann. Für die Schmerzfreiheit im rechten Daumen ist eine individuell auf die Hand des Spielers abgestimmte Einstellung der Daumenstütze eine notwendige Grundvoraussetzung. Hierfür steht eine breite Palette an verschieden geformten Daumenstützen zur Verfügung, die individuell erprobt werden sollten. Diese sind vor allem dann hilfreich, wenn das Daumengrundgelenk bei einer angeborenen Überbeweglichkeit immer wieder in die Überstreckung gerät. Ein Abknicken des Daumens sollte unbedingt vermieden werden, da dies ebenfalls zu einer schmerzhaften Überlastung der Daumenballenmuskulatur führen kann.

Eine optimale Balance des Instruments mit leichten, freien Armen ist auch für die bläserische Atmung von Vorteil. Die Oboe zählt zu den druckkontrollierten Blasinstrumenten (Kap. I.1.3) und erfordert einen hohen Luftdruck am Mundstück bei geringem Luftflussvolumen. Der Druckaufbau erfolgt aktiv durch die Muskeln der Bauchwand und andere Ausatemmuskeln (wie z. B. die inneren Zwischenrippenmuskeln). Das an der Atembewegung hauptsächlich beteiligte Zwerchfell kann bei zentrierter Beckenstellung am effektivsten arbeiten. Wird der für die Klangbildung erforderliche Luftdruck durch die Bauchatmung gesteuert, kann ein zu hoher Druckaufbau im Kopfbereich – wie er manchmal bei Oboisten mit gerötetem Gesicht beobachtet werden kann – vermieden werden. Nach den bisherigen Erkenntnissen der Musikermedizin gibt es keine Hinweise darauf, dass das Oboenspiel druckbedingte Erkrankungen verursacht (Schuppert 2011).

Auch die Stabilität im Bereich der Brustwirbelsäule ist wichtig, da der Spieler sonst bei der Ausatmung im Brustbereich einsinkt und die Schultern nach vorn zieht. Diese sog. sternale Belastungshaltung kann zu Verspannungen im Schulter-Nacken-Bereich und in der seitlichen Halswirbelsäulenmuskulatur führen. Die Brustwirbelsäule kann aufrecht und stabil bleiben, wenn der Spieler in der Mittelachse aufgerichtet ist. Große Armbewegungen beim Spielen oder eine zu starke Beugung des Rückens nach vorn können diese Balance stören.

Fagottisten

Bei Fagottisten können die asymmetrische Haltung und die Länge des Instruments eine Belastung für den Bewegungsapparat verursachen. Direkt hiervon betroffen ist vor allem die rechte Schulter. Durch die Position der rechten Hand auf den Grifflöchern bzw. Klappen befindet sich der rechte Ellenbogen immer etwas hinter der Schulter. Dies bedeutet, dass die Muskulatur, die auf dem Schulterblatt liegt, dauerhaft angespannt ist, und es deshalb zu Beschwerden im Schultergürtel und in der rechten Schulter kommen kann.

Grundsätzlich sind die Möglichkeiten, die Spielposition zu verändern, dadurch begrenzt, dass der Haltewinkel des Fagotts vom vorderen Ansatzwinkel am Rohr bestimmt wird. Je steiler das Instrument gehalten wird, desto entlastender ist dies zwar für die rechte Schulter, desto schwieriger jedoch für den Ansatz – oder es bilden sich Verspannungen in der linken Hand. Das Ziel sollte also sein, den bestmöglichen Kompromiss zu finden.

Hinsichtlich der Aufrichtung im Stehen und Sitzen ist es für Fagottisten wichtig, dass es nicht – aufgrund der Position des Instruments – auf der rechten Körperseite zu einer Seitneigung oder einem Abknicken in der Taille kommt. Ein Taillenknick engt die Atmung ein und kann Rückenschmerzen verursachen. Es ist deshalb eine wichtige Präventionsmaßnahme, für eine ausreichende Stabilität im gesamten Rumpf und für einen guten aufrechten Stand zu sorgen.

Um das Gewicht des Instruments abzufangen und nicht im Bereich der Brustwirbelsäule in einen Rundrücken zu geraten, können verschiedene Gurtsysteme zur Anwendung kommen. Das jeweilige System sollte gut auf die Körperproportionen des Spielers abgestimmt sein und darf nicht drücken oder die Atmung beeinträchtigen. Gurte, die über die Schultern verlaufen, haben sich gegenüber Nackengurten bewährt, da sie das Gewicht gleichmäßiger verteilen und die Halswirbelsäule nicht zusätzlich belasten.

Angesichts der Anforderungen beim Spiel des Instruments sind Ausgleichsübungen ohne Instrument sehr zu empfehlen, um Muskelverspannungen vorzubeugen.

Querflötisten

Wie alle Bläser sollten auch Flötisten darauf achten, dass beim Ansetzen der Querflöte das Instrument zum Kopf und nicht der Kopf zum Instrument kommt, da das Vorstrecken des Kopfes zu einer Verspannung der kurzen Nackenmuskeln führt. Als günstige Ausgangspositionen gelten auch für Flötisten die in Kap. I.1.2 beschriebenen Möglichkeiten der Aufrichtung im Stehen und Sitzen.

Das Halten der Flöte zur rechten Seite fordert vom Spieler eine Rotation des Oberkörpers und Kopfes nach links sowie eine leichte Seitneigung des Kopfes nach rechts. Da die Kombination aus Seitneigung und Rotation grundsätzlich die kleinen Gelenke der Halswirbelsäule in eine belastende Grenzstellung bringen kann, sollte der Kopf nicht mehr als notwendig nach links gedreht werden. Auch weitere zusätzliche Belastungen, wie den Kopf nach vorn zu strecken, können vermieden werden. Die Flöte wird nicht parallel zum Körper gehalten, sondern steht in einem solchen Winkel nach vorn, dass der rechte Arm entspannt in der Verlängerung des Schultergürtels bleiben kann (Kap. I.1.2, Abb. I.11, S. 22).

Besonders wichtig ist eine optimale Balance der Flöte zwischen den beiden Händen und dem Kinn. Hierbei hat die Flöte mit dem Grundgelenk des linken Zeigefingers Kontakt. Dieser übt einen Schub – nur so stark, dass die Flöte nicht verrutscht – Richtung Kinn aus. Das linke Handgelenk ist dabei abgeknickt, die Hand sollte jedoch nicht weiter als notwendig aktiv unter die Flöte gezogen werden, da dies zu unnötigen Verspannungen und Schmerzen im Zeigefinger, in der Hand und im Unterarm führen kann. Der rechte Daumen dient als weiterer Balancepunkt. Seine optimale Position befindet sich nicht vollständig unter der Flöte, sondern etwas hinter dem Rohr. Vom rechten Daumen geht ein Schub aus, der vom Körper weg nach vorn gerichtet ist. Die Flöte befindet sich durch die beiden entgegengesetzten Schübe und den Kontakt am Kinn in einer stabilen Balance. Zusätzlich wird der rechte kleine Finger zur Stabilisation genutzt, wobei hier nicht zu viel Druck auf die Dis-Klappe ausgeübt werden sollte.

Wenn es gelingt, das Gewicht der Flöte – bei einer Silberflöte sind dies etwa 680 g – optimal zu balancieren, ergeben sich die Winkel und Drehungen der Spielposition auf natürliche Weise.

Der linke Daumen sollte gerade sein. Er steht dann zwar über die H- und B-Klappe nach oben hinaus, jedoch ist die Daumenballen- und Handmuskulatur in dieser Position entspannter als bei abgeknicktem Daumenendgelenk.

Um im Orchester beschwerdefrei spielen zu können, ist es wichtig, Stuhl und Notenständer in die richtige Position zu bringen. Durch die Linksrotation des Oberkörpers muss der Flötist tendenziell mit den Beinen leicht nach rechts sitzen, damit er mit dem Oberkörper wieder gerade nach vorn orientiert ist. Wenn der Spieler geradeaus zum Dirigenten schauen muss und die Notenständer der Holzbläser alle in einer Reihe stehen, bietet es sich also an, entweder den Stuhl etwas nach rechts zu drehen oder sich selbst leicht schräg über die rechte Stuhlkante zu setzen.

Übungen für Holzbläser

Übungen für Blockflötisten, Klarinettisten und Oboisten

Die Übungen für symmetrisch nach vorn gehaltene Holzblasinstrumente haben zum Ziel, die physiologische Aufrichtung der Wirbelsäule zu unterstützen und ein Gefühl der Weite in den Brustbein- und Schlüsselbeinbereich zu bringen. Für die Halswirbelsäule können die Übung »Wahrnehmung und Kräftigung der Halswirbelsäulenmuskulatur« (S. 212) sowie die Übungen für Querflötisten (S. 235 f.) durchgeführt werden. Ebenfalls hilfreich für Blockflötisten, Oboisten und Klarinettisten ist die Übung »Im Gleichgewicht mit Rotation« (S. 225).

Ü **Segler**

Sitz auf dem Hocker mit aufgerichteter Wirbelsäule. Die Arme sind zu den Seiten ausgestreckt, die Daumen zeigen nach oben (Abb. II.43a). Tief ein- und ausatmen und dabei die Ausdehnung des Bauches und des Brustkorbs spüren. Die Region

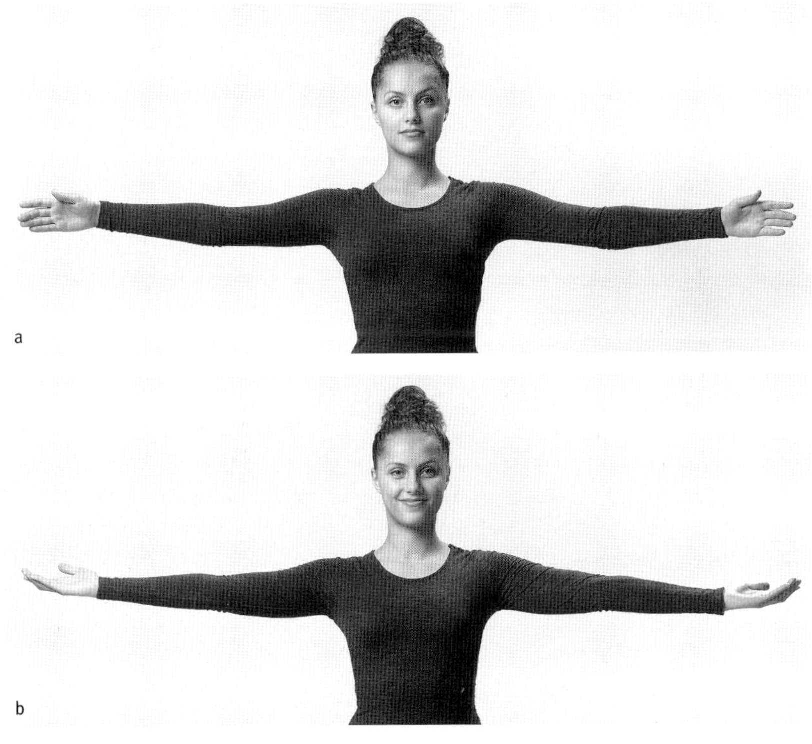

Abb. II.43a und b: Segler: a) Ein- und Ausatmen mit ausgestreckten Armen, b) in der Einatmung die Arme weiter nach außen drehen

um das Brustbein und um die Schlüsselbeine bleibt während der ganzen Zeit offen und weit. Mit der Einatmung die Arme noch weiter in Außenrotation drehen, bis die Daumen nach hinten zeigen (Abb. II.43b), mit der Ausatmung wieder zurückdrehen. Hierbei öffnet sich der Brustkorb noch weiter.

3–5 tiefe Atemzüge.

Ü Korkenzieher

Sitz auf dem Hocker mit aufgerichteter Wirbelsäule. Den Kopf locker auf der Halswirbelsäule balancieren und sich mit ganz kleinen Schraubbewegungen des Kopfes weiter nach oben ziehen (Abb. II.44). Wie ein Korkenzieher zieht der Kopf die gesamte Wirbelsäule in die Länge. Darauf achten, dass am Bewegungsende der Kopf nicht in den Nacken fällt und die Halswirbelsäule nicht überstreckt wird.

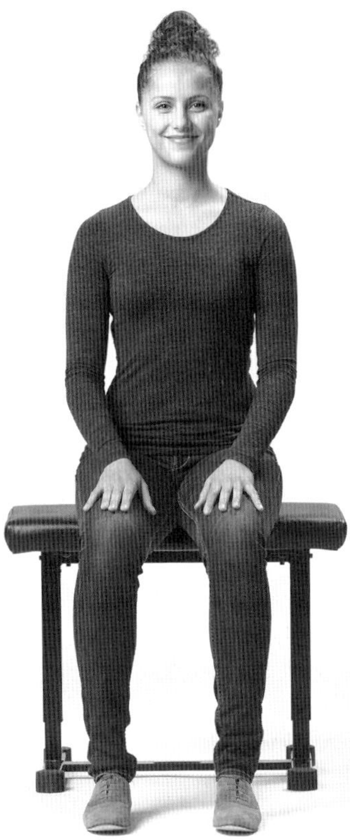

Abb. II.44: Korkenzieher, der Kopf zieht die Wirbelsäule in die Länge

Übungen für Saxophonisten und Fagottisten

Die Übungen für Fagottisten und Saxophonisten legen ihren Schwerpunkt auf die Erarbeitung eines stabilen Rumpfes und Beckenbereichs. Neben den hier vorgestellten Übungen sind auch die Übung »Säule« (S. 204) sowie alle Übungen zum Thema Stehen in Kap. III (S. 260) für Fagottisten und Saxophonisten zu empfehlen.

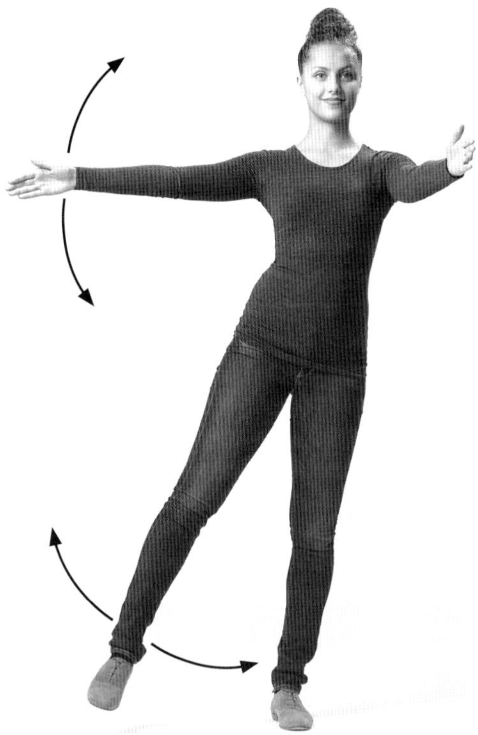

Abb. II.45: Einseitiger Hampelmann, Arm und Bein der rechten Seite gleichzeitig nach oben und unten bewegen

Ü Einseitiger Hampelmann

Stabil hüftbreit stehen. Rechtes Bein und rechten Arm nach rechts hochheben. Gleichzeitig den linken Arm nach vorn stecken (Abb. II.45). Arm und Bein der rechten Seite flüssig hin- und herbewegen. Darauf achten, dass die linke Beckenhälfte nicht zur Seite kippt und dass der Rücken gerade und stabil bleibt.

10 Wiederholungen, dann die Seite wechseln.

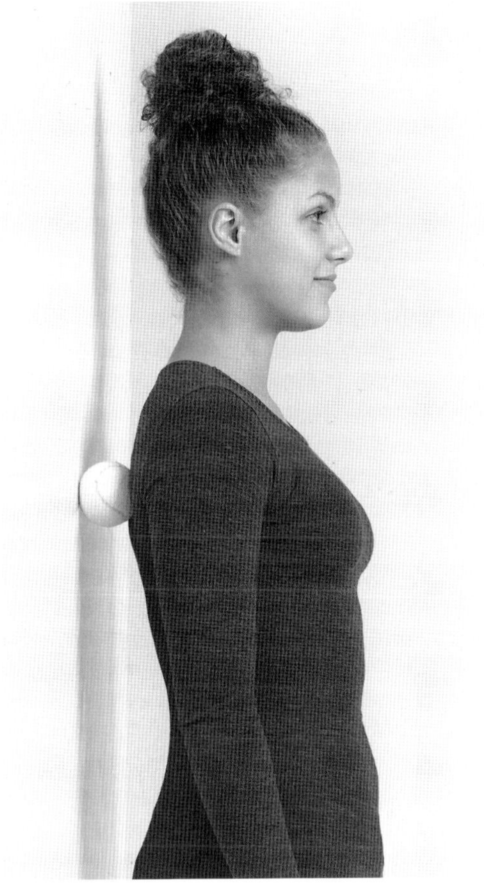

Abb. II.46: Selbstmassage Druckpunkt Schulterblatt mit Hilfe eines Tennisballs

Ü **Selbstmassage Druckpunkt Schulterblatt**

Einen Tennisball zwischen die Wand und das rechte Schulterblatt einklemmen (Abb. II.46). Den empfindlichen Druckpunkt suchen, der meist direkt auf dem Schulterblatt liegt, und genau dort Druck auf den Tennisball ausüben. Etwa 6–10x den Druck verstärken und wieder verringern.

Kreisförmige Bewegungen mit dem Ball auf dem Schulterblatt sind ebenfalls sehr wirksam. Der Punkt darf während der Massage durchaus schmerzen, der Schmerz sollte aber noch gut auszuhalten sein.

Übungen für Querflötisten

Übungen für Querflötisten legen den Fokus auf die Kräftigung und Stabilisation der Halswirbelsäule. Zusätzlich zu den hier beschriebenen Übungen eignen sich auch die Übungen für Hohe Streicher (S. 210 f.).

Ü **Stabilisation Halswirbelsäule**

Auf den Rücken legen, die Beine sind angestellt. Den Bauchnabel einziehen und eine leichte Anspannung der Bauchdecke und im unteren Rücken halten. Dann das Kinn leicht einrollen und den Kopf 1–2 cm vom Boden abheben (Abb. II.47). Dabei regelmäßig weiteratmen. 3–5 Atemzüge halten, dann den Kopf langsam ablegen.

3–4 Wiederholungen.

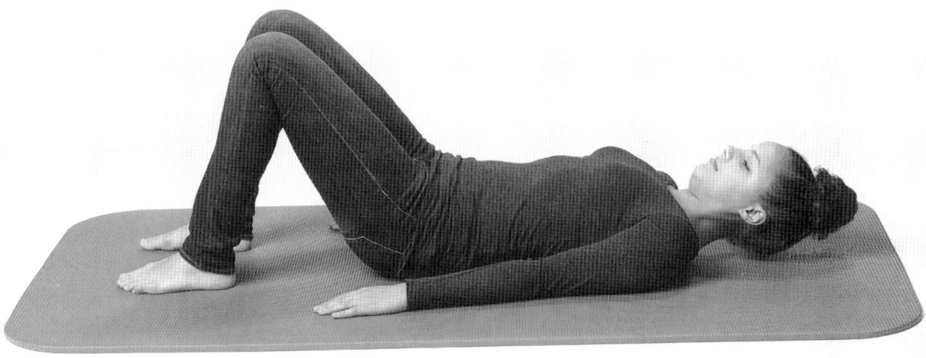

Abb. II.47: Stabilisation Halswirbelsäule, Kopf aus der Rückenlage anheben

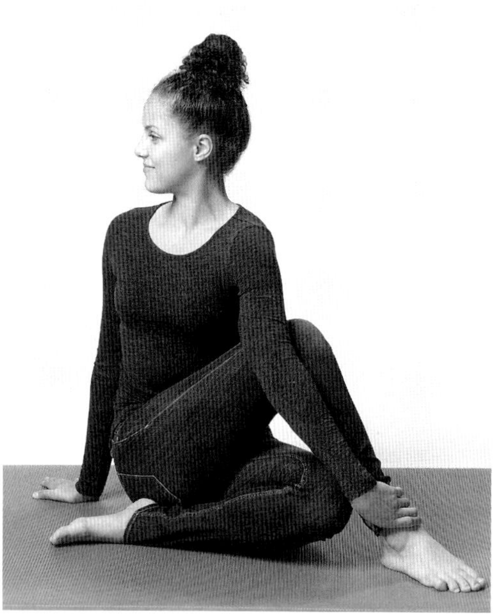

Abb. II.48: Drehsitz

Ü **Drehsitz**

Auf der Matte sitzen, das rechte Bein ist gestreckt, die linke Fußsohle berührt den rechten inneren Oberschenkel. Nun den rechten Fuß vor das linke Knie stellen. Mit der rechten Hand hinter dem Körper abstützen. Der linke Arm greift an der Außenseite des rechten Beins vorbei an den rechten Fuß (Abb. II.48). Den Hebel des linken Oberarms am rechten Knie nutzen, um sich noch weiter in die Oberkörperdrehung nach rechts zu drücken. Der Kopf dreht auch nach rechts, ebenso schauen die Augen nach rechts.

7–10 Atemzüge halten, dann die Seite wechseln.

6.8 Zupfinstrumentalisten

Die Gitarre ist ein weit verbreitetes Instrument in verschiedenen Musikkulturen und auch mit der Sing- und Jugendkultur eng verbunden. Neben der Konzertgitarre mit dem klassischen Repertoire existieren verschiedene Formen der akustisch gespielten Gitarre und der E-Gitarre in den Bereichen Jazz, Flamenco, Folk, Blues, Pop, Rock u. a. m.

An öffentlichen Musikschulen in Deutschland ist Gitarre das zweithäufigste Instrument nach dem Klavier und wird von 14,4% der Schüler (137 037 Personen) erlernt (Angaben aus dem Jahr 2014, miz 2015). Neben der akustischen Gitarre findet die E-Gitarre eine wachsende Zahl an Schülern.

Die Harfe verkörperte als Lyra in der Antike sowohl Gesang als auch Dichtkunst und Tanz. Sie gilt als weibliches Instrument und wird auch heute noch überwiegend von Frauen gespielt. Kemp hebt hervor, dass Harfenisten weniger sozial eingebunden sind als andere Instrumentalisten, da die Harfe auch im Orchester eine überwiegend solistische Funktion einnimmt (Kemp 1996). An öffentlichen Musikschulen gab es im Jahr 2014 3 178 Schüler im Hauptfach Harfe (miz 2015).

Gitarristen und Historische Zupfinstrumentalisten

Klassische Gitarristen

Die Position beim Gitarrenspiel ist anspruchsvoll, da der Spieler in allen drei Bewegungsebenen Lösungen für physiologische Bewegungsabläufe mit dem Instrument suchen muss. Während des Spielens sollten diese Ausrichtungen immer wieder überprüft werden. Die Wahl der ergonomischen Hilfsmittel richtet sich danach, wie viel Entlastung sie dem Spieler bieten.

Bei der klassischen Gitarre benötigt der Spieler im Sitzen eine Unterstützung unter dem oberen Teil des Instrumentenkörpers, da die Gitarre in schräg aufgestellter Position gespielt wird. Die Unterstützung kann durch ein Fußbänkchen unter dem linken Fuß oder durch eine Stütze zwischen Gitarre und dem linken Oberschenkel erfolgen. Die Oberschenkelstütze hat den Vorteil, dass das Sitzen nicht beeinträchtigt wird und der Spieler das Gewicht des Oberkörpers gleichmäßig auf beide Sitzknochen verteilen kann. Bei der Verwendung des Fußbänkchens hingegen verlagert sich das Gewicht auf den rechten Sitzhöcker und der Spieler knickt in der rechten Taille ein. Während des Spielens richtet der Gitarrist seinen Blick in der Regel nach links zur Greifhand. Dies ist von einer leichten Drehung des Oberkörpers nach links begleitet. Die Drehung in der Wirbelsäule ist im Falle des zentrierten Sitzens – mit Oberschenkelstütze – nicht unmittelbar belastend, führt dagegen bei gleichzeitigem Abknicken in der rechten Taille – mit Fußbänkchen – zu einer Verwringung der Wirbelsäule und damit zu einer dauerhaften Belastung von Rückenmuskulatur und Bandscheiben. Diese Kombination aus seitlicher Beugung und Drehung in der Brust- und Lendenwirbelsäule sollte deshalb möglichst vermieden werden. Dies gilt ebenso für die Halswirbelsäule, d. h., dass der Kopf möglichst wenig nach unten gebeugt und nach links gedreht werden sollte. Um den Kopf aus seiner Beugung nach unten zu befreien, kann es hilfreich sein, den Blick im Raum wandern zu lassen und nicht permanent auf das Griffbrett zu richten.

Die Beugung nach vorn über die Gitarre sollte mit einem möglichst geraden Rücken erfolgen und nicht zu einem dauerhaften Rundrücken führen. Dieser belastet nicht nur die Bandscheiben der Brust- und Lendenwirbelsäule, sondern führt meist auch zur Überstreckung in der Halswirbelsäule, da ein Spieler mit Rundrücken seinen Kopf vermehrt heben und nach vorn strecken muss, um die Noten zu sehen. Die gesundheitlichen Risiken dieser Haltungskombination bestehen in Schulter-Nacken-Verspannungen und Kopfschmerzen.

Eine aufrechte Position des Oberkörpers stellt auch die Voraussetzung dar für ein geschmeidiges Zusammenspiel der Unterarm- und Handmuskeln. Die Handgelenke sollten möglichst wenig abgeknickt sein. Der linke Unterarm befindet sich beim Spielen in andauernder Supination (S. 40), aus der heraus oft weite Griffspannen ausgeführt werden müssen. Hierbei setzt sich die Spannung bis in die linke Schulter fort, die dann nach vorn gezogen wird. Einem solchen Spannungsaufbau wirkt eine optimale Koordination innerhalb der Schultergürtel-Schulter-Arm-Hand-Kette (vgl. Kap. I.1.2) entgegen.

Die Bewegungen der rechten Finger beim Saitenanschlag sind als Endglieder der Koordination entlang der gesamten Schultergürtel-Arm-Hand-Funktionskette zu verstehen. Dies bedeutet, dass auch die Position der Brustwirbelsäule und die Stellung des Schultergürtels sowie der Schultergelenke einen Einfluss auf die Fingerbewegung haben. Die rechte Schulter sollte deshalb nicht dauerhaft nach vorn fallen.

Durch die Auflage des rechten Unterarms auf die kantige Zarge der Gitarre können Muskeln, Blutgefäße und Nerven komprimiert werden. Hierdurch entstehen häufig Schmerzen, die bis in die rechte Hand ziehen können. Ein kleines Kissen zum Abpolstern kann diesem Problem vorbeugen. Zusätzlich verhindert eine aufrechte Haltung den Druck des Oberkörpers auf den rechten Arm.

Historische Zupfinstrumentalisten

Im Bereich der historischen Zupfinstrumente gibt es eine Vielzahl an Instrumenten – beispielweise die Lauteninstrumente Barocklaute, Chitarrone, Theorbe u. a. m. –, die sich zwar in ihrer Spielweise von der klassischen Konzertgitarre unterscheiden, hinsichtlich der grundsätzlichen Spielhaltung jedoch ähnlich sind. Die für Gitarristen empfohlenen Übungen können deshalb von diesen Spielern ebenfalls genutzt werden, auch wenn die Besonderheiten des jeweiligen Instruments darüber hinaus berücksichtigt werden müssen.

E-Gitarristen

E-Gitarristen spielen in der Band fast ausschließlich im Stehen. Dem Image der Coolness entspricht es, die Gitarre möglichst tief und mit fast horizontalem Hals vor dem Körper zu tragen. Dies führt dazu, dass sowohl das rechte als auch das linke Handgelenk beim Spielen in abgewinkelte Grenzstellungen geraten. Durch eine Veränderung der Gitarrenposition – weiter nach oben und mit schräggestelltem Hals – kann relativ einfach und wirkungsvoll Abhilfe geschaffen werden. Dabei stellt sich allerdings die Frage, ob diese Haltung dem Image eines E-Gitarristen gerecht wird und ob sich der Spieler so seinem Publikum präsentieren möchte. Ein weiteres wichtiges Detail ist die Beschaffenheit des Tragegurts. Dieser sollte breit genug sein, damit sich das Gewicht des Instruments auf eine möglichst große Fläche verteilen kann.

Harfenisten

Da die Harfe ausschließlich im Sitzen gespielt wird, ist die Sitzposition auf den Sitzhöckern (Kap. I.1.2) – wie bei Pianisten und Cellisten – die entscheidende Voraussetzung für physiologische Spielbewegungen. Die Variationsmöglichkeiten bei der Einrichtung des Spielers mit dem Instrument sind aufgrund der Größe der Harfe und ihrer Form beschränkt.

Der Musiker sollte unabhängig vom Instrument eine stabile und gut koordinierte Sitzhaltung einnehmen, um beim Spielen der Harfe eine ausgewogene und gut ausbalancierte Einheit mit dem Instrument bilden zu können. Auch wenn die Harfe zum Spieler hin gekippt ist, sollte sie nur leichten Kontakt mit der rechten Schulter des Harfenisten haben und nicht das ganze Gewicht an den Spieler abgeben.

Durch die Position der Hände beim Spielen erfolgt eine Rechtsdrehung im Oberkörper. Spieler mit kurzen Armen schieben zusätzlich den linken Schulterbereich nach vorn, um die tiefen Saiten besser zu erreichen. Dies ist nicht immer zu vermeiden, allerdings ist es wichtig, darauf zu achten, dass die linke Schulter wieder in ihre Ausgangsposition zurückkehrt, wenn nicht mehr im Bassbereich gespielt wird.

Da der Notenständer links von der Harfe steht, müssen Kopf und Blickrichtung sich – entgegengesetzt zur Rechtsrotation des Oberkörpers – nach links wenden. Dabei ist es günstig, wenn der Spieler den Notenständer so positioniert, dass er den Kopf nicht zu weit nach vorn schieben muss, um die Noten lesen zu können. Die Rechtsdrehung der Wirbelsäule ist Teil der Spielposition bei Harfenisten und stellt bei einer in den anderen Ebenen zentrierten Haltung nicht zwangsläufig ein erhöhtes Gesundheitsrisiko dar. In jedem Fall empfiehlt es sich für Harfenisten, in Übe- oder Spielpausen den Oberkörper zum Ausgleich im Sinne der Übung »Oberkörperrotation« (s. u.) nach links zu drehen.

Die bereits erwähnte flexible Sitzposition mit stabilem Oberkörper ist auch für eine freie Beweglichkeit der Füße beim Pedalspiel entscheidend. Hierbei können sich die Spieler mit den Fersen abstützen, um die – je nach Anzahl der Pedale – erforderlichen schnellen Fußbewegungen auszuführen. Schuhe mit passender Absatzhöhe können durch ihre günstigere Hebelwirkung die Fußbewegungen in manchen Fällen erleichtern.

Die Hand- und Fingergelenke sind beim Harfespielen hohen Belastungen ausgesetzt, so dass es dort zu Beschwerden kommen kann. Hierbei spielen Fragen der Spieltechnik in Kombination mit der individuellen Handmorphologie und der Gelenkstabilität eine entscheidende Rolle.

Wegen der hohen Anforderung an Präzision und Koordination sind nur geringe Ausdrucksbewegungen während des Harfenspiels möglich. Dies kann insgesamt dazu führen, dass der Spieler statisch in seiner Spielhaltung verharrt und hierdurch seine Rücken- und Schultergürtelmuskulatur überbeansprucht. Ein präventiver Zugang besteht darin, mithilfe einer hoch entwickelten Körperwahrnehmung kleine Bewegungen im Rumpf- und Schulterbereich wahrzunehmen und kleine Spielräume in der Bewegung zu nutzen.

Für Harfenisten stellt der Transport des Instruments einen großen Aufwand und eine körperliche Belastung dar. Allerdings gibt es heute speziell für Harfen angefertigte hervorragende Transportvorrichtungen – z. B. auch für Treppenstufen –, die den körperlichen Einsatz im kontrollierbaren Rahmen halten.

Übungen für Zupfinstrumentalisten

Übungen für Gitarristen

Insgesamt befinden sich beim Gitarrenspiel fast alle Gelenke in Beugung. Daher sollten Gitarristen als Ausgleich Übungen durchführen, bei denen Streckung und Aufrichtung im Zentrum stehen. Alle Übungen zur Schulung der Aufrichtung sind deshalb sinnvoll. Weiterhin sind die Übungen »Lange Rückenlage« (S. 244) und »Dehnung der gesamten Körpervorderseite« (S. 263) zu empfehlen.

Ü **Drehung mit Gymnastikball**

Vor dem Gymnastikball knien und die Hände mit gestreckten Armen auf dem Ball ablegen. Mit dem Ball leicht nach rechts und links rollen, so dass

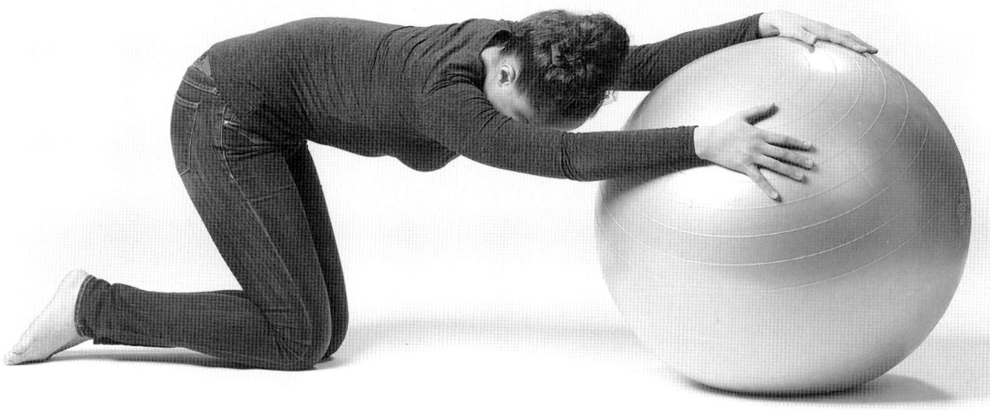

Abb. II.49: Drehung mit Gymnastikball, mit dem Ball leicht nach rechts und links rollen

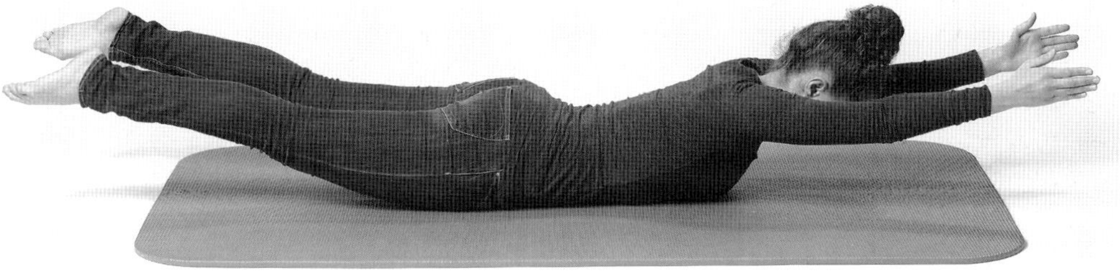

Abb. II.50: Schwimmen, Ausgangsposition in Bauchlage mit angehobenen Armen und Beinen

sich die Taille jeweils auf einer Seite schließt und auf der anderen Seite aufdehnt (Abb. II.49). Darauf achten, dass das Becken stabil bleibt und nicht zu weit zur Seite ausweicht.

10–15 flüssige Wiederholungen zu beiden Seiten.

Ü

Schwimmen

Auf den Bauch legen und die Arme lang nach vorn ausstrecken. Die Hände und Arme leicht nach oben anheben, ebenso die Füße und Beine. Der gesamte Körper soll sich wie ein Bogen an der Vorderseite konvex aufdehnen (Abb. II.50). Darauf achten, dass die Lendenwirbelsäule nicht in ein übermäßiges Hohlkreuz abknickt. Aus dieser Position kleine Schwimmbewegungen mit den Armen durchführen.

5–7 Atemzüge halten, danach eine kleine Pause machen und noch 3x wiederholen.

Ü

Oberkörperrotation

Aufrechter Sitz auf dem Hocker. Den gesamten Oberkörper nach rechts drehen (Abb. II.51). Darauf achten, dass man nicht in der rechten Taille einknickt. Nach Möglichkeit sollte sich der gesamte Rücken drehen, während das Becken stabil bleibt.

10–15 Wiederholungen, danach die Seite wechseln und nach links drehen. Sollten Sie einen deutlichen Seitenunterschied im Bewegungsausmaß feststellen, machen Sie zur eingeschränkteren Seite 10 Wiederholungen mehr.

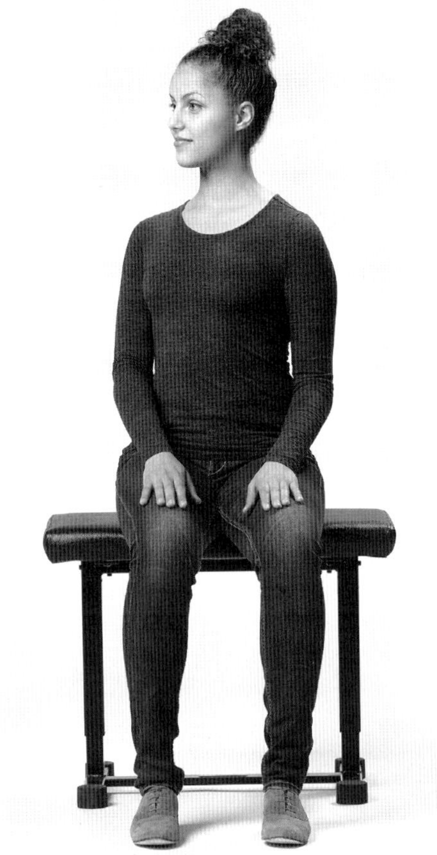

Abb. II.51: Oberkörperrotation, mit dem gesamten Rücken drehen, das Becken bleibt stabil

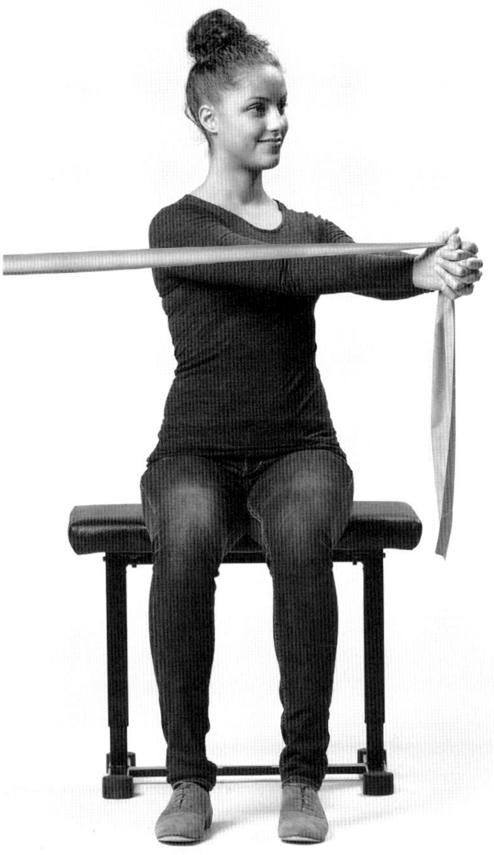

Abb. II.52: Drehung mit Gymnastikband

Übungen für Harfenisten

Die wichtigsten Grundlagen für Harfenisten sind ein ausbalancierter Sitz auf den Sitzhöckern, die Aufrichtung der Brustwirbelsäule und ein stabiler Rücken.

Zusätzlich zur hier beschriebenen Ausgleichsübung können daher die Übungen »Säule« (S. 204), »Stuhl« (S. 219) und »Im Gleichgewicht mit Rotation« (S. 225) sowie alle Übungen zur Tiefenstabilisation aus Kap. III (S. 260) durchgeführt werden.

Ü Drehung mit Gymnastikband

Aufrechter Sitz auf dem Hocker. Ein Gymnastikband so an der Tür befestigen, dass es in Schulterhöhe von rechts kommt. Die Hände falten und die Arme gerade nach vorn ausstrecken. Nun mit den Händen das Band fassen und den Oberkörper nach links drehen (Abb. II.52). Die Hände und Arme folgen dabei nach links, wobei sie sich immer auf Höhe des Brustbeins befinden sollen.

10–15 Wiederholungen, dann die Seite wechseln.

6.9 Schlagzeuger

Die Schlaginstrumente umfassen ein großes Spektrum unterschiedlicher Instrumente mit eigenem Charakter hinsichtlich Klang, Spielhaltung und Spielweise. Unter Schlagzeug im Jazz, Rock und Pop versteht man einen Standardaufbau verschiedener Becken und Trommeln, das sog. Drum Set, das im Sitzen gespielt wird.

Eine differenzierte Besprechung des Spiels aller Schlaginstrumente würde hier den Rahmen sprengen. Grundsätzlich können jedoch die Positionen Sitzen und Stehen beim Spiel der verschiedenen Schlaginstrumente unterschieden werden. Hierbei gelten unabhängig vom Instrument die allgemeinen Kriterien der Aufrichtung (vgl. Kap. I.1.2). Stabilität und Beweglichkeit sind für Schlagzeuger gleichermaßen wichtig. Das Gewicht sollte möglichst gleichmäßig im Stehen auf beide Füße und im Sitzen auf beide Sitzhöcker verteilt sein. Da Schlagzeuger beim Spielen häufig einen großen Bewegungsradius einnehmen, ist es für sie besonders wichtig, die Wahrnehmung der Körpermittelachse zu schulen, damit sie immer wieder in diese Grundposition zurückfinden. Eine stabile Rumpfmuskulatur ist für die Kraftübertragung auf das Instrument notwendig und sollte deshalb durch Ausgleichsübungen (vgl. Kap. III, S. 260) regelmäßig trainiert werden.

Über eine stabile Aufrichtung und Grundposition hinaus leisten Schlagzeuger einen zusätzlichen hohen Krafteinsatz beim Spielen. Einige Schlaginstrumente wie *Pauken, Paarbecken* oder *Drum Set* benötigen besonders viel Kraft. Die Paarbecken können zwar im Piano körpernah gehalten werden, erfordern aber beim Gegeneinanderschlagen und Öffnen in höheren Lautstärken – durch den größeren Abstand vom Spieler und das Gewicht der Becken – viel Kraft und Koordination in der Schultermuskulatur. Bei den Pauken ist zwar die Hebelwirkung auf Schultern und Rumpf etwas geringer, dagegen ist es schwieriger, den Rumpf wegen der gleichzeitigen Pedalarbeit stabil zu halten. Noch stärker tritt diese Problematik beim Spielen des Drum Sets auf, da hier die Beine ständig aktiv sind und die Becken in großem Abstand vom Spieler geschlagen werden. Kräftigungsübungen für die Schultern sind deshalb gerade für das Spiel der drei genannten Instrumente sehr wichtig.

Bei Schlagstabspielen wie *Marimbaphon, Vibraphon* oder *Xylophon* ist die individuelle Einstellung der Höhe des Instruments entscheidend für die Prävention von Spielbeschwerden. Schon geringe Höhenunterschiede können dazu führen, dass der Spieler sich in einer physiologisch ungünstigen Ausgangsposition befindet, in der er die Schultern hochziehen oder sich dauerhaft nach vorn beugen muss. Beim Vibraphon besteht – zusätzlich zur korrekten Einstellung der Höhe des Instruments – die Anforderung, beim Pedalspiel besonders auf die Gewichtsverteilung zu achten. Da das Pedal mit dem rechten Fuß bedient wird, verlagert sich das Körpergewicht stärker auf das linke Bein. Dies ist kaum zu umgehen, jedoch sollte die hieraus entstehende Belastung, aus der sich Verspannungen der linken Körperseite bis in den Schulter-Nacken-Bereich entwickeln können, durch bewusste Gegenmaßnahmen abgefangen werden. Zu empfehlen sind kurze Wahrnehmungsübungen zur gleichmäßigen Gewichtsverteilung auf beide Füße in den Übepausen und nach dem Üben. Damit wird auch der Gefahr entgegengewirkt, dass sich ein überdauerndes Muster erhöhter Muskelspannung auf der linken Körperseite auch außerhalb des Spielens etabliert.

Die beim Spielen von Vibra-, Marimba- und Xylophon notwendige Beugung nach vorn kann durch einen eher gerade ausgerichteten Rücken für die Wirbelsäule möglichst schonend gestaltet werden.

Das nach vorn Beugen ist auch bei anderen Schlaginstrumenten – vor allem im Pianissimo – notwendig. Als Beispiel sei hier die *kleine Trommel* genannt, bei der sich der Spieler zeitweilig aus klanglich-dynamischen Gründen mit rundem Rücken über das Instrument beugen muss.

Alle Schlaginstrumente erfordern in den Handgelenken eine hohe Beweglichkeit und Koordination. Schlagtechniken beim Spiel von *Bongos, Congas* oder dem *Tambourin* stellen durch die Einwirkung von Stoßkräften eine große Belastung für die Strukturen von Unterarm und Händen, insbesondere jedoch für die Handgelenke, dar. Handgelenks- und Fingerbelastungen treten auch bei verschiedenen Schlegelhaltungen auf. Detaillierte Fragen der

Spieltechnik und der damit einhergehenden Belastungsfaktoren müssen individuell analysiert werden. Für alle belastenden Spieltechniken gilt, dass regelmäßige Pausen für die Regeneration entscheidend sind. Ein höheres Verletzungsrisiko besteht außerdem in Umstellungsphasen der Spieltechnik oder beim Üben auf einem neuen Instrument. In diesen Phasen ist zu empfehlen, die Übezeit vorbeugend zu fraktionieren und den Schwierigkeitsgrad der Stücke sehr genau an die körperliche Belastbarkeit anzupassen.

Schlagzeuger sind auch durch den Transport ihres Instrumentariums körperlich gefordert. Besonders freiberufliche Musiker im Bereich der Popularmusik sind oft stark belastet, da sie für jeden Auftritt das ganze Set auf- und abbauen müssen. Ähnlich verhält es sich im Bereich der Neuen Musik, in dem für bestimmte Kompositionen umfangreiche Instrumentarien transportiert und aufgebaut werden müssen. Ein guter Trainingszustand ist für Schlagzeuger deshalb sehr wichtig, denn er sorgt dafür, dass der Spieler nicht durch das Tragen der Instrumente bereits vor dem Musizieren körperlich ermüdet ist.

Übungen für Schlagzeuger

Neben den hier vorgestellten Übungen zur Verbesserung der Arm- und Beinkraft eignen sich für Schlagzeuger auch alle Tiefenstabilisationsübungen aus Kap. III (S. 260). Gewichte- oder Fitnesstraining sowie ein anspruchsvolles Ausdauerprogramm sind für Schlagzeuger durchaus zu empfehlen. Wie viel zusätzliches Training außerhalb des Spielens ein Musiker benötigt, hängt jedoch von der individuellen Konstitution ab.

Ü **Seitstütz auf gestrecktem Arm**

Auf die linke Seite legen, die Beine sind in Verlängerung des Körpers ausgestreckt. Die linke Hand unter der linken Schulter platzieren und den gesamten Körper hochstützen, bis der Arm gestreckt ist (Abb. II.53).

5–7 Atemzüge halten, dann die Seite wechseln. 2–3 Wiederholungen pro Seite.*

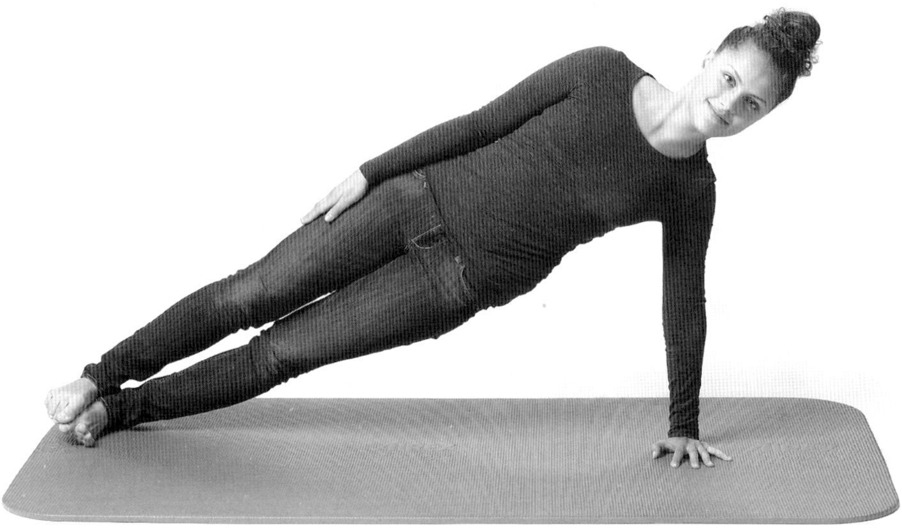

Abb. II.53: Seitstütz auf gestrecktem Arm

* Bei bekannten Knie-, Schulter- oder Handgelenksbeschwerden sollte diese Übung ausgelassen werden.

Ü **Paralleler Armzug**

Ein Gymnastikband so über der Tür befestigen, dass es von oben kommt. Mit stabilem Stand frontal zur Tür stehen. Das Band greifen und mit gestreckten Armen nach hinten hinter den Körper ziehen (Abb. II.54). Die Bewegung darf nicht nur im Oberarm anstrengend sein, sondern soll bis in den Schultergürtel und oberen Rücken spürbar werden.

3x25 Wiederholungen.

Ü **Kniebeugen**

Hüftbreit stehen, die Arme nach vorn ausstrecken und die Handflächen zur Decke drehen. In die Knie gehen, dabei den Oberkörper leicht nach vorn neigen (Abb. II.55).

3x20 Kniebeugen. Zur Erschwernis kann man auch Gewichte in die Hände nehmen.

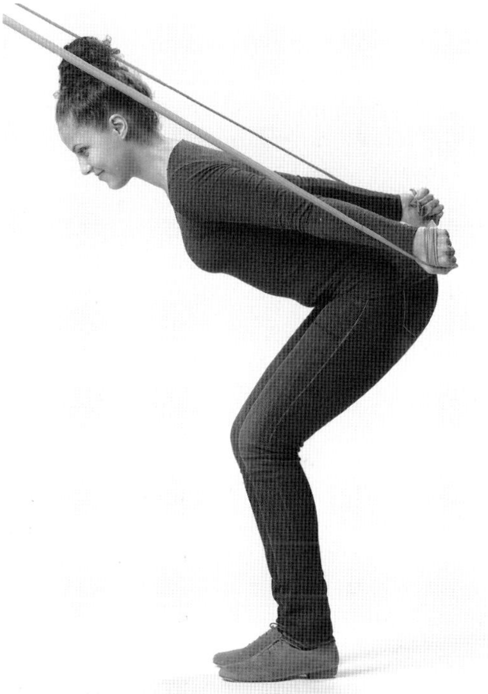

Abb. II.54: Paralleler Armzug, das Band mit gestreckten Armen nach hinten ziehen

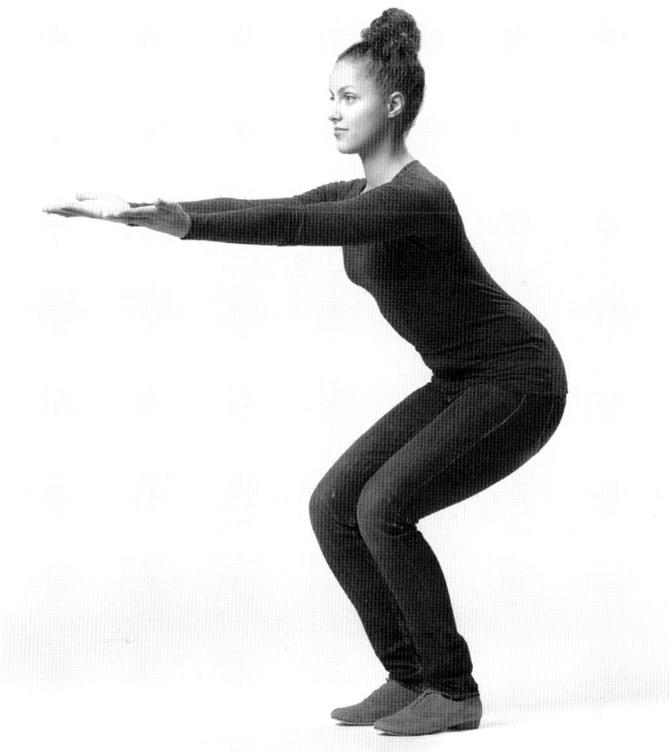

Abb. II.55: Kniebeugen mit Handflächen nach oben

6.10 Dirigenten

Die hohen körperlichen und mentalen Anforderungen an Dirigenten bestehen hauptsächlich in der komplexen und langen Konzentrationsleistung, in langem Stehen während der Proben und Konzerte und in der Bewegungsarbeit beim Dirigieren.

Angesichts der künstlerischen Aufgaben und der starken Außenorientierung kann die Selbstwahrnehmung und Selbstfürsorge des Dirigenten für die eigene Person in den Hintergrund geraten. Untersuchungen der körperlichen Anforderungen beim Dirigieren haben ergeben, dass es sich dabei – insbesondere im professionellen klassischen Bereich – um eine sportliche Hochleistung handelt (Herbert-von-Karajan-Stiftung 2015). Diese betrifft das Herz-Kreislauf-System, die Atmung und die Kraftausdauer der Skelettmuskulatur. Hinzu kommen die bereits erwähnte hohe Aufmerksamkeits- und Konzentrationsleistung verbunden mit starken emotionalen Erlebniszuständen. Dirigenten sollten deshalb über eine hervorragende körperliche Grundfitness verfügen und auch mentale Erholungspausen einhalten.

Rücken- oder Schulterschmerzen werden häufig erst nach Proben und Konzerten wahrgenommen, da während der Aufführung oder in Proben selbst die körperliche Anstrengung wegen der Konzentration auf das Werk meist nicht auffällt. Prävention sollte deshalb realistischerweise außerhalb des Dirigierens stattfinden. Diese beinhaltet ein regelmäßiges Training der tiefliegenden Rückenmuskulatur und eine optimale Bewegungskoordination. Während der Proben ist der Dirigentenstuhl ein Mittel zur Entlastung, da zwischen Stehen und Sitzen abgewechselt werden kann.

Hinsichtlich der Bewegungsabläufe bietet das Dirigieren jedoch auch Vorteile. So verfügen Dirigenten beispielsweise über eine verhältnismäßig große Bewegungsfreiheit, da ihre Bewegungen zwar hinsichtlich der musikalischen Vermittlung eindeutig sein müssen, die Präzision der Dirigierbewegungen jedoch mehr Spielraum lässt als beispielsweise das Instrumentalspiel – man denke etwa an das millimetergenaue Treffen der Greifhand beim Violinspiel. Ein Vorteil ist weiterhin, dass bei den Dirigierbewegungen die dynamische Muskelarbeit gegenüber der statischen überwiegt. Der Bewegungsfluss beim Dirigieren sorgt dafür, dass die Arme nicht so schnell schwer werden wie z.B. beim statischen Halten eines Instruments. Der Wechsel von Kontraktion und Entspannung verschiedener Muskeln führt zudem zu einer besseren Durchblutung. Um diese günstigen Faktoren jedoch nutzen zu können, ist es wichtig, dass die Schultergürtel-Arm-Hand-Funktionskette mit der zentralen Körperachse und dem Aufbau von Füßen, Becken und Wirbelsäule (vgl. Kap. I.1.2) eng verbunden ist. Dies fördert gleichzeitig Bühnenpräsenz, Ausstrahlung und Ausdruck beim Dirigieren.

Dirigenten müssen neben körperlichen und mentalen auch wesentliche psychologische Anforderungen bewältigen. So üben sie eine Tätigkeit aus, die neben ihrem musikalischen Können Kommunikations- und Führungskompetenz verlangt (vgl. Kap. II.4.7, S. 172). Angesichts der vielfältigen Aufgaben zuzüglich einer häufig anstrengenden Reisetätigkeit gehört zur Prävention für Dirigenten eine Stressprophylaxe mittels entsprechender Entspannungstechniken (s. Kap. III, S. 265).

Übungen für Dirigenten

Für Dirigenten eignen sich alle Übungen, welche die physiologische Aufrichtung und die Stabilisation des Rückens unterstützen, so z.B. die Übung »Volle Streckung« (S. 227) und die Übungen zur Tiefenstabilisation aus Kap. III (S. 260). Zum Training der Kraftausdauer kann zusätzlich die Übung »Fensterputzen« (S. 214) durchgeführt werden.

Ü **Lange Rückenlage**

Auf den Rücken legen und den Bauchnabel einziehen, so dass der untere Rücken stabil auf der Matte aufliegt. Nun den linken Arm gestreckt nach hinten über den Kopf bewegen, ohne dass der Rücken die Matte verlässt (Abb. II.56). Dann den rechten Arm über den Kopf bringen, während der linke wieder nach vorn kommt. Abwechselnd in einer flüssigen Bewegung beide Arme hinter den Kopf

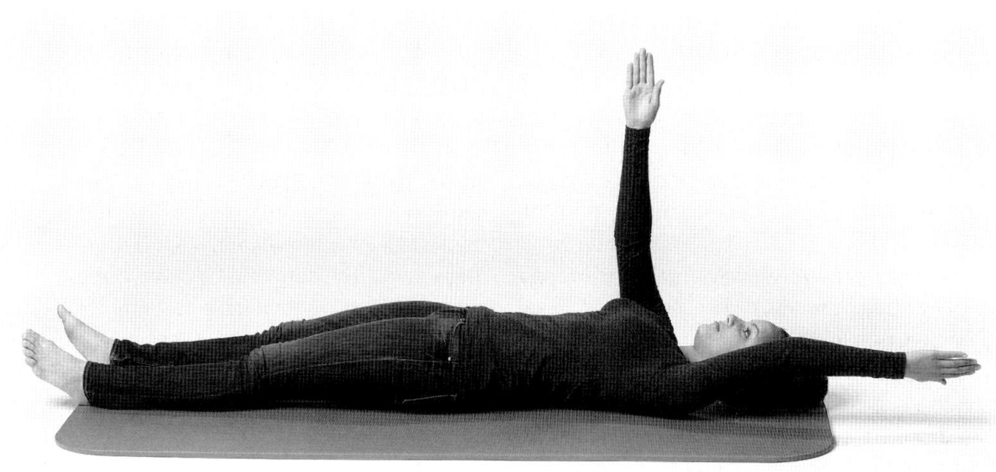

Abb. II.56: Lange Rückenlage, Arme abwechselnd nach hinten ausstrecken

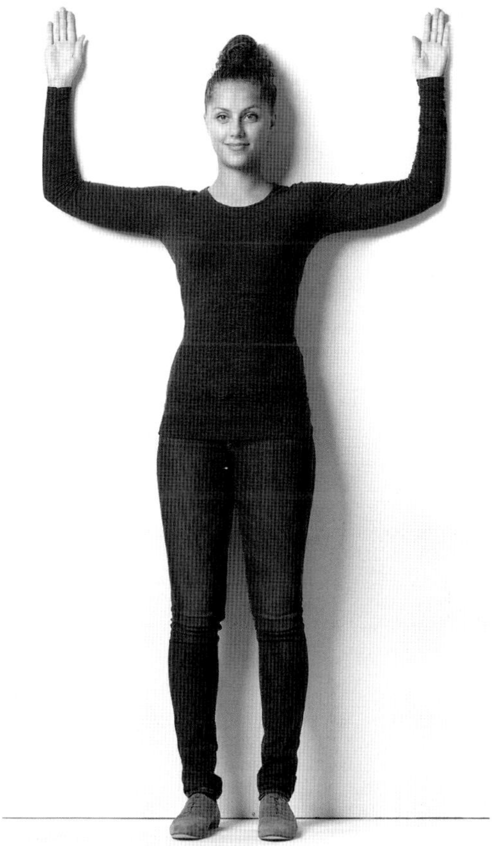

Abb. II.57: Stand an der Wand

und wieder vor bewegen. Der Oberkörper bleibt währenddessen immer stabil.

20 Wiederholungen, nach einer kurzen Pause weitere 2x20 Wiederholungen.

Ü Stand an der Wand

Mit dem Rücken an die Wand anlehnen. Die Füße dabei ca. eine Fußlänge von der Wand entfernt positionieren, damit der untere Rücken auch Kontakt zur Wand hat. Nun die Arme seitlich heben und die gesamte Rückseite der Ober- und Unterarme sowie die Handrücken an die Wand bringen (Abb. II.57). Nur so weit mit den Armen nach oben gehen, wie der untere Rücken den Kontakt zur Wand aufrechterhalten kann.

7–10 Atemzüge in der Position verharren. Nach einer kurzen Pause noch 2 Wiederholungen durchführen.

6.11 Sänger

Die Themen der Gesunderhaltung und Prävention bei Sängern können unter dem Begriff »Stimmhygiene« zusammengefasst werden. Eine etablierte Säule der Stimmhygiene besteht in der direkten Vermeidung stimmschädlicher Verhaltensweisen. Zu diesen zählen u.a. Überlastungen, Forcieren, Singen im falschen Fach oder auch allgemeine gesundheitsschädigende Faktoren wie Rauchen und ungesunde Ernährung. Im Sinne der Salutogenese können präventiv geeignete Übungen zum Einsingen, wie beispielsweise das Summen, praktiziert werden: Beim Summen kommt es zu einer »Massage« der Stimmlippen. Hierzu sind Wechseltöne im Sekundabstand geeignet, wie sie im Rahmen der »3 Minuten/4 Tage«-Regel geübt werden können (Richter 2011a, S. 298).

Diese Wechseltöne waren schon in der alten italienischen Gesangstradition die erste Übung im täglichen Aufwärmprogramm. Sie kann als Aktivierung der Randstimmfunktion aus stimmhygienischen Gründen herangezogen werden (Richter 2016).*

Übung für Sänger

Ü

Wechseltöne

Die Übung besteht aus Wechseltönen in Sekundschritten von unten nach oben (Abb. II.58). Je nach individueller Stimme muss der Anfangston in der »Wohlfühllage« der Stimme gewählt werden Extremlagen in der Tiefe und Höhe sind zu meiden. Es ist darauf zu achten, dass der Klang bei dieser Übung in der sängerischen Vibrationsempfindung möglichst »weit vorn in der Maske« platziert wird, der obere der beiden Töne noch weiter vorn als der untere. Alle Töne sollten im Mezzopiano erklingen und ohne Anstrengung erzeugt werden. Es wird jeweils 3 Minuten gesummt und 3 Minuten geschwiegen und während des Schweigens in kleinen Schlucken Wasser getrunken. Insgesamt besteht eine Übungseinheit aus 30 Minuten, in denen im Wechsel gesummt und geschwiegen bzw. getrunken wird.

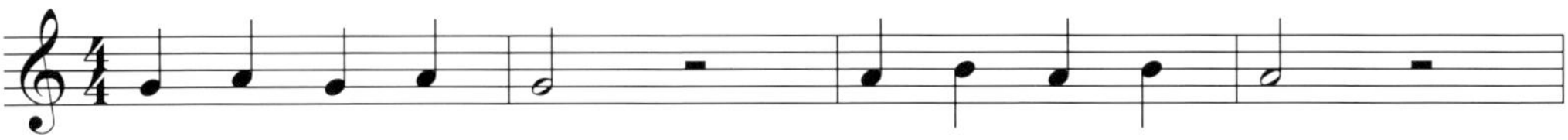

Abb. II.58: Wechseltöne

* Für eine detailliertere Abhandlung stimmhygienischer Maßnahmen verweisen wir auf das Buch Die Stimme von Bernhard Richter. Hier findet sich in Kap. 11 eine systematische Darstellung und ausführliche Erläuterung stimmhygienischer Verhaltensempfehlungen (Richter und Sandel 2014).

III. Übungen

Einführung

In diesem Kapitel finden Sie Übungen, die sich für die Spielfähigkeit und Gesundheit von Musikern als gewinnbringend erwiesen haben. Die Auswahl der hier vorgestellten Übungen erfolgte sowohl unter Berücksichtigung der typischen Situationen in der Musikausübung wie Üben, Proben und Konzertieren als auch der basalen Erfordernisse wie körperlicher Fitness und Erholung.*

Eine Reihe von grundlegenden Anforderungen wie Einnehmen einer durch das Instrument grundsätzlich vorgegebenen, oft asymmetrischen Spielposition und langes Verweilen in dieser Position, langes Stehen und Sitzen, hochkoordinative feinmotorische Arbeit und statische Haltearbeit der Muskulatur, funktionell ausgerichtete, ökonomische und musikalisch phrasierte Atmung sowie hohe psychische Anforderungen müssen von allen Instrumentalisten in ähnlicher Weise bewältigt werden.

Da der Arbeitsalltag von Musikern jedoch unregelmäßig und vielfältig in seinen Abläufen ist, erschien es nicht sinnvoll, einen allgemein gültigen Tages- oder Wochenplan für die Durchführung der Übungen zu erstellen. Hinsichtlich der Anwendung der Übungen gilt jedoch grundsätzlich – nach Erich Kästner –: »Es gibt nichts Gutes, außer man tut es.« Dieser sprichwörtlich gewordenen Formulierung sollte für Musiker noch das Wörtchen »regelmäßig« hinzugefügt werden, denn die Übungen sollten fester Bestandteil der musikalischen und außermusikalischen Abläufe sein und ca. 4–5 x pro Woche durchgeführt werden.

Maßnahmen zur Prävention von spielbedingten Problemen des Bewegungsapparats sollten grundsätzlich zwei Arten von Übungen enthalten:

1. Basisübungen für die grundlegenden körperlichen Anforderungen beim Musizieren (Kap. III)
2. instrumentenspezifische Übungen für die Anforderungen des jeweiligen Instruments (Kap. II.6)

Orientierungshinweise für die Auswahl der Übungen geben außerdem die umfangreichen Überlegungen zur individuellen Prävention in Kap. II.5 (S. 179 ff.) sowie zu den spezifischen Aspekten des Berufsfeldes (Kap. II.4, S. 150 ff.) und der Lebenszeitperspektive (Kap. II.3, S. 128 ff.). Darüber hinaus bleibt die Auswahl der einzelnen Übung auch der individuellen Entscheidung überlassen.

Damit die Übungen den gewünschten Effekt zeigen, sollten bei der Durchführung folgende Punkte beachten werden:

- Während der Übungen ausbalanciert im Lot stehen oder sitzen.
- Während der Übungen eine Grundhaltung mit positiver Körperspannung einnehmen.
- Eine fließende und weiche, jedoch keine schlaffe Bewegungsqualität anstreben.
- Keine Ausweichbewegungen in anderen Körperabschnitten zulassen.
- Die Übungen nicht nur mechanisch wiederholen, sondern die Bewegungen im Raum »vorausspüren«.
- Wahrnehmen, was sich während und nach den Übungen im Körpergefühl verändert.
- Bei der Ausführung nur soweit gehen, dass Sie sich dabei noch wohlfühlen. Etwas anstrengend darf es aber trotzdem sein!
- Während der Übungen eine regelmäßige und tiefe Atmung zulassen.

* Zur Erweiterung des Übungsrepertoires verweisen wir auf folgende weiterführende Literatur: Türk-Espitalier, A.: Musiker in Bewegung. 100 Übungen mit und ohne Instrument, Zimmermann, Frankfurt a. M. 2008, sowie Spahn, C. (Hg.): Körperorientierte Ansätze für Musiker, Huber, Bern 2016 (in Vorbereitung).

1. Körperliche Fitness

Die folgenden Übungen tragen zur Verbesserung der allgemeinen körperlichen Fitness bei. Diese bildet die Basis, um die anspruchsvollen Körperbewegungen beim Musizieren in optimaler Weise und ohne gesundheitliche Gefährdung leisten zu können. Eine breitere Darstellung zum Thema »Körperliche Fitness für Musiker« finden Sie in Kap. II.5.2, S. 185 f. Im Folgenden werden Beispiele für Beweglichkeits-, Dehnungs- und Koordinationsübungen vorgestellt.

1.1 Beweglichkeit

Ü

Breite Vorbeuge

Sehr breitbeinig stehen. Nach unten beugen und mit den Armen nach hinten zwischen den Füßen durchgreifen, die Hände ablegen (Abb. III.1a). Versuchen Sie, mit den Händen so weit wie möglich nach hinten zu kommen. Aus dieser Position leicht zur Seite drehen und das linke Sprunggelenk mit beiden Händen umfassen (Abb. III.1b). 5–7 Atemzüge so verharren. Dann mit beiden Händen das rechte Sprunggelenk fassen und auch wieder 5–7 Atemzüge in der Dehnposition bleiben. Wieder zur Mitte kommen und langsam Wirbel für Wirbel nach oben aufrollen.

1.2 Dehnung

Ü

Beugemuskulatur der Unterarme, Handgelenke und Finger

Die Hand in maximale Streckung bringen und in dieser Position festhalten. Dann langsam den Ellenbogen strecken, bis die Dehnung im Handgelenks- oder Unterarmbereich spürbar ist (Abb. III.2a). Die Dehnposition mindestens 30 Sekunden halten. Dabei regelmäßig weiter atmen und die Schulter nicht hochziehen. Langsam loslassen und dann die Seite wechseln. Diese Übung

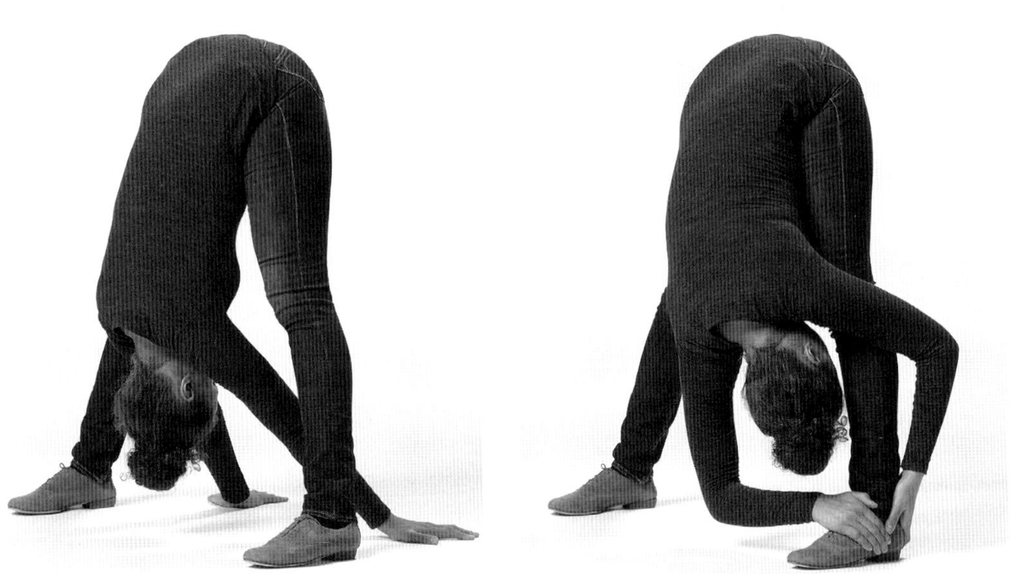

a b

Abb. III.1a und b: Breite Vorbeuge: a) mit den Armen nach hinten durchgreifen, b) mit den Händen das Sprunggelenk umfassen

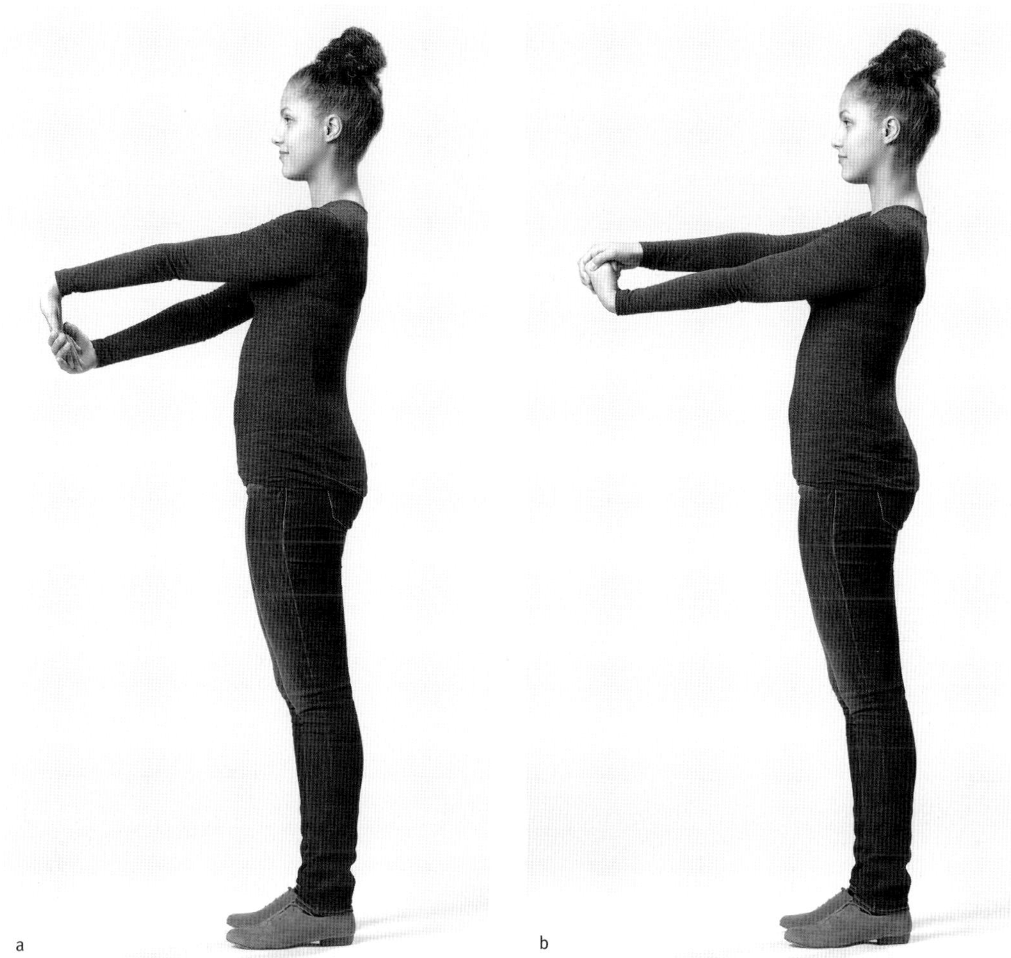

Abb. III.2a und b: Dehnung von Unterarmmuskeln, Handgelenken und Fingern: a) Beugemuskulatur, b) Streckmuskulatur

kann auch zum Aufwärmen vor dem Spielen verwendet werden, da sie die Durchblutung der Unterarmmuskulatur anregt.

Ü Streckmuskulatur der Unterarme, Handgelenke und Finger

Eine Faust machen, das Handgelenk so weit wie möglich beugen und diese Position mit der anderen Hand halten (Abb. III.2b). Den Ellenbogen langsam strecken, bis die Dehnung an der Rückseite des Handgelenks und Unterarms spürbar ist. Mindestens 30 Sekunden halten, regelmäßig weiter atmen und die Schulter nicht hochziehen. Langsam die Position lösen und dann die Seite wechseln. Diese Übung kann auch zum Aufwärmen vor dem Spielen verwendet werden, da sie die Durchblutung der Unterarmmuskulatur anregt.

1.3 Koordination

Ü Standwaage

Aufrecht hüftbreit stehen und die Arme gestreckt nach vorn nehmen. Langsam das Gewicht nach vorn über den rechten Fuß verlagern und das linke Bein dabei nach hinten ausstrecken. Die Arme zur Seite nehmen (Abb. III.3). So weit vorbeugen, bis

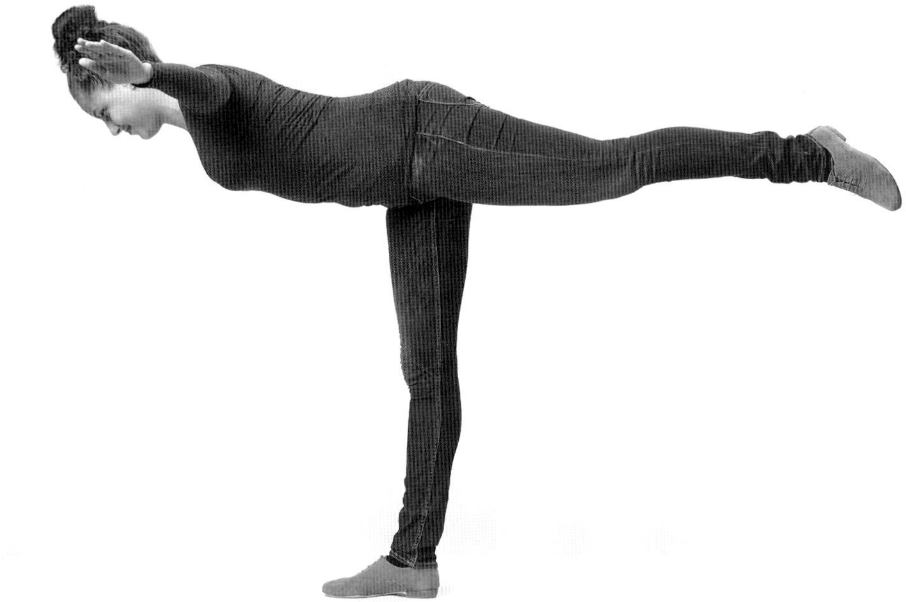

Abb. III.3: Standwaage

linkes Bein, Rücken und Arme auf einer horizontalen Ebene liegen.

7–10 Atemzüge halten. Nach einer kurzen Pause noch 3x wiederholen.

Ü Knien auf dem Gymnastikball

Den Gymnastikball vor eine Wand positionieren und darauf knien. Die Hände stützen sich an der Wand ab. Langsam aus der Hocke nach oben kommen, bis der Rücken gerade ist (Abb. III.4). Dann die Hände von der Wand nehmen und die Arme gerade zur Seite strecken.

Die Position 10–15 Sekunden halten. Nach und nach die Dauer verlängern.

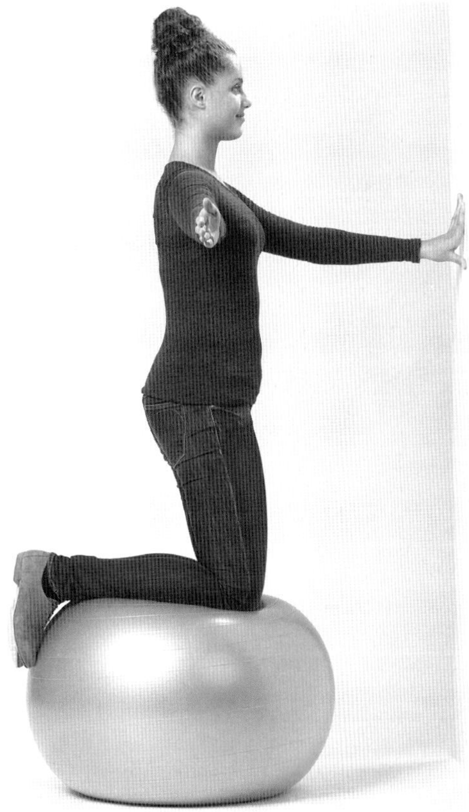

Abb. III.4: Knien auf dem Gymnastikball

2. Aufwärmen vor dem Spielen

Aufwärmübungen vor dem Spielen sind wichtig, um Körper und Geist auf die Phase des Musizierens vorzubereiten und einzustimmen (Kap. II.5). Dabei sollte der ganze Körper einbezogen sein und die Atmung angeregt werden. Außerdem sollten die Körperteile, die im direkten Kontakt mit dem Instrument stehen, besonders vorbereitet werden. Hierzu zählen die Hände sowie bei einigen Instrumentalisten auch die Füße. Bei Bläsern kommen spezifische Übungen für die Ansatzmuskulatur und bei Sängern und Bläsern solche für die Atmung hinzu. Übungen zur Aktivierung der Ansatzmuskulatur (»Buzzing«) für Blechbläser werden hier nicht gezeigt, hierfür sei auf die einschlägige instrumentaldidaktische Literatur verwiesen.

Ü **Abklopfen des ganzen Körpers**

Aufrecht, hüftbreit stehen, eine Hand zur lockeren Faust schließen und damit vom Brustbein ausgehend den Arm der gegenüberliegenden Seite in Richtung Hand leicht abklopfen. Das Klopfen sollte aktivierend sein und sich angenehm anfühlen. Dann die Seite wechseln und den anderen Arm abklopfen. Anschließend mit beiden Fäusten locker den Brustkorb vorn und seitlich beklopfen und den Atemfluss dabei beobachten. Ausgehend von den Flanken beide Beine nach unten einschließlich der Füße abklopfen. Die Frequenz und Dynamik des Abklopfens kann individuell gestaltet werden. Die Übung kann auch als Partnerübung ausgeführt werden.

Ü **Mobilisation der »Schwimmhäute« zwischen den Fingern**

Die Massage zwischen den Fingern erzeugt ein sehr angenehmes Gefühl in der Hand und auch ein Gefühl des Vorbereitet-Seins vor dem Spielen. Greifen Sie mit zwei Fingern der einen Hand die »Schwimmhaut« zwischen zwei Fingern der anderen Hand und bewegen Sie sie auf- und abwärts (Abb. III.5). Sie können auch etwas ziehen bzw. den Bereich in Richtung Fingerspitzen ausstreichen. Die Dauer und Intensität der Mobilisation

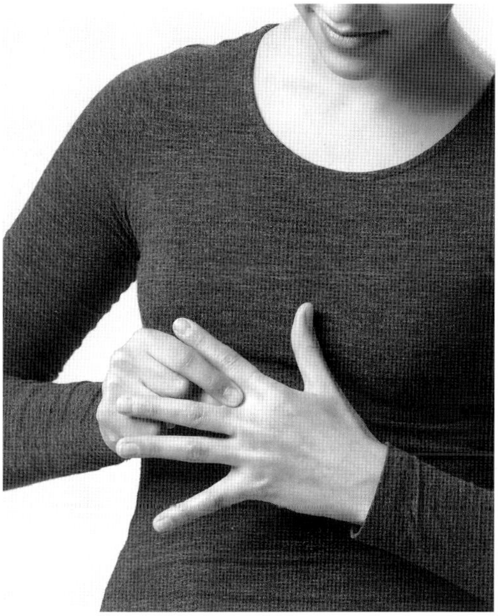

Abb. III.5: Massage zwischen den Fingern zur Mobilisation

hängt von Ihrem individuellen Empfinden ab. Sie sollte jedoch so lange dauern, bis Sie ein elastischeres Gefühl im Bindegewebe und in der Haut verspüren.

Ü **Warme Hände**

Um kalte Hände nachhaltig zu erwärmen, eignet sich eine mentale Übung, die der Grundstufe des Autogenen Trainings entnommen ist. Die Übung wird am besten im Sitzen ausgeführt, die Hände liegen auf den Oberschenkeln, die Augen sind geschlossen. Sagen Sie sich innerlich den Satz »Mein rechter (linker) Arm ist ganz schwer« vor und konzentrieren Sie sich auf die Empfindung der Schwere im Arm. Fahren Sie dann fort mit dem Satz: »Mein rechter (linker) Arm ist strömend warm.« Stellen Sie sich dabei vor, wie warmes Wasser bis in ihre Fingerspitzen fließt. Üben Sie die rechte und linke Seite zuerst getrennt und dann gemeinsam. Wiederholen Sie die Übung so oft, bis sich der gewünschte Effekt einstellt.

Ü Aktive Füße

Für diese Übung benötigen Sie einen Tennisball. Die Übung wird ohne Schuhe, d.h. barfuß oder in Strümpfen, durchgeführt. Sie fördert die Durchblutung und die Präsenz der Füße, insbesondere der Fußsohlen.

Aufrecht stehen, das Gewicht liegt auf dem rechten oder linken Standbein. Mit der Fußsohle des anderen Beins, des Spielbeins, rollen Sie über den am Boden liegenden Tennisball und massieren von der Ferse bis zu den Zehen Ihre Fußsohle. Geben Sie zunehmend Gewicht auf den Fuß, so dass die Massage noch intensiver wird. Wechseln Sie die Seite.

Ü Aufrichtung

Diese Übung ist für Instrumentalisten und Sänger zu empfehlen, da die optimale Aufrichtung des Körpers entlang der Mittelachse die entscheidende Voraussetzung für Atmung und Musizierbewegungen darstellt.* Unter dem Begriff »Mittelachse« wird eine imaginäre Kraftlinie verstanden, entlang derer im Stehen die Schwerkraft durch den Körperschwerpunkt verläuft. Sehen Sie sich die Abb. I.23 (Kap. I.1.2, S. 28) vor Beginn der Übung genau an. Nehmen Sie das kleine Kissen in eine Hand.

Stellen Sie sich mit parallel ausgerichteten Füßen hüftbreit hin – der Abstand zwischen den Füßen ergibt sich aus der gedachten Verlängerung Ihrer Hüftgelenke, die sich in der Mitte der Leisten befinden, zum Boden. Drücken Sie beide Knie durch und kommen Sie dabei etwas ins Hohlkreuz. Entriegeln Sie dann wieder Ihre Kniegelenke und lassen Sie dabei das Becken locker nach vorn unten sinken. Nehmen Sie den Kontakt Ihrer Füße zum Boden intensiv wahr. Legen Sie das Kissen auf Ihren Kopf, mittig auf den Scheitelpunkt (Abb. III.6). Stellen Sie sich die imaginäre Mittelachse durch Ihren Körper intensiv vor. Lassen Sie Ihre Mittelachse in Ihrer Vorstellung gleichzeitig nach unten in den Boden und nach oben in den Himmel wachsen. Beobachten Sie dabei Ihre Atembewegungen.

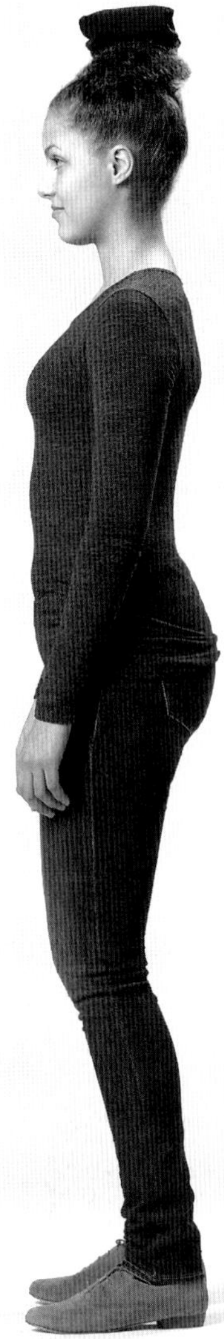

Abb. III.6: Aufrichtung entlang der gedachten Körpermittelachse, Unterstützung durch ein Kissen auf dem Scheitelpunkt des Kopfes

* Als Hifsmittel dient ein kleines (z.B. mit Sand gefülltes) Säckchen.

Ü **Atemblume**

Diese Übung stammt aus dem Qigong, der jahrtausendealten chinesischen Gesundheitslehre. Die Atemblume beschreibt den Lebenszyklus einer Blume: das Wachsen aus der Erde, die Knospe, das Erblühen, das Hervorbringen von Samen, das Säen, die Rückkehr zur Erde. Wie der Name »Atemblume« ausdrückt, handelt es sich um eine Übung, die Atem und Bewegung in einen rhythmischen Einklang bringt. Dabei intensivieren sich Körperwahrnehmung und Konzentration.

Aufrecht, hüftbreit stehen, die Arme seitlich am Körper hängenlassen. Mit dem Einatmen die Handaußenflächen vor dem Körper aneinanderlegen (Abb. III.7a) und beide Arme nach oben führen. Über dem Kopf die Handrücken voneinander lösen, mit den Fingerspitzen, die sich berühren, eine Knospe formen (Abb. III.7b). Mit der Ausatmung beide Arme seitlich im Bogen nach unten führen und die Hände vor dem Körper auf Höhe des Bauchnabels wie zwei nach oben offene Schalen ineinanderlegen (Abb. III.7c). Mit dem Einatmen die Handinnenflächen seitlich an die Flanken in Höhe des Beckens legen und entlang der Beine ohne Berührung nach unten führen. Den Oberkörper nach unten folgen lassen, den Kopf hängen lassen und die Kopf-Hals-Verbindung lösen (Abb. III.7d). Mit dem Ausatmen langsam Wirbel für Wirbel den Rücken vom Steißbein her aufrollen. In der aufgerichteten Ausgangsposition enden (Abb. III.7e). Die Übung kann mehrere Male wiederholt werden.

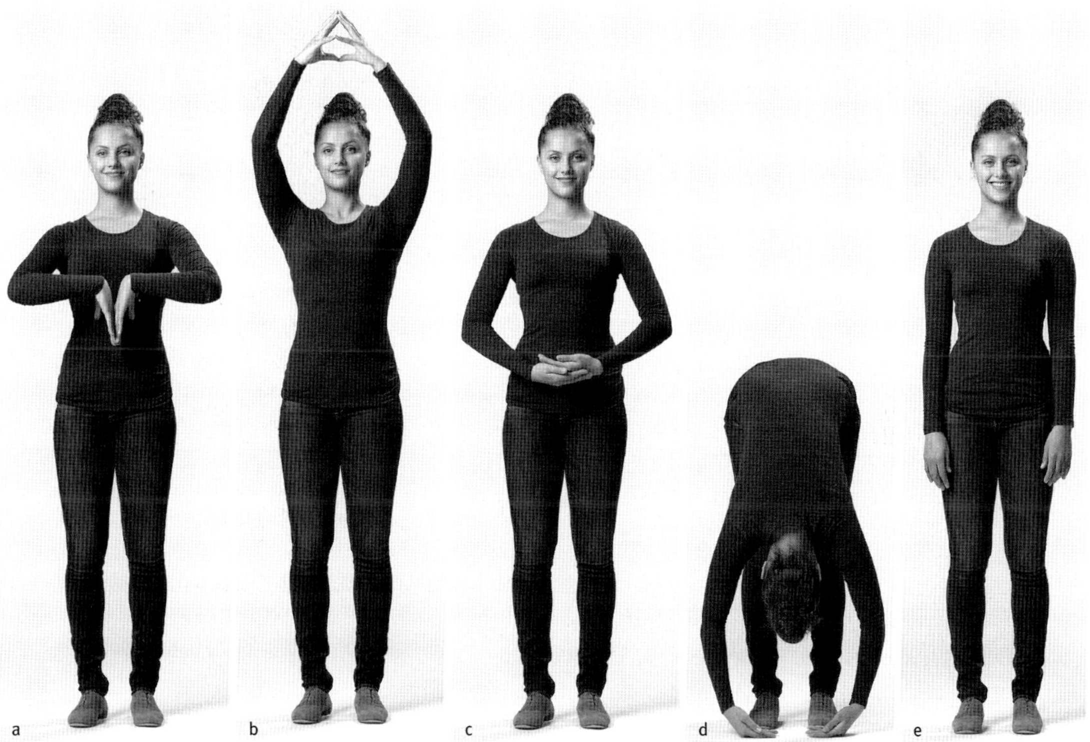

Abb. III.7a–e: Atemblume: a) Hände aneinanderlegen, b) Knospe, c) Hände wie zwei offene Schalen ineinanderlegen, d) nach unten aushängen, e) Stand wahrnehmen

Ü Becken-Atemübung

Diese Übung ist besonders für Sänger zu empfehlen und dient dazu, die Atemfunktion zu verbessern. Dabei macht man sich die anatomische Gegebenheit zunutze, dass am unteren Segment der Wirbelsäule sowohl der große Hüftbeugemuskel (M. psoas major) als auch die beiden Zwerchfellschenkel ansetzen (vgl. Abb. I.55, S. 46).

Stellen Sie eine Fußsohle auf den Rand eines Hockers auf und beugen Sie dabei das Bein in der Hüfte. Entriegeln Sie das Kniegelenk des Standbeines (Abb. III.8) und federn Sie leicht im Kniegelenk. Bewegen Sie dabei das Becken nach hinten oben, so dass im unteren Rückensegment aus einer leichten Rundung heraus das Gefühl der Entspannung entsteht. Atmen Sie mithilfe der Bauchatmung möglichst tief ein und aus und spüren Sie den positiven Effekt der Kippbewegung im Becken auf die nun erleichterte Atmung.

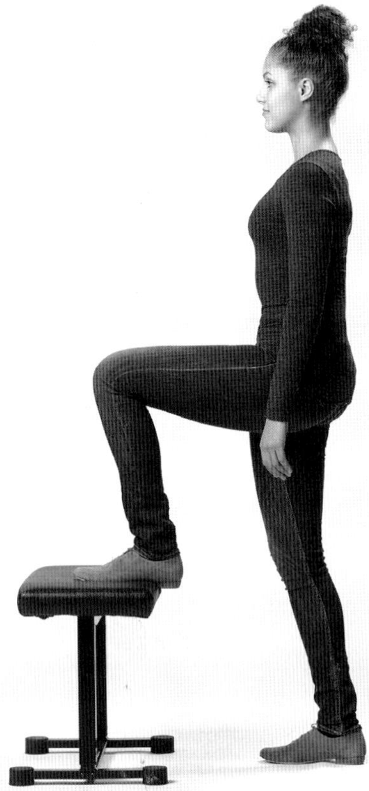

Abb. III.8: Becken-Atemübung, den Zusammenhang von Beckenstellung und Atmung wahrnehmen

3. Abschalten und Erholen

Nach jedem Spielen des Instruments, besonders aber nach Konzerten ist es wichtig, die Muskeln zu lockern und die Durchblutung zu fördern. Durch sog. Abwärm-Übungen, die das Ab- bzw. Herunterkühlen nach körperlichen Anstrengungen unterstützen – im Englischen deswegen auch als »Cool-down«-Übungen bezeichnet – wird sowohl körperlich als auch mental der Übergang zwischen Spielen und Alltag gestaltet und erleichtert.

Daneben sind grundsätzlich auch Übungen hilfreich, welche die Erholung fördern und dabei helfen, abzuschalten und vom Musizieren sowie von beruflichen Themen Abstand zu gewinnen. Sie finden hierfür im Folgenden sowohl körperorientierte als auch mentale Übungen.

3.1 Abwärmen direkt nach dem Üben und Konzert

Die folgenden Übungen sind so konzipiert, dass man sie noch in Konzertkleidung in der Umkleide oder im Stimmzimmer ausführen kann. Weiterhin sind die Übungen kurz und zeitsparend und man benötigt keine Matte oder andere Geräte.

Ü Aushängen an der Wand

Mit Blick zur Wand auf einen Stuhl setzen. Die Zehenspitzen berühren die Wand. Nun mit geradem Rücken nach vorn lehnen, dann die Arme heben und die Hände an der Wand ablegen (Abb. III.9). Darauf achten, dass der Bauch locker bleibt und der gesamte Rücken passiv hängen kann. Die Hände können enger oder breiter an der Wand abgelegt werden, je nachdem, ob Sie mehr oder weniger Dehnung im Schulterbereich wünschen.

In dieser Position ein bis zwei Minuten entspannt bleiben. Dann mit geradem Rücken in die aufrechte Sitzposition zurückkommen.

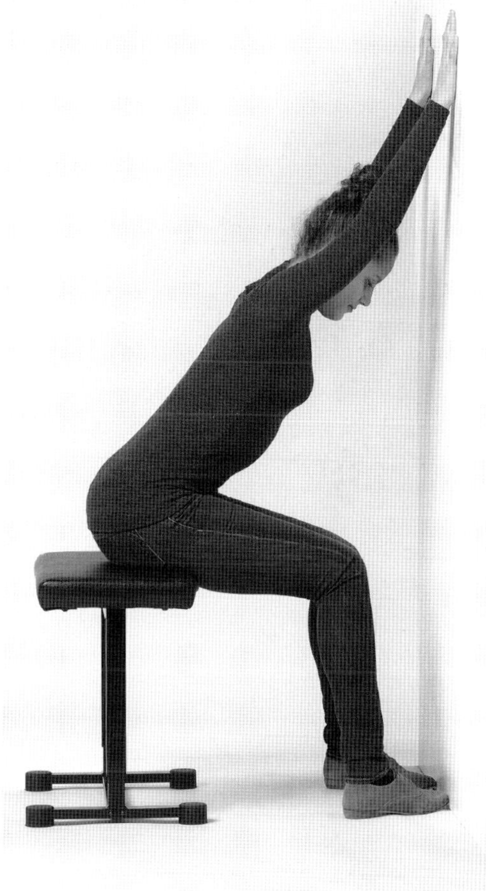

Abb. III.9: Aushängen an der Wand, den Rücken passiv hängen lassen

Ü Stehende Schlange

Hüftbreit stehen. Das Becken nach vorn kippen, so dass als weiterführende Bewegung die Knie leicht in die Beugung kommen, der Rücken rund wird, der Kopf gebeugt wird und sich die Arme nach innen drehen (Abb. III.10a). Dann das Becken nach hinten kippen, der untere Rücken kommt ins Hohlkreuz, die restliche Wirbelsäule richtet sich auf, der Kopf fällt nach hinten in den Nacken, die Arme

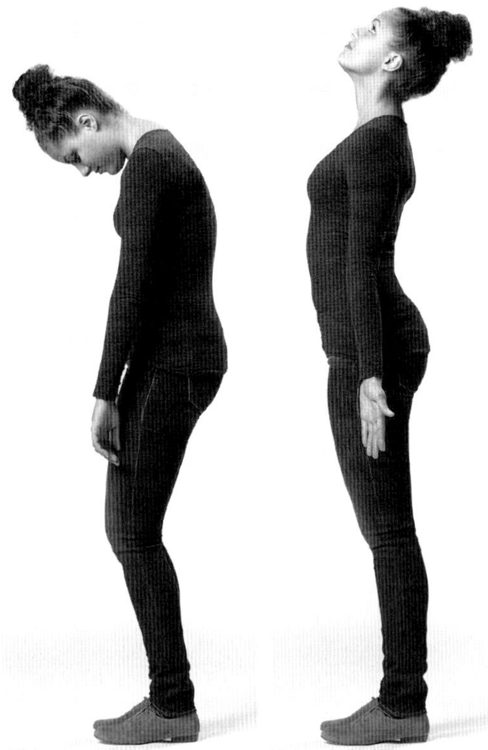

a b

Abb. III.10a und b: Stehende Schlange: a) Beugung, b) Streckung

drehen sich nach außen und die Knie strecken sich (Abb. III.10b). Ungefähr ein bis zwei Minuten wie eine Schlange fließend zwischen den beiden Positionen hin und her bewegen.

Ü Massage des Trapezmuskels

Eigenmassage: Suchen Sie sich einen druckempfindlichen Punkt in der Schulter-Nacken-Region auf der rechten oder linken Seite, üben Sie mit den Fingern der anderen Hand Druck auf diesen Punkt aus und halten Sie diesen Druck aufrecht (Abb. III.11). Wenn der Punkt auf der rechten Seite liegt, neigen Sie den Kopf 5–6 x nach links (oder entsprechend nach rechts, wenn der Punkt auf der linken Seite liegt). Der Druck auf dem Punkt darf während der Bewegung nicht nachlassen. Suchen

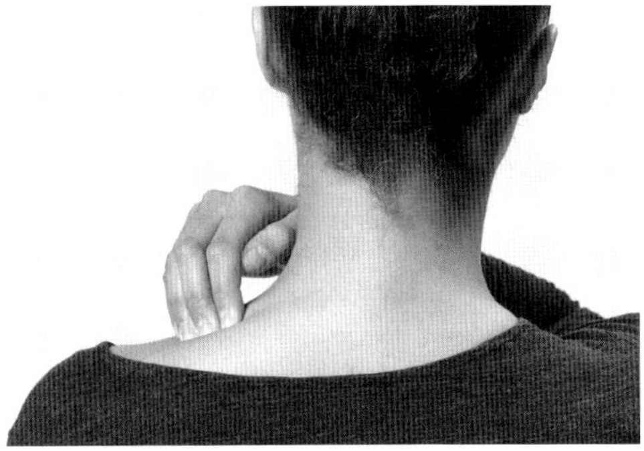

Abb. III.11: Eigenmassage eines empfindlichen Druckpunkts im Bereich des Trapezmuskels

Sie sich dann einen anderen Druckpunkt oder wechseln Sie die Seite.

Partnerübung: Es bietet sich an, die obige Übung zu zweit durchzuführen, da eine andere Person leichter Druck ausüben kann. In diesem Fall setzen Sie sich auf einen Stuhl und lehnen sich bequem an die Rückenlehne an. Die andere Person steht hinter Ihnen. Diese übt nun Druck auf den empfindlichen Punkt aus, während Sie Ihren Kopf 5–6 x zur anderen Seite neigen.

3.2 Erholen nach dem Konzert und zwischendurch

Die folgenden Übungen eignen sich, um körperliche und psychische Spannung zu regulieren und nach Phasen der Anstrengung und Konzentration körperlich und mental loszulassen.

Ü Rückenlage über Gymnastikball

Rücklings über dem Gymnastikball aushängen. Die Arme hängen locker zu den Seiten herab, auch Nacken, Kopf und Beine können entspannt hängen (Abb. III.12). Langsame, kleine Drehbewegungen nach rechts und links auf dem Ball machen. Die Rotation beruhigt und entspannt. Die Übung durchführen, solange es für den unteren Rücken und den Kreislauf angenehm bleibt.

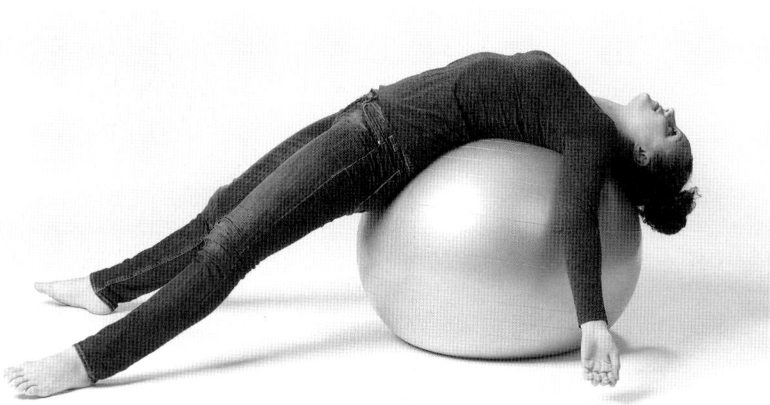

Abb. III.12: Aushängen in Rückenlage über dem Gymnastikball

Ü Päckchen mit ausgestreckten Armen

Auf die Fersen setzen, den Rücken beugen und die Stirn auf dem Boden ablegen. Eine kurze Weile in dieser Position bleiben, bis sich die Atmung beruhigt. Die Arme liegen neben dem Körper, die Hände zeigen in Richtung der Füße mit den Handflächen nach oben (Abb. III.13a). Nach 1–2 Minuten die Hände drehen, so dass die Handflächen nach unten zeigen. Spüren Sie, wie sich mit einer anderen Handposition und der damit verbundenen Drehung der Arme die Atmung verändert. Nach einiger Zeit die Arme 90° zu den Seiten ausstrecken, die Handflächen zeigen nach oben (Abb. III.13b). Spüren Sie wieder, wie sich im Rücken, den Seiten und im Schultergürtelbereich Atemräume öffnen und andere schließen, je nach Arm- und Handposition. Danach die Handflächen nach unten drehen.

Als letzte Position die Arme nach vorn Richtung Kopf ablegen und auch dort die beiden Positionen – mit den Handflächen einmal nach unten und einmal nach oben – einnehmen und ihnen nachspüren (Abb. III.13c). Insgesamt gibt es 6 verschiedene Arm- und Handpositionen, von denen jede hinsichtlich Atmung, Dehnung und Entspannung verschieden ist. Schärfen Sie Ihre Körperwahrnehmung und spüren Sie die Unterschiede!

a

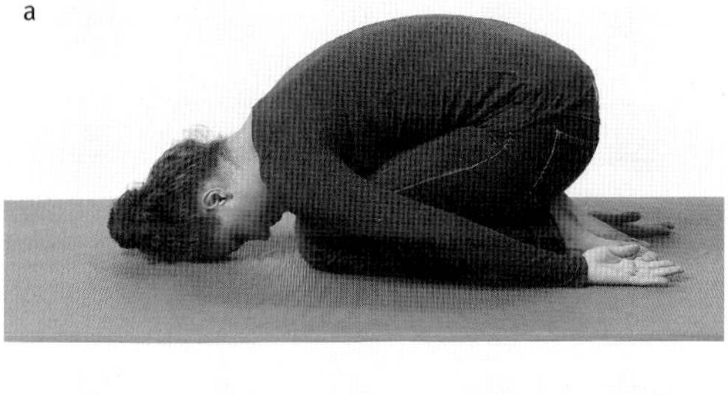

b

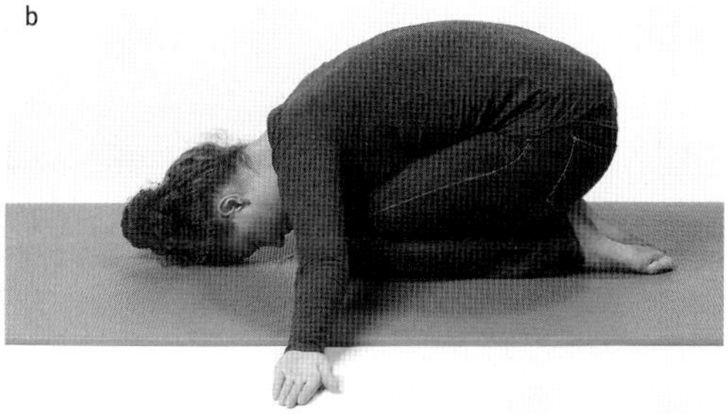

c

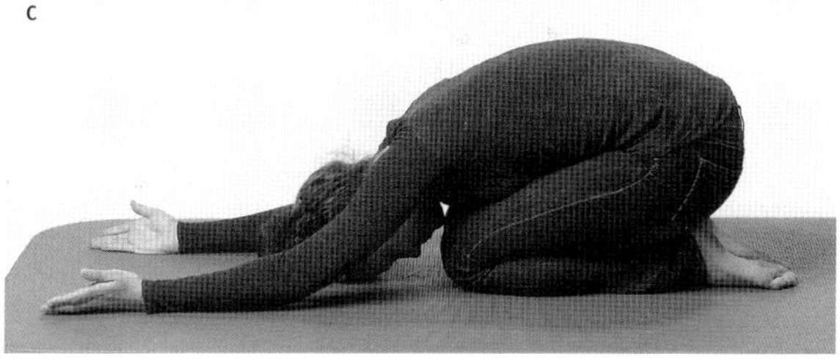

Abb. III.13a–c: Päckchen mit ausgestreckten Armen: a) Ausgangsposition, b) Arme zur Seite, c) Arme nach vorn

Ü Konstruktive Ruhelage

Die Bezeichnung »Konstruktive Ruhelage« stammt aus der Ideokinese (Bernard et al. 2011). Damit ist eine Körperposition im Liegen gemeint, bei welcher die Muskelarbeit eingespart wird, die den Körper sonst in der Aufrichtung gegen die Schwerkraft hält. Das Einnehmen der Konstruktiven Ruhelage ermöglicht es, Muskelspannung abzubauen und innerlich zur Ruhe zu kommen. Die Umgebung sollte ausreichend warm und ruhig sein. Erfahrungsgemäß tritt eine tiefere Spannungslösung nach ca. 8 Minuten ein, nehmen Sie sich also für die Übung insgesamt etwa 10 Minuten Zeit.

Legen Sie sich mit dem Rücken auf eine warme Unterlage flach auf den Boden, die Unterschenkel so weit angewinkelt, dass beide Fußsohlen vollständig am Boden aufliegen. Binden Sie um beide Kniegelenke ein Tuch, so dass die Beine im Hüftabstand parallel gehalten werden, ohne dass Sie Kraft aufwenden müssen. Legen Sie die Arme beidseits parallel zum Körper auf den Boden mit den Handinnenflächen nach unten. Unterstützen Sie den Nacken mit einem weichen Tuch, so dass Kopf und Halswirbelsäule sich in der Verlängerung der Körperachse befinden und der Kopf nicht abgeknickt ist (Abb. III.14). Schließen Sie die Augen, geben Sie Ihr ganzes Körpergewicht an die Unterlage ab und lassen Sie Ihren Atem ruhig fließen. Kommen Sie auch gedanklich zur Ruhe, stellen Sie sich angenehme Situationen vor und lassen Sie innere Spannungen mit jedem Ausatemzug entweichen. Öffnen Sie am Ende der Ruhephase die Augen, kommen Sie über die Seite in den Kniesitz und langsam zum Stehen. Halten Sie einen Augenblick inne und konzentrieren Sie sich auf Ihr Körpergefühl und Ihre innere Ruhe. Gehen Sie dann mit frischer Kraft zurück in den Alltag.

Ü Bewegte Drehdehnlage

Auf die linke Seite legen. Die Beine liegen aufeinander, gestreckt im 90°-Winkel zum Rumpf, die Arme ebenfalls aufeinander und parallel zu den Beinen im 90°-Winkel zum Körper. Mit dem Einatmen den rechten Arm heben, bis die Hand zur Decke zeigt (Abb. III.15a). Mit dem Ausatmen den Arm wieder senken. 6x wiederholen. Bei der letzten Wiederholung ganz herumdrehen und den Arm auf der anderen Seite am Boden ablegen (Abb. III.15b). Lange ausatmen und dann 10–15 tiefe Atemzüge lang in dieser Position liegen bleiben. Der Oberkörper ist dabei leicht verdreht, der Schultergürtel liegt auf dem Boden auf und der Blick geht zur Decke.

Die Übung auf der anderen Seite wiederholen.

Ü Entspannung in Bauchlage

Auf den Bauch legen und den Kopf zur rechten Seite drehen. Das rechte Bein und den rechten Arm so weit wie möglich gestreckt nach rechts zur Seite legen. Die Fußinnenkante und die Innenseite des Beins liegen flach auf dem Boden auf (Abb. III.16). Ebenso sollten die Vorderseiten der Schultern entspannt in den Boden sinken. 3–5 Minuten in dieser Position liegen bleiben und die tiefe Atmung in Bauch und Rücken wahrnehmen. Danach die Übung mit dem linken Bein durchführen.

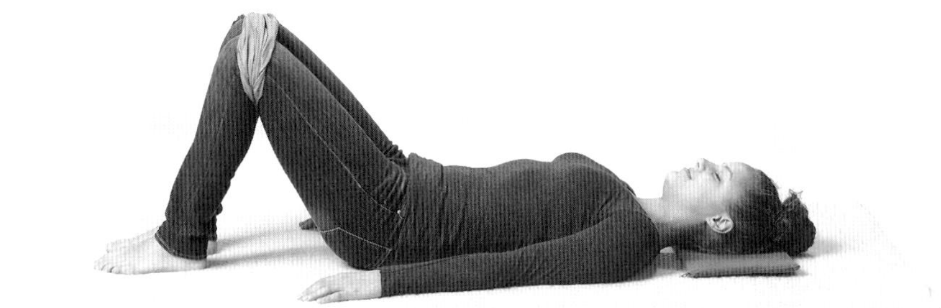

Abb. III.14: Konstruktive Ruhelage

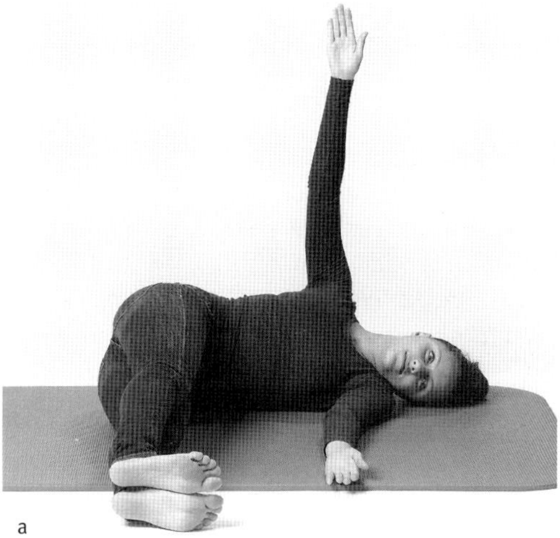

a

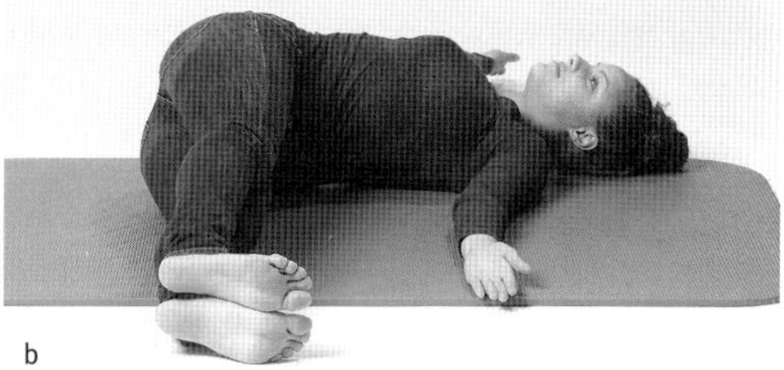

b

Abb. III.15a und b: Bewegte Drehdehnlage: a) den rechten Arm heben, b) Arm auf der anderen Seite am Boden ablegen

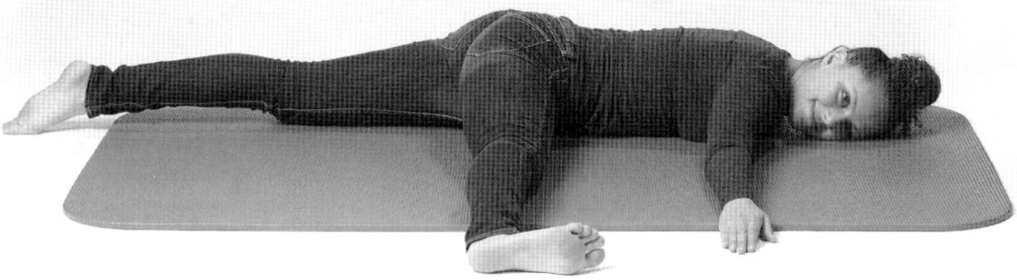

Abb. III.16: Entspannung in Bauchlage mit zur Seite gestrecktem Arm und Bein

Ü **Imaginationsübung Wunschgarten**

Bei dieser Art von Übung versetzt man sich durch bildhafte Vorstellung in eine eigene Welt positiver Sinneswahrnehmungen und schöpft hierdurch innerlich Ruhe und Kraft.

Nehmen Sie eine bequeme Ausgangsposition im Sitzen oder Liegen ein und treffen Sie Vorsorge, dass Sie in den nächsten 5–10 Minuten nicht gestört werden. Schließen Sie die Augen. Richten Sie Ihre Aufmerksamkeit zunächst auf Ihren Körper und nehmen Sie ihn von der Sohle bis zum Scheitel intensiv wahr. Beobachten Sie den ruhigen und regelmäßigen Fluss Ihres Atems.

Lassen Sie dann vor Ihrem inneren Auge eine Landschaft entstehen, die Ihnen gefällt, und betrachten Sie diese aus der Vogelperspektive. Wählen Sie ein Stück dieser Landschaft aus und nähern Sie sich ihm. Durchschreiten Sie Ihr Stück Land und gestalten Sie es als Ihren persönlichen Garten nach Ihren Wünschen. Konzentrieren Sie sich in der Vorstellung auf die Wahrnehmung der verschiedenen Sinneseindrücke, die Sie dabei erleben: auf die Farben und Gerüche, auf Temperatur, Sonne und Wind, Berührung, Klänge und Geräusche. Stellen Sie sich alles so vor, wie es für Sie angenehm ist. Nehmen Sie die Empfindungen intensiv in sich auf. Bestimmen Sie schließlich den Moment, an dem Sie Abschied von Ihrem Garten nehmen und machen Sie sich bewusst, dass Sie jederzeit dorthin zurückkehren können. Entfernen Sie sich langsam in Ihrer Vorstellung und nehmen Sie wieder die Vogelperspektive ein. Kehren Sie zurück zur Wahrnehmung Ihres Körpers. Bewegen Sie Füße, Beine, Rumpf und Arme und öffnen Sie wieder die Augen.

4. Übungen für spezifische Anforderungen

4.1 Stehen und Sitzen – Tiefenstabilisation

Typische Anforderungssituationen für Musiker sind das lange Sitzen in Orchesterdiensten oder beim Unterrichten sowie das Stehen beim Üben. Hierfür ist eine ausreichend gute Tiefenstabilisation sehr wichtig.

Im Folgenden werden Übungen vorgestellt, welche die tiefliegende Muskulatur des Rumpfes und der Wirbelsäule kräftigen.

Eine notwendige Voraussetzung für diese Übungen ist die sog. Grundspannung. Dies bedeutet, dass die Muskulatur des Rumpfes aktiviert werden muss, bevor die Übung beginnt. Die Grundspannung soll während der gesamten Übung beibehalten werden. Gleichzeitig ist es wichtig, dass sich die Position des Rumpfes und der Wirbelsäule während der Übung nicht verändert. Der Rumpf soll unabhängig von der Bewegung in der Übung stabil bleiben und darf nicht in Richtung Hohlkreuz oder zur Seite kippen.

Ü Aufbau der Grundspannung

Der Aufbau der Grundspannung ist am leichtesten in Rückenlage mit aufgestellten Beinen spürbar und verläuft in drei Schritten: Bauchnabel einziehen, Beckenboden anspannen, beim Ausatmen die unteren Rippen weiter nach unten senken. Diese drei Schritte wirken zentrierend im Bauch- und Rumpfbereich und bauen dort Muskelspannung auf. Am Anfang erfordert es eine gewisse Konzentration, während des Aufrechterhaltens der Grundspannung nicht die Luft anzuhalten, sondern die ganze Zeit regelmäßig weiter zu atmen. Mit etwas Übung ist dies aber gut zu erreichen.

Ü Das Y

Mit aufgestellten Beinen auf den Rücken legen. Einen Gymnastikball zwischen die Füße klemmen und die Beine nach oben Richtung Decke strecken. Die Grundspannung im Bauch aufbauen. Nun die

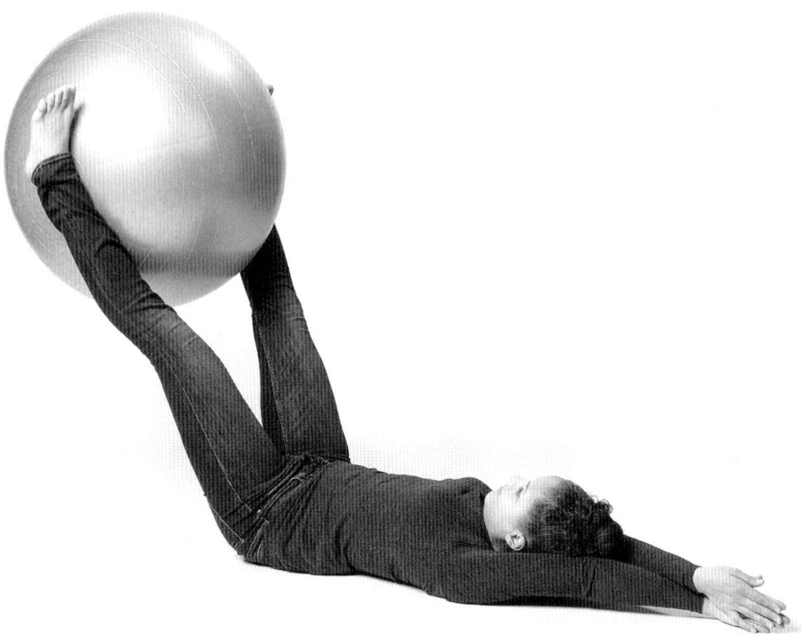

Abb. III.17: Das Y, Beine anheben mit eingeklemmtem Gymnastikball

Beine mit dem Ball langsam etwas nach unten senken und gleichzeitig die Arme nach hinten oben strecken. Arme, Beine und Oberkörper ergeben zusammen die Form eines Y (Abb. III.17).

5–6 Wiederholungen. Nach einer kurzen Pause noch 1–2 x jeweils 5–6 Wiederholungen.

Wichtig: Der untere Rücken darf sich während der Bewegung nicht von der Matte lösen und die Grundspannung muss die ganze Zeit aufrechterhalten werden.

Ü Brücke auf Ball

Auf den Rücken legen und die Füße auf dem Gymnastikball abstellen. Die Grundspannung aufbauen, dann das Becken anheben, so dass der Oberkörper mit den Beinen eine gerade Linie bildet (Abb. III.18). Die Position 20–30 Sekunden halten.

5–6 Wiederholungen.

Ü Päckchensitz

Auf der Matte sitzen und mit den Händen die Füße so nahe wie möglich zum Gesäß ziehen. Die Knie bleiben geschlossen und der Rücken ist gerade aufgerichtet. Nun beide Arme von den Knien lösen und zur Seite ausstrecken (Abb. III.19). Die Knie müssen geschlossen, der Rücken gerade und der Schultergürtel gesenkt bleiben. Die Position 20–30 Sekunden halten, dabei regelmäßig weiter atmen.

5–6 Wiederholungen.

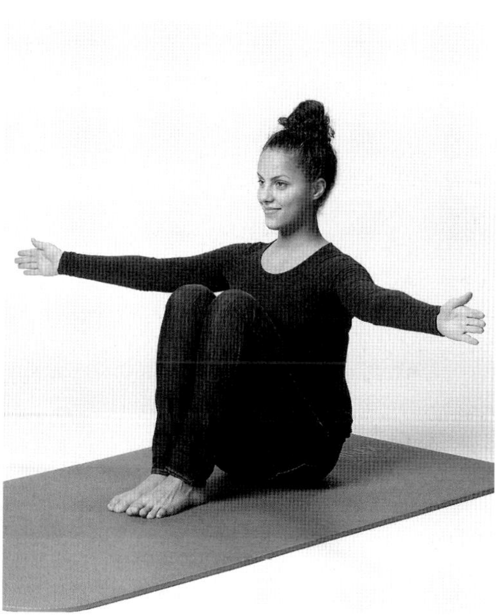

Abb. III.19: Päckchensitz

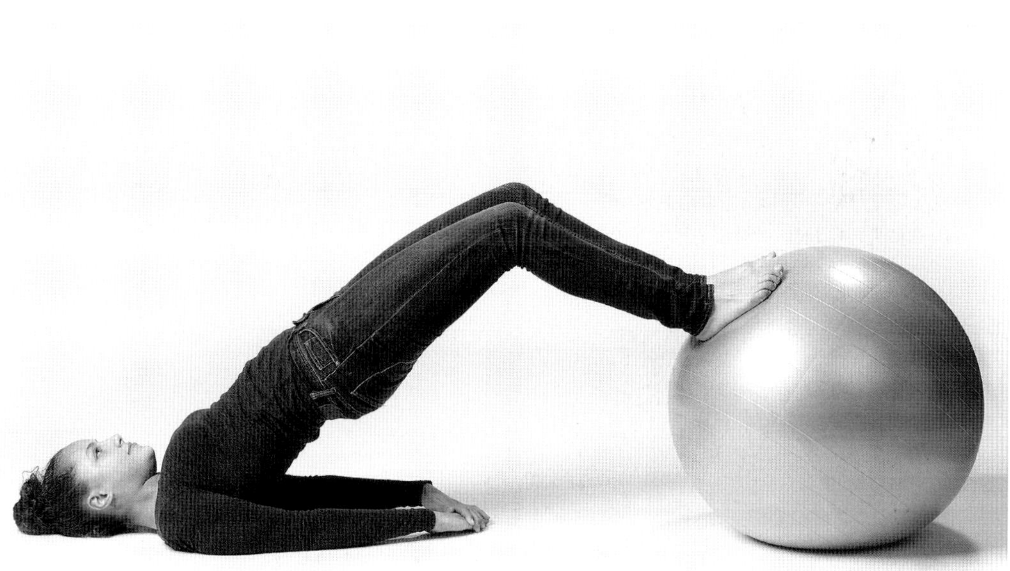

Abb. III.18: Brücke auf Ball, eine Brücke bilden und die Füße dabei auf dem Gymnastikball abstellen

Ü Brett

Im Unterarmstütz auf der Matte knien. Mit den Füßen so weit nach hinten wandern, bis die Beine lang sind und der Rücken gerade und parallel zum Boden ist (Abb. III.20a). Diese Position 20–30 Sekunden halten, ohne dabei in ein Hohlkreuz zu fallen oder einen Rundrücken zu machen.

5–6 Wiederholungen.

Variante: Einen Arm nach vorn ausstrecken (Abb. III.20b).

Ü Uhrzeiger

Rückenlage auf der Matte. Die Beine gerade nach oben Richtung Decke strecken und Grundspannung im Bauch aufbauen. Die Arme liegen gebeugt auf dem Oberkörper, so dass sie keinen Kontakt zum Boden haben. Das linke Bein langsam nach links zur Seite absenken (Abb. III.21). Das rechte Bein bleibt dabei stabil in der Luft und zeigt weiterhin nach oben. Das Becken darf nicht kippen oder sich auf der rechten Seite vom Boden abheben.

3–5 Wiederholungen, dann die Seite wechseln. Die Übung mit jedem Bein 3x durchführen.

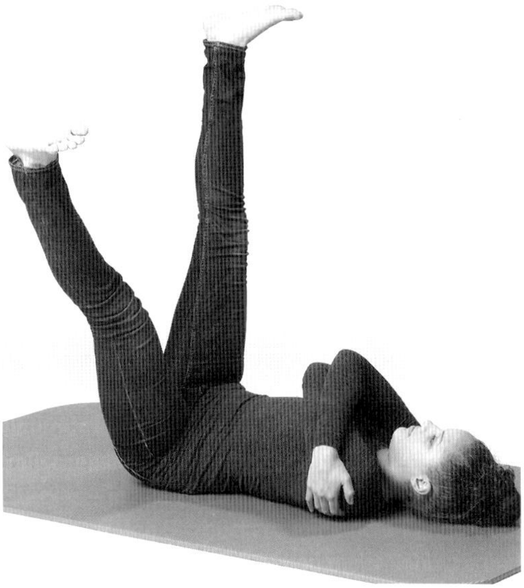

Abb. III.21: Uhrzeiger, rechtes Bein zeigt nach oben, linkes Bein wird zur Seite abgesenkt

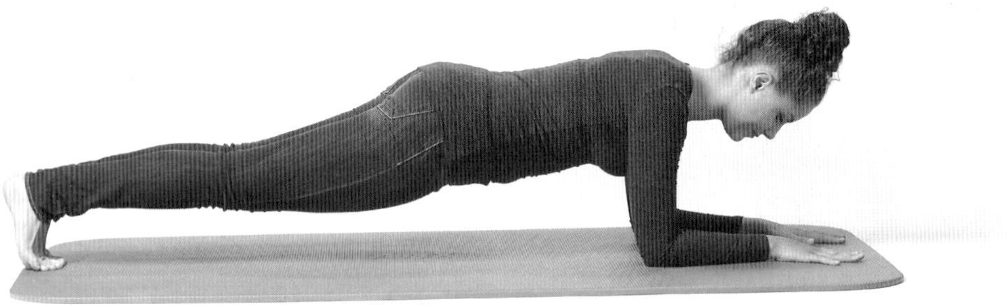

a

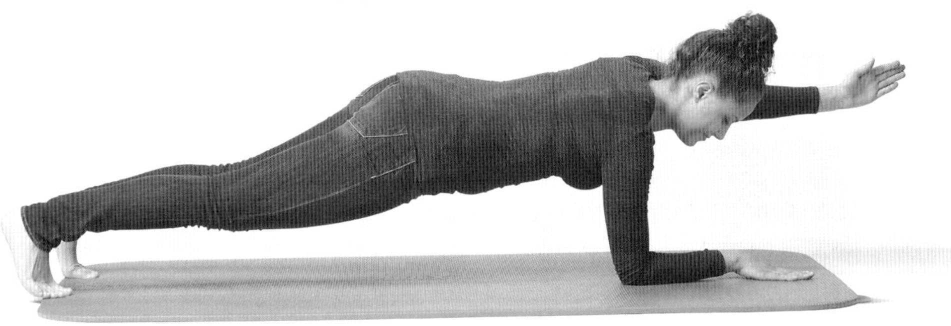

b

Abb. III.20a und b: Brett: a) im Unterarmstütz, b) einen Arm nach vorn ausgestreckt

4.2 Während Pausen beim Üben, Proben und Unterrichten

Neben dem Aufwärmen und Abwärmen vor und nach dem Spielen ist die Gestaltung von Pausen während des Übens, Probens und Unterrichtens besonders wichtig, um Verspannungen entgegenzuwirken und Überlastungen vorzubeugen. Für diese Pausen sind im Folgenden einige Übungen zusammengestellt, die kurz, schnell wirksam und an jedem Ort durchführbar sind.

Ü **Oberkörperdrehung**

Hüftbreit stehen und die Arme mit nach oben gerichteten Handflächen zu den Seiten ausstrecken. Den Oberkörper abwechselnd nach rechts und links drehen (Abb. III.22) und dabei nach und nach das Bewegungsausmaß vergrößern. 10–15 Wiederholungen nur zur linken Seite drehen. Eine leichte Schwungbewegung ist dabei erlaubt. Danach 10–15 Wiederholungen mit leichtem Schwung zur rechten Seite durchführen.

Ü **Dehnung der gesamten Körpervorderseite**

In Schrittstellung in den Türrahmen stellen und mit beiden Händen oben am Türstock einen Hebel setzen. Über die Schrittstellung nach vorn lehnen, bis eine Dehnung über die gesamte Körpervorderseite spürbar ist (Abb. III.23). Achten Sie darauf, dabei nicht ins Hohlkreuz zu fallen, sondern die ganze Wirbelsäule gleichmäßig in die Streckung zu bringen. 20–30 Sekunden in der Position bleiben und tief ein- und ausatmen.

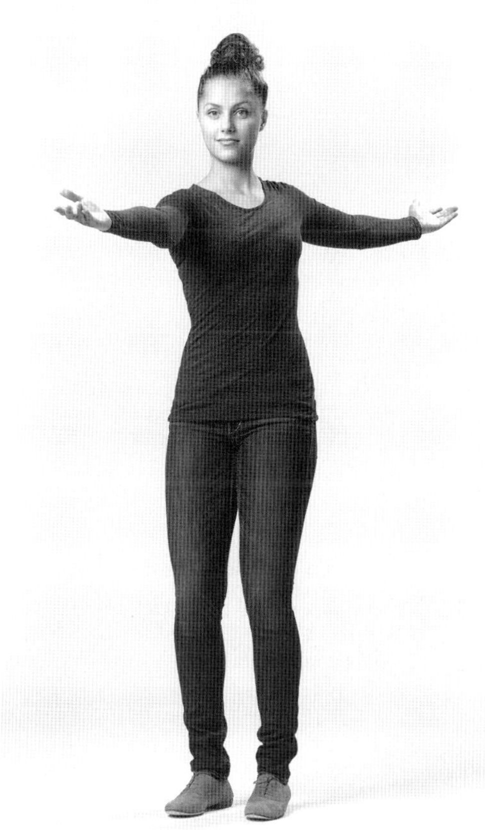

Abb. III.22: Oberkörperdrehung

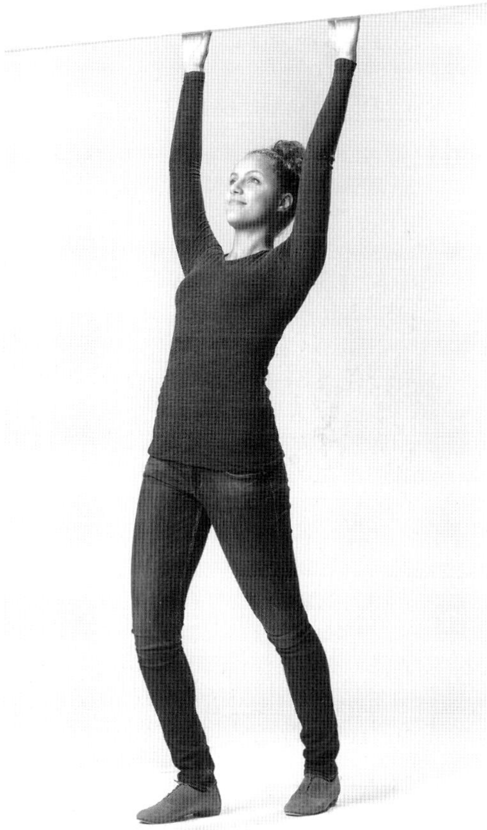

Abb. III.23: Dehnung der Körpervorderseite

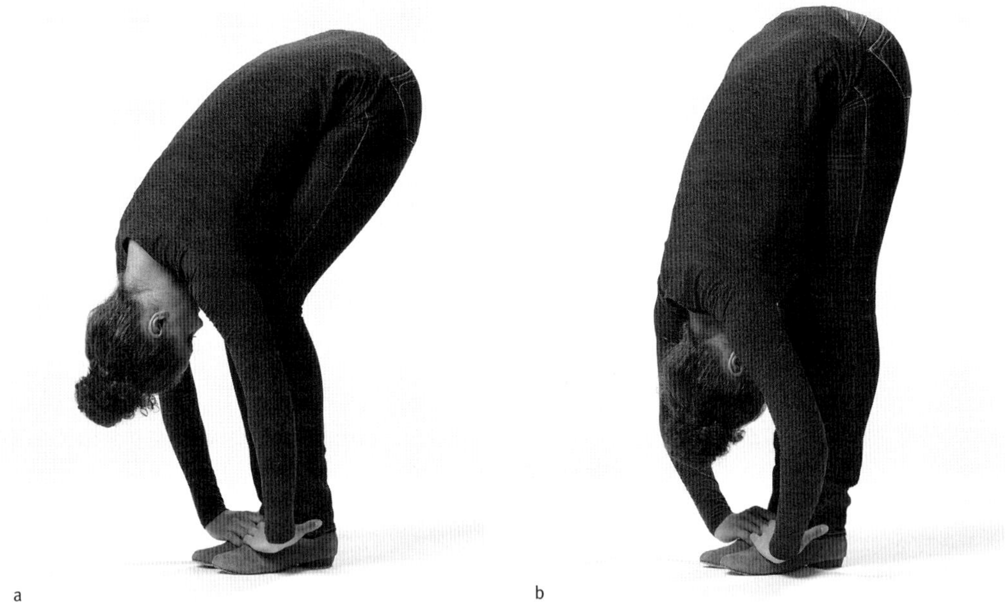

Abb. III.24a und b: Geschlossene Vorbeuge: a) mit gebeugten Knien, b) mit gestreckten Knien

Ü **Geschlossene Vorbeuge**

Mit geschlossenen Füßen stehen und nach vorn beugen. Die Füße mit den Händen umfassen. Bei den meisten Menschen sind in dieser Position die Knie zunächst gebeugt (Abb. III.24a). Nun die Knie langsam strecken, ohne die Füße mit den Händen loszulassen (Abb. III.24b). Diese Bewegung 15–20 x wiederholen. Dann die Füße loslassen, den Oberkörper locker hängen lassen und Wirbel für Wirbel langsam aufrichten.

4.3 Während der Probe

Natürlich soll während der Probe die Konzentration auf der Musik liegen. Trotzdem gibt es für Instrumentalisten auch Spielpausen in der Partitur oder Pausen, die entstehen, weil mit einer anderen Gruppe gearbeitet wird. Für solche Momente eignen sich die folgenden Übungen, da sie von außen kaum sichtbar sind und durchgeführt werden können, ohne die äußeren Abläufe und das eigene Spiel zu stören.

Ü **Unsichtbare Minibewegungen**

Um der stabilisierenden Muskulatur immer wieder Impulse zur Kontraktion zu geben, können Sie kleine Drehbewegungen des Oberkörpers durchführen. Im Sitzen können diese Bewegungen so klein und diskret sein, dass sie von außen nicht zu sehen sind.

Ü **Positionswechsel**

Wechseln Sie während der Probe so häufig wie möglich Ihre Sitzposition. Nutzen Sie die Rückenlehne, sitzen Sie einmal vorn auf der Stuhlkante, dann einmal hinten. Auch eine ungünstige Haltung ist kurzfristig erlaubt, wenn sich dabei bestimmte Muskeln entspannen können. Wichtig ist vor allem der Wechsel, damit keine Muskelgruppe übermäßig ermüdet.

Ü **Isometrische Übungen**

Spannen Sie bestimmte Körperbereiche an, halten Sie die Spannung 10–20 Sekunden und lassen Sie dann wieder los. Sie können die Füße in den Boden stemmen, die Zehen krallen, das Gesäß anspannen, eine Faust machen u. v. m. Neben der Verbesserung der Durchblutung fördern isometrische Übungen auch die Körperwahrnehmung, da man nach dem Loslassen der Spannung die unterschiedlichen Spannungszustände besser spürt.

Diese Übung ist auch für lange Reisen im Flugzeug, bei denen wenig Bewegungsfreiheit herrscht, geeignet, um die Durchblutung zu fördern.

4.4 Vor dem Auftritt

Die Vorbereitung auf einen Auftritt beinhaltet spezifische Vorbereitungstechniken und Übungen zur Optimierung des Lampenfiebers. Aus dem umfangreichen Repertoire an Übungen sind hier zwei einfache Übungen herausgegriffen, die ohne Vorbereitung jederzeit kurz vor dem Auftritt durchgeführt werden können.*

Ü **Ausatmen**

Diese Übung ist so einfach und unauffällig, dass sie kurz vor dem Betreten der Bühne oder sogar noch auf der Bühne selbst – sofern es sich nicht um eine rein solistische Darbietung handelt – durchgeführt werden kann. Sie führt zur Beruhigung der Atmung und zur Regulation von Pulsfrequenz und Herzschlag. Durch die Konzentration auf die Ausatemphase wird auch der Gefahr der Hyperventilation entgegengewirkt, die – oft unbewusst – bei zu schneller Einatmung und zu geringer Ausatmung entstehen kann. Durch die Konzentration auf das Atmen sind auch die Gedanken positiv ausgerichtet und die eigene Präsenz wird spürbar.

Atmen Sie ausschließlich durch die Nase ein und nehmen Sie wahr, wie sich dabei Ihr Brustkorb weitet und die Bauchdecke leicht nach vorn wölbt. Stellen Sie sich vor, dass Sie beim Einatmen einen Schwimmring etwa in Höhe Ihres Bauchnabels rundherum aufblasen. Lassen Sie einen Moment verstreichen, bis Sie in die Ausatmung übergehen. Dann lassen Sie den Atem ausströmen, bis Sie das Gefühl haben, dass keine Luft mehr entweicht. Wenn Sie unbeobachtet sind, spitzen Sie leicht die Lippen dabei. Warten Sie auf den Einatemimpuls und atmen Sie dann erneut durch die Nase ein.

Ü **Glücksmurmel**

Einen Glück bringenden Gegenstand für den Auftritt bei sich zu haben, ist eine wirkungsvolle Form des Rituals. Ein Beispiel hierfür ist die Glücksmurmel. Bei großer Aufregung hilft es, die Glücksmurmel in die Hand zu nehmen. Natürlich ist auch jeder andere Gegenstand geeignet, der eine persönliche positive Bedeutung für den Auftretenden hat. Kinder gehen mit Glücksbringern meist noch ganz natürlich um, Erwachsenen ist es manchmal peinlich. Es gibt aber eine große Zahl an bedeutenden und bekannten Künstlern, die ausgiebige Rituale pflegten und pflegen (Spahn 2012, S. 143).

4.5 Stressbewältigung

Für Musiker sind Anforderungen durch Proben, Konzerte, Prüfungen und Probespiele häufig ungleichmäßig verteilt. So kommt es nicht selten zu Phasen immenser Belastungen, in denen Gefühle von Stress und Überforderung entstehen. Übungen wie die Folgenden können dann helfen, den Stress vorübergehend zu reduzieren.

Ü **Gesichtsmassage**

Nach langen Phasen hoher Konzentration – beispielsweise beim Üben oder bei intensiven Proben – wirkt eine Gesichtsmassage entspannend und beugt Spannungskopfschmerzen vor.

Beginnen Sie mit den Fingerspitzen beider Hände, Ihre Kopfhaut vom Scheitel aus bis zum Nackenansatz leicht zu massieren. Fahren Sie im Gesicht fort: von den Schläfen zur Stirn, im Bereich der Wangen

* Weitere Übungen zum Umgang mit Lampenfieber finden Sie im Buch: Spahn, C.: Lampenfieber. Handbuch für den erfolgreichen Auftritt, Henschel, Leipzig 2012.

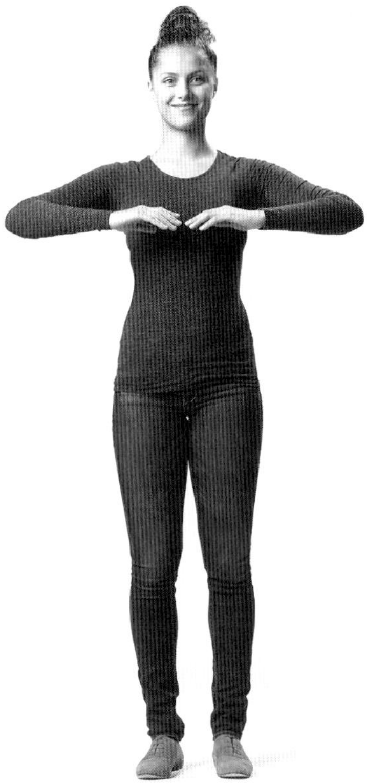

a

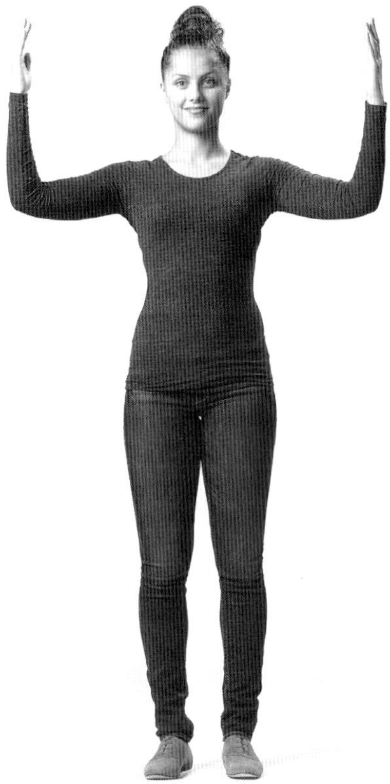

b

Abb. III.25a–d: Armkanon: a) Position eins, b) Position zwei, c) Position drei, d) Position vier

und der Kiefergelenke. Dosieren Sie selbst, wie viel Druck beim Massieren angenehm ist.

Ü Kopf auffangen*

Stützen Sie im Sitzen beide Arme mit den Ellenbogen auf einem Tisch auf und legen Sie die Hände mit einer Handinnenfläche nach oben ineinander. Legen Sie die Stirn in die Handinnenfläche und geben Sie das Gewicht des Kopfes an die Arme ab. Nehmen Sie wahr, wie sich die Nackenmuskulatur löst und entspannt.

* Für Anregungen und Austausch geht mein herzlicher Dank an Veronika Köhler

Ü Stresssituation überdenken

Wenn Sie sich von der Vielzahl der Anforderungen überfordert fühlen, kann es hilfreich sein, die als stressig erlebte Situation mithilfe einiger Fragen neu zu bewerten und auf diese Weise mehr Souveränität zu gewinnen.

Folgende Fragen können Ihnen helfen:

Wie werde ich in einem Monat oder Jahr über die Situation denken? Welche ähnlichen Anforderungen habe ich bisher in meinem Leben schon gemeistert? Was gibt es außerhalb der belastenden Situation Wichtiges, das mir Kraft gibt? Was kann schlimmstenfalls wirklich geschehen? Was würde ich einem Freund oder einer Freundin raten,

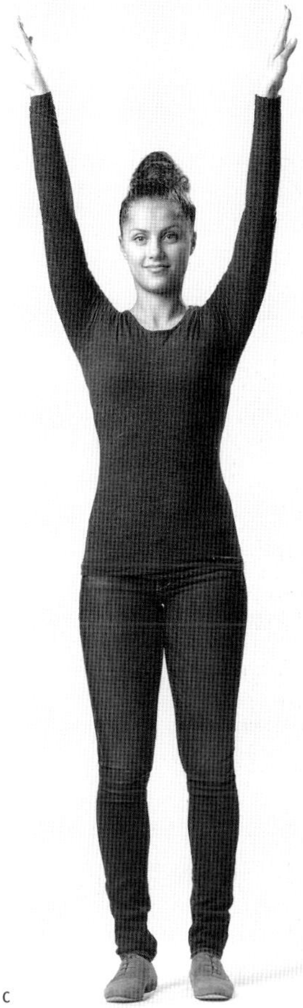

c

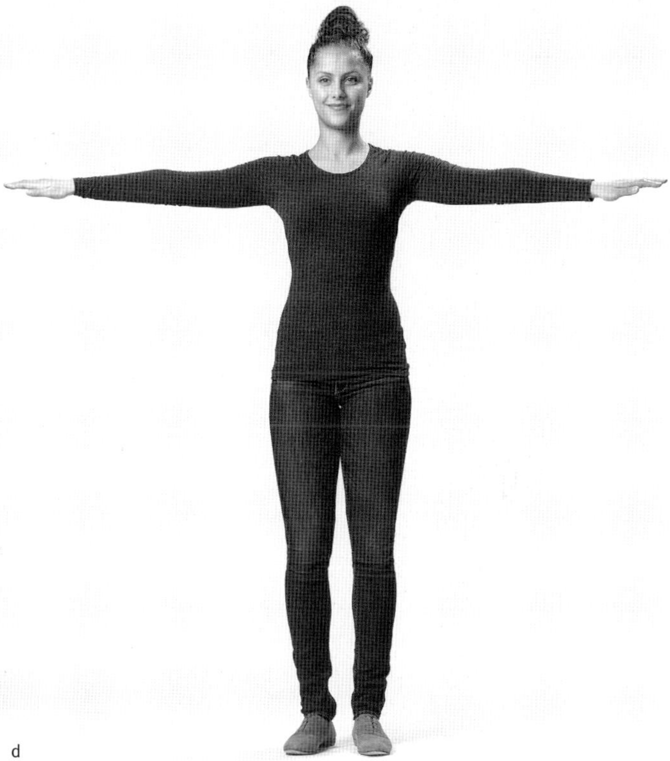

d

der oder die sich in einer ähnlichen Situation befindet?

Ü **Armkanon**

Diese Übung stellt gewisse Anforderungen an die Koordination und beansprucht dementsprechend viel Aufmerksamkeit. Dadurch lenken Sie sich mental von einer belastenden Situation ab und können Stress reduzieren. Die Übung kann aber auch als reine Koordinationsübung durchgeführt werden.

Hüftbreit stehen. Die Bewegungsabfolge umfasst vier Positionen und wird zunächst synchron mit beiden Armen durchgeführt.

Beide Unterarme vor der Brust anwinkeln, die Hände flach mit den Handflächen nach unten, die Ellenbogen auf gleicher Höhe (Abb. III.25a). Die Unterarme zu beiden Seiten aufklappen, so dass ein Winkel von 90° zum Oberarm entsteht und die Hände nach oben zeigen (Abb. III.25b). Beide Arme gerade nach oben strecken, die Handflächen zeigen nach außen (Abb. III.25c). Beide Arme im Halbkreis ausgestreckt in die Waagerechte auf Schulterhöhe führen, die Handflächen zeigen nach unten (Abb. III.25d). Die Bewegungsfolge nun im Kanon um einen Bewegungsschritt versetzt durchführen. Ein Arm beginnt in der Waagerechten, der andere Arm angewinkelt vor der Brust. Zunächst in langsamem Tempo durchführen, mit der Zeit das Tempo steigern.

5. Übungen zu zweit oder in der Gruppe

Manche Übungen können auch zu zweit oder mit mehreren Personen durchgeführt werden. Dies hat den Vorteil, dass beide Teilnehmer sich gegenseitig Rückmeldungen und Impulse geben können und dass gleichzeitig auch die Kommunikation und Wachheit für das Gegenüber geschult werden. Dies kann sich insbesondere auf das Zusammenspiel im Ensemble positiv auswirken. Darüber hinaus können auch mehrere Musiker in einem Raum individuelle Übungen für sich durchführen. Hierbei kann eine positive Atmosphäre der Konzentration entstehen, die auch dem Einzelnen die Durchführung der Übungen erleichtert und zu intensiverer Selbstwahrnehmung verhelfen kann. Wichtige Kriterien, ob ein Raum hierfür geeignet ist, sind Stille, Raumgröße, Ausstattung, Lüftungsmöglichkeit u. a. m. (vgl. Kap. II.4.1, S. 151).

Ü **Rücken an Rücken**

Diese Übung führt zu Entspannung und vermittelt das Gefühl der gegenseitigen Rückendeckung. Beide Partner sitzen Rücken an Rücken mit leicht angewinkelten Beinen am Boden. Die Sitzposition wird gemeinsam so austariert, dass beide sich unterstützen und keiner das Gewicht des anderen tragen muss.

Ü **Gegenseitig aushängen**

Beide Partner stehen Rücken an Rücken und haken sich mit beiden Armen unter. Ein Partner beugt die Knie und nimmt den Oberkörper nach vorn. Indem er in den Kniegelenken leicht in die Streckung geht, trägt er den Partner auf seinem Rücken, so dass dieser mit seinem Rücken ganz aufliegen und Arme und Beine hängen lassen kann. Während der gesamten Übung ruhig und regelmäßig atmen. Nach dem sanften Absetzen erfolgt ein Rollenwechsel.

Ü **Handspiele**

Zum mentalen und körperlichen Aufwärmen mit mehreren Personen sind rhythmische Handspiele gut geeignet. Neben dem musikpädagogischen Wert dienen sie auch der Konzentrationsförderung, dem körperlichen Aufwärmen und der Abstimmung und Koordination mit dem Gegenüber innerhalb einer Gruppe. Eine rhythmische Einheit mit gegenseitigem In-die-Hände-Klatschen kann zu zweit begonnen und dann als Kanon in einer größeren Gruppe fortgeführt werden. Fast jeder hat als Kind oder Jugendlicher Handspiele gemacht. Für Kinder eignen sie sich deshalb im Unterricht sehr gut. Allerdings können auch Erwachsene interessante rhythmische Variationen erfinden und so durchaus gefordert sein.

Ü **Gegenseitig führen**

Die Partner legen fest, wer führt und wer folgt. Nach einer Runde werden jeweils die Rollen getauscht. Beide Partner stehen sich gegenüber. Die Person in der Führungsrolle bewegt zunächst im Stehen, dann auch unter Verlagerung der Fußposition beide Arme in großen, langsamen Bewegungen im Raum. Das Gegenüber folgt seinen Bewegungen mit der Vorstellung, dass die Hände der Partner durch einen Faden verbunden sind. Die Bewegungen des Führenden sollen so sein, dass der Partner gut folgen kann. Im Anschluss an die Übung kann jeder der beiden folgende Fragen reflektieren: Wie fühle ich mich in beiden Rollen? Fällt mir eine Rolle leichter? Zusätzlich können beide Partner sich gegenseitig dazu Feedback geben, wie klar sie in der führenden Rolle in ihren Bewegungen waren oder wie sie dies ggf. verbessern können.

Ü Feedback – Stärken und Schwächen

Diese Übung kann zunächst als Selbst-Feedback, d.h. als Gedankenexperiment in Bezug auf die eigene Person, durchgeführt werden. Sie beginnt damit, dass Sie sich zwei Stärken und Schwächen Ihrer eigenen Person, die hinsichtlich einer bestimmten Aufgabe von Bedeutung sind, überlegen und aufschreiben. Sie können dieselben Gedanken auch auf einen Kollegen oder Mitspieler in einem Ensemble übertragen. Sie werden dabei feststellen, dass auch Personen, die Sie nur mit Schwierigkeiten akzeptieren können, positive Seiten haben, ebenso wie Sie selbst.

Die Übung stellt die Voraussetzung für ein echtes Feedback zwischen zwei oder mehreren Personen dar (S. 87; Fengler 2009, S. 38).

Ü Vertrauenskreis

Diese Übung ist gut geeignet für eine größere Gruppe ab 6 Teilnehmern. Die Teilnehmerzahl muss gerade sein. Alle Teilnehmer bilden im Stehen einen Kreis und fassen sich an den Händen. Dann wird nacheinander – beginnend mit 1 – durchgezählt. Die Teilnehmer mit geraden Zahlen lehnen sich nach außen, diejenigen mit ungeraden Zahlen lehnen sich nach innen. Dabei soll die gesamte Gruppe im Gleichgewicht bleiben.

Anhang

Über die Autoren

Die Autorin

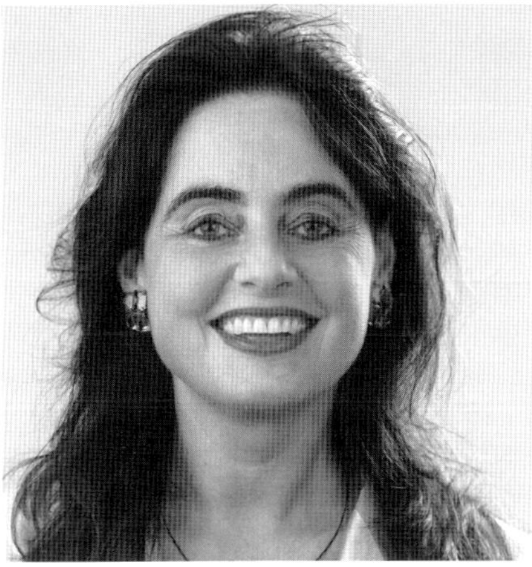

Prof. Dr. med., Dipl. mus. Claudia Spahn
Professorin für Musikermedizin und Leiterin des Freiburger Instituts für Musikermedizin (FIM), Hochschule für Musik und Universitätsklinikum Freiburg (www.fim.mh-freiburg.de). Fachärztin für Psychotherapeutische Medizin und Dipl.-Musiklehrerin.

Medizinstudium in Freiburg, Paris und in der Schweiz. Seit 1986 paralleles Musikstudium an der Hochschule für Musik Freiburg, 1993 Medizinische Promotion, bis 1999 Facharztweiterbildung, 2004 Habilitation an der Medizinischen Fakultät der Albert-Ludwigs-Universität Freiburg.

Instrumentalausbildung in Blockflöte, Klavier und Violine. Mehrfache Preisträgerin bei »Jugend musiziert«, Vorstudium an der Hochschule für Musik Würzburg. Als Pianistin und Blockflötistin Auftritte in internationalen Musiktheaterproduktionen. Eigene Kompositionen für Blockflöte im Mieroprint-Verlag.

Am FIM tätig in Lehre, Forschung und Patientenbehandlung. Clearingstelle zur Behandlung von Instrumentalisten mit körperlichen und psychischen Beschwerden mit Schwerpunkt Auftrittsängste und psychologische Betreuung von Sängern. Forschungsschwerpunkte: Prävention in der Musikhochschulausbildung, Lampenfieber, Üben, Musikphysiologie für Bläser und Streicher (Bewegungsanalyse). Zahlreiche wissenschaftliche Publikationen, regelmäßige Veröffentlichungen in DAS ORCHESTER, Herausgeberin und Mitautorin verschiedener Fachbücher im Bereich der Musikermedizin, Musikphysiologie und Musikpädagogik, u. a. der Schriftenreihe des FIM: FREIBURGER BEITRÄGE ZUR MUSIKERMEDIZIN; Lehrbuch MUSIKERMEDIZIN 2011; Monografie LAMPENFIEBER 2012.

Zusammen mit Bernhard Richter Förderpreis der Medizinischen Fakultät Freiburg für herausragende Lehre (2009), Karl-Storz-Preis (2010), Gräfin Sonja Gedachtnispreis der Stiftung »Singen mit Kindern« (2012).

Die Mitautoren

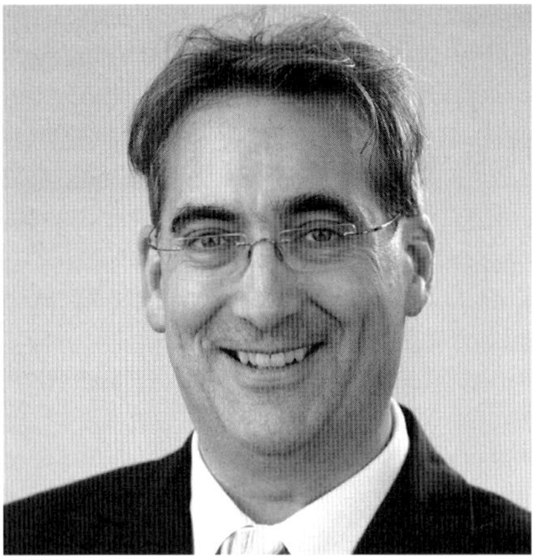

Prof. Dr. med. Bernhard Richter, staatl. gepr. Sänger KA

Professor für Musikermedizin mit Schwerpunkt künstlerische Stimmbildung und Leiter des Freiburger Instituts für Musikermedizin (FIM) – Hochschule für Musik und Universitätsklinikum Freiburg, Facharzt für HNO und Phoniatrie/Pädaudiologie, staatlich geprüfter Sänger KA (www.fim.mh-freiburg.de).

In der Kindheit musikalische Ausbildung bei den Stuttgarter Hymnus-Chorknaben sowie im Geigenunterricht. 1984–1992 Medizinstudium in Freiburg, Basel und Dublin. Ab 1986 parallel Gesangsstudium an der Hochschule für Musik Freiburg, Konzertexamen 1991. Promotion 1992. Habilitation 2002. Als Sänger zahlreiche Auftritte in Musiktheaterproduktionen.

Am FIM tätig in Lehre, Forschung und Patientenbehandlung. Spezialsprechstunde zur Behandlung von Patienten mit Stimmproblemen, Schwerpunkt Sänger, Sprecher und Lehrer.

Forschungsschwerpunkte: Opernbühne als Arbeitsplatz, Hochgeschwindigkeitsglottographie und funktionelle Bildgebung mittels Kernspintomographie bei Sängern, Hören und Gehörschutz bei Orchestermusikern.

Autor, Herausgeber und Mitautor verschiedener Fachbücher: Lehrbuch MusikerMedizin 2011; Monografie Die Stimme 2013; Lexikon der Gesangsstimme 2016.

Förderpreis 2010 der Forschungsgemeinschaft Deutscher Hörgeräte-Akustiker für seine Arbeiten zum Musikergehörschutz; zusammen mit Claudia Spahn Förderpreis der Medizinischen Fakultät Freiburg für herausragende Lehre (2009), Karl-Storz-Preis (2010) sowie Gräfin Sonja Gedächtnispreis der Stiftung »Singen mit Kindern« (2012).

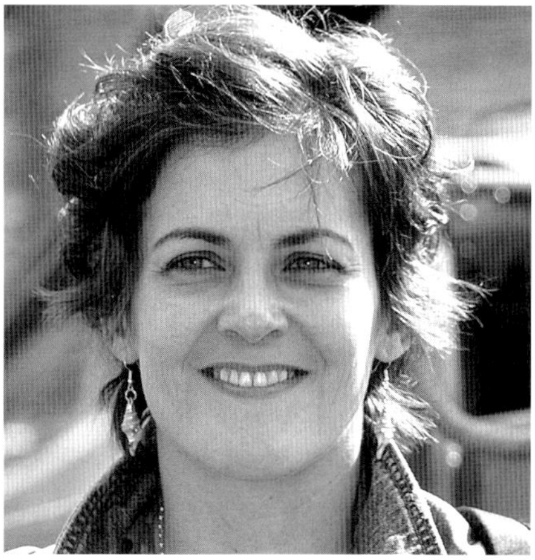

Alexandra Türk-Espitalier, MSc, Dipl. mus., Dipl. mus. päd.

Senior Lecturer an der Universität für Musik und darstellende Kunst Wien (mdw), Institut für Musik- und Bewegungserziehung sowie Musiktherapie (www.musikundgesundheit.at).

Musikstudium (Querflöte und Klavier) an der Hochschule für Musik und Darstellende Kunst Frankfurt. 1996 Abschluss als Dipl.-Musiklehrerin, 2000 Abschluss künstlerische Ausbildung. 2001–2004 Ausbildung zur staatlich geprüften Physiotherapeutin an der Orthopädischen Universitätsklinik Stiftung Friedrichsheim in Frankfurt. 2010–2013 Physiotherapiestudium (MSc) an der Queen Margaret University Edinburgh.

An der mdw tätig in Lehre und Forschung. Unterrichtsschwerpunkte: Bewegungsanalyse am Instrument, Optimierung von Bewegungsabläufen beim Musizieren, Prävention, Konzeption von Übe- und Trainingsplänen. Forschungsschwerpunkte: Atmung und Krafttraining bei Bläsern.

Autorin der Monografie Musiker in Bewegung. 100 Übungen mit und ohne Instrument (2008). Zahlreiche Fachartikel zum Thema Musikergesundheit und Physiotherapie für Musiker. Vorstandsmitglied der Deutschen Gesellschaft für Musikphysiologie und Musikermedizin (DGfMM), Leiterin der AG Bewegungssystem der DGfMM, Mitglied in der österreichischen und amerikanischen Fachgesellschaft für Musikphysiologie und Musikermedizin (ÖGfMM und PAMA). Gründerin und Koordinatorin des »Netzwerks Musikergesundheit Ostbayern«.

Literaturverzeichnis

Ackermann, B., Driscoll, T.: Attitudes and Practice of Parents of Teenage Musicians to Health Issues Related to Playing an Instrument: A Pilot Study, in: Medical Problems of Performing Artists, 28, 2013, S. 24–27

Ainsworth, M. D. S. et al.: Patterns of Attachment. A Psychological Study of the Strange Situation, Erlbaum, Hillsdale/NJ 1978

Alden, L. E., Ryder, A. G., Mellings, T. M.: Perfectionism in the Context of Social Fears: Toward a Two-component Model, in: Flett, G. L., Hewitt, P. L. (Hg.): Perfectionism: Theory, Research, and Treatment, American Psychological Association, Washington/DC 2002, S. 373–391

Alexander, D. A., Klein, S.: Ambulance Personnel and Critical Incidents: Impact of Accident and Emergency Work on Mental Health and Emotional Well-being, in: British Journal of Psychiatry, 178, 2001, S. 76–81

Altenmüller, E.: Wie lernen Senioren? Mechanismen der Hirnplastizität beim Musikunterricht im Alter, in: Gembris, H. (Hg.): Musikalische Begabung und Alter(n). Schriften des Instituts für Begabungsforschung in der Musik, Bd. 7, Lit, Berlin 2015, S. 103–123

Altenmüller, E., Jabusch, H.-C.: Neurologie, in: Spahn, C., Richter, B., Altenmüller, E. (Hg.): MusikerMedizin. Diagnostik, Therapie und Prävention von musikerspezifischen Erkrankungen, Schattauer, Stuttgart 2011, S. 187–227

American Psychological Association: The Road to Resilience, Brochure/Pamphlet, 2011

Antonovsky, A.: Unraveling the Mystery of Health. How People Manage Stress and Stay Well, Jossey-Bass, San Francisco 1987

Antonovsky, A.: Complexity, Conflict, Chaos, Coherence, Coercion and Civility, in: Social Cience and Medicine, 37, 1993, S. 969–974

Arbeitskreis Assessment Center (Hg.): Assessment Center als Instrument der Personalentwicklung: Schlüsselkompetenzen, Qualitätsstandards, Prozessoptimierung, Windmühle, Verl. und Vertrieb von Medien, Hamburg 1996

Asendorpf, J. B.: Psychologie der Persönlichkeit, Springer Medizin Verlag, Heidelberg 2007

Axelsson, A., Lindgren, F.: Hearing in Pop Musicians, in: Acta Otolaryngol, 85, 1978, S. 225–231

Axelsson, A., Eliasson, A., Israelsson, B.: Hearing in Pop/Rock Musicians: a Follow-up Study, in: Ear Hear, 16, 1995, S. 245–253

Baltes, P. B., Mayer, K. U.: The Berlin Aging Study: Aging from 70 to 100, Cambridge University Press, New York 1999

Baltes, P. B.: Entwicklungspsychologie der Lebensspanne. Theoretische Leitsätze, in: Psychologische Rundschau 41, 1990, S. 1–24

Barmer GEK (Hg.): Arztreport. Schwerpunkt Kindergesundheit, Schriftenreihe zur Gesundheitsanalyse Bd. 12, Asgard Verlag, St. Augustin 2012

Barrick, M. R., Mount, M. K.: The Big-Five. Personality Dimensions in Job Performance: A Meta-analysis, in: Personnel Psychology, 44, 1991, S. 1-26

Barth, J., Bengel, J.: Prävention durch Angst? Stand der Furchtappellforschung, BZgA, Köln 1998

Barton, R., Feinberg, J. R.: Effectiveness of an Educational Program in Health Promotion and Injury Prevention for Freshman Music Majors, in: Medical Problems of Performing Artists, 23, 2008, S. 47–53

Beck, Ch.: Kernveränderungen der Haarzellen nach Beschallung, in: Archiv für Ohren-, Nasen- und Kehlkopf-Heilkunde, 167, 1955, S. 262–269

Beck, A. T., Clark, D. A.: Anxiety and Depression: An Information Processing Perspective, in: Anxiety Research, 1, 1988, S. 23–26

Becker, M. H.: The Health Belief Model and Personal Health Behavior, in: Health Education Monographs, 2 (4), 1974, S. 324–473

Becker, P., Schulz, P., Schlotz, W.: Persönlichkeit, chronischer Stress und körperliche Gesundheit: Eine prospektive Studie zur Überprüfung eines systemischen Anforderungs-Ressourcen-Modells, in: Zeitschrift für Gesundheitspsychologie, 12 (1), 2004, S. 11–23

Behroozi, K. B., Luz, J.: Noise-related Ailments of Performing Musicians: A Review, in: Medical Problems of Performing Artists, 12, 1997, S. 19–22

Bengel, J., Lyssenko, L.: Resilienz und psychologische Schutzfaktoren im Erwachsenenalter. Stand der Forschung zu psychologischen Schutzfaktoren von Gesundheit im Erwachsenenalter, Forschung und Praxis der Gesundheitsförderung, Bd. 43, Bundeszentrale für gesundheitliche Aufklärung, Köln 2012

Bernard, A., Stricker, U., Steinmüller, W.: Ideokinese. Ein kreativer Weg zu Bewegung und Körperhaltung, Hans Huber, Bern 2011

Bernatzky, G., Kreutz, G. (Hg.): Musik in der Medizin. Chancen für Prävention, Therapie und Bildung, Springer, Berlin 2015

Bettge, S., Ravens-Sieberer, U.: Seelische Gesundheit von Kindern und Jugendlichen in Deutschland – die BELLA-Studie, in: Psychomed: Zeitschrift für Psychologie und Medizin, 17 (4), 2005, S. 214–222
Biegl, T.: Singen macht glücklich, in: Spahn, C. (Hg.): Musik und Emotion. Tagungsband zur Jahrestagung der Deutschen Gesellschaft für Musikpsychologie, Burger, Freiburg 2006, S. 12–14
Birkedahl, N.: Identification, Prevention, and Remediation of Medical Problems in Very Young Violin Students, in: Medical Problems of Performing Artists, 4, 1989, S. 176–178
Blum, J. (Hg.): Medizinische Probleme bei Musikern, Thieme Verlag, Stuttgart 1995
Boehm, G.: Die Wiederkehr der Bilder, in: Boehm, G. (Hg.): Was ist ein Bild?, Fink, München 1994, S. 11–38
Bouhuys, A.: Lung Volumes and Breathing Patterns in Wind-Instrument Players, in: Journal of Applied Physiology, 19 (5), 1964, S. 967–975
Bouhuys, A., Mead, J., Proctor, D. F., Stevens, K. N.: Pressure-Flow Events During Singing, in: Annals of the NY Acadamy of Science, 155 (1), 1968, S. 165–176
Bowlby, J.: Attachment and Loss, Bd. 2, Separation, Anxiety and Anger, Hogarth, London 1973
Bragge, P., Bialocerkowski, A., McMeeken, J.: Understanding Playing-Related Musculoskeletal Disorders in Elite Pianists: A Grounded Theory Study, in: Medical Problems of Performing Artists, 21 (2), 2006, S. 71–79
Brandfonbrener, A. G.: Joint Laxity in Instrumental Musicians, in: Medical Problems of Performing Artists, 5 (3), 1990, S. 117–120
Brandfonbrener, A. G.: History of Playing-related Pain in 330 University Freshman Music Students, in: Medical Problems of Performing Artists, 24, 2009, S. 30–36
Brennscheidt, R.: Frühe Instrumentalförderung erfordert frühe medizinische Prävention – Konsequenzen aus der musikmedizinischen Beratung auf Musikschulebene, in: Musikphysiologie und Musikermedizin, 1, 2000, S. 22–26
Britsch, L.: Investigating Performance-related Problems of Young Musicians, in: Medical Problems of Performing Artists, 20 (1), 2005, S. 40–47
Brownell, K. D.: Public Health Approaches to Obesity and Its Management, in: Annual Revues of Public Health, 6, 1986, S. 521–533
Bugos, J., Perlstein, W. M., McCrae, C. S., Brophy, T. S., Bedenbaugh, P.: Individualized Piano Instruction Enhances Executive Functioning and Working Memory in Older Adults, in: Aging and Mental Health, 11, 2007, S. 464–471
Bundesanstalt für Arbeitsschutz und Arbeitsmedizin (BAuA): Safe and Sound – Ratgeber zur Gehörerhaltung in der Musik- und Entertainmentbranche, [2]2010, abrufbar unter: www.baua.de (letzter Zugriff: 23.07.2015)
Burzik, A.: Üben im Flow, in: Mahlert, U. (Hg.): Handbuch Üben. Grundlagen. Konzepte. Methoden, Breitkopf & Härtel, Wiesbaden 2006, S. 265–286
Busch, W.: Der Maulwurf, in: Und die Moral von der Geschicht. Eingeleitet mit einem Essay von Theodor Heuss aus der Biographie »Die großen Deutschen«, hg. von Rolf Hochhuth, Bertelsmann Verlag, Gütersloh 1959
Bygren, L. O., Konlaan, B. B., Johansson, S. E.: Attendance at Cultural Events, Reading Books or Periodicals, and Making Music or Singing in a Choir as Determinants for Survival: Swedish Interview Survey of Living Conditions, in: British Medical Journal, 313 (7072), 1996, S. 1577–1580
Carver, C. S., Scheier, M. F.: Principles of Self-regulation: Action and Emotion, in: Higgins, E. T., Sorrentino, R. M. (Hg.): Handbook of Motivation and Cognition: Foundations of Social Behavior, Vol. 2, Guilford Press, New York 1990, S. 3–52
Cattell, R. B.: Personality and Learning Theory, Springer, New York 1981
Chelladurai, P.: Leadership in Sports, in: Tenenbaum, G., Ekland, R. C. (Hg.): Handbook of Sport Psychology, Wiley, New York 2007
Cicero, M. T.: Cato maior de senectute. Cato der Ältere über das Alter, übers. und hg. von H. Merklin, Reclam, Stuttgart 1998
Clift, S.: Singing, Wellbeing, and Health, in: McDonald, R., Kreutz, G., Mitchell, L. (Hg.): Music, Health and Wellbeing, Oxford University Press, New York 2012, S. 113–124
Clift, S. M., Hancox, G.: The Perceived Benefits of Singing: Findings from the Preliminary Surveys of a University College Choral Society, in: Journal of the Royal Society for the Promotion of Health, 121(4), 2001, S. 248–256
Clift, S. M., Hancox, G.: The Significance of Choral Singing for Sustaining Psychological Wellbeing: Findings from a Survey of Choristers in England, Australia and Germany, in: Music Performance Research, 3 (1), 2010, S. 79–96
Clift, S., Hancox, G., Morrison, I., Hess, B., Kreutz, G., Stewart, D.: Choral Singing and Psychological Wellbeing: Quantitative and Qualitative Findings from English Choirs in a Cross-national Survey, in: Journal of Applied Arts and Health, 1, 1, 2010, S. 19–34

Cohen, G. D., Perlstein, S., Chapline, J., Kelly, J., Firth, K. M., Simmens, S.: The Impact of Professionally Conducted Cultural Programs on the Physical Health, Mental Health and Social Functioning of Older Adults, in: The Gerontologist, 46 (6), 2006, S. 726–734

Cohen, S., Alper, C. M., Doyle, W. J., Treanor, J. J., Turner, R. B.: Positive Emotional Style Predicts Resistance to Illness After Experimental Exposure to Rhinovirus or Influenza A Virus, in: Psychosomatic Medicine, 68 (6), 2006, S. 809–815

Cohn, R. C.: Von der Psychoanalyse zur themenzentrierten Interaktion. Von der Behandlung einzelner zu einer Pädagogik für alle, Klett-Cotta, Stuttgart 1975, [17]2013

Conzelmann, A., Hänsel, F., Höner, O.: Individuum und Handeln – Sportpsychologie, in: Güllich, A., Krüger, M. (Hg.): Sport. Das Lehrbuch für das Sportstudium, Springer Spektrum, Berlin und Heidelberg 2013, S. 269–335

Couperin, F.: L'Art de toucher le Clavecin, Paris 1717, Reprint: Breitkopf & Härtel, Wiesbaden 1933

Deutscher Bühnenverein DBV, Bundesverband der Theater und Orchester: Kulturpolitische Papiere 2011

Deutsches Musikinformationszentrum Bonn (miz): Statistiken zum Musikleben in Deutschland, abrufbar unter: http://www.miz.org/statistiken.html (letzter Zugriff: 31.07.2015)

Dick, S.: Professionelle Orchestermusiker in höherem Lebensalter. Eine empirische Studie, in: Gembris, H. (Hg.): Musikalische Begabung und Alter(n). Schriften des Instituts für Begabungsforschung in der Musik, Bd. 7, Lit-Verlag, Berlin 2015, S. 273–298

Ditzen, B., Heinrichs, M.: Psychobiologische Mechanismen sozialer Unterstützung: Ein Überblick, in: Zeitschrift für Gesundheitspsychologie, 15 (4), 2007, S. 143–157

Doerne, A.: Umfassend musizieren. Grundlagen einer Integralen Instrumentalpädagogik, Breitkopf & Härtel, Wiesbaden 2010

Dupasquier, S., Hohmann, B. W., Joller, L.: Gehörbelastung von Berufssängerinnen und -sängern, in: Musikphysiologie und Musikermedizin, 9(2), 2002, S. 61–63

Dykas, M. J., Cassidy, J.: Attachment and the Processing of Social Information across the Life Span. Theory and Evidence, in: Psychological Bulletin, 137 (1), 2011, S. 19–46

Echternach, M., Richter, B.: Stimmphysiologische Unterschiede zwischen lyrischen und dramatischen Tenorstimmen, in: Bundesverband deutscher Gesangspädagogen, Aspekte des Singens II, Dokumentation 2012, S. 110–115

Echternach, M., Richter, B.: Leistungssport Gesang, in: Spektrum der Wissenschaft, 2014, S. 32–39

Ericsson, K. A., Krampe, R. T., Tesch-Römer, C.: The Role of Deliberate Practice in the Acquisition of Expert Performance, in: Psychological Review, 100 (3), 1993, S. 363–406

EU-OSHA (Europäische Agentur für Sicherheit und Gesundheitsschutz bei der Arbeit): Bericht über Sicherheit und Gesundheit bei der Arbeit 2012, abrufbar unter: www. https://osha.europa.eu (letzter Zugriff: 23.07.2015)

Eysenck, H. J., Eysenck, M. W.: Personality and Individual Differences, Plenum, New York 1985

Fendel, M.: Versicherungsrechtliche, sozial- und arbeitsmedizinische Aspekte, in: Spahn, C., Richter, B., Altenmüller, E. (Hg.): MusikerMedizin. Diagnostik, Therapie und Prävention von musikerspezifischen Erkrankungen, Schattauer, Stuttgart 2011, S. 80–91

Fengler, J.: Feedback geben. Strategien und Übungen, Beltz, Weinheim [4]2009

Festinger, L.: Theorie der kognitiven Dissonanz, Hans Huber, Bern 1978

Flach, M., Aschoff, E.: Zur Frage berufsbedingter Schwerhörigkeit bei Musikern, in: Zeitschrift für Laryngologie, 45, 1966, S. 595–605

Fletcher, N., Rossing, T. D.: The Physics of Musical Instruments, Springer, New York [2]1998, S. 401–406

Fosbroke, J.: Pathology and Treatment of Deafness, in: Lancet I, 1831, S. 645–648

Freud, S.: Vorlesungen zur Einführung in die Psychoanalyse, Gesammelte Werke, Bd. 11, Fischer, Frankfurt a. M. 1917

Gembris, H.: Music-making as a Lifelong Development and a Resource for Health, in: McDonald, R., Kreutz, G., Mitchell, L. (Hg.): Music, Health and Wellbeing, Oxford University Press, New York 2012, S. 367–382

Gembris, H. (Hg.): Musikalische Begabung und Alter(n). Schriften des Instituts für Begabungsforschung in der Musik, Bd. 7, Lit, Berlin 2015a

Gembris, H.: Musikalische Begabung und Alter(n) in der Musik, in: Gembris, H. (Hg.): Musikalische Begabung und Alter(n). Schriften des Instituts für Begabungsforschung in der Musik, Bd. 7, Lit, Berlin 2015b, S. 152–207

Gembris, H., Heye, A.: Älter werden im Orchester. Eine empirische Untersuchung, Schriften des Instituts für Begabungsforschung in der Musik, Bd. 5, Lit, Berlin 2012

Gerrig, R. J.: Psychologie, aus dem Amerikanischen von A. Klatt, deutsche Bearbeitung von T. Dörfler und J. Roos, Pearson, Hallbergmoos 2015

Ghorbani, N., Watson, P. J., Morris, R. J.: Personality, Stress and Mental Health: Evidence of Relationships in a Sample of Iranian Managers, in: Personality and Individual Differences, 28 (4), 2000, S. 647–657

Gielen, M.: »Unbedingt Musik«. Erinnerungen, Insel Verlag, Berlin 2005
Ginsborg, J., Spahn, C., Williamon, A.: Health Promotion in Higher Music Education, in: MacDonald, R. A. R., Kreutz, G., Mitchell, L. (Hg.): Music, Health, and Wellbeing, Oxford University Press, New York 2012, S. 356–366
Gould, W.: The Effect of Voice Training on Lung Volumes in Singers and the Possible Relationship to the Damping Factor of Pressman, in: Journal of Research in Singing, 1 (1), 1977, S. 3–15
Grehn, F.: Augenheilkunde, in: Spahn, C., Richter, B., Altenmüller, E. (Hg.): MusikerMedizin. Diagnostik, Therapie und Prävention von musikerspezifischen Erkrankungen, Schattauer, Stuttgart 2011, S. 343–360
Habermann, J.: Über die Schwerhörigkeit der Kesselschmiede, in: Archiv für Ohrenheilkunde, 30, 1890, S. 1–25
Hellbrück. J., Ellermeier, J.: Hören: Physiologie, Psychologie und Pathologie, Hogrefe, Göttingen ²2004
Herbert-von-Karajan-Stiftung, abrufbar unter: www.ralph-braun.com/kvp-content/uploads/2012/11/Herbert-von-Karajan- stiftung-Prospekt.pdf (letzter Zugriff: 12.8.2015)
Hettinger, Th., Eissfeld, G., Olbrich, K.-H., Seibert, W.: Geschichtlichkeit und deren Übbarkeit, in: Zeitschrift für Arbeitswissenschaft, 29, 1975, S. 223
Hildebrandt, H., Nübling, M.: Providing Further Training in Musico-Physiology to Instrumental Teachers: Do Their Professional and Pre-Professional Students Derive Any Benefit?, in: Medical Problems of Performing Artists, 19, 2004, S. 62–69
Hoffmann, E., Richter, B.: Gehörschäden durch Musikkonsum, in: Kreutz, G., Bernatzky, G. (Hg.): Musik und Medizin: Chancen für Therapie, Prävention und Bildung, Springer, Wien 2015, S. 237–246
Hofmann, G., Mürbe, D., Kuhlisch, E., Pabst, F.: Unterschiede des auditiven Frequenzdiskriminationsvermögens bei Musikern verschiedener Fachbereiche, in: Folia Phoniatrica et Logopaedica, 49 (1), 1997, S. 21–25
Hohmann, B., Dupasquier, S., Billeter, T.: Fortissimo mit Folgen, in: Stulz, P., Landau, A. (Hg): Musik und Medizin, Chronos, Zürich 2003
Holstein, J.: Hörprobleme bei Musikern. Inaugural-Dissertation, Albert-Ludwigs-Universität Freiburg, 2008
Homer, S.: My Wife and I, Macmillan, New York 1939
Hottenrot, K., Hoos, O.: Sportmotorische Fähigkeiten und sportliche Leistungen – Trainingswissenschaft, in: Güllich, A., Krüger, M. (Hg.): Sport. Das Lehrbuch für das Sportstudium, Springer, Berlin und Heidelberg 2013, S. 439–502
Houston, D. M., McKee, K. J., Caroll, L, Marsh, H.: Using Humour to Promote Psychological Wellbeing in Residential Homes for Older People, in: Aging and Mental Health, 2 (4), 1988, S. 328–332
Huang, Q., Tang, J.: Age-related Hearing Loss or Presbycusis, in: European Archives of Otorhinolaryngology, 267 (8), 2010, S. 1179–1191
Hunsaker, L. A.: Heart Rate and Rhythm Responses during Trumpet Playing, in: Medical Problems of Performings Artists, 9 (3), 1994, S. 69–72
Hyde, K. L., Lerch, J., Norton, A., Forgeard, M., Winner, E., Evans, A. C., Schlaug, G.: Musical Training Shapes Structural Brain Development, in: Journal of Neurosciences, 29 (10), 2009, S. 3019–3025
Isshiki, N., Okamura, H., Morimoto, M.: Maximum Phonation Time and Air Flow Rate during Phonation: Simple Clinical Tests for Vocal Function, in: Annals of Otology, Rhinology and Laryngology, 76 (5), 1967, S. 998–1007
Jäncke, L.: Macht Musik schlau? Neue Erkenntnisse aus den Neurowissenschaften und der kognitiven Psychologie, Huber, Bern 2012
Jennen, M., Gembris, H.: Veränderungen des Tempos bei Dirigenten. Eine empirische Untersuchung anhand von Schallplattenaufnahmen von Mozarts Don Giovanni und Die Zauberflöte, in: Musikpsychologie, 15, 2000, S. 29–46
Jutras, P. J.: The Benefits of Adult Piano Study as Self-reported by Selected Adult Piano Students, in: Journal of Research in Music Education, 54 (2), 2006, S. 97–110
Kähari, K. R., Axelsson, A., Hellstrom, P. A., Zachau, G.: Hearing Assessment of Classical Orchestral Musicians, in: Scandinavian Audiology, 30, 2001, S. 13–23
Kaluza, G.: Stressbewältigung. Trainingsmanual zur psychologischen Gesungheitsförderung, Springer, Berlin und Heidelberg, 2011
Kandel, E. R.: Auf der Suche nach dem Gedächtnis. Die Entstehung einer neuen Wissenschaft des Geistes, Siedler, München 2006
Karasek, R. A., Theorell, T.: Healthy Work: Stress, Productivity and the Reconstruction of Working Life, Basic Books, New York 1990
Kemp, A. E.: The Musical Temperament. Psychology and Personality of Musicians, Oxford University Press, New York 1996
Kenny, D. T.: The Psychology of Music Performance Anxiety, Oxford University Press, New York 2011
Kent, M., Davis, M. C.: The Emergence of Capacity-building Programs and Models of Resilience, in: Reich, J. W., Zautra, A. J., Hall, J. S. (Hg.): Handbook of Adult Resilience. Guilford Press, New York 2010, S. 427–449

Kerber, S.: Prophylaxe von Herz-Kreislauf-Erkrankungen bei Musikern, in: Jahrzehntelange Höchstleistung als Musiker. Rechtzeitige Vorbeugung und wirksame Behandlung somatischer und psychosomatischer Erkrankungen, 2. Musikermedizinische Tagung 5.5.–6.5.2006, hg. von der Psychosomatischen Klinik Bad Neustadt und der Deutschen Gesellschaft für Musikerphysiologie und Musikermedizin, Schriftenreihe VIII, Bad Neustadt 2006, S. 109–153

Kleinen, G. (Hg.): Musik und Kind. Chancen für Begabung und Kreativität im Zeitalter der Neuen Medien, Laaber, Laaber 2003

Kloiber, R., Konold, W., Maschka, R.: Handbuch der Oper, Bärenreiter, Kassel 2007

Klöppel, R., Altenmüller, E.: Die Kunst des Musizierens. Von den physiologischen und psychologischen Grundlagen zur Praxis, Schott, Mainz 2013

Knust, M.: Sprachvertonung und Gestik in den Werken Richard Wagners: Einflüsse zeitgenössischer Deklamations- und Rezitationspraxis, Frank & Timme, Berlin 2007

Kobasa, S. C.: Stressful Life Events, Personality, and Health: An Inquiry into Hardiness, in: Journal of Personality and Social Psychology, 37 (1), 1979, S. 1–11

König, O., Schattenhöfer, K.: Einführung in die Gruppendynamik, Carl-Auer-Verlag, Heidelberg 2006

Kremer G.: Obertöne, Residenz-Verlag, St. Pölten 1997

Kreutz, G., Bongard, S., Rohrmann, S., Hodapp, V., Grebe, D.: Effects of Choir Singing or Listening on Secretory Immunoglobulin A, Cortisol and Emotional State, in: Journal of Behavioral Medicine, 27, 2004, S. 623–635

Kreutz, G., Ginsborg, J., Williamon, A.: Music Students' Health Problems and Health-promoting Behaviours, in: Medical Problems of Performing Artists, 23 (1), 2008, S. 3–11

Kruse, A.: Altern und Alter: Selbstgestaltung mit Blick auf Entwicklungsmöglichkeiten und Entwicklungsgrenzen, in: Gembris, H. (Hg.): Musikalische Begabung und Alter(n). Schriften des Instituts für Begabungsforschung in der Musik, Bd. 7, Lit, Berlin 2015, S. 11–43

Lang, A.: Außenbewegung – Innenbewegung. Ein Zugang zur beweglichen Stimme, in: Geißner, H. (Hg.), Stimmen hören, Röhrig Universitätsverlag, St. Ingbert 2000

Lang, A., Saatweber, M.: Stimme und Atmung. Kernbegriffe und Methoden des Konzeptes Schlaffhorst-Andersen und ihre anatomisch-physiologische Erklärung, Schulz-Kirchner Verlag, Roßdorf 2011

Lapatki, B.: The Facial Musculature – Characterisation at a Motor Unit Level, I Donders Series 33, 2010

Lapatki, B.: Dentale und kieferorthopädische Probleme bei Bläsern, in: Spahn, C., Richter, B., Altenmüller, E.: MusikerMedizin. Diagnostik, Therapie und Prävention von musikerspezifischen Erkrankungen, Schattauer, Stuttgart 2011, S. 228–250

Lazarus, R., Folkman, S.: Stress, Appraisal, and Coping, Springer, New York 1984

Lindgren, E., Axelsson, A.: Temporary Threshold Shift After Exposure to Noise and Music of Equal Energy, in: Ear and Hearing, 4, 1983, S. 197–201

Lockwood, A. H.: Medical Problems in Secondary School-aged Musicians, in: Medical Problems of Performing Artists, 3 (4), 1988, S. 129–132

Lösel, F., Bender, D.: Lebenstüchtig trotz schwieriger Kindheit. Psychische Widerstandskraft im Kindes- und Jugendalter, in: Psychoscope, 15 (7), 1994, S. 14–17

Ludwig, C.: ... und ich wäre so gern Primadonna gewesen, Henschel, Berlin 1999

Magne, C., Schön, D., Besson, M.: Musician Children Detect Pitch Violations in Both Music and Language Better than Nonmusician Children: Behavioral and Electrophysiological Approaches, in: Journal of Cognitive Neuroscience, 18 (2), 2006, S. 199–211

Mahlert, U.: Handbuch Üben, Breitkopf & Härtel, Wiesbaden 2006

Manturzewska, M.: A Biographical Study of the Lifespan Development of Professional Musicians, in: Gembris, H. (Hg.): Musical Development from a Lifespan Perspective, Peter Lang, Frankfurt a. M. und New York 2006, S. 21–54

Marcia, J. E.: Identity Diffusion Differentiated, in: Luszcz, M. A., Nettelbeck, T. (Hg.): Psychological Development Across the Life-Span, Elsevier, Amsterdam 1989, S. 289–295

Mayer, K. U., Baltes, P. B.: Die Berliner Altersstudie, Akademie-Verlag, Berlin 1996

McPherson, G. E., Williamon, A.: Giftedness and Talent, in: McPherson, G. E. (Hg.): The Child as Musician. A Handbook of Musical Development, Oxford University Press, Oxford und New York 2006, S. 239–256

McPherson, G. E., Davidson, J. W., Faulkner, R.: Music in Our Lives. Rethinking Musical Ability, Development and Identity, Oxford University Press, Oxford und New York 2012

Mecke, A., Pfleiderer, M., Richter, B., Seedorf, T. (Hg.): Lexikon der Gesangsstimme, Laaber, Laaber 2016 (in Vorbereitung)

Meinel, K., Schnabel, G.: Bewegungslehre – Sportmotorik: Abriss einer Theorie der sportlichen Motorik unter pädagogischem Aspekt, Meyer & Meyer, Aachen 2015

Menuhin, Y.: Zur Bedeutung des Singens. Il canto del mondo, 1999, abrufbar unter: http://www.il-canto-del-mondo.de/yehudi_menuhin.html (letzter Zugriff: 13.03.2015)
Mertens, G.: Orchestermanagement, Verlag für Sozialwissenschaften, Wiesbaden 2010a
Mertens, G.: Chancen nutzen, Kommunikation und Führung im Orchester verbessern, in: das orchester, 09/2010b, S. 12
Mertens, G.: Kulturorchester, Rundfunkensembles und Opernchöre, 2014, abrufbar unter: http://www.dov.org/tl_files/pdf/Infos%20&%20Publikationen/2014_Mertens_Orchester.pdf (letzter Zugriff: 22.07.2015)
Methfessel, G.: Neuromuskuläre Probleme bei Bläsern und hohen Streichern, in: Spahn, C., Richter, B., Altenmüller, E. (Hg.): MusikerMedizin. Diagnostik, Therapie und Prävention von musikerspezifischen Erkrankungen, Schattauer, Stuttgart 2011, S. 250–270
Mor, S., Day, H. I., Flett, G. L., Hewitt, P. L.: Perfectionism, Control and Components of Performance Anxiety in Professional Artists, in: Cognitive Therapy and Research, 19, 1995, S. 207–225
Motel-Klingebiel, A., Wurm, S., Tesch-Römer, C.: Altern im Wandel: Befunde des Deutschen Alterssurveys (DEAS), Kohlhammer, Stuttgart 2010
Muhle, P.: Gehör und Gehörschutz in der Big Band – Schallexposition, Gebrauch von Gehörschutz und Vergleich zu klassischen Orchestern, Inaugural-Dissertation an der Medizinischen Fakultät der Albert-Ludwigs-Universität Freiburg im Breisgau 2015
Mürbe, D., Pabst, F., Hofmann, G., Sundberg, J.: Effects of a Professional Solo Singer Education on Auditory and Kinesthetic Feedback – a Longitudinal Study of Singers' Pitch Control, in: Journal of Voice, 18, 2004, S. 236–241
Neuhaus, H. G.: Die Kunst des Klavierspiels, Gerig Musikverlage, Bergisch Gladbach 1967
Noll, H.-H., Schöb, A.: Lebensqualität im Alter. Expertise im Auftrag der Sachverständigenkommission »Vierter Altenbericht der Bundesregierung«, Mannheim 2001
Norris, R. N., Dommerholt, J.: Orthopädische Probleme und Rehabilitation bei musukulo-skeletalen Störungen, in: Blum, J. (Hg.): Medizinische Probleme bei Musikern, Thieme Verlag, Stuttgart 1995, S. 116–159
Nusseck, M., Spahn, C.: Vergleich der studienbezogenen Verhaltens- und Erlebensmuster bei Musikstudierenden des künstlerischen Hauptfachs und der Schulmusik, in: Musikphysiologie Musikermedizin, 3, 2013, S. 117–125
Nusseck, M., Zander, M., Spahn, C.: Music Performance Anxiety in Young Musicians – Comparison of Playing Classical or Popular Music, in: Medical Problems of Performing Artists, 30 (1), 2015, S. 30–37
Obeling, L., Poulsen, T.: Hearing Ability in Danish Symphony Orchestra Musicians, in: Noise Health, 1, 1999, S. 43–49
Ostendorf, F.: Sprache und Persönlichkeitsstruktur: Zur Validität des Fünf-Faktoren-Modells der Persönlichkeit, Roderer, Regensburg 1990
Pape, F., Kurtz, A.: Physiologie, Thieme, Stuttgart [7]2014
Perleth, C.: Intelligenz, Hochbegabung und Altern, in: Gembris, H. (Hg.): Musikalische Begabung und Alter(n), Schriften des Instituts für Begabungsforschung in der Musik (IBFM), Bd. 7, Lit, Berlin 2015, S. 45–80
Peymann, C.: »Der Renner muss weg!«, in: DIE ZEIT, 15/2015
Platon: Der Staat, Deutscher Taschenbuch Verlag, München 1998
Platz, F., Kopiez, R.: When the Eye Listens: A Meta-analysis of How Audio-visual Presentation Enhances the Appreciation of Music Performance, in: Music Perception, 30(1), 2012, S. 71–83
Prinz, W.: Neue Ideen tun Not, in: Das Manifest. Elf führende Wissenschaftler über Gegenwart und Zukunft der Hirnforschung, Gehirn & Geist 6, 2004, S. 34–35
Prochaska, J. O., DiClemente, C., Norcross, J. C.: In Search of How People Change: Applications to Addictive Behaviors, in: American Psychologist, Vol. 47 (9), 1992, S. 1102–1114
Ranelli, S., Straker, L., Smith, A.: Prevalence of Playing Related Muskulosceletal Symptoms and Disorders in Children Learning Instrumental Music, in: Medical Problems of Performing Artists, 23, 1998, S. 178–185
Renneberg, B., Hammelstein, P. (Hg.): Gesundheitspsychologie, Springer, Heidelberg 2006
Richter, B.: Die Stimme im Alter, in: Gembris, H. (Hg.): Musik im Alter, Peter Lang, Frankfurt a. M. 2008, S. 131–137
Richter, B.: Phoniatrie, in: Spahn, C., Richter, B., Altenmüller, E.: MusikerMedizin. Diagnostik, Therapie und Prävention von musikerspezifischen Erkrankungen, Schattauer, Stuttgart 2011a, S. 291–327
Richter, B.: Hals-Nasen-Ohren-Heilkunde, in: Spahn, C., Richter, B., Altenmüller, E. (Hg.): MusikerMedizin. Diagnostik, Therapie und Prävention von musikerspezifischen Erkrankungen, Schattauer, Stuttgart 2011b, S. 271–290
Richter, B.: Die Stimme. Grundlagen. Künstlerische Praxis. Gesunderhaltung, Henschel, Leipzig [2]2014

Richter, B.: Randstimme, in: Mecke, A.-C., Pfleiderer, M., Richter, B., Seedorf, T. (Hg.): Lexikon der Gesangsstimme, Laaber, Laaber 2016 (in Vorbereitung)
Richter, B., Echternach, M.: Stimmärztliche Betreuung und Behandlung von Sängern, in: HNO, 59(6), 2011, S. 547–555
Richter, B., Löhle, E., Knapp, B., Weikert, M., Schlömicher-Thier, J., Verdolini, K.: Harmful Substances on the Opera Stage: Possible Negative Effects on Singers' Respiratory Tracts, in: Journal of Voice, 16(1), 2002, S. 72–80
Richter, B., Sandel, M.: Gesunderhaltung, Hygiene, Prävention, in: Richter, B.: Die Stimme. Grundlagen. Künstlerische Praxis. Gesunderhaltung, Henschel, Leipzig [2]2014, S. 197–218
Richter, B., Zander, M., Spahn, C.: Gehörschutz im Orchester, Freiburger Beiträge zur Musikermedizin (hg. C. Spahn), Bd. 4, Projektverlag, Freiburg und Bochum 2007a
Richter, B., Zander, M., Spahn, C.: Hörbelastung und Gehörschutz bei Orchestermusikern, in: Musikphysiologie und Musikermedizin, 14 (2 & 3), 2007b, S. 51–58
Richter, B., Zander, M., Hohmann, B., Spahn, C.: Gehörschutz bei Musikern, in: HNO 59 (6), 2011, S. 538–546
Rieger, E. (Hg.): Frau und Musik. Berichte, Tagebuchaufzeichnungen und Briefe von musikschaffenden Frauen des 19. und 20. Jahrhunderts, Furore, Kassel 1990
Rintelmann, W. F., Borus, J. F.: Noise-induced Hearing Loss and Rock and Roll Music, in: Arch Otolaryngol, 88, 1968, S. 377–385
Rizzolatti, G., Sinigaglia, C.: Empathie und Spiegelneurone: Die biologische Basis des Mitgefühls, Suhrkamp, Frankfurt a. M. 2008
Rogers, C. R.: Encounter-Gruppen – das Erlebnis der menschlichen Begegnung, Kindler Verlag, Berlin 1974
Rotter, J. B.: Generalized Expectancies for Internal versus External Control of Reinforcement, in: Psychological Monographs, 80, 1966, S. 1–28
Rubinstein, A.: Mein glückliches Leben, Fischer Taschenbuchverlag, Frankfurt a. M. 1998
Ruiz, M. H., Jabusch, H. C., Altenmüller, E.: Detecting Wrong Notes in Advance: Neuronal Correlates of Error Monitoring in Pianists, in: Cerebral Cortex, 19, 2009, S. 2625–2639
Sader, M.: Psychologie der Gruppe, Juventa Verlag, Weinheim und München 2008
Samsel, W., Marstedt, G., Möller, H., Müller, R.: Musikergesundheit: Ergebnisse einer Befragung junger Musiker über Berufsperspektiven, Belastungen und Gesundheit, Asgard-Verlag, Siegburg 2006
Schandry, R.: Lehrbuch Psychophysiologie – Körperliche Indikatoren psychischen Geschehens, Psychologie Verlags Union, Weinheim 1998
Schaarschmidt, U., Fischer, A. W.: Arbeitsbezogenes Verhaltens- und Erlebensmuster AVEM, Swets & Zeitlinger, Frankfurt a. M. 2003
Schlaug, G., Jäncke, L., Huang, Y., Staiger, J. F., Steinmetz, H.: Increased Corpus Callosum Size in Musicians, in: Neuropsychologia, 33(8), 1995, S. 1047–1055
Schmuziger, N., Patscheke, J., Probst, R.: Hearing in Nonprofessional Pop/Rock Musicians, in: Ear & Hearing, 27, 2006, S. 321–330
Schreyögg, A.: Konfliktcoaching, Campus, Frankfurt a. M. und New York 2002
Schultz-Coulon, H.-J.: Tonhöhen- und Lautstärkeänderungen der Sprech- und Singstimme bei Störung der audiophonatorischen Kontrolle, in: Spreng, M. (Hg.): Interaktion zwischen Artikulation und akustischer Perzeption, Thieme, Stuttgart 1980, S. 18–32
Schultz-Coulon, H.-J.: Lombard-Effekt, in: Mecke, A.-C., Pfleiderer, M., Richter, B., Seedorf, T. (Hg.): Lexikon der Gesangsstimme, Laaber, Laaber 2016 (in Vorbereitung)
Schulz von Thun, F.: Miteinander reden: 1. Störungen und Klärungen. Allgemeine Psychologie der Kommunikation, Rowohlt, Reinbek 2014
Schuppert, M.: Innere Medizin, in: Spahn, C., Richter, B., Altenmüller, E.: MusikerMedizin. Diagnostik, Therapie und Prävention von musikerspezifischen Erkrankungen, Schattauer, Stuttgart 2011, S. 361–377
Schwartz, F. W., Walter, U.: Prävention, in: Schwartz, F. W., Badura, B., Leidl, R., Raspe, H., Siegrist, J. (Hg.): Das Public Health Buch. Gesundheit und Gesundheitswesen, Urban & Fischer, München 2000, S. 151–170
Schwarzer, R., Jerusalem, M.: Das Konzept der Selbstwirksamkeit, in: Zeitschrift für Pädagogik – Beiheft, 44, 2002, S. 28–53
Seidner, W., Wendler, J.: Die Sängerstimme. Phoniatrische Grundlagen des Gesangs, Henschel, Leipzig [4]2010
Shields, N., Dockrell, S.: The Prevalence of Injuries Among Pianists in Music Schools in Ireland, in: Medical Problems of Performing Artists, 15, 2000, S. 155–160
Shmueli-Goetz, Y., Target, M., Fonagy, P., Datta, A.: The Child Attachment Interview: A Psychometric Study of Reliability and Disriminant Validity, in: Developmental Psychology, 44 (4), 2008, S. 939–956
Siegrist, J.: Machen wir uns selbst krank? Gesundheitsverhalten – psychosoziale Aspekte, in: Schwartz, F. W., Badura, B., Busse, R., Leidl, R., Raspe, H.,

Siegrist, J. Walter U. (Hg.): Das Public Health Buch. Gesundheit und Gesundheitswesen, Urban & Fischer, München und Jena 2003, S. 139–151
Siegrist, J.: Arbeitswelt und stressbedingte Erkrankungen. Forschungsevidenz und präventive Maßnahmen, Elsevier, München 2015
Silva, A. G., Filipa, M. B., Lã, V. A.: Pain Prevalence in Instrumental Musicians: A Systematic Review, in: Medical Problems of Performing Artists, 30 (1), 2015, S. 8–19
Simmel, L.: Tanzmedizin in der Praxis. Anatomie, Prävention, Trainingstipps, Henschel, Leipzig [4]2014
Sklaire, M. W.: Performing Arts Medicine: Pediatric and Adolescent Medical Aspects, in: Medical Problems of Performing Artists, 12, 1997, S. 75–78
SOMM – Society of Music Merchants e. V. (Hg.): Jahrbuch der Musikinstrumenten- und Musikequipmentbranche 2011/2012, Berlin 2013
Spahn, C.: Gesundheit für Musiker – Entwicklung des Freiburger Präventionsmodells, Freiburger Beiträge zur Musikermedizin (hg. C. Spahn), Bd. 1, Projektverlag, Freiburg und Bochum 2006
Spahn, C.: Instrumentales Musizieren im Alter, in: Gembris, H. (Hg.): Musik im Alter, Peter Lang, Frankfurt a. M. 2008a, S. 139–149
Spahn, C.: Als Kind im Chor – was lernt man dort noch außer Singen?, in: Fuchs. M. (Hg.): Stimmkulturen, Bd. 2 der Schriftenreihe zur Kinder und Jugendstimme, Logos-Verlag, Berlin 2008b, S. 79–92
Spahn, C.: Das klinget so herrlich … – Gesundheitsförderliche Strategien von Musikern, in: das orchester, 2/09, 2009, S. 14–15
Spahn, C.: Materialien zur Lehrveranstaltung Musikphysiologie und Musikermedizin, unveröffentlicht, 2010
Spahn, C.: Spielende Bewegungen – Über die Integration körperorientierter Methoden in die Instrumentalpädagogik, in: Üben und Musizieren 2, 2011a, S. 16–20
Spahn, C.: Instrumentales Musizieren im Alter, in: Wickel, H. H., Hartogh, T.: Praxishandbuch Musizieren im Alter. Projekte und Initiativen, Schott, Mainz 2011b, S. 14–21
Spahn, C.: Psychosomatische Medizin, in: Spahn, C., Richter, B., Altenmüller, E. (Hg.): MusikerMedizin. Diagnostik, Therapie und Prävention von musikerspezifischen Erkrankungen, Schattauer, Stuttgart 2011c
Spahn, C.: Lampenfieber. Handbuch für den erfolgreichen Auftritt, Grundlagen, Analyse, Maßnahmen, Henschel, Leipzig 2012
Spahn, C.: Sorge auch für die Gesundheit? Hat ein Dirigent nur die Verantwortung für die Musik – oder auch für die Gesundheit der Musiker? Gespräch mit Scott Sandmeier, in: das orchester, 05/2013, S. 20–21
Spahn, C.: Gesundes Musizieren – Prävention im Instrumentalunterricht bei Kindern und Jugendlichen, in: Bernatzky, G., Kreutz, G. (Hg.): Musik und Medizin. Chancen für Therapie, Prävention und Bildung, Springer, Wien 2015a, S. 407–417
Spahn, C.: Gesundheitliche Probleme von Jungstudierenden in der musikermedizinischen Sprechstunde. Vortrag gehalten am 20.02.2015 auf dem Symposium: Musik studieren und Abitur machen: Doppelbelastung im gesundheitlich-gesellschaftlichen Kontext, Hochschule für Musik Detmold. Leitung: Prof. Dr. Heiner Gembris, 2015b
Spahn, C.: Musiker – Behandlung und Prävention in der Musikermedizin, in: Badura, B., Ducki, A., Schröder, H., Klose, J., Meyer, M. (Hg.): Fehlzeiten-Report 2015, Neue Wege für mehr Gesundheit – Qualitätsstandards für ein zielgruppenspezifisches Gesundheitsmanagement, Springer, Berlin 2015c, S. 227–231
Spahn, C.: Treatment and Prevention of Music Performance Anxiety, in: Altenmüller, E., Finger, S., Boller, F. (Hg.): Progress in Brain Research, Vol. 217, Elsevier, Amsterdam 2015d, S. 129–140
Spahn, C.: Mozarts Zauberflöte als psychologisches Welttheater, in: Spahn, C., Richter, B.: Musik mit Leib und Seele. Was wir mit Musik machen und sie mit uns, Schattauer Verlag, Stuttgart 2015e (in Vorbereitung)
Spahn, C.: Auftritt und Lampenfieber – Kompetenzerwerb durch musikalische Bildung im Kindes- und Jugendalter, in: Bernatzky, G., Kreutz, G. (Hg.): Musik und Medizin. Chancen für Prävention Therapie und Bildung, Springer Berlin 2015f, S. 395–406
Spahn, C. (Hg.): Körperorientierte Ansätze für Musiker. Huber, Bern 2016 (in Vorbereitung)
Spahn, C., Bernatzky, G., Kreutz, G.: Musik und Medizin – ein Überblick, in: Bernatzky, G., Kreutz, G. (Hg.): Musik in der Medizin – Chancen für Prävention, Therapie und Bildung, Springer, Berlin 2015a, S. 17–24
Spahn, C., Burger, T., Hildebrandt, H., Seidenglanz, K.: Health Locus of Control and Preventive Behaviour among Students of Music, in: Psychology of Music, 33 (3), 2005, S. 257–269
Spahn, C., Echternach, M., Zander, M. F., Voltmer, E., Richter, B.: Music Performance Anxiety in Opera Singers, in: Logopedics Phoniatrics Vocology, 35 (4), 2010, S. 175–182
Spahn, C., Nusseck, M.: Längsschnittuntersuchung zu psychischem und körperlichem Befinden, Einstellung zu Musikstudium und Gesundheit sowie zu präventivem Verhalten bei Musikstudierenden während des Studiums, Konzeptpapier Multizenterstudie, unveröffentlicht, 2014

Spahn, C., Nusseck, M., Zander, M. F.: Long-term Analysis of Health Status and Preventive Behavior in Music Students Across an Entire University Program, in: Medical Problems of Performing Artists, 29(1), 2014, S. 8–15

Spahn, C., Richter, B., Altenmüller, E.: MusikerMedizin. Diagnostik, Therapie und Prävention von musikerspezifischen Erkrankungen, Schattauer, Stuttgart 2011

Spahn, C., Richter, B., Pöppe, J., Echternach, M.: Das Blasinstrumentenspiel. Physiologische Vorgänge und Einblicke ins Körperinnere, DVD, Helbling, Esslingen a. Neckar 2013

Spahn, C., Richter, B., Zschocke, I.: Health Attitudes, Preventive Behavior, and Playing-related Health Problems among Music Students, in: Medical Problems of Performing Artists, 17, 2002, S. 22–28

Spahn, C., Richter, B.: The Development of the Singing Voice Across the Lifespan, in: Gembris, H. (Hg.): Musical Development from a Lifespan Perspective, Lang, Frankfurt a. M., Berlin u. a. 2006, S. 119–130

Spahn, C., Richter, B.: Gesundheitliche Aspekte des Singens und Musizierens, in: Gauger, J. D., Wilske, H. (Hg.): Bildungsoffensive Musikunterricht, Rombach Verlag, Freiburg 2007, S. 133–141

Spahn, C., Strukely, S., Lehmann, A.: Health Conditions, Attitudes toward Study, and Attitudes toward Health at the Beginning of University Study: Music Students in Comparison with Other Student Populations, in: Medical Problems of Performing Artists, 19, 2004, S. 26–33

Spahn, C., Strukely, S., Zander, M.: Befragung von Studienanfängern der Musik und Medizin, unveröffentlicht 2003

Spahn, C., Walther, J.-C., Nusseck, M.: The Effectiveness of a Multimodal Concept of Audition Training for Music Students in Coping with Music-Performance Anxiety, in: Psychology of Music, 2015b, S. 1–17

Spahn, C., Wasmer, C., Eickhoff, F., Nusseck, M.: Comparing Violinists' Body Movements While Standing, Sitting, and in Sitting Orientations to the Right or Left of a Music Stand, in: Medical Problems of Performing Artists, 29, 2014, S. 86–93

Spahn, C., Zschocke, I.: Selbstaufmerksamkeit als Persönlichkeitsmerkmal von Musikern, in: Behne, K.-E., Kleinen, G., de la Motte-Haber, H. (Hg.): Wirkungen und kognitive Verarbeitung in der Musik, Jahrbuch der deutschen Gesellschaft für Musikpsychologie Bd. 16, Hogrefe-Verlag, Göttingen 2002, S. 30–44

Spiekermann, R.: Erwachsene im Instrumentalunterricht. Didaktische Impulse für ein Lernen in der Lebensspanne, Schott, Mainz 2009

Spielberger, C.: Manual for the State-Trait Anxiety Inventory, CA: Consulting Psychologists, Palo Alto 1983

Springer, C.: Enrico Caruso – Tenor der Moderne, Holzhausen, Wien 2002

Statistisches Bundesamt, Destatis, Mikrozensus 2011

Statistisches Bundesamt, Destatis, Neue Bevölkerungsvorausberechnung für Deutschland bis 2060, Pressemitteilung vom 28. April 2015 – 153/15

Statistisches Bundesamt, Destatis, allgemeine Sterbetafel 2010/2012, Wiesbaden 2015

Steinmetz, A., Ridder, P. H., Methfessel, G., Musche, B.: Professional Musicians with Craniomandibular Dysfunctions Treated with Oral Splints, in: Cranio, 27(4), 2009, S. 221–230

Steinmüller, W.: Körperbewusstheit für Musiker. Die Feldenkrais-Methode im Freiburger Präventionsmodell, Freiburger Beiträge zur Musikermedizin (hg. C. Spahn), Bd. 3, Projektverlag, Freiburg und Bochum 2008

Steptoe, A.: The Relationship Between Tension and the Quality of Musical Performance, in: Journal of the International Society for the Study of Tension in Performance, 1, 1983, S. 12–22

Stoeber, J., Eismann, U.: Perfectionism in Young Musicians: Relations with Motivation, Effort, Achievement, and Distress, in: Personality and Individual Differences, 43 (8), 2007, S. 2182–2192

Stoeber, J., Eysenck, M. W.: Perfectionism and Efficiency: Accuracy, Response Bias, and Invested Time in Proof-reading Performance, in: Journal of Research in Personality, 42 (6), 2008, S. 1673–1678

Størmer, C. C., Stenklev, N. C.: Rock Music and Hearing Disorders, in: Tidsskr Nor Laegeforen, 127, 2007, S. 874–877

Sundberg, J.: Die Chorstimme, in: Sundberg, J.: Die Wissenschaft von der Singstimme, Wißner, Augsburg 2015a, S. 165–177

Sundberg, J.: Die Wissenschaft von der Singstimme, Wißner, Augsburg 2015b

Swanson, S., Dengerink, H., Kondrick, P., Miller, C.: The Influence of Subjective Factors on Temporary Threshold Shifts after Exposure to Music and Noise of Equal Energy, in: Ear and Hearing, 8(5), 1987, S. 288–291

Taris, T. W., Geurts, S. A. E., Schaufeli, W. B., Blonk, R. W. B., Lagerveld, S. E.: All Day and All of the Night: The Relative Contribution of Two Dimensions of Workaholism to Well-being in Self-employed Workers, in: Work Stress, 22, 2008, S. 153–165

Techniker Krankenkasse: Bleib locker, Deutschland! – TK-Studie zur Stresslage der Nation, hg. von der Techniker Krankenkasse Pressestelle, 2013, abrufbar unter: https://www.tk.de/centaurus/servlet/contentblob/590188/Datei/115474/TK_Studienband_zur_Stressumfrage.pdf (letzter Zugriff: 31.07.2015)

Trail, G.T.: Leadership, Cohesion, and Outcomes in Scholastic Sports, in: International Journal of Sport Management, 5, 2004, S. 111–132

Türk-Espitalier, A.: Musiker in Bewegung. 100 Übungen mit und ohne Instrument, Zimmermann, Frankfurt a.M. 2008

Türk-Espitalier, A.: Konzeptpapier »gesundes orchester« – ein Projekt der Stiftung Internationale Musikschulakademie Schloss Kapfenburg, 2013

van Kempen, E., Babisch, W.: The Quantitative Relationship Between Road Traffic Noise and Hypertension: A Meta-analysis, in: Journal of Hypertension, 30(6), 2012, S. 1075–1086

Vasey, M.W., Dadds, M.R.: The Developmental Psychopathology of Anxiety, Oxford University Press, New York 2001

Verghese, J., Lipton, R., Katz, M.H., Hall, C.B., Derby, C.A., Kuslansky, G., Ambrose A.F., Sliwinsi, M., Buschke, H.: Leisure Activities and the Risk of Dementia in the Elderly, in: New England Journal of Medicine, 348 (25), 2003, S. 2508–2516

Voltmer, E., Kieschke, U., Spahn, C.: Work-Related Behaviour and Experience Patterns of Physicians Compared to Other Professions, in: Swiss Medical Weekly, 137, 2007, S. 448–453

Voltmer, E., Schauer, I., Schröder, H., Spahn, C.: Musicians and Physicians – A Comparison of Psychosocial Strain Patterns and Resources, in: Medical Problems of Performing Artists, 23, 2008, S. 164–168

Wagner, C.: Hand und Instrument. Musikphysiologische Grundlagen. Praktische Konsequenzen. Ein Hand-Buch für Musiker, Instrumentalpädagogen, Instrumentenhersteller, Ärzte und Physiotherapeuten im Bereich Musikermedizin, unter Mitarbeit von Ulrike Wohlwender, Breitkopf & Härtel, Wiesbaden 2005

Wasmer, C., Eickhoff, F.: Vergleichende Untersuchungen zur Spielbewegung bei Geigern, Freiburger Beiträge zur Musikermedizin (hg. C. Spahn), Bd. 7, Projektverlag, Freiburg und Bochum 2011

Watzlawick, P., Beavin, J., Jackson, D.: Menschliche Kommunikation: Formen, Störungen, Paradoxien, Huber, Bern 2011

Wehr, M., Weinmann, M. (Hg.): Die Hand. Werkzeug des Geistes, Spektrum Akademischer Verlag, Heidelberg und Berlin 1999

Weinberg, R.S., Gould, D.: Foundations of Sport and Exercice Psychology, Human Kinetics, Champaign/Illinois [4]2007

Wickel, H.H., Hartogh, T.: Praxishandbuch Musizieren im Alter. Projekte und Initiativen, Schott, Mainz 2011

Wienhausen, S.: Non-classical Singing in Pop und Musical, in: Richter, B.: Die Stimme. Grundlagen. Künstlerische Praxis. Gesunderhaltung, Henschel, Leipzig [2]2014

Wilson, F.R.: Die Hand – Geniestreich der Evolution. Ihr Einfluß auf Gehirn, Sprache und Kultur des Menschen, Klett-Cotta, Stuttgart 2000

Winold, H., Thelen, E., Ulrich, B.D.: Coordination and Control in the Bow Arm Movements of Highly Skilled Cellists, in: Ecological Psychology, 6 (1), 1994, S. 1–31

World Health Organization, Gesundheitsdefinition 1948

World Health Organization, Gesundheitsdefinition 1986

Zander, M.F.: Musiker zwischen Gesundheit und Krankheit – Evaluation des Freiburger Präventionsmodells, Freiburger Beiträge zur Musikermedizin (hg. C. Spahn), Bd. 2, Projektverlag, Freiburg und Bochum 2006

Zander, M., Spahn, C., Richter, B.: Employment and Acceptance of Hearing Protectors in Classical Symphony and Opera Orchestras, in: Noise and Health, 10(38), 2008, S. 14–126

Zander, M., Voltmer, E., Spahn, C.: Health Promotion and Prevention in Higher Music Education: Results of a Longitudinal Study, in: Medical Problems of Performing Artists, 25 (2), 2010, S. 54–65

Zilles, K., Tillmann, B.: Anatomie, Springer, Heidelberg 2010

Sachregister

Abbildungsnachweis

Paul Cliff: II.16

Korina Kaisershot: I.3, I.7, I.9, I.16a–c, I.17, I.23b, I.24b, I.25b, I.37, I.41, I.46, I.59, I.60, I.69, I.75, I.76, I.78, II.6, II.10a–c

Korina Kaisershot, entnommen aus: Richter, B.: Die Stimme. Grundlagen. Künstlerische Praxis. Gesunderhaltung, Henschel, Leipzig [2]2014: I.55, I.56, I.58a, I.61, I.66, I.67 sowie I.70/I.72 (jeweils Klaviatur)

Korina Kaisershot, entnommen aus: Simmel, L.: Tanzmedizin in der Praxis. Anatomie, Prävention, Trainingstipps, Henschel, Leipzig [4]2014: I.1, 1.2, I.4–I.6, I.14, I.15, I.18–I.22, I.33, I.40, I.42–I.45, I.64, I.65, I.80

Dariya Kurganova: I.53

Bernhard Richter/Freiburger Institut für Musikermedizin (FIM) – Hochschule für Musik und Universitätsklinikum Freiburg: I.57, I.68, I.71, I.73, I.74, I.77, I.87a und b, II.58

Claudia Spahn/Freiburger Institut für Musikermedizin (FIM) – Hochschule für Musik und Universitätsklinikum Freiburg (Fotografien: Jürgen Gocke): I.8, I.10–I.13, I.23a, I.24a, I.25a, I.26a–I.32, I.34–I.36, I.38a–I.39, I.47–I.49, I.52a–c, I.54, I.79, I.81–I.84, I.86, II.1–II.5, II.7–II.9, II.13–II.15, II.17–II.57, III.1a–III.25d sowie S. 271, 272 (links)

Alexandra Türk-Espitalier: S. 272 (rechts)

Helga Winold, entnommen aus: Spahn, C., Richter, B., Altenmüller, E. (Hg.): MusikerMedizin. Diagnostik, Therapie und Prävention von musikerspezifischen Erkrankungen, Schattauer, Stuttgart 2011 (S. 32, 33): I.50, I.51

Die Nutzungsrechte folgender Abbildungen liegen in der vorliegenden Bearbeitung beim Universitätsklinikum Freiburg und dem Henschel Verlag: I.58b, I.62a und b, I.63

Wir danken den Rechteinhabern für die Bereitstellung bzw. freundliche Genehmigung zum Abdruck ihrer Texte, Fotos, Grafiken und Zeichnungen. Nicht in allen Fällen konnten trotz intensiver Recherchebemühungen die Urheber bzw. deren Rechtsnachfolger heute geschützter Werke ermittelt werden. Der Verlag bittet, berechtigte Ansprüche mitzuteilen.

Bibliografische Hinweise zu Zitaten aus weiterführender Literatur sind im Literaturverzeichnis zu finden.